피지컬 에이전트 모달리티 작업치료사를 위한 이론과 적용 개정2판

Physical Agent Modality Theory and Application for the Occupational Therapist Second Edition

개정2판

피지컬 에이전트 모달리티

옮김 양영애 외

작업치료사를 위한 이론과 적용

Second Edition

Physical Agent Modalities

Theory and Application for the Occupational Therapist

Alfred G. Bracciano, EdD, OTR/L, FAOTA

Associate Professor

School of Pharmacy and Health Professions

Creighton University

Department of Occupational Therapy

Omaha, Nebraska

영 문 출 판 사

■ **옮긴이** (가나다순)

김은정	광양보건대학 작업치료과 교수	**양영애**	인제대학교 작업치료학과 교수
김정기	대구보건대학 작업치료과 교수	**유찬욱**	한려대학교 작업치료학과 교수
김희수	한림대학교 치료과학대학원 겸임교수	**이유진**	전 광양보건대학 작업치료학과 강사
박보라	인제대학교 작업치료학과 강사	**이재홍**	대구보건대학 물리치료과 교수
박윤희	영남외국어대학 작업치료과 교수	**차수민**	한림대학교 강동성심병원 작업치료실
백현희	군장대학 작업치료과 교수	**허 준**	인제대학교 작업치료학과 강사
신중일	춘해보건대학 작업치료과 교수		

Physical Agent Modalities Second Edition
Theory and Application for the Occupational Therapist
by Alfred G. Bracciano EdD, OTR/L, FAOTA

피지컬 에이전트 모달리티 개정2판

2011년 8월 22일 초판인쇄
2011년 8월 29일 초판발행

지은이 : Alfred G. Bracciano EdD, OTR/L, FAOTA
옮긴이 : 양영애 외
발행인 : 박 병 조
발행처 : 도서출판 영문출판사
등 록 : 1987년 12월 21일 제2-419호
주 소 : 서울시 강남구 삼성동 69-1
전 화 : (02) 514-5590, 776-5590
팩 스 : (02) 756-8943
E-mail : yeongmunsa@empal.com
정 가 : 22,000원
ISBN 978-89-7224-257-4 93510

※ 파본은 교환해 드립니다.

헌정

이 책은 우리 가족의 첫 번째 "저자"이시고, 내유외강, 끈기, 관점, 지원 그리고 사랑으로 나의 삶, 나의 경력 그리고 나의 저서에 영향을 주신 나의 아버지 Alfred F. Bracciano에 드립니다.

차 례

감사

이 책을 철저히 검토하고 도와준 OTR/L인 Dr. Joy Voltz에게 감사의 말씀을 드리고 싶습니다. 개인적으로 Creighton University에서 같은 colleague에 있으며, 저를 위해 조사, 집필, 그리고 학문적인 활동을 해주시며 전기치료 챕터를 검토하고 도와주신 Dr. Kirk Peck에게 감사의 말씀을 드리고 싶습니다. 또한 끊임없이 지원해주신 SLACK 주식회사의 팀에게 감사드리고, 특히 Amy McShane에게도 감사드립니다. 수년 동안 환자의 상태, 환자의 생활을 알 수 있게 해주신 나의 환자와 환자의 가족에게 정말 깊은 감사의 말씀을 드립니다. 또한 저의 전문적인 성장을 지원해준 나의 학생들에게도 감사의 말씀을 드립니다. 저는 이분들의 참을성과 너그러움에 많이 놀랐습니다.

또한 이 프로젝트를 하는 동안 컴퓨터 스크린에서 많은 시간 앉아 있어도 참아주고 지원해 준 나의 부인인 Tamara와 나의 아이들인 Chris, Elizabeth, Alfred, 그리고 Matthew에게 감사의 말을 전합니다.

저자에 대해

*EdD, OTR/L, FAOTA*인 *Alfred G. Bracciano*는 디트로이트에 있는 Wayne State University 작업치료 학사 학위를 받고, 미시간의 Mount Pleasant에 있는 Central Michigan University의 Science in Hospital and Health Administration에서 석사 학위를 받고, Western Michigan University에서 교육학 박사 학위를 받았다. Dr. Bracciano는 Creighton University, Omaha, Nebraska에서 부교수로서 학교에서 근무하고, 뉴욕에 있는 Stony Brook University에서 임상 부교수로 근무하고, 중국 광저우에 있는 Jinan University에서 방문 교수로 근무하고 있다. Dr. Bracciano는 Michigan에 있는 Saginaw Valley State University에서 작업치료학과의 교수와 학과장으로 근무하고 있다.

Dr. Bracciano는 학문적 직책뿐만 아니라 정형외과와 상지 손상을 전문으로 하는 개인 병원을 운영하고 있다. 그는 AOTA 회원으로 가입되어 국제 작업치료와 교육 환경에서 근무하고 있다. 그는 중국과 미국 도처에 physical agent modalities와 orthopedic condition을 널리 강의하고 설립하였다. 그는 *American Journal of Occupational Therapy*와 *Chinese Journal of Clinical Rehabilitative Tissue Engineering Research*에 편집위원으로 근무하고 있다. 또한 Dr. Bracciano는 다양한 의학 자문 위원회에서 근무하고 있다. Dr. Bracciano는 미 육군, 해군, 공군 작업치료사를 위해 물리치료 기구에 대한 훈련 프로그램을 개발했었고, 국방부를 위해 전문가 중 한명으로 근무했었다. 그는 AOTA의 Position Statement on Physical Agent Modalities를 공동 집필했고, physical agent licensing laws와 관련해 다수의 state licensing과 regulatory board를 컨설트했다.

공헌한 저자

대학 입학 자격시험에서 운동 생리학을 출제하는 PT, PhD, CSCS인 Kirk Peck는 물리치료 석사 학위를 받았고, higher Education에서 박사 학위를 받았다. 또한 그는 Notional Strength와 Conditioning Association을 통해 심도 있게 교육을 받아 전문가 자격을 갖추었다. Dr. Peck은 스포츠 의학과 정형외과적 외래환자에 초점을 맞춘 다양한 임상 환경에서 물리치료를 시행하였다. 그는 학회에서 폭넓게 강의했고, 몇몇 대학원 교육 과정에서 물리치료사와 작업치료사를 위한 전기적 자극의 사용을 강의하였다. Dr. Peck은 현재 Creighton University의 작업치료 학과에서 조교수로 근무하고 있다.

2판에 대한 서문

자주, 작업치료사는 미래에 있을 심각한 예측과 수많은 도전의 기로에 있는 것 같다. 여기에는 치료사의 범위를 넘는 급여 변화, 관리 의료, 문제 승인, 인력 부족, 임상환경부터 작업치료 학문 안으로 다른 학문의 침범, "전통적인 임상" 대 비전통적인 임상에 대한 논쟁, 지역사회에 기반을 둔 임상뿐만 아니라 드라마틱한 사회적 문화적 변화와 같은 다양한 위험과 기회가 있다. 어떤 문화의 변화와 마찬가지로, physical agent modality(PAM)를 받아들이는 것은 보통사람으로부터 생겨나는 임상적 환경에 부속물로 사용한다. 임상의는 병원, 프로그램, 규제 이사회, 그리고 궁극적으로 학회와 교육에 대해 책임을 가지고 있다. 임상의는 임상과 지식 기반의 확장, 한계를 뛰어넘어 좀 더 효과적인 중재와 전략을 통해 전문가의 중심지점에 항상 서있다. 이들은 인내와 성실을 통해 작업 수행과 결과물을 촉진하기 위해 임상의에 의해 사용될 수 있는 다른 "도구"인 열전기 치료 기구의 수용을 가지고 왔다.

이 책에는 작업치료사가 physical agent modalities의 부가적인 훈련과 자격증을 얻기 위해 필요한 증가하고 있는 미국 주의 규제를 수록하여 첫 판에 비해 많이 달라졌다. 제조회사는 기술과 연구의 발전을 통해 긴급하고 비정기적인 상황에 반응하고 있다. 미국 작업치료 협회(AOTA)의 Accreditation Council for Occupational Therapy Education(ACOTE)은 비록 약하기는 하지만, 마침내 PAMs를 포함하는 교육적 기준을 개정했다. 그리고 National Board for the Certification of Occupational Therapists (NBCOT)는 임상 환경의 한 부분에서 PAMs를 포함했다. 그러나 여기에는 아직도 갈 길이 멀다. 임상 환경의 한 부분으로써 열전기 치료 기구의 결합은 기교로써 보여지고, 많은 치료사는 환자의 효과적인 회복을 위해 필수적인 임상추론기술의 사용 없이 열전기 치료 기구를 사용하고 있다. 열전기 치료 기구의 사용 자격(competency)과 관련된 이슈들은 열전기 치료 기구의 사용과 수용을 크게 제한하는 논쟁 중 하나이다.

치료사는 이런 장비들을 올바르게 적용하기 위해 반드시 열전기 치료 기구의 생리학적 영향과 과학적 근거가 있는 지식을 가지고 있어야 한다. 즉, 이 말은 환자에게 사용하기에 가장 적절한 열전기 치료 기구를 결정하고, 우리가 회복을 위해 시도하는 생리학적 반응이 무엇인지를 결정하기 위해 부상과 질병의 구성을 이해하고 상태를 별도로 진단할 수 있는 능력을 말한다. 열전기 치료 기구의 사용은 분명히 자주 충돌하는 연구인 부정확한 과학이다. 신체 조직에 열전기 치료 기구가 미치는 영향과 질병 과정에 대한 지식을 근거로 열전기 치료 기구의 적절한 선택, 파라미터, 그리고 적용하는 것은 치료사의 책임이다. 여기에는 옳고 그른 대답이 없다. 그리고 임상의는 다양한 중재나 치료 파라메타를 선택할 수 있는 "cookbook"을 원한다. 환자와 치료사가 사용할 수 있는 열전기 치료 기구 상태가 다양하기 때문에 열전기 치료 기구의 사용과 적용을 위한 "cookbook" 접근은 할 수 없다. 일반적인 파라메타와 가이드라인, 그리고 문헌은 치료사가 환자에게 열전기 치료 기구를 안전하고 효과적으로 사용할 수 있는 체계(framework)를 제공할 것이다. 이 책은 많은 작업치료사를 위해 페러다임 전환이 필요한 체계를 제공할 것이다 — 고치고 치료하는 관점에 대한 조절(accommodation)과 적응(adaptation) 관점으로부터. 적절한 시간에 적절한 조직에 올바른 열전기 치료 기구를 선택 적용하고, 적절한 파라메타를 사용하는 것은 환자의 회복과 결과를 위해 필수적이다. 작업치료사는 근본적으로 과학 기술을 이해하는 능력 없이 열전기 치료 기구를 계속해서 적용하지는 못한다.

첫판을 읽은 독자에게서 어떻게 하면 복잡한 챕터를 쉽게 이해하고, 친근하게 접근할지 피드백을 받았다. 나는 계속해서 글을 기능적이고 이해하기 쉽게 적었다. 나는 항상 두 가지 "직책"을 가지고 있는데, 하나는 학자이면서 연구가이고, 다른 하나는 임상의이다. 비록 나는 가르치지만, 계속해서 임상적으로 치료도 한다. 그리고 나의 환자들에게 이런 모든 중재를 사용한다. 당신처럼 파라메타를 실행하기 위해 나도 장비를 사용하는 것이 필요하고, 환자의 결과가 어떻게 진행되는지 살핀다. 치료의 한 부분에서 열전기 치료 기구의 사용은 조직의 반응이나 환자의 반응에 근거를 둔 임상적 추론과 적용으로 옮기기 위해 창조성과 유연성이 필요한 부정확한 과학이다.

이 책에는 작업치료사와 보조 작업치료사를 위해 교육과 훈련에 관한 ACOTE의 기준이 수록되어 있다. 이 책은 각 열전기 치료 기구의 최근 연구와 사용을 위해 생리학적 근거; 임상적 적용, 예방법, 금기증; 그리고 세부적인 적용 기술과 파라메타들을 제공한다. 또한 각 기구들에 맞는 케이스 스터디와 독자의 임상적 추론 과정을 촉진 하게 만드는 질문을 수록했다. 또한 이런 기술 장비와 조건을 사용하도록 허락한 나의 환자에게 진심어린 감사를 드린다.

나는 새로운 챕터에 작업치료에서 physical agent modality의 사용을 위한 체계와 이론적 근거를 수록하였다. 나는 대학에서 열전기 치료 기구가 자연적으로 "작업치료가 아니다"라는 것과 작업치료의 "한 부분"이 되어서는 안된다는 언쟁을 잊지 않을 것이다. 그리고 부록에는 열전기 치료 기구를 사용하거나 가르치기 전에 고려해야할 치료적 관점을 수록하였다. 제1장은 내가 필요로 해서 만들었다. 나는 과학과 기술 과정이 계속해서 변경되고 수정될 것이라고 확신한다. 제1장은 그 출발점을 제공하는 것이다.

나는 레이저 치료에 관한 장을 추가했고 모든 장에 존재하는 기술, 연구, 그리고 임상적 환경을 업그레이드 했다. 각 장은 physical agent modality를 뒷받침하고 지원하는 다양한 개념, 원리 그리고 이론을 토론했다. 이 책은 열전기 치료 기구의 세부적인 파라메타를 찾는 임상의에게 유용할 뿐만 아니라, 임상적 추론 기술을 개발하는 학생들에게도 유용하다. 열전기 치료 기구의 사용하기 위해서는 다양한 환자에게 철저하고 정확한 진단과 임상적으로 타당한 적용, 친절함이 필요로 한다. 능숙한 기술을 통해, 이런 기구의 사용은 작업 치료사가 그들의 임상 영역이 확대되고 작업치료적 결과물과 수행이 촉진된다는 것을 반영한다.

역자 서문

물리적 매개체를 이용한 치료는 신경학적, 근골격계, 피부의 상태가 작업의 수행에 제한적 영향을 미치는 경우, 클라이언트의 특정요소를 수정하기 위해 체계적으로 적용하는 과정이며 중재이다. 미국작업치료협회(AOTA)에서는 목적적이고 작업에 근거한 활동과 중재를 하는데 있어 물리적 매개체를 사용하는 것이 작업에 참여를 최대화시킨다고 말하고 있다. 이미 외국에서는 많은 작업치료사들이 물리적 매개체를 이용해서 작업치료를 적용하고 있으며 환자의 회복에 많은 도움이 된다는 것을 다수의 논문과 책으로 근거를 제공하고 있다. 하지만 우리나라에서는 아직까지도 작업치료사에겐 매우 생소하고 우리가 접근할 수 없는 것으로 생각하고 있으며 임상에서도 드물게 적용하고 있는 실정이다.

학생들과 임상가들이 쉽게 접할 수 있는 책이 없기에 늘 안타까움을 가지고 있었는데 이번에 여러 교수님들과 공동작업으로 책을 출간하게 됨을 기쁘게 생각한다. 이 책은 작업치료분야에서 물리적 매개체를 이용한 치료와 관련된 다양한 지식들을 안내하는 소중한 길잡이가 될 것이다. 또한 이 책을 통해 물리적 중재가 하나의 전문분야로 자리 잡아 임상과 교육현장에서 소중하게 사용되기를 바란다.

여러 역자들이 정성과 고민을 담아 번역을 하였으나 부족한 부분이 있으리라 생각된다. 앞으로 독자들의 지적을 받아 여러 미흡한 부분들은 수정해나갈 것을 약속드린다. 바쁘신 가운데에도 이 책의 번역작업에 함께 참여해 주신 교수님들께 감사드리고 항상 좋은 책으로 작업치료발전에 기여해주시고 출간을 도와주신 영문출판사 박병조 대표님과 편집관계자 여러분들에게 감사를 드립니다.

2011년 7월

역자대표 양 영애

제 1 장

물리적 인자 장비

이론적 틀

PHYSICAL AGENT MODALITIES

A Theoretical Framework

학습 목표
Learning Objectives

1. 작업 치료 안에서 물리적 인자 장비(PAMs)와 관련된 철학적 경향들을 토론한다.
2. PAMs와 미국 작업치료 협회에 준하는 작업치료 임상 사이의 관계를 토론한다.
3. 환자 요인들과 물리적 인자 장비 사이의 이론적, 철학적 측면을 명확히 표명한다.
4. PAMs 사용과 작업치료 안의 역사적 경향들의 윤곽을 그린다.
5. 작업치료 수행 안에서 생리학적 환자 요인들과 그들의 영향을 정의한다.

용어(terminology)	
생리학적 요인들(biophysiological factors)	수행 기술들(performance skills)
환자 요인들(client factors)	환원주의(reductionism)
병인론(pathogenesis)	

배 경
Background

작업치료의 전문성은 계속해서 발전되고 있고, 충분히 완성한 내 · 외적 영향들의 변화는 임상, 이론발달, 교육에 영향을 미친다. 미국 보건 관리 시스템은 노화 인구, "베이비 붐" 시대에 태어난 인구의 유입, 은퇴에 직면한 나이, 보건관리 비용 확대, 해외 위탁으로부터 오는 경제적 경쟁, 진보하는 기술과 의료, 증거에 기반을 둔 임상적 치료의 성장, 삶의 질에 대한 이슈들, 보건 관리 산업의 가격 경쟁, 미국 연방 정부 성장 및 예산 결핍과 같은 다양한 과제들과 계속적으로 직면한다(Unruh & Fottler, 2005; *Shortage of specialists worsens, ACEP says*, 2006). 보건 관리 시스템의 이러한 역동적인 변화는 작업치료사와 모든 보건 전문가의 임상에 즉시 영향을 미치고 있다. 작업치료사를 포함한 모든 보건 전문가들은 전문적 책임의 변화와 임상가에 의해 크게 강조된 임상 패턴들을 보게 된다. 어디에 있었든 한번쯤은 의사, 간호사, 보건 전문가들 같은 보건 전문가들의 과잉 공급을 생각했었고, 지금은 성장이 적어 두려움에 빠졌다. 여기에는 또한 세계적인 경제가 보건 관리자의 분배 안에 세계 보건 관리 부족 및 불공평을 유발하도록 영향을 주었다(Sheldon, 2006). 다른 건강 전문가들은 수정된 어휘와 훈련 또는 규칙을 지닌 언어와 지원으로 도전과 수정을 통해 즉시 임상으로 사업을 공격적 확장을 지속한다. 작업치료사는 또한 교육적 기준들의 변화, "작업" 안에서 새로워진 강조점을 보았고, 전통적으로 병원에 기반을 둔 보건 관리 장소들과 지역사회에 기반을 둔 임상과의 사이를 논의했다. 그리고 대표적이고 영향력이 있는 NBCOT와 AOTA와 같은 단체 사이의 공동적이면서 조합적인 관계의 증진을 시도하였다.

정 의
Definitions

작업치료사, 임상가, 일반적인 재활에서 자주 토론되는 주제는 치료과정에서 PAMs의 사용과 효과다. 그리고 작업치료사가 PAMs를 사용함에 있어 작업치료사들의 역할이다. 작업치료의 임상에서 PAMs의 사용에 대해 지지자들과 비평가가 생겨났고, 비록 경쟁하는 자세에서 대화를 해왔지만 최근에는 소리 높여 싸우는 경향이 적어졌다. 비록 "작업적"의 특성 안에 물리적 인자 장비들이 포함되지 않아 학계와 이론가들로부터 약간의 불안한 점이 나타내고 있지만, 임상가들과 학생들안에서는 분명한 비판적 무리는 작업치료사가 물리적 인자 장비들을 사용할 수 있는데 일반적인 합의를 이끌고 있다. 규칙을 적이거나 허용되는 입장으로부터, 초기의 이슈는 작업치료 동안에 적용한 물리적 인자 장비를 사용할 때 자격을 입증하여 적절한 훈련과 신뢰할 수 있는 필요성을 밝히는 것이다. 이 이슈는 다양한 관점과 규정에서 접근되었지만, 여기에는 일관적인 패턴이 있다. 작업치료사가 임상에서 물리적 인자 장비를 모든 환자에 적용하지 못한다는 점에서 일반적으로 승인되었다.

게다가 그 전의 토론은 PAMs가 일으킬 수 있는 것과 관련된다. 이 토론은 PAMs가 무엇이고, PAMs가 무엇을 포함하고 있는지 정의하는데 중요하다. *PAMs*는 제한되는 작업치료 수행 영역에서 구체적으로 환자 요인이 개선되기 위해 체계적으로 적용된 절차와 중재들이다. 어느 것은 통증 조절, 조직 치료를 수정, 조직의 유연성 증가, 피부와 상처 조직을 개선, 부종 감소, 염증 감소를 위해 제대로 된 에너지의 종류들을 사용한다. 또는 근 골격이나 피부 상태들의 이차적인 작업 수행이 감소되었다. 작업 업무에 준비가 되는 부속적인 방법들이 사용되었다. 여기에는 예를 들어, 열치료와 전기자극치료 기구들을 포함하는 물리적 인자의 구체적인 분류가 있다. 또한 여기에는 전기치료 기구들을 구성하는게 무엇인지 자주 논의되고 혼란을 가져 왔다. 이러한 논의와 혼란은 물리적 인자의 구분을 정의하는 것이 중요하다. *전기자극치료 기구*들은 제한되는 작업치료 수행 영역에서 구체적으로 환자 요인이 수정되어 체계적으로 적용된 절차와 중재들이다. 이 물리적 인자는 조직 치유를 촉진, 근력과 지구력 증가, 부종 감소, 통증 조절, 염증 진행 감소, 회복 속도 조절을 위해 전기와 전자기 잔상을 사용한다. 그리고 물리적 인자는 작업 업무보다 중요한 부가적인 방법으로 사용되었다.

여기에는 치료적 프로그램과 PAMs를 교육하고 배우는 작업치료사 사이에 큰 차이가 있다. 물리적 인자는 많은 임상가로 인해 간과되었지만, 근골격 손상의 치료나 수기 치료사에 의해 사용되었다. 이것은 전문가와 환자 모두를 제한하는 것이다. 기본적으로, 생리학적 원리의 기본은 정상회복과 손, 어깨, 무릎 또는 허리에 위치한 조직이든 아니든 일관성 있게 물리적 인자를 진행했을 때의 영향과 관련되었다. 물리적 인자를 손에만 사용하기 위해 분리하는 것은 잘못된 패러다임이다. 물리적 인자 영향의 진가(장점)는 다른 상태들과 부상에 대한 중재를 일반화하고, 임상추론을 촉진시킨 생리학적이고 체계적인 과정에서 가질 수 있을 것이다. 작업치료사들은 치료 과정의 부분에 물리적 인자의 사용과 적용을 수행하고 특별한 작업의 관점을 지니고 있다. 물리적 인자와 관련된 기술, 장비, 연구 안에서 인상적인 발전을 가져, 전문성과 치료와 수행 촉진을 위해 잠재적인 영향을 간과하거나 치료의 부분에서 PAMs의 사용을 통해 환자를 해치는 것 모두를 제거한다.

작업치료에서 물리적 인자 장비의 역사
History of Physical Agent Modalities in Occupational Therapy

AOTA는 1990년 Physical Agent Modality Task Force를 발달시켜 물리적 인자와 관련된 이슈와 철학적 자세들을 연구하였다. 한 측면에서 Task Force는 물리적 인자의 구체적인 사용을 밝히기 위해 AOTA 멤버들에게 설문 조사를 시행했었다. 결과를 살펴보면, 개인병원에서 근무하는 치료사가 비정신 건강 영역에 근무하는 치료사보다 자주 장비를 사용하였다. 핫팩(44%), 얼음팩(42%), 파라핀(39%)은 비정신 건강 영역에서 가장 많이 사용되었고, 그 뒤를 따라 대조욕(34%), 전기적 자극기(28%), 유액치료(22%) 순이였다. 개인병원에서 근무하는 치료사는 전기치료 자극기(45%), 대조욕(42%), 울트라사운드(32%), 월풀(32%) 순으로 나타났다(AOTA, 1991b). AOTA 사무적인 정책 성명에서 PAMs는 작업치료 수행에서 부가적 목적의 활동이라 결론을 내렸지만, 이 PAMs가 "입문 단계(entry-level)"로 임상에서 사용되는 것은 아니다.

하지만 많은 전문가의 리더들은 전문가적 이론과 작업의 철학에 일관성이 없다고 믿었기에 물리적 인자의 사용을 반대했었다. Taylor와 Humphry는 physical disability practice에 650명의 응답자 중 80%가 새로운 기술로 치료사의 자연적 진화가 반영되어 물리적 인자를 사용했다고 믿었다. 그리고 전체 58%는 작업치료의 철학적 기반과 함께 물리적 인자를 사용한다고 생각했다(Taylor & Humphry, 1991). 흥미롭게도, 응답자들 스스로가 교과과정의 부분에서 교육자들이 물리적 인자를 임상가보다 적게 가르쳤다는 것을 인정했다. 다른 교육자들은 임상에서 물리적 인자의 포함에 또한 동의하지 않는 것을 조사하였다(Vogel, 1991). Cornish-Painter, Peterson과 Lindstrom-Hazel(1997)은 신체 장애기관에 근무하는 작업치료사부터 8개의 물리적 인자에 대한 의견, 검사하는 방법, 교육, 사용하는 방법에 대해 특별한 흥미를 가지고 있다는 것을 조사하였다. 물리적 인자 사용의 가장 공통적인 교육 방법은 근무 중에 훈련하는 것이고, 최소한의 공통적인 교육 방법은 높은 레벨에 맞게 승인된 교육이다.

마침내, AOTA의 물리적 인자를 사용하는 작업치료사를 위한 지침(*A Guide for the Preparation of Occupational Therapy Practitioners for the Use of Physical Agent Modalitiies*)에서 물리적 인자 사용에 필요한 정보와 지식, 요구되는 기술과 경험, 그리고 치료사의 경력에 소요되는 준비 시간에 대한 근거를 기술했었다(AOTA, 1994). AOTA는 정규적인 교과과정 이수 또는 지속적인 교육을 통해서 필요한 지식을 얻는 적절한 방법을 만들었다. Cornish-Painter와 그의 대학은 AOTA에서 비공식적인 근무 중 훈련, 스스로 교육, 물리치료사의 관찰과 같은 일관성 없는 것을 조사하였다(Cornish-Painter et al., 1997). Glauner, Ekes, James와 Holm(1997)의 연구에서 작업치료 임상에서 물리적 인자의 교육과 이론적이며 전문적인 숙련도는 인자의 유형에 따라 의존되고, 다양하며 폭넓은 물리적 인자 사용 안에서 숙련도를 얻기 위해 필요한 교육의 레벨과 유형을 추천했었다. Glauner 등은 작업치료 교육에도 전기치료가 발전될 수 있는 내용이 확실하게 되는 메커니즘이 제공되어야 한다고 주장했다. 또한 Funk가 연구한 응답자들은 entry-level 작업치료 프로그램들은 학생들에게 PAMs의 사용을 가르쳐야 한다고 믿었다(Funk, 1994). 실제 임상에서 근무 중 훈련하는 것과 학업 레벨에서 물리적 인자에 관하여 기본적인 정보를 얻기 위한 임상가의 바램 사이에는 분명한 모순이 있다. 물리적 인자를 사용하는 작업치료사에 의해 필요로 되는 기술과 필요한 훈련 개요를 위해 규칙을 지닌 언어를 많은 단계에 걸쳐 채택하는 것이 도움을 준다. 그러나, 여기에는 교육과 임상의 실행이 계속해서 분리되고, 물리적 인자의 사용을 반대하는 사람들과의 논의를 위해 소리 높여 표현하는 레벨을 어느 정도 낮추어야 한다.

철학적 관점
Philosophical Perspectives

PAMs는 빛, 물, 온도, 소리, 또는 전기의 사용을 통해 연부조직의 반응을 생산하는 기술들과 중재들이다. PAMs는 파라핀 욕조, 콜드 팩, 핫 팩, 유액치료, 대조욕, 초음파(ultrasound), 월풀, 전기 자극, 신경근 전기 자극치료(NMES), 경피신견 전기자극 치료(TENS)를 포함한다(McPhee, Bracciano, Rose, Brayman, & Commission on Practice, 2003). AOTA는 오랫동안 목적있는 활동에 환자를 참여하여 환자를 위해 부가적인 방법으로 physical agents의 사용을 주장했었다. 이런 "부가적인 방법들"은 환자가 ADL에 참여하는데 허락하고 작업 수행을 촉진하는 작업 수행 요소를 지지한다. AOTA 협회는 이런 방법들이 작업적 업무나 활동을 위한 전조로 사용될 것이라고 밝혔다. 적용없이 기능적 목표를 위한 치료방법 같은 PAMs를 관리하거나 작업수행은 작업치료를 이해하는 것이 아니거나 모범 관행이다.

물리적 인자는 작업의 기본적인 철학에 부합하지는 않는다는 논쟁을 중심으로 작업치료 안에서 물리적 인자의 사용을 반대하는 논쟁이 있다. 건강과 치유의 영향을 위해 목적 있는 활동(또는 작업)의 사용이 특징이다. 한 학교는 목적 있는 활동과 작업, 건강과 치유에 영향을 위해 목적있는 활동 또는 작업을 사용하는 작업치료의 기본적인 철학과 부합하지 않는다고 생각했다(McGuire, 1991;Ahlscwede, 1992; West & Weimer, 1991; West, 1984). 예를 들어, 목적 있는 활동과 작업의 사용은 전문가를 위해 가장 중요하고 버려서는 안된다. 이러한 측면에서, 물리적 인자는 독립적인 일상 생활의 활동에 기본적인 인간의 필수품에 혼자 존재하지는 않는다. 우리 치료의 할 수 있는 범위 안으로 물리적 인자를 포함하는 것은 전문가의 비판, 정부의 혼란, 정치적 문제 그리고 물리치료와의 대립에서 열릴 것이다. 그러나 이 시각은 1992년에 작업이 실제, 현실, 시간의 균형 그리고 근본, 건강 그리고 웰빙에 대한 개인의 추구를 촉진한다는 Meyer의 제한에 의해 이 문제에 접근하는 것에 실패하였다(Meyer, 1992). 물리적 인자는 작업 수행 영역에 영향을 미쳐 활동하는 동안에 기능 증진을 하여 작업을 촉진할 수 있다 — 개인적, 환자의 특별한 요소에 따라(예, 통증이 감소하거나 조직이 수복되는 것을 통해).

다른 사람들은 작업치료사는 환자에 새로운 기술들과 중재들을 사용하기 위해 윤리적인 책임을 가지고 있다고 주장했다. 이런 지지자들은 작업 수행을 촉진하기 위해 모든 중재의 방법을 작업치료사가 활용하여 책임이 있는 곳에 "축소되거나 적당한 병리학"의 작업 치료의 개념에 대한 주장을 가지고 있다 (Ahlscwede, 1992). 실제로는, Failure to do so, would violate the *Code of Ethics*. 이 개정된 AOTA PAMs 자세는 물리적 인자 적용을 위해 안전과 만족할 만한 매너 안에서 작업치료사가 윤리적 책임을 명확하면서도 명백한 상태에 있도록 했다. 또한 치료사들은 그들의 임상과 관련된 나타나는 지식을 가지고 현재를 지켜야 할 것이다. 사실은, 작업치료사에 대한 임상가 범위 내에서 이 이슈와 물리적 인자의 사용은 사회 추세와 건강관리 변화들 안에서 이루어져야 한다. 부가적으로, 서비스는 반드시 임상가 올바른 기준에 맞춰 변함없이 제공되는 것이 효과적이다. 연방 정부, 보건 관리 기구, 제3의 중개인들은 환자의 기능적 결과물과 관련된 치료적 중재들의 촉진을 요구했다. 부가적으로, 작업치료사들은 물리적 인자의 사용을 위해 노인 의료 보험제도(Medicare)와 저소득층 의료 보장 제도(Medicaid)를 포함하는 확실히 검증된 건강관리 중개인에 의해 해결할 수 있다. 그리고 이것은 단 하나의 규율에 의해 독점적으로 여겨지지는 않는다.

오늘날 역동적인 건강관리 환경의 도전은 환자를 치료하기 위해 환자에게 가장 효과적이고, 최저 비용, 기술들과 중재를 할 수 있는 것이다. 환자의 궁극적인 목표는 향상된 작업 수행에 있다. 증가되는 작업 수행에 의해, 작업치료사는 환자의 환경과 상호작용하는 능력, 작업 수행과 역할 선택을 촉진한다. 그리고 삶의 질을 높이게 된다. 비록 물리적 인자를 사용하는 다른 보건 전문가들은 기능적 결과물을 위해 피상적으로 집중하고 "기능"을 옹호하지만, 작업치료사들은 사람-환경 상호작용의 레벨 같은 작업 수행 이슈를 포함하는 독특한 관점을 가지고 있다. 사람-환경 상호작용은 치료 과정에서 물리적 인자의 활용과 선택에 있어서 매우 귀중하다.

교육과 임상 사이의 힘
Dynamics Between Education and Practice

작업치료의 전문가들은 작업 안에서 전통 있고 자신만의 특색이 있는 역사를 가진다. 그러나 새로운 개념들과 접근들을 포함한 연구를 수용해야 한다. 작업치료는 환자의 필요성과 사회적 변화를 받아들이기 위해 스스로 재창조하고 적응하고 있다. 이 독립적이고 실천주의는 임상에서 사용하는 "누구" 또는 "무엇을"의 이슈에 대한 학교와 임상가 사이에 근본적인 긴장을 가지는데 자주 기여했었다 — 교육과 학계 또는 임상과 임상가. 여기에는 학교 프로그램에서 무엇을 가르치고 있는가와 병원에서 무엇을 연습하고 있는가에 대한 양분이 자주 나타난다. 학생들은 그들이 무엇을 가르쳤는가에 대해 불평한다 — 이론의 틀, 이론적 이슈들, 작업치료의 어휘, 그리고 임상에 대한 접근은 병원에서 발견되거나 사용되어 왔지 않다. 임상가들과 학생들은 임상의 긴급사태와 현실성과, 학교에서 학술적으로 배우는 것의 차이에 대해 자주 논평한다. 학생들과 임상가들은 학교와 임상과의 연결에 대해 자주 한탄한다.

전문가의 화력과 가변성 때문에 작업치료사들은 자주 역동적인 긴장이 이끄는 대로 기로에 서있게 되고 방향, 기회, 전문가의 시각 그리고 근본적인 임상에 영향을 준다. 임상가들은 자주 임상의 효율성과 기회를 넓이는 기술들과 새로운 기술들을 시행하고, 개선, 학습의 선두에 있다. 이 근본적인 긴장 — 이 분명한 차이 또는 교육/학교 사이의 양분, 그리고 또한 임상가들 — 지식의 기본과 임상의 기회를 확장하고 성장시키기 위해 기회를 가진 전문가가 존재한다.

작업치료는 전문가에 영향을 주어 내 · 외적 영향들을 통해 발전되었다. 우리들이 작업치료사들처럼 사용하는 언어, 이론의 틀, 대립되는 이론의 다양성으로 인해 전문가의 변화는 자주 점진적으로 일으켰다. 게다가, 승인, 교육적 필요조건들, 지역과 주의 면허, 그리고 규칙적인 이슈들은 또한 교육과 임상에 영향을 준다. 이것은 임상적 지식과 이론적인 동화와 대화에 반응해서 발달하고 반영하기 위해 작업치료의 영역에 나아가게 하는 이슈들과 동기들의 다양성이 있다. 이 이슈들은 처음에는 분열을 일으키지만 토론과 통합을 일으켜 현실에 부각되고 그들을 통합한다.

PAMs는 처음에는 분열을 일으켜왔었고, 약간의 내용들은 아직까지 조화를 이루지 못하고 있다. 작업치료사들은 손과 상지 손상에 전문적으로 시작해왔고, 물리치료사들과 다른 건강관리 전문가들은 작업치료사들이 이런 임상적 조건과 함께 중요한 기여를 만들 것이라는 것을 인정했었다. 치료사들은 중재들의 모든 것과 그들의 임상을 확장하고, 물리적 인자 사용을 위해 "right"의 AOTA에 의한 답신에 대해 지지하기 시작했었다. 작업치료사 임상의 부분에서 물리적 인자의 사용에 대한 도전들은 갈수록 작업치료 스스로의 영역 내에 다른 건강 전문가들과 규칙적인 모임에서 표현되었다. AOTA는 PAMs 사용에 대한 첫 성명서를 작성하였고, 이 이슈들을 검토했었다. 1991년 초, PAMs 사용은 "초보자용"으로 여기지 않았다. 그러나 전문적으로 입문 단계 정도를 넘어서는 교육과 훈련이 필요하다(AOTA, 1991a).

작업치료 교육은 학사 후 편입하는 레벨로 발달되고 맞추어졌다. 따라서 물리적 인자에 대한 AOTA 협회의 자세를 취하였다. AOTA 협회의 내용은 "작업치료사들과 작업치료 어시스트들은 반드시 작업치료 임상에서 PAMs 사용을 위해 확인할 수 있는 능숙함을 입증해야 한다."라고 변경되었다(AOTA, 2003). 게다가 물리적 인자 사용에 대한 준비는 "이런 기구들의 적절한 사용을 위해 기초 지식의 필요성은 올바르게 기록된 전문적 교육이 필요하다. 교육을 계속하고, 재직 중에 진행되는 훈련 또는 허가가 된 높은 교육 프로그램과 같이 올바르게 기록된 전문적인 교육이 필요하다."는 것을 포함한다(AOTA, 2003). 수정된 표현에서는 처음부터 물리치료 기구를 사용하지 말고 전문적 치료 후에 사용하라고 권장하였다. 어느 정도 물리적 인자는 작업치료 중재들의 어마어마한 도구 상자 안에서 또 다른 하나의 "도구"라고 이해되었다는 인식은 물리적 인자의 사용에 더 큰 승인으로 인해 동기가 부여되었다. 석사 과정에 학사 후 편입 교육 또는 신입 박사에 진입하고, 증거에 기반을 둔 임상에 대한 강조를 높인 작업치료의 교육과 훈련의 변화들은 물리적 인자가 학교 과정에서 가르칠 수 있고, 임상과 이론의 통합으로 이어질 수 있다는 인식을 조성했다.

이 작업치료의 새로운 수정안에는 작업치료 교육 인증기관(ACOTE)이 작업치료 학교 프로그램들의 내용에 PAMs를 포함했다. PAMs를 사용하는 작업치료사에 대한 ACOTE(AOTA, 2006)의 규범들은 아래의 사항을 포함한다.

➤ **B.5.13.** 작업치료 수행을 증진하기 위해 기초 지식, 근본적인 원리들, 지시사항, 금기사항, 그리고 예방법을 포함하는 표층 열과 기계적 기구들의 사용을 설명한다. 표층 열과 기계적 기구들의 안전하고 효과적인 적용 과정을 보여준다.

➤ **B.5.14.** 작업 수행을 증진하기 위해 지시사항, 금기사항, 예방법을 포함하는 심층 열과 전기적 기구의 사용을 설명한다.

PAMs를 사용하는 작업치료 어시스트(OTA)에 대한 ACOTE의 규범들은 아래 사항을 포함한다:

➤ **B.5.13.** 작업치료 수행을 증진하기 위해 표층 열과 기계적 기구들의 사용을 인식하다. 중재 계획에 근거하여, 금기증과 예방법을 충실히 지키는 동안 설립된 목표들을 달성하기 위해 표층 열과 기계적 기구들의 안전하고 효과적인 관리 과정을 보여준다.

이건 시작이긴 하지만, 새로운 ACOTE의 규칙들은 치료와 수행을 촉진하기 위해 이 기계의 조사와 적용 안에서 빠른 회복을 보이는 전기적 치료나 심부 열 치료기들의 "안전하고 효과적인 적용 과정을 설명"하기 위한 작업치료의 졸업 학력을 포함하지는 않았다.

물리적 인자 장비에 관계된 이론적인 이슈
Theoretical Issues Related to Physical Agent Modalities

작업치료는 한 번도 지식, 이론, 언어, 접근의 기본 위에 명확하게 정의된 하나의 정적인 영역이 없었다. 가파른 작업치료의 특성으로 이 직업은 활동적이고 진화적이다. 작업치료사들은 쉽게 혼합하고 그들의 기술적인 영역과 생각을 다른 건강, 직업적인 인간 서비스, 교육과 이론가들의 이론과 개념 등을 모으고 변화시킴으로써 확장해 왔다. 이러한 이론적인 중간 의존성은 지식 기반의 전문성을 논의할 때 가장 쟁점인 한 부분이다. 특히 어휘나 작업치료의 언어에 관계되어 있을 때이다. 이러한 논의는 작업 외에 독특한 몸의 지식이나 기본적인 것은 없다. 이것은 작업치료에서 전문성에서의 명확한 논의와 논쟁의 관점에서 정의되어져 왔다.

비판자들은 종종 작업치료사들이 다른 교육의 이론과 접근의 한 도막과 조각을 사용하는 것에 대해 논의하고 작업치료사로서 우리는 작업을 집중하고 강조해야 한다고 주장했다. 이것은 작업치료사를 물리적 인자와 같은 다른 전문성과의 조합에 대한 간섭과 접근의 사용을 배재하는 것처럼 보인다. 학계에서는 작업치료 옆에 다른 건강 전문성과 조합하는 것으로 PAMs을 사용하는 것에 대한 저항과 주저함이 종종 발생한다. 이러한 논쟁은 물리적 인자가 우리의 전문성에 내재적, 독창적이거나 지식 기반이 아니고, 작업치료의 본성이 아니기 때문에, 가르치거나 사용되어서는 안된다고 한다.

하지만, 다른 건강전문가들은 역사적으로나 감정적인 정론에 의한 제한을 적게 두기 시작했고, 이미 서비스 영역의 변화에 적응하고 그들의 학문적인 범위를 확장시키기 위한 외적인 시도를 하고 있다. 많은 건강 전문가들은 확장하고 언어, 이론적인 배경, 사회적이고 환경적인 요인들의 변화에 의해 지각되는 임상적인 적용에 적응했다. 미국물리치료사 협회(APTA)에서 *물리치료 임상에 대한 안내서*(APTA, 2001)에 대한 안내를 내어 놓을 때에, 작업치료사와 다른 전문가들은 작업치료와 같은 독특한 교육과 같이 고려되는 영역에 명백한 침해에 대해 목소리를 내었다. 하지만 미국물리치료사 협회는 전통적으로 본질과 서비스 이행에 있어서 작업치료라고 고려되어졌던 평가와 교육과 치료에서의 그들의 역할과 확장에 대한 정의를 계속 해왔다. 이런 한 논쟁은 물리치료 교육가들에게 초기 수준이라고 생각되어지고, 현재 교과이수과

정의 내용을 요구하고 있다. 전문성으로서 작업과 기능적인 과제와 능력의 작업치료의 표준에 대한 도전은 물리치료와 다른 보건 전문가들의 실습을 정의하는 언어를 재창조하거나 일상적인 단어를 바꿈과 같은 여러 가지 상황에서 계속되고 있다. 이 부분에서, 이것은 제3자의 중재자가 더욱 공용화된 언어나 어휘가 요구되는 목표나 결과를 강조함으로 가속화 된다. 작업은 다음과 같이 "독특한 인간 과제 행동으로서 작업치료의 문맥에서 사용되어지는 개인적인 의미와 목적으로 특성화된다. 작업의 의미는 환자나 고객이 최고의 독립성과 삶의 만족에 대한 치료적인 목적을 달성함으로서 의미가 있다"라고 정의된다(ACOTE, 2001). 우리들은 다양한 환자들과 인구 사회를 섬기는 것에 적응해왔고 발전해 왔으므로, 작업치료사의 지식은 더욱더 발전되어져야 하고 사회적인 가치는 더 잘 판단되어져야 한다(West, 1984).

작업치료사와 다른 전문가들을 통해 그들의 상대적인 치료 접근과 몸 전문가와 지식을 독창시켜왔다. 더욱더 사회 과학, 의학, 심리학 예술에서 파생된 이론과 적용에 기초한 보건 기초, 지식 그리고 실행에서 많은 통합을 가졌다. 통합된 보건 전문가들은 정보, 이론, 기술, 중재를 이미 채택, 적용시켰고, 이것은 그들의 결과와 효율성을 촉진하고 강화시켰다. 작업치료로서의 전문성은 치료 체계와 일상생활동작에 기초한 실행을 옹호한다(AOTA, 2002). 이것은 보건과 사회과학에서의 "독창적"인 전문성을 만들어 준다. 역으로 다른 전문가들은 은밀하게 작업이나 기능의 중요 개념을 그들의 지식적인 근본에 통합했다. 용어가 변경되고 새로 만들어짐에 따라 약간의 의심되는 부분이 있는데, 그것은 대부분의 보건 전문가들이 그들의 임상적인 결과를 뒷받침 하는 기능과 기능적 능력의 일차적인 중요성으로 받아들인다. 이러한 개혁자의 생각은 다양한 요인에 기반을 두며, 그중 하나는 동기화 된 영향배상의 영향과 삶의 질과 같은 문제와 상호작용이다. 환원주의와 병리학보다도 보건과 건강의 기능과 기능 장애 연속체의 새로워진 접근은 많은 사람들이 작업치료의 역사적인 근원을 재접근하는 것을 촉진시킨다. 이것은 비전통적인 기술과 적용을 전통적인 체계로의 통합은 종종 긴장과 불협화음을 만든다. 왜냐하면 다른 교육과 건강 전문가들은 새로운 언어와 어휘를 적응하는데 빠르고, 아이러니하게 작업치료사는 물리적 인자가 "작업적 본질"인지 동의하지 않음은 계속되고 있다. 사실 단순하게 물리적 인자는 단지 특정한 환자에 영향을 주기 위해 사용되고 기술과 치료의 발전을 나타낼 뿐이다.

이러한 개념의 줄임은 내재되어 있는 직업성을 강조할 수 있다. 하지만, 작업치료는 더욱 집요하게 사회적인 이해적인 용어와 일상적인 보험 시스템을 통해 동작되는 적응적인 용어에 의해 손상받기 쉽다. 이 부분은 왜 경험적 기반의 실행이 작업치료의 효율성과 치료접근의 기본 요소로서 강화되어 왔고 표현되어져 왔는지 알 수 있는 부분이다. 작업치료는 새로운 생각과 개념에 항상 열려있어야 하고 새로운 경향과 필요를 인식해야 하며, 실행과 전문성을 통합해야 한다. 이 전문적인 성장과 성숙의 진행은 활동적이고 변형적이며, 작업치료의 지속적인 성장과 성공에 가장 필요한 요소라고 생각되어진다.

전체론과 환원법: 임상적인 균형 잡기
Holism or Reductionism: A Clinical Balancing Act

작업치료사는 물리적 인자를 치료 전반적인 부분에 부가적인 방법으로 사용해야 한다. 물리적 인자는 그것 자체로 시작이나 끝이 아니다. 치료의 목표는 다양할 수도 있으나, 추진력과 결과는 항상 성공적이어야 하고 작업으로 보상 받아야 한다. 작업치료사는 잘 훈련되어 있고 질병, 장애, 증거기반의 실행, 등의 기초로 개인 수행을 변화시키는데 적응했다. 의미와 문맥의 서약은 세계적인 약속이다. 세계보건기구(WHO)는 질병과 장애의 영향의 중요성과 활동수행과 생활 참여의 능력과 장애의 중요성을 인식했다(WHO, 2001). 작업치료사들은 집, 학교, 직장, 사회에서 작업에 대한 개인의 서약에 초점을 맞추면서 이런 한 관점에 적응했다. 작업치료사는 환자의 큰 그림을 볼 때 전문적이다. 하지만 훈련때문에 더 작은 문제를 만드는 기본 요소들을 생각하는데는 실패할 수도 있다.

작업치료사는 수행기술과 패턴을 접근하는데 숙련되어 있다. 즉, 문맥적 주제, 수행과 작업에 영향을 미치는 육체적, 인식적 심리적인 요인들 우리는 작업을 수단의 끝으로 생각한다. 우리는 언어와, 체계, 그리고 "임상적 문제"에 접근하는 메커니즘을 개발하고 발전해 왔다. 개량하기 위해서 작업에 기반을 둔 적용들을 확인하고 수행하거나, 개인의 결함과 영향에 접근해 왔다. 질문과 논쟁은 물리적 인자를 사용하는 제안자들에 의해 만들어진다. "어떻게 물리적 인자가 체계와 작업치료의 언어에 맞는지 말해주세요".

작업치료사 수행 체계(AOTA, 2002)는 일상생활과 근육 강화에 대한 진행과 작업치료의 기능과 약속, 일상생활과 작업에 있어서 전문성을 묘사하는 공용어를 제공하면서 발전했다. 수행 체계는 평가와 적용을 진행하는 전문가적인 초점과 윤곽에 기초가 되는 영역을 묘사하며 작업에 대한 사용을 강조한다. 체계는 또한 내 · 외적인 독자들에게 수행의 영향과 기능촉진의 전문가적 초점과 일상생활 활동 수행의 요인들을 명확하게 밝힌다. 수행 체계는 우리에게 개인 수행과 관련된 주제를 묘사하는 메커니즘을 준다. 하지만 물리적 인자와 같은 특수한 치료 방법에는 직접적이지 않다. 체계는 공용적인 언어를 제공하고 전문성을 전망하지만, 수행의 기초, 기본, 수행의 세포적인 요소들을 직접 접근하지 않는다.

수행기술과 활동 요구
Performance Skills and Activity Demands

Mosey(1992)에 따르면 "영역은 전문성의 전문의가 다른 사람들에게 도움을 제공하는 인간경험영역으로 구성된다"(p. 852). 작업치료사로서 우리의 초점은 의미를 가지고 개인의 목적을 둔 일상생활의 업무를 촉진시키는데 있다. *수행 체계(framework)*가 명확하게 되었기 때문에 이 용어는 작업에서 "매일 삶의 활동"들을 묘사하는데 사용된다(AOTA, 2002). 이것은 개인과 문화에 의해 생기는 이름화된 모든 생활, 조직화, 주어진 가치와 의미의 모든 활동들을 포함한다(Law, Polatajko, Baptistse, & Townsend, 1997, p. 32). 활동은 개인에 수행되어지는 목표지향적인 활동들이라고 생각되어진다. 하지만 개인에 대한 일차적인 중요성을 함유하지 않는다.

이러한 활동들을 수행하고 의미 있는 작업치료를 하기 위해서 특별하고 독특한 요구들이 있다. 개인은 반드시 기술(운동, 수행, 대화 상호작용)을 성공적으로 수행하는 레벨을 소유해야만 한다. 기술은 증대되는 요소이며 수행의 한 부분인 움직임, 보기나 선택과 같은 수학적 요소이다. 대부분 명확한 수행 기술은 운동요소이며, 환경을 통해서 수행하게 한다. 운동기술은 자세, 운동성, 협응성, 근력, 노력, 에너지 등으로 구성된다.

활동 요구들(Activity demands)

참여되는 활동의 유일한 요소와 특성은 활동의 "요구"를 결정하고, 기술과 성공 잠재력과 수행 완성 기술에 영향을 준다. 과거에는 작업치료사와 작업치료 교육은 활동의 기본적인 요소와 활동성 요구를 결정하기 위해서 "과제 분석"을 강조하고 사용했다. 이러한 활동의 요구들은 특별한 환자들의 요소와 가깝게 관련되어 있고 이러한 요소들은 개인의 독특한 생명적인 요소에 "내재"한다. 이러한 "환자 요소"들은 작업치료에 종사하는 개인의 능력에 영향을 준다.

AOTA 체계 안에서, 환자 요인들은 신체의 기능들과 신체의 구조를 포함하는 구성들로 서술된다. 처음에는 WHO(2001)에 의해 *기능, 장애, 건강의 국제 분류(International Classification of Functioning, Disability and Health)*와 연결되었다. 신체 기능은 "신체 시스템의 생리학적인 기능(생리학 기능을 포함해서)"을 하며, 신체구조는 "기관, 사지 체간 기능을 유지하는 요소로 구성 된다"(2001, p. 10).

환자 요인에 대한 일반적인 표제로, 신체기능에 대한 하위분류로 정신과 생각의 요소가 포함된다. 집중, 기억, 지각, 생각, 의식과 같은 일반적이고 특수한 요소들뿐만 아니라, 미각, 후각, 촉각, 통각, 시각과 같은 감각기능을 포함한다. 근육신경계와 움직임에 관련된 기능들은 이러한 요소들을 말한다. 그리고 이러한 요소는 개인이 신체적으로 움직이고 환경에서 수행하는 것을 허락한다. 이러한 요소는 운동성, 반사, 자발적, 그리고 비자발적 움직임들을 포함하고 이러한 요소들과 함께 안정성 또는 비안정성이 같이 생각되어진다. 체계 안에 치료사에게 법률지식처럼 심혈관계, 혈액학적으로, 면역학적으로, 그리고 호흡계의 기능은 기본적으로 주어지는 "지식"이다. 그리고 "이들 기능상에 일어나는 것을 넓게 이해할 수 있고 작업치료의 참여를 종속시킬 수 있다"(AOTA, 2002, p. 625). 왜냐하면 세포, 물리적 인자의 생명생리학적인 요소는 심혈관계, 혈액학적으로 명역시스템에 영향을 준다. 체계의 인식적인 조직 안에 물리적 인자는 환자 요소와 생리학적인 시스템에 영향을 주고 다양한 신경계와 관련된 움직임과 감각기능을 준비하는데 사용될 수 있다.

생체생리학적인 환자 요인
Biophysiological Client Factors

물리적 인자를 사용할 때 우리는 조직과 세포 수준에서의 개인의 수행에 영향을 준다. 우리는 심혈관, 혈액학적, 면역학 시스템의 생명 생리학적인 요소에 영향을 준다. 물리적 인자의 적당한 선택과 적용을 통해 우리는 세포와 몸에서 생화학적인 요소에 변화를 줄 수 있다. PAMs을 임상적인 치료 기구의 부분으로 사용했을 때 우리는 질병과 장애를 더욱 초점화되고 정복적인 방법과 상태의 병리학을 판단해야 한다. 정복은 복잡한 요인이나 현상을 작게 간단한 요소들로 세분화하면서 특성화 될 수 있다. 이런 정복적 개념과 진행은 작업치료에서 행동분석의 형태로 쓰일 수 있다. 조합되어 있는 기본과 활동이나 작업의 요소들을 더 잘 이해하기 위해서 우리가 활동을 하위 요소로 분리하는 것은 활동 분석의 특성이다. 작업치료사로서 우리가 치료하고 있는 상태의 병리학을 이용할 필요가 있다. 이것은 세포적이고 임상적인 현상들을 포함한다. 우리는 다시 복습하고 신경학적으로, 심장학적으로, 폐적으로, 면역학적으로 근골격학적으로 생체생리학적인 요소들의 질병이나 장애의 결과를 진단할 필요가 있다.

WHO는 신체기능을 "신체 시스템의 생리학적인 기능(심리학적인 기능을 포함해서)"을 설명했다(2001, p. 10). 체계(AOTA, 2002)는 환자요소는 환자 "안에" 살고 있는 요소들이며, 작업영역에서 수행에 영향을 미칠 수 있다. 우리의 평가의 부분으로서 크게, 기능적으로 작업의 표준관점에서 무엇이 나쁜 영향을 받았는가를 결정할 뿐만 아니라. 무슨 환자 요소와 수행 기술이 영향을 받았으며 왜? 받았는지를 결정할 필요가 있다. 우리는 비판적으로 평가하고, 임상학적으로 이유를 찾고, 우리의 임상적인 이유와 다른 진단과 생체 생리학적인 요소들을 확인할 필요가 있다 — 이러한 독특한 환자요소는 개인의 수행에 큰 의미로 영향을 미친다.

작업치료사는 개인의 일자리 장소를 변경하거나, 적당한 기구나 치료에 필요한 훈련과 변화를 제공하는데 민첩하게 대응해 왔다. 예를 들어, 위관절융기염(상과염, epicondylitis)이나 손목굴(수근관, carpal tunnel)과 같은 반복적인 운동 장애이다. 하지만 우리가 정확하게 조직이나 세포 수준에서 "무엇이" 일어났는지 알고 우리가 조직을 촉진시킬 수 있고, 치료 과정에 영향을 준다면, 우리는 다른 수준에서 더욱 효과적으로 중재할 수 있고 우리의 결과를 향상시킬 수 있다. 치료의 한 부분으로 적절한 물리적 인자의 선택과 적용을 통해서 우리는 효과적으로 더 나아가 세포 손상, 비싼 적용, 잠재적으로 비싸거나 필요 없는 수술을 방지 할 수 있다. 상과염에 대해 추천의 예로 사용한다. 우리가 작업치료사로서 무슨 수행기술, 패턴, 활동 등이 영향을 받았는지 모두 결정한다면, 개인에 대한 모든 치료적인 선택상황을 탐구하는데 실패할 것이다. 우리는 평상시 병리학적인 기준을 치료하거나 고칠 수 없다.

작업치료사로서 우리는 작업 수행에 영향을 미치는 특수한 환자 요인(또는 신체 구조)의 단순한 지식 이상으로 움직일 필요가 있다. 우리는 더 넓게 상호작용을 이해할 필요가 있다. 이러한 시스템은 무엇이 특수한 신체생리학적인 요소를 기초로 일어나는지 결정하는 작업치료 요소가 있다. 우리는 이러한 신체생리학적인 요소를 변경할 수 있다. 이러한 신체 기능과 구조는 병과 미사용, 병 등에 나쁜 영향을 받는다. 먼저 우리는 작업이나 활동에 종속하는 결과를 기대할 수 있다. 우리는 물리적 인자를 조직이나 지역을 준비하기 위해서 사용할 수 있다.

작업치료사는 개인의 전체 기능에 대한 정확하고 완벽한 평가를 통해 적절한 치료 적용을 결정해야 하는 윤리학적인 책임감이 있다. 작업치료사로서 우리는 신체 생리학적인 요소를 이해 할 필요가 있다. 감각이나 근신경계나 움직임과 관계된 기능들뿐만 아니라, 심혈관계나 혈관학적이나 면역학적으로 그리고 호흡계 기능적요소를 포함하며 이러한 것은 작업과 활동 참여의 기본적인 요소와 기초가 된다.

현명하고 효과가 있는 방법으로 물리적 인자를 사용함으로써 우리는 질병과 장애에 영향을 받는 구조나 기능에 긍정적으로 영향을 줄 수 있다. PAMs의 적절한 선택과 적용을 치료에 부가적인 방법으로 사용함으로 우리는 작업치료와 활동들과 삶의 상황 속에 활동적인 참여를 촉진시킬 수 있다. PAMs는 끝나지 않는다. 그것은 작업치료의 큰 틀상자 안에 부가적인 틀이고 작업 수행을 촉진시킬 수 있고, 의미적이나 만족적인 방법으로 종속시킬 수 있다.

참고문헌

Ahlscwede, K. (1992). The issue is—views on physical agent modalities and specialization within occupational therapy: A rebuttal. *American Journal of Occupational Therapy, 46*, 650-652.

American Occupational Therapy Association. (1991a). Official: AOTA statement on physical agent modalities. *American Journal of Occupational Therapy, 45*, 1075.

American Occupational Therapy Association. (1991b). *Physical agent modality task force report*. Bethesda, MD: Author.

American Occupational Therapy Association. (1994). *A guide for the preparation of occupational therapy practitioners for the use of physical agent modalities*. Bethesda, MD: Author.

American Occupational Therapy Association. (2002). Occupational therapy practice framework: Domain and process. *American Journal of Occupational Therapy, 56*, 609-639.

American Occupational Therapy Association. (2003).

American Occupational Therapy Association. (2006). *Accreditation council for occupational therapy education (ACOTE®) standards and interpretive guidelines.* Bethesda, MD: Author.

American Physical Therapy Association. (2001). Guide to physical therapist practice, Second edition. *Physical Therapy, 81*, 9-746.

Cornish-Painter, C., Peterson, C. Q., & Lindstrom-Hazel, D. K. (1997). Skill acquisition and competency testing for physical agent modality use. *American Journal of Occupational Therapy, 51*, 681-685.

Funk, D. R. (1994). Occupational therapists' attitudes toward and use of physical agent modalities. *Journal of Occupational Therapy Students, 8*, 35-47.

Glauner, J. H., Ekes, A. M., James, A. E., & Holm, M. B. (1997). A pilot study of the theoretical and technical competence and appropriate education for the use of nine physical agent modalities in occupational therapy practice. *American Journal of Occupational Therapy, 51*, 767-774.

McGuire, M. J. (1991). AOTA releases draft position paper: Physical agent modalities. *OT Week, 6*, 7.

McPhee, S. D., Bracciano, A. G., Rose, B. W., Brayman, S. J., & Commission on Practice. (2003). Physical agent modalities: A position paper (2003). *American Journal of Occupational Therapy, 57*, 650-651.

Meyer A. (1922). The philosophy of occupation therapy. *Archives of Occupational Therapy, 1*, 1-10.

Mosey, A. C. (1992). Partition of occupational science and occupational therapy. *American Journal of Occupational Therapy, 46*, 851-853.

Sheldon, G. F. (2006). Globalization and the health workforce shortage. *Surgery, 140*, 354-358.

Shortage of specialists worsens, ACEP says (2006). *ED Management: The Monthly Update on Emergency Department Management, 18*, 91-93.

Taylor, E., & Humphry, R. (1991). Survey of physical agent modality use. *American Journal of Occupational Therapy, 45*, 924-931.

Unruh, L. Y., & Fottler, M. D. (2005). Projections and trends in RN supply: What do they tell us about the nursing shortage? *Policy, Politics & Nursing Practice, 6*, 171-182.

Vogel, K. (1991). Perceptions of practitioners, educators, and students concerning the role of the occupational therapy practitioner. *American Journal of Occupational Therapy, 45*, 130-136.

West, W., & Weimer, R. (1991). The issue is—should the representative assembly have voted as it did, when it did, on occupational therapists' use of physical agent modalities? *American Journal of Occupational Therapy, 45*, 1143-1147.

West, W. L. (1984). A reaffirmed philosphy and practice of occupational therapy for the 1980's. *American Journal of Occupational Therapy, 38*, 15-23.

World Health Organization. (2001).

제 2 장

물리적 인자의 사용을 위한 규제 가이드라인

Regulatory Guidelines For The Use of Physical Agents

학습 목표
Learning Objectives

1. 물리적 인자를 사용한 작업에 대하여 토의한다.
2. 건강유지 시스템의 직업과 활동에 영향에 주는 도전과 변화에 대하여 확인한다.
3. 물리적 인자를 적용할 때의 윤리적 책임에 대해 토의한다.
4. AOTA 내에서 물리적 인자의 사용과 교육적 준비에 대해 토의한다.
5. 작업치료사에 의해 제공되는 물리적 인자에 대해 관리하는 규제력을 가진 기관에 대해 알아본다.

용어(terminology)	
권한(competency)	윤리(ethics)
자격(license)	물리적 인자 장비(PAMs)
규제(regulatory standards)	

배 경
Background

작업치료는 다양한 의학적 또는 비의학적 환경에서 활동하는 다양하고 특별한 직업이다. 작업치료사는 "전통적인" 환경인 병원환경에서의 외래와 입원환자, 지역 정신보건, 학교, 게다가 최근에 생겨난 영역인 장애인 개호, 산업재활, 지역사회보건, 그리고 개인 활동영역에서 활동한다. 이러한 활동영역과 중재의 다양성 때문에 작업치료사들은 규정된 언어와 각 주마다 다른 요구와 그들의 주에서 치료사가 알고 이해하는 특정한 요구가 있다. 게다가 작업치료사에 대한 통상적인 자격허가와 규제가 있는데, 많은 주에서 PAMs와 연관된 새로운 규제와 가이드라인을 시행하였다. 이러한 가이드라인은 PAMs를 이용한 의료적 활동 시 추가적인 자격이나 증명서가 필요할 것이라고 하였다. 치료사들은 그들의 중재에 물리적 인자를 사용하고 포함하기 전에 윤리적이고 법적인 책임을 가지는 부가적인 자격과 연습이 요구된다는 것을 알게 되었다. 추가적인 물리적 인자의 요구에 부합하지 못할 경우 법률적으로 징계를 받을 수 있다.

규제 감독
Regulatory Oversight

작업치료사의 실수에 대한 규제는 다양한 종류가 있고 도시, 주 또는 나라 수준에서 존재한다. 지역적 관행에 의존하는 작업치료사가 반드시 따라야 하는 부서와 기관의 역할과 규제 또한 존재한다. 인가 대행사, 주와 국가의 면허인가 위원회, 그리고 NBCOT와 같은 규제조직들은 폭넓은 요구를 한다. 내적이고, 부서별, 그리고 기관의 규제는 임상의 위치와 실행 영역에 의존된다. 예를 들어, 외래환자를 치료하는 환경에서 근무하는 작업치료사들은 부서와 병원의 규칙과 규제를 따르는 것뿐만 아니라, Joint Commission on Accreditation of Healthcare Organizations(JCAHO)나 메디케어, 제3자 중계인과 같은 다른 규제조직의 외적인 규제에 응해야 할 것이다. 게다가 치료사들은 각각의 주에서 주는 라이센스나 규제위원회의 요구에 응해야 할 것이다. 작업치료사들은 자신이 근무하는 각각의 작업치료환경과 상태, 그리고 그들의 치료에 대하여 유지되거나 변화된 법률이나 규제에 대하여 이해하여야 한다. 작업치료사들이 각각의 주에서 제시하는 가이드라인이나 법률의 정의를 넘어선 치료활동을 수행하여 발생하는 어떠한 소송에 대해서도 "법에 대한 무지"는"변명"이 되지 않는다.

작업치료사들은 법률과 윤리적 책임을 이해하고 모든 법률, 규칙, 그리고 AOTA의 윤리강령을 따라야 한다(AOTA, 2005). AOTA 윤리강령의 5가지 원칙에서 작업치료사는 반드시 "작업치료 종사자들은 법률과 협회의 정책 가이드라인을 따라야 한다" 라고 정의하였다. 작업치료사들은 치료의 특정범위나 영역, 주나 기관에서 가지고 있는 모든 규칙과 규제를 따르고 법률적, 도덕적, 윤리적 책임을 가지고 작업치료를 실행하여야 한다.

미국에서는, 각각의 주마다 건강관리 전문가의 치료의 규제에 관한 책임이 있다. 이러한 규제감독은 허가, 신고, 자격과 같은 것을 포함하는 다양한 형태로 존재한다. 각각의 주 안에서 건강관리활동과 관련한 법률은 자격, 규제기관, 자격시험과 같은 성문법으로 수립되어있다. 이러한 자격시험은 의학적 실행과 건강관리전문가를 규제하기 위해 만들어졌다. 대부분의 비용규준은 준비가 되지 않았거나 자격이 없는 건강전문가로부터 정보를 가지고 있지 않는 소비자들을 보호하고 질적으로 향상되고 안전한 치료를 제공하는 것에 중점을 두고 있다(Willmarth & Smith, 2003). 규제의 가이드라인은 최소한의 교육, 경험, 또는 훈련을 받아야 전문가로서 제한된 권한을 가질 수 있다고 규정하였다. 많은 주에서 또한 PAMs와 같은 고급의 치료기술에 대한 특별한 규제 가이드라인을 받아들이고 있다. 또한 규정된 언어는 법률적으로 허락되는 범위에 대한 명확한 정의를 내리고, 건강관리 전문가의 허가된 치료에 대하여 명시한다.

근본적으로 5가지 유형의 작업치료를 위한 규제 감독이 있다. 이것들은 *면허교부/실행 법률, 법률적인 증명서, 법률적인 규제, 자발적인 증명서나 등록서류*, 그리고 *상표 법률*을 포함한다. 작업치료가 일차적으로 관심을 보이는 규제나 감독은 공적으로 무원칙적이거나 무능력한 치료사를 규제하는 것이다.

면허교부와 실행법률은 가장 높은 수준의 공적인 보호와 종종 최대한의 금지를 제공한다. 면허교부는 면허가 없는 개인이 작업치료를 실시하는 것을 금지하거나 작업치료사나 보조작업치료사들이 스스로를 증명할 수 있도록 한다. 보건관리부(State health department)에서는 종종 이러한 형태의 규제를 감독하고 작업치료시험을 시행하는 대표를 위임하며 자문기관을 통해 규칙과 가이드라인, 규제기능을 제정한다. 규제기관의 감독책임을 돕기 위하여 AOTA에서는 AOTA 모델 수행 법률(2006a)에서 작업치료 수행에 관한 정의를 발간하였다.

실행법률은 작업치료와 작업치료의 직접적인 중재과정에 대한 방법이나 전략, 일상생활에 영향을 주는 수행기술과 환자의 요소에 대한 평가, 그리고 중재와 작업치료의 절차에서 사용되는 치료에 대하여 정의한다.

물리적 인자는 환경적 요소 C: 13 항목으로 확인된다: "중재와 절차는 안전하고 일상생활동작(ADL), 수단적일상생활동작(IADLs), 교육, 일, 놀이, 레저 그리고 사회적 참여의 수행을 촉진시키거나 향상시킨다. 13번 항목은 PAMs의 적용과 수행기술의 향상을 위한 특정한 치료적 절차(상처 치료 중재와 같은; 감각, 지각, 그리고 인지과정을 향상시키는 기술; 도수치료 기술) 사용범위에 대하여 명확하게 규정한다(AOTA,2006a, p.4)." 이 섹션에서는 작업치료사가 물리적 인자를 사용할 때의 기본이 되는 시작점과 기준을 제공한다. 또한 이 장에서는 제한적인 법률과 그들의 주 안에서 PAMs의 사용과 관련된 규제에 대한 기준의 변천에 대해 논할 것이다.

전문가적 동향
Professional Trends

PAMs는 임상 실험의 사용과 특정 영역의 확장으로 인하여 많은 지지를 얻었다. 작업치료사가 제공하는 물리적 인자에 관한 "임계질량(바라는 결과)"에 관한 요구가 있으나, 최근에도 여전히 ACOTE의 작업치료 교육 방식이나 *작업치료 자격 국제시험*(NBCOT) 모두에서 명확하게 규정하지 못하고 있다. 몇몇 교육적 프로그램의 실망스러운 점은 작업치료학생들이 물리적 인자의 사용하는 것을 그들의 임상실습 활동 안에서만 보거나 그것들의 사용에 대해 물어본다는 것이다. 물리적 인자를 최적으로 사용하고 받아들이기 위한 방법은 확대되고 있는 주의 규제기관에서 권한을 보장하고 이러한 중재의 사용이 안전할 수 있도록 하는 자격 가이드라인에 대한 초안을 작성해야 하는 것이다. 중요한 변화는, ACOTE와 NBCOT는 치료 실행과 교육에서 PAMs의 사용에 대한 검토와 재인지가 필요하다는 것을 확인하였다. 이 두 기관 모두 작업치료활동과 교육, 그리고 작업치료사가 제공하는 물리적 인자의 적절한 사용에 대한 조사 실행과 학문적 필요의 기술에 대하여 검토되었다.

NBCOT는 공익적으로 작업치료 실행권한에 대한 현재의 기준을 반영한 자격 절차를 개발하고 집행하였다. NBCOT는 또한 자격증 수여에 대한 정보제공, 징계절차, 규제와 자격에 대한 갱신 사항을 제공하는 규제권한에 대한 일을 하였다. 이러한 책임에 대한 부분은 신경정신학적 평가와 자격시험을 옹호하였고, NBCOT는 6년간의 작업치료의 실행을 조사하였다. 이 연구는 현재 초급자 단계의 도메인, 과제, 지식영역, 작업치료사가 치료 시 매일 사용하는 중재를 확인하였다. 이것은 자격시험의 과제의 지식을 위한 근거와 내용을 준비하고 보장하는 작업치료 활동을 돕는 NBCOT 논문이다(Bent, Crist, Florey & Strickland, 2005).

작업치료활동분석의 자격을 위한 국제 시험
National Board for Certification in Occupational Therapy Practice Analysis

가장 최근의 작업치료사로 3년이나 그 이하로 근무한 치료사에 대한 활동분석 연구에서(2002년에서 2003년) NBCOT는 치료사들과 보조자들에게 치료적 중재로 제공되는 물리적 인자에 대하여 질문하였다. NBCOT의 연구에 따르면, 75% 이상의 작업치료사들이 타 연구에서 언급된 9가지 종류의 중재를 사용하지 않는다고 조사했다. 이러한 물리적 인자 목록에는 전기자극치료, 유액치료, 수치료, 이온도입치료 그리고 초음파를 포함된다. 그리고 또한 같은 그룹의 치료사들에서 또한 비전통적인 중재방법인 워크 하드닝/워크 컨디셔닝 또는 작업 전개를 사용하지 않는 것으로 나타났다(Bent et al., 2005). 정반대로, "새로운" 치료사를 대상으로 한 가장 최근의 활동분석에서는 거의 25%가 그들의 치료적 활동에서 물리적 인자를 사용한다고 조사되었다. 이것은 "최근의" 졸업자들에게서 나타난 흥미로운 결과이다. 이것은 어느 정도 문제가 될 수 있기에, AOTA는 물리적 인자의 사용을 위해 전문적 단계 이후의 교육과 훈련을 필요로 하는 전문적 단계 이후의 기술과 중재를 고려하였다.

최근의 졸업자에서 나타나는 이러한 현상은, 그들의 경력에서 빠른 시기에 물리적 인자를 사용하는 것이 적은 학문적 준비와 훈련보다 더 많은 잠재력이 있다고 볼 수 있다. 물리적 인자는 급성기 치료, 외래환자, 정형외과에서 많은 빈도로 사용된다(Glauner, Ekes, James, & Holm, 1997). 더 많은 연구와 설명들에서 PAM의 사용을 경험한 임상가들이 물리적 인자의 사용 빈도와 의학적 구성을 명확하게 할 목적으로 충분한 설명이 필요하다고 말하였다.

학문적 준비에 대한 검토를 보면 "새로운" 졸업자들은 전문가와 보조사들로부터 명확한 교육과 자격의 요구를 받고 물리적 인자와 훈련의 구성방식에 대한 교육을 받는다. PAMs와 연관된 임상적 실행에서의 변화와 ACOTE에 대한 인식은 물리적 인자가 작업치료활동과 교육의 요소이다.

학문적 필요조건
Academic Requirements

학문과 임상 사이의 명백한 이분과 긴장은 학생들이 작업치료의 인정된 프로그램으로부터 졸업시점에서 자격 시험을 위한 준비를 시작할 때 빈번한 관심사로 고려되어왔다. 학생들은 NBCOT 시험이 일부분으로, 임상적 실행에서의 조사에 근거하고 있고, 그들의 학문적 훈련 동안에 더욱 이론적이고 조직적으로 발달되어왔을 거라고 인식하고 있다. 부분적으로 특정한 철학에 근거를 둔 학문적 내용으로 존재하는 교육 프로그램의 철학적인 차이점들과 접근법들 및 대학 직원의 학력과 주요 구조 내에서의 제도는 ACOTE의 기준에 의해 제공된다.

학문적 교육은 검토와 개정의 과정을 거친 작업치료사/보조작업치료사(ATOA, 2006b)를 위한 인정된 교육프로그램으로 ACOTE의 기준에 근거를 둔다. 이러한 기준들은 개개인이 초급 수준의 작업치료사 또는 보조작업치료사가 되기 위해 요구되는 중요한 역량들을 확립하여야 한다. 이 기준들은 통용되고, 효과적으로 확립되기 위해서 형식적이고 부가적으로 검토되었다. 학문적 프로그램은 조직체의 사명, 철학, 서비스 영역, 그리고 교원의 학력과 관심, 특정한 프로그램을 가진 그들의 교과과정과 학습과제에 대한 계획을 가지고 있다. 기준에 대한 ACOTE의 가장 최근 개정에서는, PAMs의 영역이 추가되었다(AOTA,

2006b). ACOTE는 물리적 인자의 원칙과 적용을 이해시킬 수 있는 작업치료 프로그램의 교육의 필요성을 확인하였고, 이를 기준(OT B5.13)에서 언급하였다: "기본적인 지식, 기초를 이루는 원칙, 지침, 금기사항, 그리고 사전대책을 포함하여 작업 수행을 향상시키기 위한 준비 측정으로써 표면의 열, 기계적인 방법들의 사용을 설명하여라. 표면의 열과 기계적인 방법들의 안전하고 효과적인 적용을 증명하여라." B.5.14: "지침, 금기사항, 그리고 사전대책을 포함하여 작업 수행을 향상시키기 위한 준비 측정으로써 심부열과 전기치료적 방법들을 설명하여라."

보조작업치료사를 위하여, 기준 B5.13에서는 다음과 같이 언급하였다: "작업 수행을 향상시키기 위한 준비 측정으로써 표면의 열과 기계적인 방법들의 사용을 인지하여라. 중재계획에 바탕을 두고, 금기사항과 사전대책에 충실함과 동시에, 확립된 목표를 성취하기 위한 표면의 열과 기계적인 방법들의 안전하고 효과적인 절차를 증명하여라(AOTA, 2006b)."

이러한 추가사항은 규정단체에 의해 인정된 작업치료사에 의해 물리적 인자들의 사용을 지지할 것이며, 수행기술을 강화시키기 위해 부가적인 기법들과 같은 치료적 기법들의 사용을 증진시킬 것이다. NBCOT와 ACOTE는 물리적 인자들의 안전한 사용과 관련하여 일관된 교육과 임상의 필요조건들을 확인하고 명확히 구분하기 위하여 관리기관, 제도적 행정, 임상가, 그리고 교육자들로부터 미리 대책을 강구하였다. 게다가, 두 기관 모두 작업치료 임상 그리고 작업치료학의 문헌 내에서의 일관된 언어 사용과 능률적인 협력을 더욱 강조하였다. ACOTE와 NBCOT사이의 이 강화된 협력은 초급 수준의 임상과 교육 간의 지각된 모순점들을 완화시키는 것에 조력할 것이다. 이 새로운 관점과 관심들은 규정위원회가 PAM 훈련과 관련된 모순점들을 고려하여 종종 언급하는 몇 가지 고려사항들을 개선하는 동안 이 직업은 더욱 강화될 것이다. PAMs가 작업치료사를 위한 중재 계획의 한 부분이 될 수 있는 ACOTE의 승인은 여전히 모든 물리적 인자들의 훈련과 적용을 제시하지는 못하지만, 교육 프로그램에 의해 물리적 인자들과 관련된 학문적 준비에 관한 움직임을 더욱 촉진시킬 것이다. 물리적 인자들의 학문적 기준들의 통합시킴으로써, 작업치료사의 PAM 사용을 감독하는 규정단체들이 보다 더 일치될 것이며 실용적인 치료 선택사항으로써 물리적 인자들의 사용을 더욱 확장시킬 것이다.

역량 논점들
Competency Issues

이 업계 내에서 PAMs 사용의 고유한 철학적 논점들을 제외하고는, 물리적 인자들에 대한 널리 보급된 의식수준들을 배경으로 다른 주요 논의들은 역량에 관한 논점들과 관련되어 있다. 학구적이고 전문적인 준비과정에서의 비일관성 외에도, 역량은 PAMs에서의 규제된 감독, 전문화된 증명, 그리고 교육과 더불어 주의 과다를 가져온 논점이다. 규제된 조정은 종종 치료에서 물리적 인자들의 사용을 선택하는 작업치료사에 의한 물리적 인자들에 관한 확실하거나 명백하고 적합한 훈련과 교육에 대한 목적을 가진 작업치료사와 다른 건강전문가들에 의해 이끌어진다. 작업치료사들의 강력한 수행 배경과 정신사회적인 논점들, 활동 분석, 그리고 작업 평가는 치료사에게 물리적 인자들의 적용 및 사용에 관한 독특하고 유익한 견해를 제공한다. 물리적 인자들에 대한 여러 일반적인 적용에 관한 연구 치료는 성과들과 기능적 활동 및 향상의 관계에 대하여 증명하였다. 작업과 물리적 인자들의 결합은 많은 중재들의 효과의 향상을 가져올 수 있고 더 나은 성과들을 진척시킬 수 있다(Aoyagi & Tsubahara, 2004; Bhakta, 2000; Blyth, March, Nicholas, & Cousins, 2005; Chae, 2003; Chae, Fang, Walker, & Pourmehdi, 2001). 다만 많은 작업치료사들이 물리적 인자들에 대해 훈련받지 않고 사실상, 직업적이지 않은 모습으로 계속하는 것 또한 현실이다.

작업치료사에 의한 물리적 인자들의 사용에 반하는 많은 논쟁들은 이러한 중재들이 단독적으로 그리고 치료과정에서 환자의 능동적인 업무과 관련없이 사용되고 있다는 오해를 다루었다. 개개인들은 물리적 인자들이 사실상 수동적이라고 비판하였고 치료동안 환자들이 수동적으로 의자에 앉아 있는 사실에 대하여 비난하였다. 이러한 비판들은, 그러나, 사실상 스플린트와 적응기구와 같은 수동적인 기구와 기술을 사용하지만, 환자가 작업 과제 수행 능력을 발전시킬 수 있게 하며 장애를 예방한다. 반대로, 작업치료사에 의한 물리적 인자 사용에 대한 지지자들은 흉터 관리, 초음파, 또는 월풀 치료동안 능동관절가동운동에 참여하는 것과 이것이 작업수행 논점으로 논의되지 않을 경우, 목표설정, 보호자 교육에 협력해야한다고 논의하였다(Ahlscwede, 1992). 작업치료사는 임상적 추론의 서술적인 측면 또는 치료사-환자 간의 상호관계를 잘 유지시켜야 한다. 작업수행 요소의 결함을 보완하고 개선시키는 치료적 중재의 한 부분인 기능을 융합시키는 작업치료사의 능력과 물리적 인자들은 독특하며 가치있다.

작업치료사들의 역량은 직업 내에서 쟁점이 되는 논점이며 종종 작업치료사들을 대표하는 전문 기관과 임상 간의 불일치와 반감을 불러올 수 있다. 작업치료사들은 "해롭지 않고" "적절하고 이로운" 작업치료 서비스를 제공하기 위해 윤리적 책임을 가져야 한다(AOTA, 2005). 게다가, *OT Code of Ethics (진리)*의 원칙 6A에서는 "작업치료 실행자들은 그들의 신용, 자격, 교육, 경험, 훈련, 그리고 정확한 역량을 가져야 한다" (AOTA, 2005)와 같은 개념들을 말하였다. 작업치료사들의 PAMs 범위 내에서의 비일관적인 준비와 훈련이 PAM 사용에 있어 규제감독의 증가를 초래하였다.

물리적 인자들과 관련하여 역량의 비일관적인 정의는 작업치료사들이 또한 임상 실행에 이러한 인자들과 기술들의 통합을 방해하였다. 사전 허가제법과 규정들의 박탈로 인해 물리적 인자를 사용할 수 있는 작업치료사들의 능력이 종종 제한되었고, 주에 의하여 변경될지도 모른다. 자격요건들과 규제 지침들 간의 차이는 또한 특정 주의 자격 요건에 대한 작업치료사들의 기준 충족 및 능력에 영향을 줄 것이다. 치료사들은 다양한 배경과 물리적 인자들에 대한 임상적 그리고 대학의 훈련과 함께 임상 실행을 시작한다. 대학 셋팅 내에서 학습되는 PAMs의 정의 또는 요구들에 대한 교육 기준에 대해 언급된 것은 없다. 훈련과 준비과정 내에서의 비일관성과 변화성은 "tri-서비스"에서 작업치료사들에 표준화된 훈련과 교육 과정의 발전을 위한 입안자와 국방부의 미국의무사령부(AMMEDD)에서 명백히 보여주었다: 육군, 해군, 그리고 공군. AMMEDD는 치료사들의 대학 그리고 임상적 훈련의 넓은 변화성을 언급하였고, 작업치료사에 의한 적절하고, 안전한, 물리적 인자들의 효과적인 적용을 확실히 하기 위해 그들의 체계 내에서 역량과 교육적 요구조건들에 대한 기준을 제시하였다.

PAMs에서 작업치료사의 훈련과 준비에 대한 비일관성과 변화성은(즉, 역량 논점) 또한 주(state)들 간의 자격과 규제 논점들에 영향을 주었다. 이 시기에는 물리적 인자들과 관련된 규제지침들의 경쟁과 함께 주 간의 상호간의 일반적인 합의점 또는 기준이 정립되어 있지 않았다. 작업치료사들과 보조자들은 재배치 이전 및 임상 실행에서 그것들의 사용에 앞서, 물리적 인자를 필요로 하는 특정 주의 요구조건들의 검토에 항상 조심스러웠다. 게다가, 몇몇의 주들은 지속적인 교육이 가능할 수 있는 특정 인원들, 자격을 유지하고 계속적으로 역량을 증명할 수 있는 다른 과정들을 요구할 것이다. NBCOT는 등록을 유지하기 위하여 그들에게 요구되는 36개의 전문적인 발전 항목들을 충족시키는 인정된 작업치료사(OTR), 또는 자격이 있는 보조작업치료사(COTA)와 같이 인정된 치료사들을 조력하기 위한 전문적인 발전 제공자 관리 조직을 유지할 것이다.

미국작업치료협회 방침서
American Occupational Therapy Association *Position Paper*

최근 미국작업치료협회는 작업치료 임상가들이 물리적 인자들의 적절한 사용을 위한 전문화된 훈련을 받기 위해 요구되는 기준을 설정하였다. 미국작업치료협회 내에서 물리적 인자들의 선택과 적용 및 적응이 초급 수준의 실행과 작업치료의 전문적인 경력을 발전시키는데 요구되는 지속적인 훈련을 고려하지 않았다는 비판이 일었다. 물리적 인자들의 사용에 관한 기술과 훈련은 임상경험, 직업훈련 또는 지속적인 교육과 같은 직업 후 교육, 서비스 훈련, 또는 대학 교육을 통해 성취되어야 한다(AOTA, 1997). 미국작업치료협회는 또한 임상가들이 안전하고 적절한 물리적 인자의 사용을 위하여 기본적인 정보와 기초지식, 기술, 경험을 지니는 윤리적인 책임을 가지도록 하였다.

새로운 기준이 2006년도에 인가되기까지 미국작업치료협회는 물리적 인자들의 사용에 필요한 치료적 배경에 해부학, 생리학; 빛, 물, 온도, 소리, 그리고 전기의 적절성과 관련된 물리학의 원칙들; 정상 그리고 비정상 조직의 반응; 물리적 인자들 사용에 일어나는 생리학적, 신경생리학적, 그리고 전기생리학적 변화들에 대한 학습 과정이 포함되어야 한다고 논의하였다. 또한 이 과정에 통증관리 이론, 상처관리 원칙, 온도 인자에 대한 생물물리학적 원칙, 전기 자극과 관련된 신경물리학적 과정에 관한 정보를 포함해야 한다(AOTA, 1994). 2003년, 워싱턴에서 열린 미국작업치료협회의 대표 집회에서는 PAMs; 방침서라는 실행 문서의 개정된 임무사항을 채택하였다(AOTA, 2003). 이 문서는 작업치료에서 PAMs의 사용을 위한 적절한 배경을 제시하였다. 이 중요한 문서는 PAMs에서의 미국작업치료협회의 위치를 설명하였고, 이를 명백하게 하였다. 방침서는 주에서의 PAMs 사용을 위한 적절한 요구조건들을 결정하는 주 규제 이사회에 의하여 인가되었다(Glauner et al., 1997).

불행하게도, 물리적 인자를 사용하는 대다수의 작업치료사들은 고등교육 동안 물리적 인자의 사용에 관련한 아주 적은 양의 교육을 수료할 수 밖에 없어, 실제 업무에 종사하는 동안 이와 관련한 추가적 교육을 받게 된다. 게다가, 검사 또는 지속적인 교육의 빈도와 관련된 어떤 특별한 지침뿐만 아니라, 역량 검사의 결함은 존재한다. 치료사들 간에는 물리적 인자에 대한 이론적인 그리고 기술적인 역량을 획득하기 위한 교육 또는 훈련의 필요성에 대한 작은 논쟁들이 있다. 지속적인 교육 과정들은 일반적으로 심부열 인자와 신경근육학적인 전기자극(AOTA, 1997)과 같은 전자기적 스펙트럼을 사용한 인자의 사용을 위해 요구되는 기술들을 얻기 위한 가장 좋은 방법으로 생각된다. PAMs에 대한 인지는 비록 대학 과정에 의해 많은 차이를 나타낼지 몰라도, 많은 치료사들은 물리적 인자들이 초급수준의 작업치료 프로그램의 한 부분으로 고려되어야 하고 대학 환경에서 가르쳐야 한다고 믿는다(Ahlscwede, 1992; Taylor & Humphry, 1991). 논란의 소지를 낳을지도 모르나, 그것은 직업과 교육자들이 미래 치료사들이 작업치료의 치료적인 한 영역으로써 물리적 인자를 사용하는데 필요한 지식적 기초와 전문성을 가지는 것을 확실히 하기 위해 그들의 안전한 영역에서부터 움직임을 보여준다. 임상가로의 도전은 물리적 인자 사용의 전문적 기술의 습득이 아니라, 지식의 획득과 발전이며 임상적 추론은 의미있는 활동 또는 작업과 연관된 환자를 위한 준비 또는 부가적인 방법으로써 물리적 인자의 사용이 요구된다.

특정한 주의 규제 지침들
Specific State Regulatory Guidelines

모든 변화들이 역량과 증거-기반의 실행을 위해 늘어나는 수요들과 직업에 내재되어 있기 때문에, 임상 실행의 한 부분으로써 PAMs를 사용하는 작업치료사들에 대한 허가와 규제 감독은 급격히 발달되어왔다. 많은 주들은 물리적 인자 사용을 위한 역량, 지속적 교육 그리고 준비를 위한 특정 요구조건들을 설명한 특정 사전허가제법과 규정들을 채택해왔다. 기억해야 할 중요한 점은, 주들은 이러한 법에 의해 규제되고, 각각의 주들을 위해 필요한 면허 없이 PAMs를 적용하는 것은 위법사항이라는 것이다. 물리적 인자와 관련된 법들 또는 규정을 가진 많은 주들은 그들의 사전허가규정과 강점들을 확장시켜왔다. 가장 최근에, 캘리포니아, 뉴 햄프셔, 네브라스카, 몬타나, 남다코타, 그리고 캔터키에서는 그들의 허가 법령에 PAMs에 특수한 언어 또는 규제 지침들을 추가하였다(Willmarth, 2005).

많은 새로운 주 규정들이 PAMs 허가 요구조건들을 충족시키기 위한 임상 적용의 특정 횟수와 마찬가지로, 요구되는 지속적인 교육 또는 훈련에 대한 특정 시간을 지정하였다. 플로리다, 조지아, 미네소타, 그리고 다른 주들은 작업치료사에 의한 물리적 인자의 사용을 위한 훈련과 역량 기준들을 명시하였다. 이러한 증가 추세에 따라, 네브라스카 승인 이사회는 또한 그들의 면허 지침들에 대한 요구조건의 한 부분으로써 공식적이고 부가적인 평가를 통하여 역량 검사들을 확인하였다. 이 추가된 요구조건들은 작업치료사의 준비와 역량과 연관된 관심사의 응답에 의한 것이였다. 지방, 주, 또는 제도적 규정들과 지침들은 물리적 인자들에 대해 진술한 AOTA의 위치를 대신하며 치료사들은 그들의 특정 주와 임상 실행의 규정들을 인식해야 한다. 예로, 남다코타는 "환자관리에 통합시킬 수 있는 각 학급에서 5가지 사례 연구들을 포함하는 감독된 멘토쉽"을 요구한다(뉴 179, 2005).

그에 반해, 캘리포니아에서는, 논란이 되고 있는 그들의 사전허가제법 외에도, 작업치료사들이 최소 240시간의 추가적인 훈련을 성취해야 물리적 인자를 사용할 수 있게 지정하였다. 역량과 교육의 요구조건들은 주 규제허가 이사회들이 명확하고 강화시키기 위해 노력한 추가적인 요소들이다. 많은 법들은 PAMs에서 교육 또는 훈련 제공자들을 허가 위원회 또는 AOTA와 같은 국가기관에 의해 승인받아야 한다고 명시하였다. 이사회는 기관이나 개인적으로 제공되는 지속적인 교육에 의해 특정한 내용 또는 다른 요구조건들을 명시할 지도 모른다.

물리적 인자의 주의 요구되는 역량에 관한 요약
Summary of States Requiring Competency in Physical Agents

알라바마 (Alabama)

- '치료기구'를 포함하여 작업치료중재를 정의한다.

- ➤ 역량에 관한 요구조건들이 없다.
- ➤ 치료기구들에 대한 제한이 없다.

일상생활활동(ADLs)을 포함하여 특정한 작업치료의 치료적 기술들; 설계, 제작, 선택, 그리고 선택된 스플린트 또는 보조기들 또는 모두 적용; 명확하게 설계된 목표-지향적인 수예와 공작의 사용; 설계, 제작, 선택, 그리고 적응기구의 사용; 치료적 활동, 치료기구들, 그리고 기능적 수행을 강화시키기 위한 운동들, 그리고 직업준비평가와 훈련(1975년 알바마의 규범, 구역 34-39-3).

딜라웨어(Delaware)

"열치료 기구"의 적용을 정의한다. 이 서비스는 보조기술 장비의 사용에서 설계, 개발, 적응, 적용 또는 훈련과 같은 중재 사용에 필요한 평가이다; 설계, 제작, 또는 선택된 보조 장비들과 같은 재활 기술의 적용; 보조기술, 보조기구에 의한 회복훈련, 또는 보철기구; 목적적인 활동을 위한 준비 또는 부가물과 같은 파라핀, 냉 및 온열팩, 그리고 유액치료를 포함한 열 치료 기구들의 적용; 인체공학적 원칙들의 사용; 환경 적응과 기능적 수행을 강화시키기 위한 처리; 또는 건강과 복지의 증진(표제 24 직업과 작업들, 20장. 작업치료, 하위 I장 작업치료실행 이사회). 딜라웨어의 법은 전기치료적 중재를 정의하지 않는다.

플로리다(Florida)

- ➤ "전기적 자극 장비들"과 "초음파" 사용의 최소한의 역량수준과 훈련을 요구한다.

이 서비스는 보조기술 장비의 사용에서 설계, 개발, 적응, 적용 또는 훈련과 같은 중재 사용에 필요한 평가이다; 설계, 제작 또는 선택된 보조 장비들과 같은 재활기술의 적용; 보조 기술 사용 훈련; 보조기구 또는 보철 장비들; 목적적인 활동을 위한 준비 또는 부가물과 같은 PAMs의 적용; 인체공학적 원칙들의 사용; 환경 적응과 기능적 수행을 강화시키기 위한 처리; 또는 건강과 복지 증진(2005년 플로리다 주, 표제 XXXII, 파트3, 468장).

캘리포니아(California)

4152. PAMs

(m) "PAMs"는 빛, 물, 온도, 음파 또는 전기의 사용을 통하여 연부조직의 반응을 일으키는 기술을 의미한다. 이 기술은 작업치료서비스를 위한 즉각적인 준비 또는 작업치료 서비스와 관련하여 부가적인 방법으로 사용된다.

(d) 작업치료사가 지식, 기술, 그리고 할 수 있는 능력을 가지고 있다면 향상된 실행들을 제공할 수 있을 것이고, 그 또는 그녀가 접할 교육 훈련 그리고 역량의 요구조건들에 대한 이사회의 만족을 증명할 수 있을 것이다. 향상된 실행들은 다음과 같은 것을 포함한다:

1. 수부치료
2. PAMs의 사용
3. 연하 사정, 평가 또는 중재

(f) PAMs를 사용하는 작업치료사는 접할 다음과 같은 모든 영역들에서의 훈련과 직업 후 교육을 완

수함으로써 이사회의 만족을 증명할 것이다:

1. 물리적 인자 기구들의 적용에 의한 근육, 감각, 혈관, 그리고 결합조직의 해부학과 생리학
2. 선택한 치료기구와 관련된 물리적 그리고 화학적 원칙들
3. 치료기구의 적용으로 나타나는 생리학적, 신경생리학적, 그리고 전기생리학적인 변화들
4. 치료에서 가져올 수 있는 가능한 성과들과 과정에 대한 교육을 포함한 환자의 준비를 위한 지침
5. 선택된 치료기구들과 관련된 안전수칙과 주의사항
6. 치료의 즉각적 그리고 장기적인 효과들의 문서화를 위한 방법
7. 기능부전의 징후, 적응, 안전한 작동을 포함한 장비의 특성들

(g) PAMs의 사용 또는 수부치료 제공을 위하여 이사회에 의해 확립된 교육, 훈련, 역량 요구조건들의 성취과정에서 작업치료사는 물리치료사, 의사, 외과의사, 이사회에 의해 이미 요구조건들을 갖추고 있는 작업치료사의 감독아래 이 기술들을 실행할 것이다.

(a) PAMs는 작업치료사가 다음과 같은 부분에 의해 확립된 그 또는 그녀가 직업 후 교육과 훈련 요구조건들을 이사회에 증명할 때만 사용될 것이다:

1. 교육: 규약 부분 2570.3(f)에 목록화 된 대상에서 30시간 완수
2. 훈련: PAMs에 속하는 고용되거나 자발적으로 감독된 직무훈련, 임상 인턴쉽 또는 관계된 영역에서의 240시간 완수

(b) 작업치료사는 PAMs를 합법적으로 사용할 경우에만 치료적으로 적용할 수 있다.

문안: 근거 인용: 부분 2570.3 그리고 2570.20, 일과 직업 규약. 참고문헌: 부분 2570.2 그리고 2570.3, 일과 직업 규약.

미네소타(Minnesota)

미네소타는 PAMs를 위한 사전허가제법을 개정하였다. 그것은 "표층의 물리적 인자들", "전기치료", 그리고 "초음파"를 위한 교육, 훈련, 그리고 임상적 요구조건들을 명시하였다. 보조작업치료사는 또한 그들이 특정 요구조건들을 충족하고 "서비스 역량"을 증명하고 작업치료사의 직접적인 감독 아래 수행할 때 PAMs를 사용할 수 있다. 미네소타의 규정은 다음과 같다:

148.6440 PAMs

세부항목 1. 일반적 고려사항

(a) 표층적 PAMs를 사용하는 작업치료사들은 세부항목 3에서의 요구조건들을 수반해야 한다. 전기치료를 사용하는 작업치료사들은 세부항목 4에서의 요구조건들을 수반해야 한다. 초음파 장치를 사용하는 작업치료사들은 세부조건 5에서의 요구조건들을 수반해야 한다. PAMs를 사용하는 보조작업치료사들은 세부항목 6에서의 요구조건들을 수반해야 한다.

(b) 표층적 PAMs, 전기자극장치, 그리고 초음파 장치들의 사용은 의사의 처방에 의해야 한다.

(c) 위원은 PAMs를 사용하는 부분 148.6401에서 148.6450 아래 허가받은 사람 명단을 유지해야 한다. PAM을 사용하기 이전에, 면허를 받은 사람은 그들이 사용할 PAM의 위원에게 알려야 한다.

PAMs를 사용하는 사람은 그들이 사용할 PAMs의 초기 그리고 갱신된 적용들을 따라야 한다.

오레곤(Oregon)

작업치료면허이사회는 ORS 675.320(10) 오레곤 주 내 작업치료실행의 일반적인 감독에 대한 책임을 가진다. 이에 따라 작업치료면허이사회는, 다음과 같은 실행 법령을 해석하여 적용 원칙을 확립하였다:

> *"PAMs는 작업치료 중재 계획으로 치료기구의 안전하고 적절한 작용을 위해 이론적인 지식과 숙련된 기술을 갖춘 문서화된 증거를 가진 임상가들에 의해 적용할 때 그리고 작업치료 수행을 강화시켜 목적적인 활동을 위한 준비 또는 부가물들을 사용할 때 작업치료 임상가들에 의해 사용될 것이다."*

작업치료사는 ORS 675.210(3) 교육, 훈련, 그리고 "음파 또는 전기적 PAMs"의 사용을 위한 문서화에서 명확하게 정의되지 않은 치료기구 사용이 필요한 상황에서 의사의 의뢰 획득을 실패한 경우, "이사회 승인"이 되어야하고 다음과 같은 것들이 요구된다:

24.165.513 음파와 전기적 물리적 인자 치료기구 사용의 승인

(a) 음파 PAM 장치들의 교육 및 훈련 20시간
(b) 전기적 PAM 장치들의 교육 및 훈련 20시간; 그리고
(c) 그 외: (i) 수부 인가위원회에 의한 증명서; 또는 (ii) 다음과 같이 구성된 10가지 감독된 치료들의 성공적인 완수:
  (A) 음파 PAMs 장치들에서 허가받은 의학적 임상가들의 직접적인 감독아래 5가지 감독된 치료들; 그리고
  (B) 전기적 PAMs 장치들에서 허가받은 의학적 임상가들의 직접적인 감독아래 5가지 감독된 치료들(이력: 37-24-201, 37-24-202, MCA; IMP, 37-24-106, MCA; NEW, 2005 MAR p. 447, Eff. 4/1/05.).

작업치료사는 또한 국소 의약품과 이온도입법의 사용에서 추가적인 교육과 훈련을 받아야 한다. 지침서는 명시한다:

24.165.514 국소 의약품 적용의 자격 – 임상의 정의

(1) 국소 의약품의 사용 또는 관리 이전에, 작업치료사는 시행자 또는 환자에게 국소 의약품의 사용, 게다가 37-24-106, MCA 그리고 ARM 4.165.513에서 제공되는 교육 또는 훈련을 요구해야 하고, 다음 사항과 같은 승인된 교육 또는 훈련 5시간을 성공적으로 완수해야 한다:
  (a) 국소 약물 작용의 원칙들
  (b) 부작용과 기구 반응 요소들;
  (c) 치료적 수업에 의한 국소 약물 효과; 그리고
  (d) 국소 약물 투여에 의한 기술들.
(2) 게다가 다음에 의해 요구되는 5시간의 교육 (1), 면허취득자, 37-24-107에 준거한, MCA, 국소

의약품 시행 이전에, 허가받은 의학적 임상가의 직접적인 감독아래 국소 약물의 직접적인 적용에 감독된 치료 수행, ARM 24.156.510에서 기술하는 (2), 그리고 그 외:

(a) 허가받은 의학적 임상가의 직접적인 감독 아래 음파영동의 2가지 감독된 치료들; 또는

(b) 허가받은 의학적 임상가의 직접적인 감독 아래 이온도입법의 3가지 감독된 치료들

(3) 작업치료사에 의한 국소 약물의 적용과 관련된 규정들의 목적을 위해, "clinician"이란 용어는 국소 약물 집행 위원회에 의해 승인받은 작업치료 면허취득자를 의미한다(이력: 37-24-201, 37-24-202, MCA; IMP, 37-24-106, 37-24-107, MCA; NEW, 2005 MAR p. 447, Eff. 4/1/05). 규정 24.165.51. 지정된 24.165.516. US.

오하이오(Ohio)

오하이오 면허이사회는 작업치료사들이 그들의 치료에 있어 초음파 그리고 전기적 자극을 사용할 수 있게 결정하였다.

A. 4755.01의 (A), (3)에 따르면, 작업치료 부분의 위치는 작업치료 임상가들이 역량이 있는 한 작업치료서비스의 규정에서 PAMs를 사용할 수 있게 하는 것은 문서화되었고, 임상가는 임상 범위 내에서 실행한다.

조지아(Georgia)

물리적 인자의 정의는,

> *"열, 빛, 음파, 냉, 전기, 또는 기계적 장비들을 이용한 치료적인 기술이며, 또한 치료적 초음파, 직류전기요법, 마이크로파, 투열요법, 그리고 전기근육 자극의 포함만이 아닌 열, 또는 피부 아래 전기적 흐름을 포함한 전기치료적 기구들을 의미하며 수치료도 의미한다. ."*

주제와 논제들은 특정 이론들과 관련하여 인수시간 36시간과 마찬가지로 90시간의 교육이 요구된다고 명시한다. 어떠한 활동을 포함한 용인할 수 있는 교육은 작업치료에서 PAM의 실행과 관련하여 명시하며, 현직 교육, 회의, 워크샵, 세미나, 그리고 공식적인 교육을 포함할 것이다.

671-6-.01 정의들

PAMs에서 규정 부분 43-28-3(9) 명시된 것처럼 치료 기술을 의미한다. 권한 O.C.G.A. Sec. 43-28-3(9). 내력. 최초 규정인 "정의"가 채택되었다. F. Nov. 20,1991; eff. Dec. 10, 1991. (2)

671-6-.02 요구조건들

어느 작업치료사 그리고 보조작업치료사는 PAMs를 위원회에 의해 승인된 인수시간 최소 90시간의 교육 또는 훈련의 성공적인 완수를 증명하여 작업치료 기술로 이용하기를 희망한다.

일리노이(Illinois)

직업과 작업들(225 ILCS 75/) 일리노이 작업치료실행 법령(출처: P.A. 83-696)

(e) 작업치료사 또는 작업치료보조사들은 담당 부서에 의해 결정된 검사들을 통해 증명됨으로써 진보된 훈련, 기술, 그리고 역량을 지니고, 작업에서 일을 위한 준비 또는 부가물로써 PAMs를 적용한다.

표제: 직업과 작업들, 7장: 직업 규정의 부서, 부분 1315 일리노이 작업치료실행법령

부분 1315.162 작업치료에서의 치료기구들

작업치료서비스는 이러한 치료기구들을 적용할 수 있는 훈련, 기술, 그리고 역량을 가진 작업치료사 그리고 보조작업치료사들의 PAMs의 사용을 포함한다.

a) PAMs:

1) 빛, 물, 온도, 음파, 또는 전기의 사용을 통한 연부조직의 반응을 일으키는 그러한 기구들을 언급한다.

2) 즉각적인 준비 또는 관련되게 사용되는 부가적인 방법들의 특성들: 목적적인 활동으로의 환자의 참여를 위한; 인간공학적인 원칙의 사용; 기능적 수행을 강화시키기 위한 과정과 환경의 적응; 또는 건강과 복지 증진; 그리고

3) 다음과 같은 것에 국한된 것은 아닌, 다음을 포함한다:

A) 전기적 자극;

B) 이온도입법;

C) 표층의 열 인자들;

D) 냉동요법; 그리고

E) 심층의 열 인자들.

b) 작업치료사들과 보조작업치료사들에 의한 PAMs의 사용을 위해 요구되는 훈련들은 다음과 같다.

1) 치료기구들

A) 전기를 사용한 치료기구들은 포함한다: 통증관리, 부종감소, 그리고 근육 재교육. 예시를 포함하여, 그러나 여기에만 국한되지 않은: 바이오피드백, NMES/FES, TENS, HVGS, 간섭의, 그리고 이온도입법. 훈련은 다음을 포함한다:

i) 증명, 증명회답, 그리고 검사를 포함한 이 부분에서 정의된 프로그램 내에서의 강의 중심의 최소 12시간의 훈련;

ii) 해당 치료기구의 사용에 있어서 허가되고 숙련된 건강관리전문가들에 의한 감독된 각 치료기구를 이용한 5번의 치료

B) 온도 치료기구들은 표층의 그리고 심층의 열, 냉동요법을 포함한다. 또한 국한되지 않은 온열 그리고 냉팩, 얼음마사지, 유액치료, 따뜻한 월풀, 시원한 월풀, 초음파, 이온도입법, 파라핀, 대조욕을 포함한다.

i) 증명, 증명회답, 검사를 포함한 이 부분에서 정의된 프로그램 내에서의 강의 중심의 최소 3시간의 교육. 훈련회기는 기계학과 사례연구 그리고 사용시 문제해결과 마찬가지로 치료기구의 안전한 사용을 위한 주의사항들을 포함해야 한다. 치료기구의 사용과 관련된 윤리, 경제, 의무, 그리고 보험사건들은 또한 교육과정을 통해 다루어져야 한다.

ii) 해당 치료기구의 사용에 있어 허가되고 숙련된 건강관리전문가들에 의한 감독된 각 치료기구를 이용한 5번의 치료

2) 강의 중심의 훈련은 교육프로그램, 워크샵, 또는 대학이나 대학교에 의해 제공되는 세미나, 일리노이 작업치료 연합, AOTA, 일리노이 물리치료협회, APTA 또는 기관장들, NBCOT, 또는 수부치료인가위원회를 통하여 획득되어야한다.

3) 훈련은 문서화되어야 하고 이사회 또는 부서의 요청대로 유용해야 한다. 훈련은 치료기구 사용 이전에 완수되어야 한다.

켄자스(Kansas)

65-5402. 정의

K.S.A. 65-5401에서 65-5417을 포함하며, K.S.A. 65-5418에서 65-5420을 포함한다. 작업에서 일을 위한 준비 또는 부가물로써의 PAMs의 적용.

켄터키(Kentucky)

켄터키 주에서는 PAM을 319A.010 정의에 의거하여 개정하였다.

(6) "작업치료서비스"를 포함한다, 그러나 다음의 것들로 국한된 것 만은 아닌:

(e) 작업에서의 일을 위한 준비 또는 부가물로써 표층의 PAMs를 적용한다.

(f) KRS 319A.080에 따른 작업에서의 일을 위한 준비 또는 부가물로써 표층의 PAMs를 적용한다.

(8) "심층의 PAMs"는 의사의 처방, 초음파, 저주파 치료단위 그리고 기능적 전기자극, 미세전류 장치들 또는 이온도입법 단위를 포함한 신체부분의 순환을 만들어내는 신체를 통해 전기파의 공급 또는 야기되는 인자들 또는 음파를 사용하는 어떠한 장치를 의미한다.

(9) "표층의 PAMs"는 온열팩, 냉팩, 얼음, 유액치료, 파라핀, 물, 그리고 다른 통상 유용한 표층 열 그리고 냉각 장치들을 말한다.

발효(effective): 2002년 7월 15일

내력(history): 2002년 Ky. Acts ch. 14. sec. 1 개정된, 2002년 7월 15일 유효한 — 1994년 Ky. Acts ch.405, sec. 84 개정된, 1994년 7월 15일 유효한 — 1988년 Ky. Acts ch. 311, sec. 1 개정된, 1988년 7월 15일 유효한 — 1986 Ky. Acts ch. 78, sec.1 창설된, 1986년 7월 15일 유효한.

(2) 감독된 치료 회기들은 다음 영역들의 각각의 하나의(1) 회기가 포함된다:

(a) 이온도입법

(b) 초음파; 그리고

(c) 전기자극.

(3) 존재하는 두 개의(2) 회기들은 KRS 319A.010(8)에서 확인되는 어떤 심층의 물리적 인자에 대해 발견할 것이다.

1. 작업치료사들은 감독아래 5번의 치료와 마찬가지로 위원회에 의해 선포된 허가 규정에서 명시

한 요구조건들을 충족시키는 최소 36시간의 훈련 또는 교육을 성공적으로 완수함으로써 허가되었다;

2. 작업치료사들은 수부치료인가위원회에 의해 승인된 증명된 수부치료사들의 검사를 성공적으로 완수해왔으며 감독아래 5번의 치료와 마찬가지로 위원회에 의해 선포된 허가 규정에서 명시한 요구조건들을 충족시키는 최소 12시간의 훈련 또는 교육을 성공적으로 완수함으로써 허가되었다: 또는
3. 보조작업치료사들은 감독아래 5번의 치료와 마찬가지로 위원회에 의해 선포된 허가 규정에서 명시한 요구조건들을 충족시키는 최소 72시간의 훈련 또는 교육을 성공적으로 완수함으로써 허가되었다.

메릴랜드(Maryland)

(3) 전기적 PAMs
- (a) "전기적 PAMs"는 피부 아래 열 또는 전기적 흐름을 야기시키는 치료적 기구들을 의미한다.
- (b) "전기적 PAMs" 는 다음의 것을 포함한다.
  - (i) 치료적 초음파;
  - (ii) 이온도입법;
  - (iii) 음파영동; 그리고
  - (iv) 전기적 근육 자극.

역량의 요구조건들

(1) 작업치료 면허 취득자들은 PAMs을 적용하기 전, 아래의 사항을 이수하여야 한다:
- (a) 각 특정 기구들을 위한 지속적인 교육을 위한 인수시간 15시간을 완수한다.
- (b) 직접적인 감독아래 기구마다 최소 5명의 환자들의 치료를 적용한다.

.06 표층의 PAMs

면허취득자는 온열팩, 냉팩, 파라핀, 유액치료, 그리고 얼음에만 국한된 것이 아닌, 다음을 포함하여 표층의 PAMs를 적용한다.

(2) 교육의 증명
(3) 각 특정기구를 위한 지속적인 교육에 대한 인수시간 15시간의 증명
(4) 인가완수;
(5) 대학 교육을 증명하기 위한 공식적인 성적표, 또는 공식적인 사본
(6) 각 특정기구를 적용한 5번의 치료를 수행한 감독자로부터의 기록된 증명

관리내력

유효날짜:

규정들. 01에서 06은 유효한 2001년 6월 1일 긴급조항으로 채택되었다(28: 12Md. R. 1102);유효한 2001

년 9월 17일 영구적으로 채택되었다(28:18 Md. R. 1621) 작업치료실행위원회 10.46.06.06.55.

메사추세츠 (Nassachusetts)

치료(treatment). 치료 프로그램은 실행법령범위를 구성할 것이다. 그리고 아래를 행한다:

(a) 목표지향적인 활동, 연습, 그리고 기술들의 치료적 사용과 작업수행을 강화시키기 위한 집단 과정의 사용을 포함한다. 치료는 또한 작업수행을 강화시키기 위한 목적적인 활동, 부가물로써 또는 준비를 위한 기술들 또는 치료적 인자들의 사용을 포함한다.

(b) 목적과 적합한 상황 아래, 치료적 인자들과 접근법들에 근거를 둔 기술들과 같은 것을 가르치는 작업치료 학과과정을 포함하여, 작업치료, 특정 인가프로그램, 지속적인 교육, 또는 서비스 교육에서 전문적인 교육 프로그램을 포함하였다. 이러한 연속적인 교육 또는 서비스 내 교육은 능력의 수준을 확인하기 위해 교육적 목표와 객관적인 평가(서면으로 된 평가, 실기 평가, 그리고/또는 서면으로 된 시뮬레이션 또는 사례 연구)를 포함해야만 한다. 제공되는 치료적 과정들은 개인의 능력 수준과 일치해야만 한다.

규정 권한

259 CMR 3.00: M.G.L. c. 112, §23A

미네소타 (Minnesota)

임상가들은 면허 규정의 Minn. Stat. §148.6440, Subd, 7에서 제공되는 허가가 떨어질 때까지 독립적으로 PAMs를 사용하는 것이 금지되어있다. 주(state) 규정은 PAMs를 사용하기 이전에 *교육적*(치료적) 및 *임상적인 적용*을 입증할 수 있는 서면으로 된 문서를 요구한다. 여기에는 세 가지 영역이 있다: 표층의 물리적 인자, 초음파 및 전기치료. 작업치료사는 이 중 한 가지, 두 가지, 또는 세 가지 모두를 사용할 수 있다.

물리적 인자 기구 (Physical agent modalities)

위원회는 PAMs의 사용 면허를 유지하기 위해 Minnesota Statutes § 148.6440, Subdivision 1, (c)에 의해 규정하고 있다. 당신이 PAMs(표층의, 전기적 자극, 초음파)을 사용하기 위한 동의를 받기 위한 요구조건에 해당되고 문서를 제출하려고 할 때는 *서면으로 된 문서 조건(Written Documentation Reguired)* 섹션을 참고하길 바란다. PAMs의 사용에 앞서, 당신은 Minnesota Statutes §148.6440, Subds. 3~5에 기술되어 있는 교육적 요구사항에 적합하다는 것을 증명할 수 있는 문서를 제출해야만 한다. 그리고 Subds 7, Minnesota Statutes §148.6440, Subds 1 (b)에서 제공되는 동의를 받아야만 한다. 진술하기 전에 정보를 검토해보길 바란다.

*표층의 PAMs*는 신경근골격적인 장애의 재활을 목적으로 피부와 피부밑 조직의 0~3 cm 깊이까지 온도 변화를 발생시키는 치료적 매체이다.

표층의 PAMs는 다음을 포함할 수도 있지만 국한되지는 않는다: 파라핀 욕조, 핫팩, 냉팩, 물치료(fluidotherapy), 교대욕(contrast baths) 및 월풀 욕조. 표층의 PAMs는 전기적인 자극 장치, 초음파 또는 빠른 얼음 적용(quick icing)의 사용을 포함하지는 않는다.

*전기치료*는 치료적 목적을 위해 전기적인 자극 장치를 사용하는 것을 의미한다.

*초음파*는 신경근골격적인 장애의 재활을 위해 높은 빈도의 음파에 진동적인 에너지를 발생시키고 방출하는 장치를 의미한다.

요구되는 문서 (Written Documentation Reguired)

PAMs의 사용에 앞서, 작업치료사는 사용하려는 기구에 따라 Subds 3~5에 기록된 교육적 및 임상적 요구조건과 작업치료사가 적합하다는 것을 증명하는 문서를 위원에게 보내야만 한다. 이론적인 훈련과 임상적 적용 목표 둘 다는 사용되는 각 기구에 따라 적합해야만 한다. 문서는 개인 또는 활동을 보증하는 조직의 이름과 주소가 포함되어야만 한다; 활동이 사용되는 시설의 이름과 주소; 목표와 관련된 것을 학습했다는 것을 포함하는 코스, 워크숍 또는 세미나에 대한 복사본. 임상적 적용 목표의 경우에, 교육 방법들을 기록해야만 한다. 문서는 코스를 성공적으로 수행했다는 것을 보여주는 증명서를 첨부해야만 한다. 임상가들은 Minnesota Statutes § 148.6440, Subdivision 7에서 제공되는 동의를 받기 전까지는 독립적으로 PAMs를 사용하는 것이 금지된다.

보조작업치료사 (Occupational Therapy Assistant)

PAM을 사용하는 보조작업치료사들은 정식 작업치료사의 직접적인 감독 아래 일을 해야만 한다. 그리고 치료를 세팅하고 이행하는데 있어서 제한을 받는다. 보조작업치료사로서 PAMs를 사용하기 전에 당신은 Minnesota Statutes § 148.6440, subd. 6에 기술된 요구조건과 적합해야만 한다.

주의: 당신은 PAM의 각 유형을 독립적으로 사용하기 전에, 문서를 제출하는 것과 동의를 얻는 것에 책임을 진다.

미네소타 주 2002, 148장

- 148.6404 실행 영역. 작업치료사 또는 보조작업치료사에 의한 실행은 다음을 포함하지만 제한되지는 않는다: (12) 목적적인 활동을 위한 준비 또는 보조를 위해 같은 치료 세션 안에서 또는 확립된 기능적인 작업치료 목표를 충족시키기 위해 148.6440 섹션의 요구사항과 일치하도록 PAMs 사용; 그리고 (13) 건강 증진. HIST: 2000 c 361 s 42.
- Subd. 10. 직접적인 감독. PAMs를 사용하는 보조작업치료사의 "직접적인 감독"은 작업치료사가 환자를 평가한 후 특정 PAM의 사용이 필요하다고 결정하고, 적절한 PAMs 적용 과정을 결정하며, 치료가 제공되는 동안 사용가능하다는 것을 의미한다.
- Subd. 11. 전기적 자극 장치. "전기적 자극 장치"는 신경근골격적인 장애의 재활을 위해 펄스의, 직접적인, 또는 반복적인 전류를 발생시키는 어떠한 장치를 의미한다.
- Subd. 12. 전기치료. "전기치료"는 치료적 목적을 위해 전기적인 자극 장치를 사용하는 것을 의미한다.
- Subd. 17. PAMs. "PAMs"는 연부조직의 반응을 일으키기 위해 빛, 물, 온도, 소리, 또는 전기를

사용하는 기구를 의미한다. PAMs는 148.6404 섹션에서 언급되고, 148.6440은 표층의 PAMs, 전기적 자극 장치 및 초음파에 대한 것이다.

- Subd. 24. 표층의 PAM. "표층의 PAM"은 신경근골격적인 장애의 재활을 목적으로 피부와 피부 밑 조직의 0~3 cm 깊이까지 온도 변화를 발생시키는 치료적 매체이다. 표층의 PAMs는 다음을 포함할 수도 있지만 제한되지는 않는다: 파라핀 욕조, 핫팩, 냉팩, 물치료, 교대욕 및 월풀 욕조. 표층의 PAMs는 전기적인 자극 장치, 초음파 또는 빠른 얼음 적용의 사용을 포함하지는 않는다.
- Subd. 26. 초음파 장치. "초음파 장치"는 신경근골격적인 장애의 재활을 위해 높은 빈도의 음파의 진동적인 에너지를 발생시키고 방출하는 장치를 의미한다. HIST: 2000 c 361 s 2; 2001 c 7 s 35,36=148.6440.
- 148.6440 PAMs

  (b) 표층의 PAMs, 전기적 자극 장치 및 초음파 장치의 사용은 의사의 처방이 있어야만 한다. PAMs의 사용 전에, 작업치료사는 사용하려는 기구에 따라 Subds 3~5에서 기술된 교육적 및 임상적 요구조건과 작업치료사가 적합하다는 것을 증명하는 문서를 위원에게 보내야만 한다. 이론적인 훈련과 임상적 적용 목표 둘 다는 사용되는 각 기구에 따라 적합해야만 한다. 문서는 개인 또는 활동을 보증하는 조직의 이름과 주소가 포함되어야만 한다; 활동이 사용되는 시설의 이름과 주소; 목표와 관련된 것을 학습했다는 것을 포함하는 코스, 워크숍 또는 세미나에 대한 복사본. 임상적 적용 목표의 경우에, 교육 방법들을 기록해야만 한다. 문서는 코스를 성공적으로 수행했다는 것을 보여주는 증명서를 첨부해야만 한다. 임상가들은 Subdivision 7에서 제공되는 동의를 받기 전까지는 독립적으로 PAMs를 사용하는 것이 금지된다.
- Subd. 3. 표층의 PAMs의 사용을 위한 교육적 및 임상적 요구사항. (a) 작업치료사는 표층의 PAMs의 사용에 관한 이론적 교육과 임상적 적용 교육을 받았을 경우에 표층의 PAMs를 사용할 수 있다. (b) 표층의 PAMs의 사용의 이론적 교육은 다음과 같아야만 한다: (1) 표층의 PAMs의 사용을 위한 원리와 임상적 지시사항에 대한 설명; (2) 표층의 PAMs의 물리적 특성과 원칙에 대한 설명; (3) 열과 냉 전도의 유형; (4) 표층의 열 및 냉에 반응하는 조직에 영향을 미치는 요소들 (5) 정상적 및 비정상적인 조직에서 표층의 PAMs의 생명물리학적 효과; (6) 조직, 물질 및 공기의 온도 전도.
- Subd. 6. PAMs를 사용하는 작업치료사. 보조작업치료사는 이번 섹션의 요구사항에 적합할 경우 PAMs를 사용하여 치료를 세팅하고 적용할 수 있고, 사용하려는 기구에 대한 서비스 수행능력을 증명해보여야만 하고, 작업치료사의 직접적인 감독 아래 일한다. 표층의 PAMs를 사용하는 보조작업치료사는 subdivision 3의 요구사항과 적합해야만 한다. 전기치료를 사용하는 보조작업치료사는 subdivision 4의 요구사항과 적합해야만 하고, 초음파를 사용하는 보조작업치료사는 subdivision 5의 요구사항과 맞아야만 한다. 작업치료사는 보조작업치료사에게 PAMs를 위한 평가, 재평가, 치료 계획 및 치료 목표를 위임하지 않을 수도 있다.

몬타나(Montana)

(8) "PAMs"는 열, 물, 온도, 소리 또는 전기의 사용을 통해 연부조직에 반응을 일으키는 기구들을 의미한다. PAMs는 환자가 목적적인 활동에 참여하는 것과 함께 또는 준비를 위해 사용되는 보조적 방법으로 특징지어진다. 표층의 PAMs는 핫팩, 냉팩, 얼음, 물치료, 파라핀 욕조 및 다른 상업적으로 이용가능한 표층의 열 및 냉 장치들을 포함한다. 표층의 PAMs의 사용은 어깨, 팔, 팔꿈치, 아래팔, 손목 및 손으로 제한되고, 37-24-105의 규정을 조건으로 한다. 초음파와 전기적 PAM 장치의 사용은 어깨, 팔, 팔꿈치, 아래팔, 손목 및 손으로 제한되고 37-24-106의 규정을 조건으로 한다.

37-24-105. 표층의 PAMs의 사용(Use of Superficial PAMs)

(1) 하위섹션 (2)에서 제공된 것을 제외하고, 다음과 같은 경우 외에는 표층의 PAMs를 수반하는 작업치료 기술을 사용하지 않을 수도 있다:

(a) 이 장에 있는 작업 치료 면허를 가지고 있다.

(b) 어깨, 팔, 팔꿈치, 아래팔, 손목 및 손에 대한 표층의 인자 기구들의 적용을 제한한다.

(c) 표층의 PAMs에 대한 16시간의 훈련을 성공적으로 수행하고 아래 영역에서 수행능력을 인정받았다.

(i) 선택된 기구에 대한 빛, 물, 온도, 소리 또는 전기의 특징과 관련된 물리학의 원칙

(ii) 선택된 기구의 적용의 결과로 발생되는 생리학적, 신경생리학적 및 전기생리학적인 변화

(iii) 선택된 기구의 적용에 대한 조직의 정상적 및 비정상적인 반응

(iv) 기구의 선택과 적용에 관련된 적응증과 금기증

(v) 작업치료의 철학적 틀 안에서 기구의 치료 또는 관리를 위한 지침

(vi) 작업치료 기술의 위험과 이득에 관한 정보를 포함한 환자 교육에 대한 지침

(vii) 선택된 기구에 대한 안전 규칙과 주의사항

(viii) 과제 지향적인 활동에 대한 즉각적인 효과 및 장기간 효과를 기록하는 방법들

(ix) 장비의 안전 조작, 조절 및 관리와 유지와 같은 치료 장비의 사용을 위한 특성과 지침

(2) 작업치료사의 직접적인 감독 아래 일하는 보조작업치료사는 어깨, 팔, 팔꿈치, 아래팔(전완, forearm), 손목 및 손에 표층의 PAMs를 적용할 수 있다.

내력(history): En. Sec. 2, Ch. 297, L. 1993.

37-24-106. 초음파와 전기적 PAMs의 사용(Use of sound and electrical PAMs)

(1) 하위섹션 (2)에서 제공된 것을 제외하고, 다음과 같은 경우 외에는 초음파 또는 전기적 PAMs를 수반하는 작업치료 기술을 활용하지 않을 수도 있다:

(a) 이 장에 있는 작업 치료 면허를 가지고 있다.

(b) 상지 기능을 회복하고 강화시키기 위해 어깨, 팔, 팔꿈치, 아래팔, 손목 및 손에 대한 초음파와 전기적 PAMs의 적용을 제한한다.

(c) (i) 손 보증 위원회에 의한 보증의 문서를 제공하고 초음파와 전기적 PAM 장치 및 문서 수행

능력에 대한 40시간의 훈련을 성공적으로 수행하고 있다. 37-24-105(1)(c)에서 제공되는 영역에서 위원회에 의해 승인된다; 또는 (ii) 초음파, PAM 장치 사용 시 면허를 가진 의학 관련 임상가의 직접적인 감독 아래 5번의 치료와 20시간의 교육 및 훈련을 성공적으로 수행하고 있다. 37-24-105(1)(c)에서 제공되는 영역에서 위원회에 의해 승인된다.

(2) 작업치료사의 직접적인 감독 아래 일하는 보조작업치료사는 어깨, 팔, 팔꿈치, 아래팔, 손목 및 손에 심층의 PAMs를 적용할 수 있다.

내력(history): En. Sec. 3, Ch. 297, L. 1993; Sec. 2, Ch. 101, L. 2003.

37-24-108. 국소적인 약물요법의 적용과 관리-처방, 구매 및 기록보관에 대한 요구조건

(1) 37-24-106의 요구조건과 적합한 작업치료사는 국소적인 약물요법을 적용하거나 관리할 수 있다:
(a) 직접적인 적용;
(b) 이온삼투요법(iontophoresis), 국소적 약물요법 과정은 전기의 사용을 통해 적용된다; 또는
(c) 음성영동법(phonophoresis), 국소적 약물요법 과정은 초음파의 사용을 통해 적용된다.

(2) 작업치료사는 아래의 국소적인 약물요법을 적용하거나 관리할 수 있다:
(a) 살균 인자(bactericidal agents)
(b) 창상세정 인자(debriding agents)
(c) 마취적 인자(anesthetic agents)
(d) 항염증적 인자(anti-inflammatory agents)
(e) 진경적 인자(antispasmodic agents)
(f) 아드레노코티코스테로이드(Adrenocorticosteroids)

(3) (a) 작업치료사에 의해 적용되거나 관리된 국소적 약물요법은 면허를 가진 의학 관련 임상가의 처방이 있어야만 하고, 37-7-321에서 확인된 약국에서 구매해야만 한다.
(b) 이 섹션에서 조제된 국소적 약물요법은 제목 37, 7장에 있는 약국 위원회에 의해 만들어진 포장 및 라벨링 지침을 지켜야만 한다.

(4) 국소적 약물요법을 적용하거나 관리하는 작업치료사는 약물에 대한 적절한 기록을 해야 한다.

내력(history): En. Sec. 4, Ch. 101, L. 2003.

네브래스카(Nebraska)

71-6122. PAMs; 요구되는 자격(Certification Required)

(1) PAMs를 적용하기 위해, 작업치료사는 이 섹션에 준하는 자격을 갖춰야 한다. Department는 작업치료사가 PAMs를 관리하는데 있어서 자격을 준다.
(a) 위원회에서 승인된 교육 코스를 완벽하게 수행하고 시험을 통과해야 한다;
(b) 수부 치료 자격 위원회 또는 그에 상응하는 다른 위원회에 의해 수부 치료사로 자격을 받아야 한다;
(c) PAM의 사용 경력이 최소 5년 이상이어야 하고 PAM 위원회에 의해 승인된 시험을 통과해야

한다;

(d) PAM의 적용을 위한 수행능력의 실습이 포함된 기초적인 교육 프로그램을 들어야한다.

(2) 보조작업치료사가 위원회에 의해 승인된 교육 코스를 성공적으로 이수하고 시험에 통과한 경우, department는 보조작업치료사가 표층의 온도 인자를 세팅하고 치료로 사용할 수 있는 자격을 준다. 이러한 세팅과 적용은 표층의 온도 인자의 관리 자격을 부여받은 작업치료사의 감독 아래서만 가능하다.

(3) 작업치료사는 보조작업치료사에게 PAMs를 위한 평가, 재평가, 치료 계획 및 치료 목표를 위임하지 않는다.

Source: Laws 2004, LB 1005, §128, Operative date July 16, 2004.

뉴욕(New York)

§76.7 작업치료 실행의 정의 (Definition of Occupational Therapy Practice)

1. 클라이언트의 삶의 과제에 대한 신체적 그리고/또는 정신적 기능을 최대로 하기 위해 목표 지향적인 활동, 운동 또는 기술을 치료적으로 사용하는 것이 포함된다. 치료는 클라이언트의 직업, 일상생활 또는 능력과 관련된 것들을 발달시키기 위해 기능적인 기술, 과제와 관련된 수행을 최대로 하는 것을 목표로 한다.
2. 신체적, 지각적, 감각적, 신경근육적, 감각통합적, 인지적 또는 정신사회적 기술과 관련이 있다.
3. 이러한 목표에 적절한 환경이 어딘지, 작업치료 교육과정에서 배운 접근들에 기초한 기구와 기술은 무엇인지가 포함되고, department에 의해 등록된 작업치료에서의 전문적인 교육 프로그램이 포함되며 개인적인 수행 영역과 일치한다. 이러한 접근들은 다음을 기초로 한다:
   i. 신경학적 및 생리학적 과학은 등록된 작업치료 전문 교육 프로그램에서 배운다. 기구와 기술은 여기에 기초를 둘 것이지만 아래의 한 가지 이상에 제한을 두지는 않는다.
      a. 감각 통합적 접근;
      b. 발달적 접근;
      c. 감각운동적 접근;
      d. 신경생리학적 치료 접근;
      e. 근육 재교육;
      f. 표층의 열 및 냉; 또는
      g. 인지 및 지각적 교육.

오하이오 (Ohio)

4755.01 정의 (Definitions)

수정된 코드 4755.01에서 4755.12 및 4755.99 섹션에서 사용되고 있다.

(A) "작업치료"는 발달 결함, 노화, 환경적 결핍 또는 신체적, 정신적 또는 사회적 질병 및 손상으로 인해 방해를 받는 개인의 일상생활, 수행 과제들을 정상적으로 수행할 수 있도록 학습 및 수행 기

술을 평가하고 그에 맞는 활동들을 분석, 선택 및 적응시켜주는 것을 의미한다. 다음과 같은 특정 기술들을 사용한다:

(1) 개인의 발달 수준에 맞는 정상적인 수행 단계에서의 감각적, 운동적 기능을 향상시키기 위해 활동 및 프로그램을 계획하고 이행하는 것

(2) 개인의 독립성, 생산성 및 사회적 기능에 중요한 기술, 행동 및 태도를 가르치는 것

(3) 개인의 잠재적 장애 또는 실제적 장애에 적응하기 위해 도울 수 있는 보조 장치 또는 의지를 선택하여 사용할 수 있도록 설계, 조립, 적용, 추천 및 교육시키는 것

(4) 개인의 과제의 최적의 수행을 유지하고 더 이상의 장애를 예방하기 위해 활동들을 분석, 선택 및 적응시키는 것

(5) 수정된 코드 4729.01 섹션에서 정의된 건강 전문가들에 의해 처방된 국소적 약물요법을 관리하는 것

남다코타(South Dakota)

36-31-1. 용어의 정의(Definition of terms)

본 장에서 사용되는 용어는 다음을 의미한다:

(1) "협회(association)"는 South Dakota 작업치료 협회를 의미한다.

(2) "시험관 위원회(board of examiner)"는 South Dakota 주의 의학 및 정골의학 시험관 위원회를 의미한다.

(3) "작업치료사(occupational therapist)"는 본 장에서 정의된 작업치료 실행 면허를 가진 사람으로 전문 인력을 말한다; "작업치료"는 개인이 일상적으로 추구하는 신체적 및 정신적 기능을 최대로 성취하기 위해 필요한 적응 기술을 발달시키거나 유지하기 위한 목적적인 활동 프로그램을 평가, 계획 및 이행하는 것을 의미한다. 작업치료의 실행은 발달 결함, 노화, 학습 장애, 가난 및 문화적 결핍, 신체적 손상 또는 질병, 정신적 및 사회적 장애, 또는 예상되는 장애로 인해 방해를 받거나 손상을 받은 개인의 일상생활, 수행 과제들을 정상적으로 수행할 수 있도록 상담, 평가 및 치료하는 것이 포함된다. 작업치료 서비스는 신체적 또는 감성적 결함을 예방하거나 수정하기 위한 또는 삶에서의 이러한 결함의 영향을 최소화하기 위해 과제 지향적인 활동으로서 치료 기술을 사용하는 것이 포함된다; 평가 기술들은 감각 통합과 운동 능력의 평가, 자기관리 및 식사하기의 정도 평가, 활동과 능력의 독립성 평가, 직업 전 과제 및 직업적 과제를 위한 신체적 능력 평가, 놀이 및 여가 수행능력 평가, 핸디캡이 있는 삶의 영역에 대한 평가를 말한다; PAMs는 §36-31-6에 일치하는 신체적인 기능적 수행을 강화하기 위한 상지에 제한을 둔다; 그리고 일상생활활동과 같은 특정 작업치료 기술, 선택된 보조 기구 또는 적응 장비에 대한 설계, 조립 또는 적용, 감각 통합과 운동 활동들, 특별히 설계된 도수적 및 창조적 활동들의 사용, 기능적 수행을 강화하기 위한 운동들 및 직업 활동에 필요한 신체적 능력을 위한 치료 기술들이 포함된다.

(8) "PAMs"는 빛, 물, 온도, 소리 또는 전기 또는 기계적 장치의 사용을 통해 생물생리학적 반응을 발생시키는 기구를 말한다. PAMs는 다음을 포함한다:

(a) 수치료/월풀, 냉치료(냉팩/얼음), 물치료, 핫팩, 파라핀, 물, 적외선과 같은 표층의 온도의 인자 및 다른 상업적으로 이용 가능한 표층의 열 및 냉 기술들;
(b) 치료적 초음파, 음성영동법(phonophoresis)과 같은 심층의 온도 인자와 다른 상업적으로 이용 가능한 기술들;
(c) 바이오피드백, 신경근 전기 자극, 기능적 전기 자극, 경피 전기적 신경 자극, 조직 재생을 위한 전기 자극, 고전압 전기 자극 및 이온삼투요법과 같은 전기치료 인자와 다른 상업적으로 이용 가능한 기술들;
(d) Vasopneumatic 장치와 CPM(continuous passive motion)과 같은 기계적 장치들.

Source: SL 1986, ch 323, §1; SL 2005, ch 205, §1.

테네시(Tennessee)

(16) 전기적 자극 자격 — 면허를 가진 작업치료사 또는 보조작업치료사가 장치 사용을 위한 요구조건을 성공적으로 수행하였을 때, 위원회는 근육 수축 강화, 통증 경감, 부종 감소 또는 약물 전달의 목적을 위해 경피 전기적 전류(직접, 교류, 박동성)를 사용할 수 있도록 자격을 부여한다.

(29) 온도 인자 자격 — 면허를 가진 작업치료사 또는 보조작업치료사가 온도 인자의 사용을 위한 요구조건을 성공적으로 수행하였을 때, 위원회는 표층의 열 인자(예, 핫팩, 파라핀), 냉치료 및 심층의 열 인자(예, 초음파)를 사용할 수 있도록 자격을 부여한다.

(3) PAMs의 사용에 대한 자격

(a) 전기적 자극 자격 — 전기적 자극에 대한 자격을 위해서 지원자는 반드시 다음을 해야만 한다:
1. (1) 또는 (2) 단락에 있는 모든 조건들과 맞아야하며 규정 1150-2-.05에 있는 과정들과 적합해야만 한다.
2. American Society of Hand Therapist로부터 자격에 대한 문서를 제출해야만 한다; 또는
3. 교육적 및 실험적 실습의 25시간이 포함된 위원회에서 승인된 교육을 성공적으로 수행해야만 한다. 이것은 하위단락 (a)에 준하는 자격을 가지고 있는 사람 또는 현재 미국 면허를 가지고 있는 물리치료사의 감독 아래 임상 환자에 대한 5가지 치료들이 포함된다. 치료들은 아래 카테고리를 포함할 것이고 적어도 한 가지 치료가 포함되어야만 한다:
(i) 신경근 전기 자극
(ii) 통증 조절을 위한 전기 자극
(iii) 부종 감소
(iv) 이온삼투요법

(b) 온도 인자 자격 — 온도 인자의 사용에 대한 자격을 위해서 지원자는 반드시 다음을 해야만 한다:
1. (1) 또는 (2) 단락에 있는 모든 조건들과 맞아야하며 규정 1150-2-.05에 있는 과정들과 적합해야만 한다.
2. American Society of Hand Therapist로부터 자격에 대한 문서를 제출해야만 한다; 또는
3. 교육적 및 실험적 실습의 20시간이 포함된 위원회에서 승인된 교육을 성공적으로 수행해야만 한다. 이것은 하위단락 (b)에 준하는 자격을 가지고 있는 사람 또는 현재 미국 면허를

가지고 있는 물리치료사의 감독 아래 임상 환자에 대한 10가지 치료들이 포함된다. 10가지 치료들 중 5가지는 초음파를 활용해야만 한다. 치료들은 아래 카테고리를 포함할 것이고, 적어도 한 가지 치료가 포함되어야만 한다:

(i) 표층의 열 인자

(ii) 냉치료

(iii) 심층의 열 인자

(c) 교육

1. 모든 교육 코스의 승인은 위원회에 의해 이루어진다. 전기적 자극과 온도 인자 자격을 위해 요구되는 교육은 다음을 통해 습득될 수도 있다:

(i) AOTA에 의해 작업치료사와 보조작업치료사 교육이 승인된 또는 APTA에 의해 물리치료사 또는 보조 물리치료사 교육이 승인된 전문대학 및 대학교 또는 이러한 전문대학 및 대학교와 관계를 맺은 임상 시설

(ii) The American Society of Hand Therapist

(iii) 위원회가 동의한 코스를 제공하는 곳

2. 전기적 자극 장치의 치료적 사용을 위한 교육은 다음 영역에서의 수행능력을 제공해야만 한다:

(i) 기준

(I) 치료적 전기적 전류(TEC; therapeutic electrical current)를 통해 기대되는 결과 또는 치료는 치료의 목표와 일치해야만 한다.

(II) TEC의 치료는 안전해야만 하고 정확한 부위에 시행해야만 하며 적절한 양으로 해야만 한다.

(ii) 정확한 양과 방식

(I) 옴의 법칙, 임피던스(전압과 전류의 비)뿐만 아니라 다양한 미디어를 통한 전류의 이동과 관련된 물리적 법칙을 이해하면서, 환자의 신경생리학적인 상태에 적절한 전류의 지속시간과 모드를 결정하는 능력.

(II) 신경과 근육에서의 생물전기학적 신호의 발생, 정상 근육에서의 운동 단위의 보충 및 다양한 외부적 자극에 대한 반응을 이해하면서 신경과 근육의 정상적인 전기생리학을 설명하는 능력.

(III) 다양한 전류 지속시간, 빈도 및 강도에 대한 반응의 차이를 이해하면서 외부적 전기적 자극에 대한 조직의 정상반응 및 비정상적 반응을 설명하는 능력

(iii) 방법과 장비의 선택

(I) 미리 선택된 지속시간과 모드에 대해 발생하는 능력에 따른 장비를 확인하는 능력

(II) 전기치료적 장비의 특성을 기술하고 다양한 전기치료적 장비의 치료적 가치에 대한 이해 능력

(III) 전기치료적 장비의 사용에 대한 안전 수칙을 설명하는 능력

(IV) 전기적 전류의 법칙에 대해 설명하는 능력

(V) 전기치료적 치료에 대한 신체 부위의 조건/특이성 및 병리적 상태를 설명하는 능력

(iv) 치료의 준비

(I) 환자의 자세를 취하고 적절한 지시를 통해 치료를 준비하는 능력

(II) 환자에게 전기치료적 치료의 기대되는 효과에 대해 설명하는 능력

(v) 치료 실행

(I) 자극의 비율, 운동 포인트의 위치 및 기대되는 생리학적 효과에 대해 이해하면서 장비를 정확하게 작동시키고 강도와 전류를 적절하게 조절하는 능력

(II) 환자의 평가 자료에 기초하여, 최적의 반응을 이끌어내기 위해 강도와 비율을 조절하는 능력

(vi) 치료의 기록 — 전기치료의 즉각적인 효과를 포함하는 치료를 문서화하는 능력

3. 온도 인자의 치료적 사용을 위한 교육은 아래 영역에 대한 수행능력을 제공해야만 한다:

(i) 기준

(I) 온도 인자를 통해 기대되는 결과 또는 치료는 치료의 목표와 일치해야만 한다.

(II) 온도 인자를 통한 치료는 안전해야만 하고 정확한 부위에 시행해야만 하며 적절한 양으로 해야만 한다.

(III) 온도 인자를 통한 치료는 적절하게 문서화되어야 한다.

(ii) 기계 사용

(I) 다양한 적용 모드에 대한 조직 반응을 구별하는 것뿐만 아니라, 온도 인자의 생리학적 효과를 설명하는 능력

(II) 치료 부위와 상태를 고려하여 적절한 온도 인자를 선택하는 능력

(III) 온도 에너지 발생의 소스와 메커니즘 및 공기와 물리적 물질을 통한 전달을 확인하는 것을 포함하여 치료를 위한 장비 특징, 적응증 및 금기증을 설명하는 능력

(iii) 치료의 준비

(I) 환자의 자세를 취하고 적절한 지시를 통해 치료를 준비하는 능력

(II) 환자에게 온도 치료의 기대되는 효과에 대해 설명하는 능력

(iv) 양의 결정 — 목표하는 조직의 깊이, 상태의 수준(급성 vs 만성) 및 적절한 힘/양 계산 규정의 적용을 통해 양을 결정하는 능력

(v) 치료 실행 — 조절 확인, 작동 순서, 기술의 정확한 적용 및 모든 안전 규칙 및 주의사항에 대한 적용을 통해 치료를 실행하는 능력

(vi) 치료의 기록 — 온도 인자의 단기간 효과 및 장기간 효과를 포함하여 치료를 기록하는 능력

(4) 작업치료사 또는 보조작업치료사로서 자격에 대한 조건을 결정할 때, 작업치료 위원회의 대다수의 투표가 요구되어진다. Authority: T.C.A §§4-5-202, 4-5-204, 63-13-102, 63-13-103, 63-13-108, 63-13-202, 63-13-203, 63-13-206 및 63-13-213. Administrative History: Original rule filed March 15, 1996; effective May 29, 1996. Amendment filed July 31, 2000; effective October 14, 2000. Amendments filed March 10, 2005; effective May 24, 2005.

1150-2-05 자격에 대한 과정(Procedures for certification)

Tennessee에서 작업치료사 또는 보조작업치료사로서 자격을 얻기 위해서는 아래의 과정과 요구조건을 따라야만 한다.

(1) 시험에 의한 작업치료사와 보조작업치료사

(a) 지원서는 위원회의 행정 사무실로부터 요구된다.

(b) 지원자는 모든 질문이나 지원서 형식에 있는 정보란에서 요구되는 내용에 대해 진실되고 성실하게 대답해야 한다. 그리고 모든 관련 서류와 요금을 지불해야한다. 모든 지원서를 정리하기 전에 요구되는 서류를 내야만 한다.

(c) 지원자들은 일 년에 걸쳐 수락될 것이고, 모든 서류들은 보통 서류 검토를 목적으로 위원회 미팅이 잡힐 때까지 처리될 것이다.

(d) 지원자는 환불되지 않는 지원요금을 지불해야 하고, 지원서를 제출할 때 1150-2-.06 규정에 따라 주마다 다르다.

(e) 지원자는 12개월 안에 찍은 사진이 부착된 "여권"을 제출해야한다.

(f) T.C.A §63-13-202에 준하여 학위 사본을 요청할 책임이 있고, 학교로부터 직접 위원회의 행정 사무실로 제출해야한다. 학위를 수여하는 학회는 AOTA와 관계가 있어야만 한다. 사본은 학위를 증명하는 것이 나타나야만 하고 기관의 공식 인증이 있어야한다.

(g) 지원자는 지원자의 좋은 도덕적 특징에 대한 추천서 원본을 제출해야한다. 편지는 친인척으로부터 받을 수 없다.

(h) 시험 확인

1. 지원자는 작업치료 시험의 자격에 대해 National Board로부터 받은 자격시험의 사본을 위원회의 행정 사무실로 직접 보내주는 것을 요청할 책임이 있다.
2. 1985년 1월 이전에 치러진 시험에 대해, 지원자는 NBCOT에 자격시험의 결과에 대한 확인을 작업치료 위원회에게 보내줄 것을 요청해야한다. 1985년 1월 이후에 치러진 시험에 대해서, 지원자는 전문가 시험 서비스를 통해 자격시험의 확인을 작업치료 위원회에게 보내줘야만 한다.

(i) PAMs 자격:

(I) 지원자가 PAMs의 사용 시 자격을 찾는다면, 단락 (3)의 1150-2-.04 규정에서 제공되는 것처럼, 교육 제공자가 위원회의 행정 사무실에 직접 제출한 교육 수행 사실을 증명해야만 한다.

(II) 현재 PAMs를 사용하고 있는 면허취득자들은 이러한 규정의 조항에 의해 18개월 동안 계속할 수 있다. 그 이후에 자격이 요구되어진다.

(j) 필요하다면, 모든 서류들은 영어로 변환되어야한다. 변환문서와 원본문서 둘 다는 제출되어져야만 한다.

(k) 개인의 이력서는 받아들이지 않고 검토되지 않을 것이다.

(I) 지원 검토와 면허장소유자 결정은 1150 규정에 의해 적용되어진다.

참고문헌

Ahlscwede, K. (1992). The issue is—views on PAMs and specialization within occupational therapy: A rebuttal. *American Journal of Occupational Therapy, 46,* 650-652.

American Occupational Therapy Association. (2006a). *Model occupational therapy act.* Bethesda, MD: AOTA.

American Occupational Therapy Association. (2006b). *Accreditation Council for Occupational Therapy Education (ACOTE®) standards and interpretative guidelines* (2006 ed.). Bethesda, MD: AOTA.

American Occupational Therapy Association. (2005). *Code of ethics.* Bethesda, MD: AOTA.

American Occupational Therapy Association. (1997). Physical agent modalities position paper. *American Journal of Occupational Therapy, 51,* 10.

American Occupational Therapy Association. (1994). *A guide for the preparation of occupational therapy practitioners for the use of physical agent modalities.* Bethesda, MD: AOTA.

Aoyagi, Y., & Tsubahara, A. (2004). Therapeutic orthosis and electrical stimulation for upper extremity hemiplegia after stroke: A review of effectiveness based on evidence. *Top Stroke Rehabilitation, 11,* 9-15.

Bent, M., Crist, P., Florey, L., & Strickland, L. R. (2005). A practice analysis of occupational therapy and impact on certification examination. *OTJR: Occupation, Participation and Health, 25,* 105-118.

Bhakta, B. B. (2000). Management of spasticity in stroke. *British Medical Bulletin, 56,* 476-485.

Blyth, F. M., March, L. M., Nicholas, M. K., & Cousins, M. J. (2005). Self-management of chronic pain: A population-based study. *Pain, 113,* 285-292.

Chae, J. (2003). Neuromuscular electrical stimulation for motor relearning in hemiparesis. *Physical Medicine and Rehabilitation Clinics of North America, 14,* S93-109.

Chae, J., Fang, Z. P., Walker, M., & Pourmehdi, S. (2001). Intramuscular electromyographically controlled neuromuscular electrical stimulation for upper limb recovery in chronic hemiplegia. *American Journal of Physical Medicine & Rehabilitation, 80,* 935-941.

Glauner, J. H., Ekes, A. M., James, A. E., & Holm, M. B. (1997). A pilot study of the theoretical and technical competence and appropriate education for the use of nine PAMs in occupational therapy practice. *American Journal of Occupational Therapy, 51,* 767-774.

SB 179. (2005). Chapter 205; SB179 (Senate Bill ed.) South Dakota.

Taylor, E., & Humphry, R. (1991). Survey of PAM use. *American Journal of Occupational Therapy, 45,* 924-931.

Willmarth, C. & Smith. (2003). *AOTA state issues update.* Bethesda, MD: AOTA.

Willmarth, C. (2005). *AOTA state issues update.* Bethesda, MD: AOTA.

제 3 장

상처 치유
Wound Healing

학습 목표
Learning Objectives

1. 상처 치유단계와 발생하는 생리학적 변화를 확인한다.
2. 피부해부학을 설명한다.
3. 압박 괴사와 상처 분류체계를 나열한다.
4. 치유 과정에서 영향을 미치거나 장애가 되는 요소들을 확인한다.
5. 상처의 검사와 치유에 대한 임상적 결정에 대해 토론한다.

용어(terminology)	
접근운동(approximation) - 외과에서 봉합하기 위하여 원하는 위치에서 조직의 끝을 서로 접근시키는 것	염증(inflammation) 흉터종(keloid) 부분적 상처(partial-thickness)
진피(dermis)	그림구성(picture frame)
표피(epidermis)	증식(proliferation)
상피화(epithelialization)	화농성(purulent)
섬유모세포(fibroblasts)	재건기(remodeling)
완전상처(full-thickness)	장액혈액(serosanguanous)
육아조직(granulation tissue)	장액(serous)
비대흉터(hypertrophic scar)	상처 분류(wound classification)

작업치료 참여의 중요한 요소와 목표는 손상(injury), 질병(illness) 또는 질환(disease) 후 따르는 통증을 감소시키는 것이다. 환자의 통증은 환자 상태의 외부적 표현의 하나일지라도 그건 하나의 증상이고 기본적인 기능장애나 문제점은 환자의 작업치료 수행에 영향을 미치는 기본적인 주된 요소이다. 우리가 기본적인 문제의 원인과 치료를 결정하지 않는다면, 오직 증상을 감추는 것이거나 기능 손실에 대한 보상일 뿐이다. 작업치료사로서 우리가 치료하는 많은 상황들에서 통증은 그 한 요소이거나 근골격계와 연부조직의 손상과 피해를 포함하기도 한다. 작업치료사들이 임상적인 상황이 포함된 기본적인 기능장애와 주

된 요소를 이해하는 것은 적당한 치료와 치료개입 시기를 결정하는 것에 도움을 주는 중요한 사항이다. 치료적 방법 이용에 대한 결정은 치료를 위한 목표를 포함하는 고려사항, 특이한 손상이나 상황에 대한 치유단계, 조직이 포함된 곳과 깊이, 환자의 참을성과 선택, 그리고 적용의 수월함과 편안함에 기초를 둔다. 조직 치유과정의 전체적인 이해는 임상적 이유와 PAMs의 적용을 돕는데 있어서 중요하다. PAMs를 이용하는 것은 치유 과정에 영향을 미치고 그렇게 함으로써 이들 작업치료 수행에 더 많은 영향을 주는 유일한 요소들을 다루는 것이다.

인체에 혈관이 많이 분포된 부분의 손상은 염증(inflammation)과 회복(repair)으로 이행되는 현상을 이끈다. 손상 후 발생하는 현상의 연속성은 손상의 부정적 결과를 조절하기 위한 인체의 시도이고, 손상된 조직을 정상적인 상태로 되돌리기 위한 시도이다. 상처 치유과정의 이해와 손상 후 발생하는 현상의 연속성에 대한 평가는 과정에 긍정적으로 영향을 미치고 치유를 촉진할 수 있는 적당한 치료적 개입과 의료기술을 결정하는데 필수적이다. 상처치유는 무수한 현상을 포함하는 복잡한 과정이고, 물리적 · 심리적(physical and psychological) 요소에 의해 영향을 받는다. 인체에 대한 초기적인 피해나 손상은 겹쳐지면서 연속적으로 발생하는 일련의 물리적 반응을 일으키는데 이는 정상적인 치료 결과이다.

치유과정은 임의로 3단계로 나누어진다. 그러나 이것은 구분되어지는 것이 아니고, 하나에 또 다른 하나가 상당히 겹쳐지는 염증(inflammation), 회복(repair)과 재생(regeneration), 그리고 성숙(maturation)을 포함한다. 여기서 각각 환자의 경우에 따라 많은 다양성이 있을 수 있다. 이 3단계는 치유과정을 결정하기 위한 시발점을 제공한다. 우리는 생명력 있는 조직과 상처의 치유를 바란다. 그러나 모든 조직이 정상적으로 재생하는 것은 아니다. 상처가 생겼을 때, 반흔(scar)형성 과정은 원래 조직은 반흔 조직이 대신하고 손상된 부분에 장력을 제공한다. 그러나 반흔 조직은 신체적 기능에 결함이 있고 회복의 결과로 당김이나 변형이 올 수 있고, 기관기능과 움직임에 부정적 영향을 끼칠 수 있다. 상처치유에 미치는 영향은 회복과정과 이 과정에 영향을 미치는 요소들의 이해에 달려있고, 결과에 영향을 줄 수 있는 치료적 개입이나 의료 기술을 임상적으로 이끌어 내는 것에 달려있다.

피부 해부학
Skin Anatomy

피부는 인체에서 가장 빈번하게 손상되는 조직이다. 피부두께(skin thickness)와 외형은 해부학적 위치에 따라 다양하다. 우리는 자주 긁히거나(scratches), 멍들거나(bruising), 가벼운 화상(mild burn)을 경험하게 되는데, 이는 표피재생(epidermal regeneration) 과정을 통해 치유되어진다. 정상적인 피부에서는 세포분열(cell division), 성장(growth)과 분화(differentiation)가 균형을 이룬다. 손상 후, 정상적인 항상성(hemeostasis)은 파괴되고, 인체는 손상부위를 치유하려고 한다(Chang, Andrews, Carter, & Dagnino, 2006; Read & Watt, 1988). 그 과정의 부분으로써, 특별한 세포들은 콜라겐성 아교(collagenous glue)를 만들어냄으로써 손상에 반응한다. 피부가 항상성(hemeostasis)을 유지하는 것은 피부나 기본적 구조물의 파괴를 감지하고 적당한 세포들이 반응할 수 있게 알려주고 복잡함 없이 회복의 연속성을 감독하는 신체의 능력에 의존한다. 인체는 14가지 종류의 콜라겐(collagn)으로 구성되어진다. 성숙한 반흔 조직은 타입-1콜라겐(type-1collagen)으로 만들어진다. 그러나 치유과정에 가장 기여하는 것은 다른 콜라겐 타입의 구조물을 모방하는 능력이다. 게다가 느슨하고 유연한 조직으로 부족함을 채우는 반흔은 물리적인 특성을 가능한 많이 재생산하는 치유의 마지막 시기를 변화시킬 것이다. 내 · 외부적 영향에 따른 반응으로써 반흔 조직은 주위조직에 유사한 특이성(quasispecific)을 가지기 위해 분화(differentiation)한다(Steenvoorde, Calame & Oskam, 2006).

피부는 표피(epidermis)와 진피(dermis)의 2개 층으로 구성된다. 피부는 인체의 가장 큰 기관이고 외부적 환경과 인체의 경계로써의 기능을 가진다. 표피는 약 0.04 mm의 두께고, 진피는 약 0.5 mm 정도의 두께이고 표피는 손상(injury), 오염(contamination) 그리고 광선(light)으로 보호적 경계를 제공하는 외부 상피층이다. 표피에는 혈관이 분포되어 있고 기본적인 조직들의 탈수(dehydration)를 방지하는 기능을 한다. 진피는 혈관이 풍부하고 콜라겐과 강도를 피부에 주는 탄성섬유성 결합조직(elastin fibrous connective tissue)으로 구성되어진다. 진피의 혈액공급은 표피에 영양을 공급하며 체온을 조절하는데 중요하다. 모낭(hair follicle), 지방샘(sebaceous gland), 그리고 땀샘(sweat gland)은 진피에 위치하고, 피부가 매끄럽고 유연함을 유지하도록 분비작용을 하도록 돕는다. 냉각(cold), 촉각(touch), 온각(heat), 통각 수용기(pain receptor)와 함께 신경종말(nerve ending)이 진피에 위치한다. 피하층(subcutaneous layer)은 지방조직과 진피 아래에 위치한 결합조직으로 구성된다. 이들 피하층은 기본적인 조직을 보호하고 압력과 스트레스를 견디기 위한 분리(insulation), 지지(support), 완충작용(cushioning)을 제공한다.

상처 분류
Wound Classification

상처의 원인과 정도를 설명하기위해 이용되어지는 상처분류체계는 여러 가지가 있다. 치료사들에 이용되어지는 가장 일반적인 분류는 조직층과 조직파괴 깊이(Van Rijswijk, 1995)에 기본한 미국 욕창자문위원회(National Pressure Ulcer Advisory Panel; NPUAP)와 상처 색깔에 기본한 매리언 연구소(Marion Laboratories)의 빨강/노랑/검정 색깔체계이다(NPUAP, 1989; Wagner, 1981). 척수손상과 같은 임상적 상황에서는 압박괴사의 발생률이 더 높게 나타나고, 치료와 예방을 위한 환자의 배경이나 특별한 환경을 평가하기 위해 작업치료사(occupational therapist)와 건강관리팀(health care team)을 필요로 한다(Reddy, Gill & Rochon, 2006).

압박 괴사(Pressure ulcers: four-stage system)

미국욕창 자문위원회(NPUAP) 압박괴사 단계체계는 괴사를 분류하는데 가장 빈번하게 이용된다. 이 분류 체계는 당뇨성 신경로괴사(diabetic neuropathic)와 같은 압박(pressure) 또는 조직관(tissue perfusion)에 의해 발생한 상처에 권장되어진다(Bergstrom, 1994). 미국욕창 자문위원회(NPUAP) 분류는 해당되는 조직의 해부학적 깊이와 연부조직층 압박괴사를 설명하는 4단계 체계를 이용한다. 압박괴사는 자주 욕창(bedsore), 압박괴사(decubitus ulcer)또는 압박통(pressure sore)으로 언급되어진다. 압박괴사는 조직괴사의 국소부위에 생기고 장시간 동안의 뼈의 돌출부위와 외표면사이의 압박과 관련 있다(그림 3-1). 4단계 구분은 상처의 심한 정도를 설명하고 치료계획과 치료적인 중재를 세우기 위해 일반

그림 3-1 치유단계: 욕창. 상처 기저부에서 초기 모습은 뼈의 골막이 관찰된다(궤양 4단계). 몇 달 과정이 지나 상처는 천천히 치유되어진다(Content and photograph by Charlie Goldberg, M.D., UCSD School of Medicine and VA Medical Center, San Diego, California, 92093-0611).

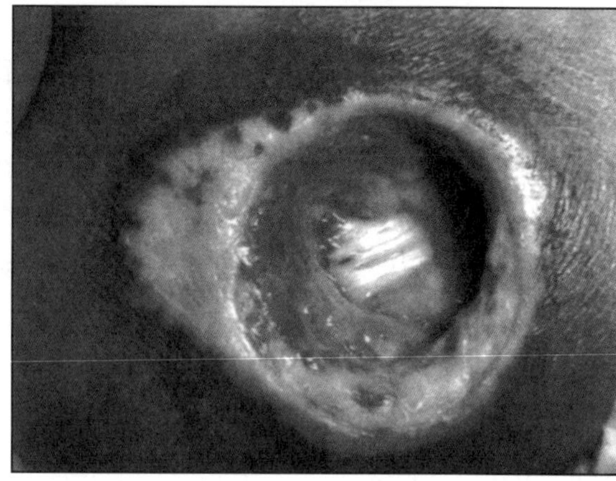

적으로 이용되어진다(Shea, 1975; Eager, 1997). 상처분류체계에서 가장 주된 어려움은 그 부분이 딱딱한 각질이나 괴사된 조직(eschar or necrotic tissue)에 의해 덮여졌다면 그것이 없어질 때까지 그 상처의 정체는 분류되어질 수 없다는 것이다. 상처의 단계는 상처치료가 아니라 심각성 정도를 설명하기 위한 진단적 도구(diagnostic tool)로써 이용되어져야 한다(Ankrom et al., 2005; Krasner & Weir D., 1997).

조직병발 상처(Depth of tissue involvement)

상처는 포함된 조직의 깊이와 피부소실의 두께 — 부분 또는 완전 상처에 따라 분류되어질 수 있다. 이 분류체계는 피부창상(skin tears), 헌혈자리(donor sites), 외과적 상처들(surgical wounds), 그리고 화상(burns)에 가장 많이 이용되어진다. 부분적 상처는 표피층을 포함하고 진피의 표층 정도를 포함할 수 있다. 부분상처는 피부의 진피까지 확장되지 않는다. 부분상처는 상피화로 알려진 재생에 의해 치유되고 혈액과 조직 파편으로 이뤄진 외피(crust)나 피복(covering)으로 특징되어진다. 그것들의 표층적 성질 때문에 완전 상처보다 더 빨리 치유된다. 부분상처는 얕고(shallow), 습하고(moist) 신경종말(nerve endings)의 노출로 표피 보호막 소실때문에 통증이 있을 수 있다.

그 상처는 밝은 핑크-레드(pink-red)로 보여진다. 반대로 완전상처(full-thickness wound healing)는 표피, 진피, 그리고 피하조직이 해당한다. 피하조직 상처는 손상 깊이에 따라 근육(muscle), 근막(fascia), 건(tendons), 그리고 뼈(bone)까지 이르게 된다. 완전상처는 괴사조직이나 감염(infection)이 발생할 수 있다. 완전상처 치유는 두번째 유합 상처(secondary intention healing)와 자주 언급되는 복잡한 과정을 거친다. 그 과정은 3단계로 구성되어진다: 염증기(inflammatory), 증식기(proliferative) 그리고 재건기(remodeling). 완전상처는, 상처의 수축과 함께 섬유증식증(fibroplasia) 또는 육아조직(granulation tissue)의 형성을 포함하는 두번째 유합(secondary intention)에 의해 치유된다(Benbow, 2006; Bielecki, Skowronski, & Skowronski, 2006).

상처표면 색깔분류(Red/yellow/black wound classification)

상처표면의 색깔에 따라 분류되어진 상처는 적색(red), 황색(yellow), 검은색(black) 3가지로 설명되어진다. 이 체계는 간단함 때문에 임상에서 빈번하게 이용되어진다. 적색상처(red wound)는 복잡한 과정 없이 적당히 치유되고 새살이 돋아난다. 적색상처의 목표는 상처주위에 습기를 공급하고 새롭게 형성되는 조직에 해를 최소화하는 것이다. 황색상처(yellow wound)는 감염의 가능성을 의미할 수 있고, 그 부분에 괴사조직 제거(debridement)와 청결함이 요구될 수도 있다. 황색상처 조직은 활동성 없는 괴사조직 또는 박테리아 성장과 감염을 증가 시킬 수 있는 섬유성 삼출물을 포함한다. 이 치료단계의 목표는 삼출물(exudate)과 잔재들(debris)을 제거하는 것이다.

검정 상처(black wound)는 박테리아의 성장과 증식의 매개체를 제공하는 괴사나 사멸한 조직의 출현을 의미한다. 검정 상처는 소독과 그 부분의 괴사조직 제거(debridement)를 필요로 하고 괴사되어 사멸되거나 심한 화상을 입은 환자나 발(foot), 다리(leg)에 완전괴사를 가진 환자들에게 자주 보여진다. 상처는 단적으로 한 가지색으로만 보여지지 않고 치유과정에 전체와 부분적으로 영향을 미치는 것과 마찬가지로 괴사조직의 정도에 따라 달라진다(Acha, Serrano, Acha, & Roa, 2005; Eager, 1997; McGuiness, Dunn, & Jones, 2005).

상처 봉합(Wound closure)

상태가 좋은 상처의 적당한 치료 시기는 논리적인 진전과정에 따른다. 그러나 외상(trauma)이나 비정상적인 면역체계와 같은 외부적 요소는 치유과정에 복잡하고 부정적인 영향을 미칠 수 있다. 외과적 상처치유(surgical wound healing) 형태는 3가지가 있다.

1차 봉합(primary closure), 2차 봉합(secondary closure) 그리고 지연된 1차 봉합(delayed primary closure), 1차 또는 '유합(intention)' 봉합은 완전 외과적 수술자국이나 급성 상처가 가장자리가 접근되어 함께 봉합될 때 생긴다. 1차 봉합은 최소한의 피부손실이 있을 때 가장 많이 이용되고 급성 상처 가장자리 주변이거나 상처가 나란하게 된 경우에 이용된다. 2차 봉합(secondary closure)은 상처가 크고 완전상처로 개방되어 있을 때 이용된다. 2차 상처는 수술 후 개방상태로 연부조직(soft tissue)의 소실로 나타난다. 2차 상처치료과정은 결합조직(scar)의 생성에 의해 치유가 되므로 시간이 오래 걸린다. 지연된 1차 봉합(delayed primary closure) 또는 제3의 유합(intention)은 상처의 접근(approximation)과 봉합(closure)까지 이르는 시간이 짧게 개방된 상태로 남겨졌을 때 발생한다. 지연된 1차 봉합은 오염되었거나, 치유과정의 급성시기 동안 감염으로 발전될 수 있는 복잡한 상처에 가장 자주 발생한다(Melis, van Noorden, & van der Horst, 2006).

일반적으로, 외과적 상처에 있어서 정상적 치유과정은 약 4주정도 걸려야하고 그 부분은 육아조직(granular tissue)이 나타나고 상피조직으로 둘러싸여진다. 상처치유과정과 치유율은 환자나이, 기본적이고 연계된 조직적 상황들, 영양 상태, 조직흐름(tissue perfusion), 그리고 혈액순환 등에 영향을 받는다. 상처 내 감염은 콜라겐 생성을 느리게 함으로써 부정적 영향을 끼친다. 건성(dry)인 상처는 치유율에 있어서 불리한 조건이다. 분비물이 많은 습한 환경 조건은 상피화를 촉진하고 외피(crust)또는 딱지(scab) 형성을 줄이기 때문에 습한 상처가 치유율이 빠르다. 상피세포는 상처표면이 습하게 바뀌도록 한다. 치유과정을 촉진 할 수 있는 다양한 상처도포(dressing)가 있으며 독자들은 상처를 찾아 선택 가능한 것으로 권할 수 있다(Bolton & van Rijswijk, 1991).

정상적인 상처 치유단계
Phases of Normal Wound Healing

정상적 또는 건강한 개인에게 있어서, 손상에 대한 인체의 반응은 질서정연하고 연속적이다. 치유과정은 상피화가 회복 되어지는가, 증식시기 내에 포함되어 지는가에 따라서 3가지 혹은 4가지 단계로 설명되어진다. 이들 치유 시기는 연속적이고 일련적인 현상이 아니고 겹쳐지거나 유동적이다. 치유의 초기시기에는 *염증화 시기(inflammatory phase)*인데 이는 치유과정의 시작이다. *증식 시기(proliferative phase)*는 섬유조직형성과 상처의 재상피화되는 조직학적 변화로 특징지워진다. *재건기 시기(remodeling phase)*는 성숙시기로 언급되기도 하고 지속적인 섬유아세포활동과 콜라겐 합성을 축적하므로 특징 지워지며 세포의 용해는 조직의 최종적 결과물을 유도한다(Cooper, 1990)

1단계 : 염증기(Phase I: inflammatory)

치유과정에서 염증기는 손상에 대한 인체의 초기적 반응이다. 혈액응고와 혈관수축은 손상 초기에 발생하고 혈액소실이 감소한다. 염증반응은 혈관과 세포 모두에서 발생하고 박테리아, 외부물질(foreign matter), 그리고 사조직(dead tissue)을 제거하기 위한 인체에서의 반응이다. 염증반응은 빠르게 발생하고 피부색깔(skin color: red, blue, purple), 온도(temperature: heat), 부종(turgor: swelling), 감각(sensation: pain) 변화와 관련되고 기능소실도 생길 수 있다. 급성 염증은 손상과 동시에 시작된다. 아급성 염증기는 약 2주 정도 지속되더라도 급성 염증기는 보통 24시간에서 48시간 정도 지속되며 7일 내로 끝난다(표 3-1).

손상에 대한 초기 반응은 손상부위에 혈관의 변화가 특징적이다. 혈관수축은 손상된 혈관의 내벽사이로 혈소판의 집착과 함께 발생한다. 이들 혈소판은 과도한 출현을 방지하기 위한 피브린 응고제의 형성을 촉진하는, 혈관 수축성이고 주화성이며 성장을 촉진하는 물질을 방출한다. 히스타민(histamine)과 프로스타글라딘(prostaglandins)과 같은 혈관수축 물질의 방출은 국소 감각 신경 종말의 자극과 마찬가지로 혈관확장과 투과성 감소를 유도하는 국소반사작용을 일으킨다(Bryant, 1977). 이것은 상처로 장액이 유입됨은 상처의 삼출물과 함께 홍반(erythematous), 부종(edematous), 그리고 열감(warm)을 일으키는 원인이 된다. 혈관확장과 상처부위의 장액의 유출은 며칠 동안 지속된다. 백혈구 수(white blood cells)나 백혈구(leukocyte)는 상처 난 부위로 이동한다. 호중구(neutrophils)는 박테리아와 다른 외부 오명물질을 식작용(phagocytose)하기 위해 혈관벽을 통해 이동한다. 백혈구, 핵세포의 이동은 초기 손상 후 20

표 3-1 조직의 염증반응(local and systemic indices of inflammation)

국소적 증상	전신적 증상
충혈	열
부종	백혈구 증가
열	
통증	

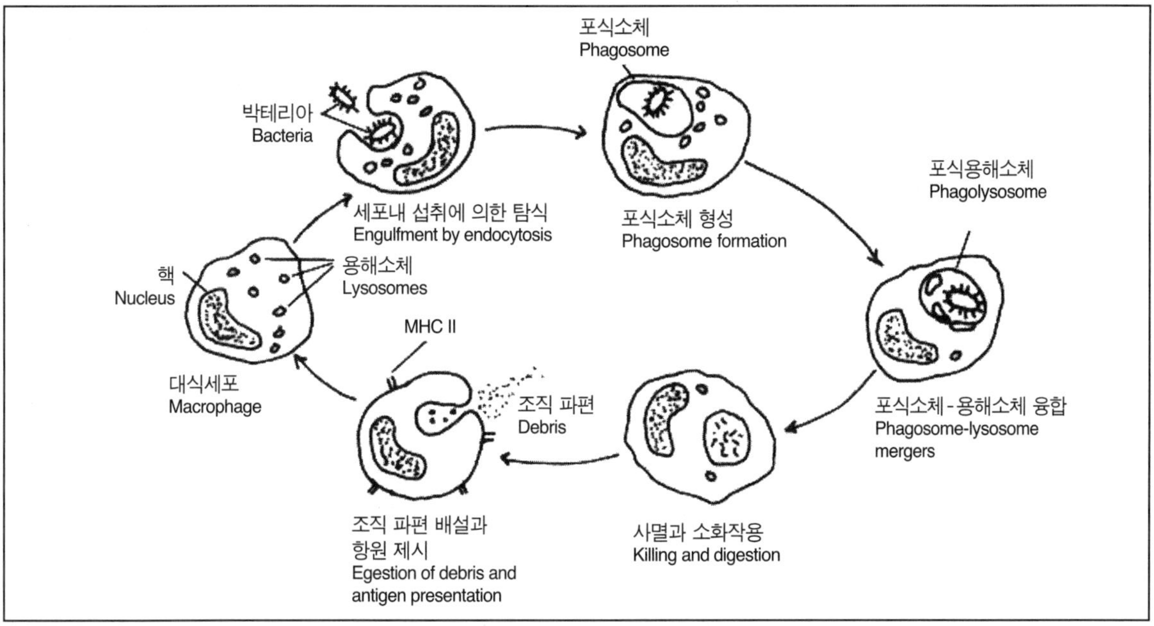

그림 3-2 대식세포(macrophage)의 포식작용(phagocytosis). 식균작용을 하거나 하지 않을 지도 모르는 박테리아는 세포내 섭취 과정에 의해 탐식작용을 하게 된다. 박테리아는 포식소체(phagosome)라 불리우는 세포막 안에서 섭취되어진다. 세포막이 포식소체 주머니 상태로 대식세포 안으로 들어가서 용해소체(lysosomes)와 융합하여 포식용해소체(phagolysosome)를 형성하여 내용물을 분비한다. 포식용해소체(phagolysosome)는 박테리아세포를 대신해 사멸과 소화 작용을 한다. 대식세포는 식균작용으로 단백질 항원을 만들고 분해된 peptide를 자신의 MHC와 결합시켜 다시 세포 표면에 내보내서 TH cell에 의해 인식되게 한다(Reprinted with permission from Todar' s Online Textbook of Bacteriology, www. textbook of bacteriology.net).

분 내로 발생한다. 단핵구(monocytes)는 조직에 들어가서 대식세포로 바뀌기까지 2일 정도 걸린다.

대식세포(macrophages)는 상처치유에 중요한 역할을 한다. 성장요소들을 차단하고 혈관형성을 통해 기존의 혈관에서부터 가지가 나와 새 모세혈관이 만들어지는 매개를 한다. 조직에서 화학적 변화는 부분적으로 손상된 세포막에 의해 방출되는 프로스타글라딘(prostaglandins)과 비만 세포에 의해 방출되는 히스타민 때문이다(Hardy, 1989). 혈청은 상처자리를 깨끗하게 하고 치유과정을 촉진하고 괴사조직을 줄이는 단백질 과수분해효소를 포함한다(그림 3-2). 염증화 과정은 치유과정에 필수적인 과정이며, 적당한 치유시기를 확정하기 위해서 균형은 확보되어야한다(표 3-2)(Schneider, Korber, Grabbe, & Dissemond, 2006).

II 단계 : 증식기(phase II: proliferative)

회복의 증식기는 섬유조직 형성기(fibroplastic phase), 새살 돋기(graulation), 그리고 상피화 시기(epithelialization)를 포함한 여러 명칭으로 나타내진다. 증식기에는 손상부위가 새로운 결합조직으로 채워지고 상처는 새로운 상피조직으로 에워싸이게 된다. 치유 시기의 중요한 요소는 새살 돋기, 상피화, 그리고 상처수축이다. 이 과정은 염증기와 겹쳐지며 상처가 치유될 때까지 지속된다. 상피화는 움직임

표 3-2 염증반응의 속발 (sequence of the inflammatory response)

혈관 확장이 조직 손상에 대한 반응으로 발생한다.
조직은 빨갛게 달아오른다.

모세혈관 투과성 증가된다.
삼출물이 손상된 조직으로 유입된다.
조직은 부어오른다.
응혈 형성된다.

손상부에 백혈구 축적된다.
식세포의 식균 작용 발생한다.

세포의 회복 시작된다.

(mobilization), 이동(magration), 증식(proliferation) 그리고 분화(differentiation)를 포함하는 일련의 과정을 통해 발생한다. 상처수축은 붉은 색의 육아조직(granulation tissue)의 형성으로 발생하는데 이 조직은 새롭게 형성된 콜라겐과 혈관으로 구성되어진다(Messen, 1989). 또한 육아조직은 상처자리를 메워준다. 상처수축은 손상 받은 부위의 크기를 줄이고 손상 후 약 5일 후 시작되고, 약 2주 후에는 절정에 달한다. 상처수축의 과정은 상처를 아물게 하여 결과적으로 반흔 형성에 의한 치유부위가 점점 작아지게 된다. 상처수축은 손상 후 2주에서 3주 정도에 완성되어야한다.

상처수축은 근섬유아세포(myofibroblast)의 작용으로 발생한다(그림 3-3). 관절운동범위(ROM)와 기능적인 활동은 수축을 조절하는데 도움을 주고 둘러싸고 있는 피부는 유연해지고 움직임이 수월해진다. 근섬유아세포들(myofibroblast)은 상처 가장자리와 연결되어있어 표피층을 안으로 끌어당기고 피부아래 특징적인 형태의 구조를 만든다(Langevin et al.,2006).

그 구조형태의 모양은 수축의 속도를 예상할 수 있는데, 일직선 모양의 상처는 빠르게 수축하고 사각형(square)이나 정방형(rectangular)의 상처는 보통의 속도로 수축하며 원형의 상처는 가장 느리게 접근하고 수축한다. 섬유아세포는 섬유조직형성에 주된 물질이며, 이는 콜라겐을 합성하도록 자극하는 젖산(lactic acid), 비타민(ascorbic acid), 그리고 다른 보조 인자들에 의해 촉진된다. 콜라겐 조직의 교차-고리(cross-linkage)는 상처에 장력(tensile strength)과 내구성(durability)을 제공한다. 재건된 피부의 장력은 보다 약해져 있고 피부의 75~80%를 초과하진 못한다(Liao, Yang, Grashow, & Sacks, 2005).

치유의 두 번째 시기에서는 세포의 활동성은 콜라겐 합성(collagen synthesis)을 자극한 대식세포, 모세혈관의 연결망의 형성, 상처수축 그리고 상처의 상피화를 이룬다. 상피화가 상처 표면을 다시 에워싸고, 콜라겐 층이 형성되고 초기 재건이 완성될 때 두 번째 과정은 마무리된다.

Ⅲ단계 : 재건기(phase Ⅲ : remodeling)

상처치유의 재건기는 성숙시기로 용어가 쓰여진다. 재건기는 손상 후 약 2주 정도에 발생하고 일년에서 그 이상 지속된다. 재건기는 콜라겐 합성과 용해, 콜라겐의 형성과 파괴, 상대적 균형으로 특징 지워진다.

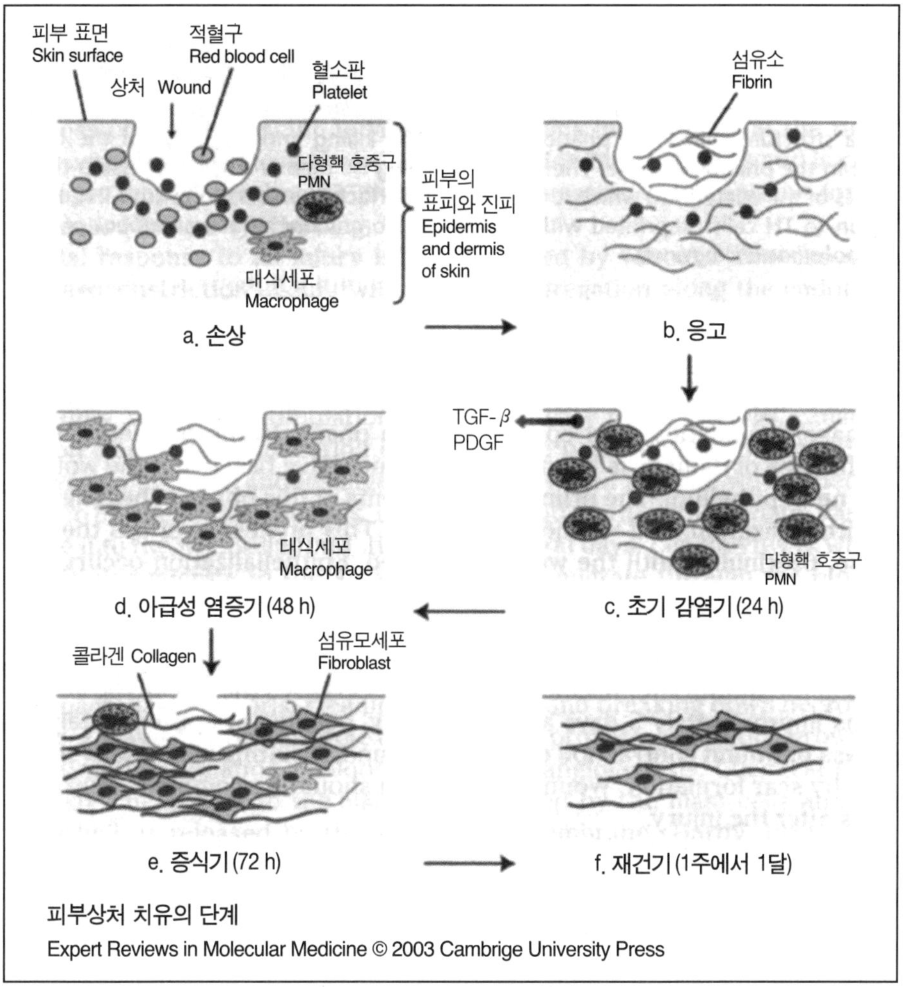

그림 3-3 상처치유 단계. 초기 손상은 모세관 투과성 및 삼출물 증가와 혈관확장을 동반한 염증반응을 유발한다(출처: Cambridge University Press).

섬유조직이 생기는 동안 형성된 반흔은 조밀하고 무질서하다. 재건 과정에 반흔은 정상 조직보다 더 붉게 나타나지고 재건이 일어나고 있음을 의미한다. 정상적으로 이뤄지는 재건시키는 반흔조직에 외향 변화와 더불어 최대 장력을 갖게 한다(Hardy, 1989). 반흔 조직은 섬유아세포에 의해 무질서한 콜라겐으로 구성되고, 기준 없이 배열되어 있으며 주위를 둘러싼 다른 조직과 구별된다(그림 3-4). 재건되는 동안 상처가 여물어 질 때 콜라겐 용해가 증가하고, 반흔이 점점 탄성을 가지게 되고, 부드러워지며 섬유들은 더 강해진다. 콜라겐 합성이 콜라겐 용해를 초과한다면, 비대성 반흔(hypertrophic scarring)이나 켈로이드(keloid)형성이 발생 할 수 있다. 켈로이드 반흔(keloid scars)은 상처의 경계선주위로 확장되고, 상처가 있는 곳 내에 비대성 반흔(hypertrophic scarring)이 발생하게 되고 결국 크기(size)와 모양(shape)이 감소하게 된다(Peacock, Madden, & Trier, 1970).

비대성 반흔과 켈로이드 반흔의 발달을 조절하기 위해 빈번하게 이동되는 한 가지 메커니즘(mechanism)은 압박의상(pressure garment)의 착용이다. 압박의상의 착용은 재건의 과정이 끝날 때까지 지속

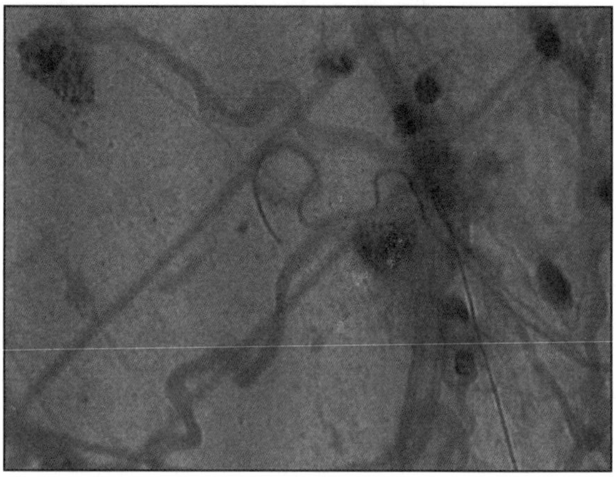

그림 3-4 성긴(느슨한)결합조직은 붉은 빛의 콜라겐섬유 다발들, 어두운 탄력섬유 그리고 대식세포들을 보여준다.

된다. 재건과정이 지속될 때 콜라겐 섬유들은 순서 없이 이뤄지고, 일직선상과 외측 방향으로 배열된다. 반흔이 성장을 지속하고 콜라겐 합성과 용해 과정이 지속될 때, 이들 섬유들은 그들이 대체할 수 있는 조직의 특징으로 추정한다(그림 3-5).

어떻게 콜라겐 섬유들이 배열되는가에 대한 주된 이론 2가지가 있다; *유도이론(induction theory)*과 장력이론*(tension theory)*(Gogia,1995). 유도이론은 반흔 조직은 그것이 치료하고 있는 조직의 특징을 모방하려고 한다는 이론이다. 긴장이론은 상처에 가해지는 내 · 외부적 스트레스가 영향을 미치고 재건되는 시기동안 섬유들을 배열한다고 한다. 긴장이론은 연부조직 구조물과 뼈의 장력이 증가되는 치유기간 동안 장력이 더해지고 반면에 움직임이 없는 상처부위는 장력과 콜라겐 섬유조직성의 소실을 만든다는 몇몇의 연구 주장에 의해 지지되고 있다(Arem & Madden, 1976). 부분적으로 긴장이론은 움직임이 가능한 보장구(dynamic splinting), 연속된 캐스트(serial casting), 지속적인 수동운동장치(continuous passive motion:CPM), 자세 스트레칭(positional stretching), 신경근 전기자극(neuromuscular electrical stimulation:NMES) 그리고 실라스틱 겔 패드(silastic gel pads)와 치료과정에 이용되는 압박용 의상(compression garment)에 대한 이용을 설명해준다(표 3-3)(Hermans & van Wingerden, 1990;

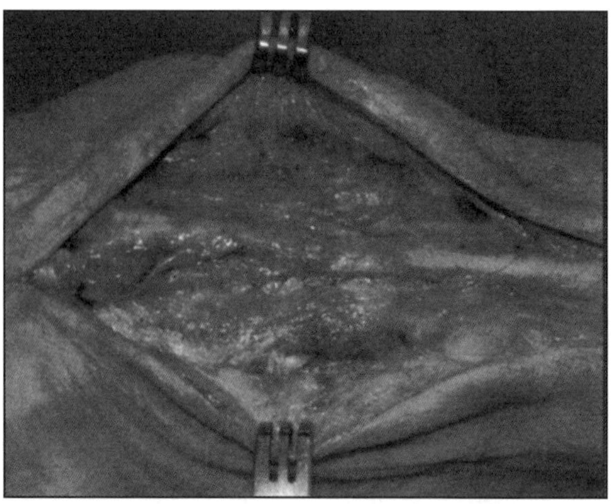

그림 3-5 비정상적인 치유 과정. 펴짐 힘줄 유착과 반흔 조직은 움직임의 능동적 범위 감소와 힘줄 미끄러짐 제한을 가져 오는 것으로 관찰된다. 초기 손상은 오토바이 사고로 도로의 외부 파편과 감염에 의해 발생했다.

Sussman & Bates-Jensen, 1998).

상처 치유에 영향을 미치는 요인(Factors impacting wound healing)

재건기가 지속될 때 성숙하지 않은 반흔 조직의 옅은 분홍빛은 부드러워지고 편편해지면서 흰색으로 변하면서 부드러워진다. 완전하게 성숙된 반흔은 2년까지 지속될 수 있다 그러나 정상적 치료결과와 치유율에 영향을 미칠 수 있는 많은 요소들이 있다. 내 · 외부 요소들은 치유의 3단계의 어떤 시기 동안에서라도 치유를 지연시키거나 방해를 할 수 있다. 그리고 균형은 알맞은 치유를 확정하는데 중요하게 요구되어진다. 외부 물질이나 미세 유기체 물질들의 출현 또한 치유과정을 지연시킬 수 있다. 감염된 상처의 임상적

표 3-3 정상적인 상처 치유 및 회복(Normal wound healing and repair)

상처 치유과정은 서로 겹쳐지기도 하는 비선형적 현상의 연속이며 시간은 각 환자의 병적상태 또는 복잡성에 따라 다양해질 수 있다는 것을 기억하라. 이 치유과정은 급성 · 아급성 상처 모두에서 일어난다. 만성 상처에서 이 과정은 파괴어지거나 연장되거나 정상적인 조직으로의 회복 소실로 불완전한 상태가 된다.

염증시기(손상 후 2-5일 후)

지혈:

- 응고

상피화시작:

- 세포 재생
- 혈관수축
- 혈소판 집착

염증:

- 혈관확장
- 식균작용

증식기(2주에서 6주)

새 조직 형성기:

- 섬유조직형성-콜라겐 섬유
- 새 혈관 형성

상처수축:

- 상처 가장자리는 외측 끝으로부터 끌어당긴다.

상피조직화:

- 반흔 형성
- 콜라겐 섬유들은 큰 섬유로 모인다(교차고리).

재건기(6주~2년)

새로운 콜라겐 합성(합성-용해 균형)

조직 분화

(손상 후 2년 뒤 치료된 조직의 장력의 약 80%)

인 증상은 증가된 홍반(erythema), 열(heat), 부종(edema), 농(pus), 체온상승, 통증, 배농(purulent drainage) 그리고 알 수 없는 냄새 등이 있다. 감염의 위험은 적절한 절제술, 청결 그리고 상처도포(dressing) 등을 통해 최소화 할 수 있다. 외부물질과 괴사조직과 외피(eschar)의 출현 또한 상처 치유율을 방해하고 박테리아성 감염에 걸리기 쉬게 할 수 있다. 외피(eschar), 괴사조직, 조직 잔해물의 외과적 절제술은 외부물질이 치료 중에 줄 수 있는 역효과를 최소화 할 수 있다(Toporcer & Radonak, 2006).

영양상태 또한 치료과정에 결정적 역할을 한다. 그리고 비타민 A, C, E 또는 아연, 구리같은 유도금속의 결핍은 치료과정에 영향을 미칠 수 있으며(Berger & shenkin, 2006).

당뇨, 동맥경화, 후천성 면역결핍증(AIDS) 그리고 혈관성질환과 같은 전신성 질환은 상처치료에 명백히 역효과를 가져다준다. 당뇨는 불충분한 상처치유의 대부분의 원인을 차지한다. 조절이 잘 되지 않은 당뇨병환자는 치유율이 낮으며, 순환기능의 감소로 인해 2차적으로 동맥경화, 그리고 사지 특히 하지감각을 감소시키는 당뇨성 신경장애는 체중을 지지하는 부위에 압박괴사를 이끌 수 있다. 스테로이드, 비스테로이드성 항소염제(NSAIDS), 화학적 치료, 항체, 그리고 항응혈성제 등 계통의 약물을 사용하는 환자는 정상적인 치료과정에 영향을 미칠 것이다(Andreadis, 2006).

노화 과정과 연계된 신체적 변화는 치료반응을 느리게 한다. 상피화과정과 장력의 감소와 더불어 새살돋는 과정의 지연과 염증반응의 감소는 노인들에게 나타나는 일반적인 반응이다(표 3-4)(Mulder, Brazinsky, & Seeley, 1995).

문서화
Documentation

개방상처 치료의 관리에서 치료사의 개입은 병리적 위치, 치료사의 경험, 간호사와 같은 다른 의료진에 달려있다. 작업치료사들은 염좌(sprain), 좌상(strain) 그리고 급성 손상의 관리에 자주 참여하게 되고, 이들 정형외과적인 시술을 통한 상처 관리와 치유과정에 보다 더 깊이 관여되어질 수 있다. 상처도포(dressing)의 폭넓은 다양성과 적용에 대한 설명은 이 본문범위 외의 것이다. 치료사들은 거즈부터 하이드로 콜로이드에 이르기까지 상처도포의 각 형태에 따른 적응증과 금기증을 잘 숙지되어야 한다. 상처평

표 3-4 치유와 회복에 영향을 미치는 요인 (Factors affecting healing and repair)

전신요인	*국소요인*
영양	감염
혈액 이상	혈액 공급 적절도
당뇨병	이물질들
방사선 요법	조직저산소증
면역결핍	반복적 외상
나이	괴사조직
약물처치	

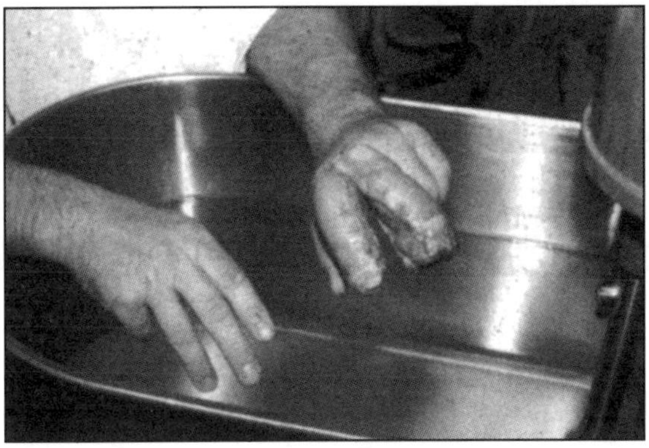

그림 3-6 집게와 가운데 손가락의 외상성 손상. 부종을 동반한 2차 개방 열상 봉합선이 관찰된다; 또한 상처와 측지 끝의 피부착색. 피부의 검은 부위는 조직의 괴사를 보여주고, 상처치유 과정에서 일어날 수 있는 죽은 조직 제거술일 지도 모른다.

가의 주된 목적은 치료적 개입 전에 상처가 어떤 형태인지에 대한 기본적인 정보를 얻기 위함이다. 그리고 명확하고 알맞게 기록하여 문서화된 것은 제3자에게 치료 참여에 대한 결과를 설명해 줄 수 있다. 치료사들은 상처 관리할 체계적인 접근을 해야 한다. 다음과 같은 질문을 하라: 상처의 원인은 무엇인가? 상처가 열상, 열, 냉, 화학 또는 혈액순환장애나 질병에 의한 것인가? 출혈은 있는가? (혈액 응고를 효율적으로 결정하기 위해 혈소판 수에 대해 의학적 기록을 검토하거나 혹은 환자에게 쿠마딘 또는 헤파린과 같은 혈액응고를 저해하는 어떠한 약물치료를 받도록 한다) 상처의 범위와 깊이는 어느 정도인가? 표층인지, 부분적인지 또는 완전 상처인가? 상처는 근육, 건 또는 뼈가 포함되어졌나? 외부 파편 등이나 죽은 괴사 조직이 있는가? 외피(eschars)의 출혈은 치료과정을 방해하거나 상처감염을 촉진시킬 수 있다. 상처에 병리적 감염 증상이 보여지는가(그림 3-6)? 홍반, 부종, 화농, 체온, 통증, 삼출물 색깔변화 또는 알 수 없는 냄새와 같은 임상적 증상이 있는가? 치료사들은 감염때문에 증가된 백혈구 수치 때문에 이미 행해지던 관례 때문이든 간에 실험실에서 다시 검사를 해야 한다.

상처 평가가 기록될 때 치료사들은 다음의 내용들을 포함해야 한다.

1. 상처의 해부학적 위치와 부위
2. 상처의 크기(길이, 넓이, 깊이)
3. 상처의 형태: 모양을 그리거나 문서 양식 중의 한 가지 선택
4. 사멸하거나 괴사된 조직의 출현과 그것의 색깔(검정, 갈색, 황색)
5. 상처의 삼출물 묘사(화농성 고름, 젖빛), 장액(맑은, 노란색), 장액혈액(분홍빛)
6. 상처의 가장자리 상피화 또는 기저에 건강한 새 조직의 출현
7. 온전한 피부주위의 묘사: 홍반, 열, 통증, 부종의 출현

적당한 진단과 치료적 개입에 대한 결정은 문제의 평가 후에 따른다. 환자의 잠재적 예후와 개선의 수준은 결정되고 치료목표를 이룰 수 있도록 도와줄 적당한 치료 참여와 의료기술을 아는데 도움이 된다(Doenges, Moorhouse, & Burley, 1995). 물리치료의 적용방식은 치료과정에 미치는 영향과 효과성이 증명되어졌다. 개방상처를 가진 환자에게 청결을 위해 수치료의 이용과 절제술은 효과적이다. 전기적 자극은 상처의 수축과 상피화를 촉진해 주는 것과 마찬가지로 절제술에서도 도움이 된다. 초음파는 증식기와 재건기 동안에 상처치유를 증진하는데 이용되어진 연부조직 염증관리에 폭넓게 이용된다(Park &

Silva, 2004; Petrofsky et al., 2005; Unger, Eddy, & Raimastry, 1991; Valdes, Angderson, & Giner, 1999). 치유를 촉진하기 위한 반흔 관리를 보조하기 위한 지속적인 수동적 운동장치 장치의 사용은 문서로 입증 되어져야 하며, 움직임이 가능한 보장구(dynamic splinting) 적용을 통한 초기에 조절되어진 가동술의 사용은 최상의 전략적 합의일지라도 더 나은 조사와 연구가 요구되어진다(Gelberman, Woo, Lothringer, Akeson, & Amiel, 1982; Peterson, Manske, Kain, & Lesker, 1986; Thien, Becker, & Theis, 2004; Woo et al., 1981).

요 약
Summary

상처치유 과정은 3단계로 현상의 겹쳐짐으로써 설명되어 진다: 염증기, 증식기 그리고 재건기. 치료과정의 이해와 회복단계는 물리치료 장비와 의료기술의 잠재적 적용을 통하여 치료과정에 영향을 미칠 수 있고 기능적 결과를 결정함에 도움을 주는 치료사를 위해 중요하다. 절제술을 통한 손상과 상처를 관리할 적절한 치료 참여와 치료계획을 밝히는 것은 물리적 의료기술을 통하여 치료를 촉진하는 것, 적절한 상처 도포의 선택, 그리고 작업치료에 대한 개인적 관심유도는 정상적 직업적 역할과 수행으로 개인을 돌아갈 수 있도록 촉진하는 것 모두에 중요하다.

사례연구
Case Study

M.J는 초봄에 집에서 발생한 낙상 후에 작업치료를 받도록 한 77세의 여성이다. 골절은 없었고 떨어지면서 사지를 구르면서 동시에 얼굴을 부딪치고 오른손을 부딪쳤다. 혼자 살면서 활동적인 환자는 가을에 그녀의 노력으로 과일을 가꾸고 통조림으로 만드는 일을 한다.

그녀는 오른손의 손가락을 완전하게 굽혔다 폈다 할 수 없는 것과 손목에 생긴 뻣뻣함을 걱정한다. 임상적 평가에서는 빈틈없이, 사회적 여성으로서 아무런 걱정도 없어 보였다. 주요 불편함은 오른손과 손목의 뻣뻣함과 통증이다. 검사에서 손등전체에 부종과 손톱변색이 나타났다. 피부는 진보라색의 큰 혈종과 함께 팽팽하게 긴장되어 있었다. 환자의 오른쪽 얼굴에 황색이 섞인 진보라색의 큰 혈종이 있었다. 기록된 배농은 없으나, 확장된 혈관과 복합된 부종은 환자의 능동적인 움직임의 의도적인 패턴을 제한하고 있다. 그녀 스스로 옷을 입을 수 있고 기본적인 일상생활동작은 가능하지만, 오른손을 이용하여 물체를 빠르게 움직이거나 ,다루는 것에 어려움이 있고 청소 같은 힘든 가사일이나 양손을 요하는 활동에 대해 매우 어려움을 느낀다. 꽉짐집기 강도, 의도적인 패턴, 물체조작, 감각, 일상생활 동작요소와 측정, 사회적 지지제도 결정, 그리고 손상에 대한 환자의 적응에 관한 더 많은 평가가 포함되어진다. 치료계획이 세워지고 조직을 따뜻하게 하고 순환을 증가시키고, 세포의 영향을 주기 위해 수치료를 이용한다. 월풀(whirpool) 치료를 하는 동안 그녀는 근육 펌핑(pumping) 작용과 강화를 유도하기 위한 부드러운 운동을 수행하는 것에 고무되어지고 의존한 자세에서 부종을 예방할 수 있었다. 월풀 치료 후 혈종의 흡수를 촉진하기 위해 초음파 치료가 더해졌다. 조직이 포함 된 부분의 깊이와 크기 때문에 혈종이 없어지는데 약 2주가 걸렸다.

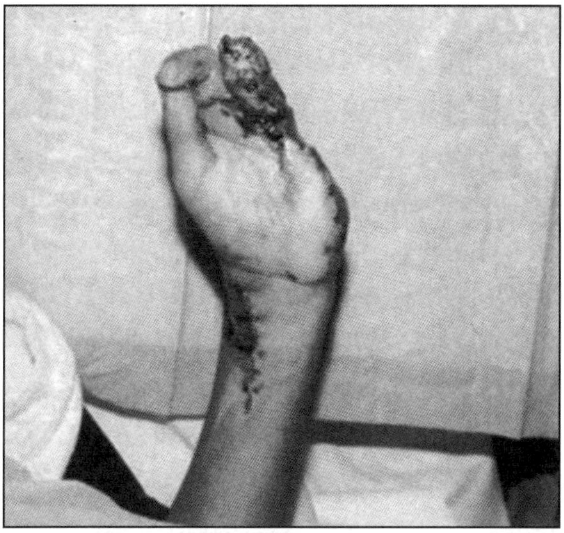

그림 3-7 정상적인 상처 치유. 왼쪽 손의 초기손상에 이차적으로 4, 5째 손가락의 외상성 손가락열절단술과 3번째 손가락 측지의 부분적인 절단. 환자의 손은 이동성 제재소의 강력한 체인에 의해 손상되었다. 피부조직의 착색, 삼출물, 배농, 부종이 관찰된다.

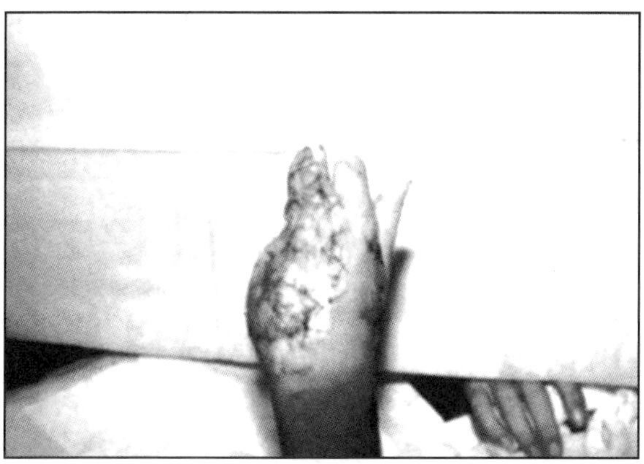

그림 3-8 같은 손상의 등쪽 면—왼쪽 손의 외상성 손가락열절단술. 피부이식, 부위의 봉합선, 부종 그리고 피부조직의 착색.

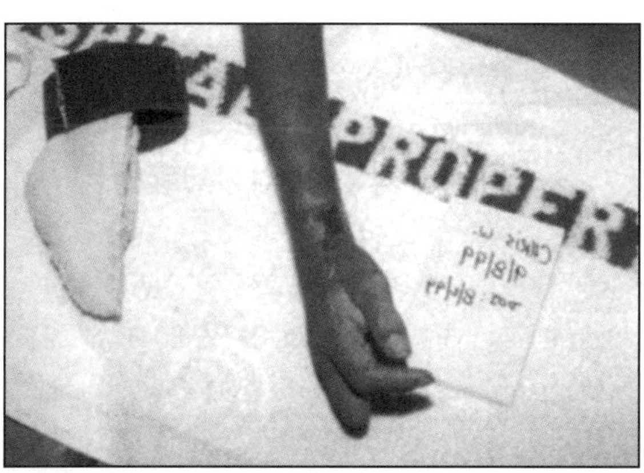

그림 3-9 손상 후 5주가 지난 손가락열절단술. 부종, 치유조직의 착색, 상처 경계의 감소가 관찰된다. 환자에게 치유조직을 보호하고 풋볼과 축구경기에 참여할 수 있도록 허락하기 위해 왼쪽 손의 부드러운 보호 지지대를 규격대로 만들었다.

초음파 치료는 3 mhz, 0.5 w/cm, 20% 펄스로 6분 동안 이뤄졌다. 혈종이 손등과 손목과 같은 얇은 부위에 자리 잡고 있어서 이 강도와 주파수가 적용되어졌다. 안정적 공동 현상과 음파의 흐름이 세포에 미치는 효과로 회복의 생물학적 과정을 촉진하기 위해 초음파의 비가열성 효과로 이뤄진다. 작업적 활동은 물리적인 치료보다 우선되어지며, 그녀는 오른손과 손목의 이용과 능동적 잡기패턴을 촉진하는 다양한 활동을 시작한다.

참고문헌

Acha, B., Serrano, C., Acha, J. I., & Roa, L. M. (2005). Segmentation and classification of burn images by color and texture information. *Journal of Biomedical Optics*, *10*, 034014.

Andreadis, S. T. (2006). Experimental models and high-throughput diagnostics for tissue regeneration. *Expert Opinion on Biological Therapy*, *6*, 1071-1086.

Ankrom, M. A., Bennett, R. G., Sprigle, S., Langemo, D., Black, J. M., & Berlowitz, D. R., et al. (2005). Pressure-related deep tissue injury under intact skin and the current pressure ulcer staging systems. *Advances in Skin & Wound Care*, *18*, 35-42.

Arem, A. J., & Madden, J. W. (1976). Effects of stress on healing wounds: I. intermittent noncyclical tension. *Journal of Surgical Research*, *20*, 93-102.

Benbow, M. (2006). Guidelines for the prevention and treatment of pressure ulcers. *Nursing Standard*. 20, *52*, 42-44

Berger, M. M., & Shenkin, A. (2006). Update on clinical micronutrient supplementation studies in the critically ill. *Current Opinion in Clinical Nutrition and Metabolic Care*, *9*, 711-716.

Bergstrom, N. (1994). Treatment of pressure ulcers. *Clinical Practice Guideline no. 15*. AHCRP Publication, N. 95-0652.

Bielecki, M., Skowronski, R., & Skowronski, J. (2006). Sacral pressure sores and their treatment. *Chirurgia Narzadow Ruchu i Ortopedia Polska*, *71*, 51-56.

Bolton, L., & van Rijswijk, L. (1991). Wound dressings: Meeting clinical and biological needs. *Dermatology Nursing*, *3*, 146-161.

Bryant, W. M. (1977). Wound healing. *Clinical Symposium*, *29*, 1-36.

Chang, W. Y., Andrews, J., Carter, D. E., & Dagnino, L. (2006). Differentiation and injury-repair signals modulate the interaction of E2F and pRB proteins with novel target genes in keratinocytes. *Cell Cycle*, *5*, 1872-1879.

Clark, F. A., Jackson, J. M., Scott, M. D., Carlson, M. E., Atkins, M. S., & Uhles-Tanaka, D., et al. (2006). Data-based models of how pressure ulcers develop in daily-living contexts of adults with spinal cord injury. *Archives of Physical Medicine and Rehabilitation*, *87*, 1516-1525.

Cooper, D. (1990). The physiology of wound healing: An overview. *Chronic Wound Care*, 1-11.

Doenges, M. D., Moorhouse, M. F., & Burley, J. T. (1995). *Application of nursing process and nursing diagnosis*. Philadelphia, PA: FA Davis.

Eager, C. A. (1997). Monitoring wound healing in the home health arena. *Advances in Wound Care*, *10*, 54-57.

Fowler, E., Vesely, N., Pelfrey, M., Jordan, S., & Amberry, T. (1999). Wound care for persons with diabetes. *Home Healthcare Nurse*, *17*, 437-444.

Gelberman, R. H., Woo, S. L., Lothringer, K., Akeson, W. H., & Amiel, D. (1982). Effects of early intermittent passive mobilization on healing canine flexor tendons. *Journal of Hand Surgery*, *7*, 170-175.

Gogia, P. (1995). *Clinical wound management*. Thorofare, NJ: SLACK Incorporated.

Harding K. G. (1990). Wound care: Putting theory into clinical practice. In D. Krasner (Ed.), *Chronic wound care: A clinical source book for health care professionals* (1st ed., pp. 24). Wayne, PA: Health Management Publications.

Hardy, M. (1989). The biology of scar formation. *Physical Therapy*, *69*, 1014-1032.

Hermann, G. G., Bagi, P., & Christoffersen, I. (1988). Early secondary suture versus healing by second intention of incisional abscesses. *Surgery, Gynecology & Obstetrics*, *167*, 16-18.

Hermans, M. H., & van Wingerden, S. (1990). Treatment of industrial wounds with DuoDERM bordered: A report on medical and patient comfort aspects. *Journal of the Society of Occupational Medicine*, *40*, 101-102.

Hunt, T. K., & Hussain, M. (1994). Can wound healing be a paradigm for tissue repair? *Medicine & Science in Sports & Exercise*, *26*, 755-758.

Kloth, L. C., & McCulloch, J. M. (1995). The inflammatory response to wounding. In J. M. MuCulloch, L. C.

Kloth, & J. A. Feedar (Eds.), *Wound helaing: Alternatives in management* (2nd ed., pp. 3). Philadelphia, PA: FA Davis.

Krasner, D., & Weir, D. (1997). Recommendations for using reverse staging to complete the M.D.S.-2. *Ostomy Wound Management, 43*, 14-17.

Kuroyanagi, Y. (2006). Regenerative medicine for skin. *Japanese Journal of Geriatrics, 43*, 326-329.

Langevin, H. M., Storch, K. N., Cipolla, M. J., White, S. L., Buttolph, T. R., & Taatjes, D. J. (2006). Fibroblast spreading induced by connective tissue stretch involves intracellular redistribution of alpha- and beta-actin. *Histochemistry and Cell Biology, 125*, 487-495.

Leininger, B. E., Rasmussen, T. E., Smith, D. L., Jenkins, D. H., & Coppola, C. (2006). Experience with wound VAC and delayed primary closure of contaminated soft tissue injuries in Iraq. *Journal of Trauma, 61*, 1207-1211.

Liao, J., Yang, L., Grashow, J., & Sacks, M. S. (2005). Molecular orientation of collagen in intact planar connective tissues under biaxial stretch. *Acta Biomaterialia, 1*, 45-54.

McGuiness, W., Dunn, S. V., & Jones, M. J. (2005). Developing an accurate system of measuring colour in a venous leg ulcer in order to assess healing. *Journal of Wound Care, 14*, 249-254.

Melis, P., van Noorden, C. J., & van der Horst, C. M. (2006). Long-term results of wounds closed under a significant amount of tension. *Plastic and Reconstructive Surgery, 117*, 259-265.

Messer, M. S. (1989). Wound care. *Critical Care Nursing Quarterly, 11*, 17.

Mulder, G., Brazinsky, B., & Seeley, J. (1995). Factors complicating wound repair. In J. M. McCulloch, L. C. Kloth, & J. A. Feedar (Eds.), *Healing alternatives in management* (2nd ed., pp. 47-59). Philadelphia, PA: FA Davis.

National Pressure Ulcer Advisory Panel. (1989). Pressure ulcers: Prevalence, cost, and risk assessment: Consensus development conference statement. *Decubitus, 292*, 24-28.

Park, S. H., & Silva, M. (2004). Neuromuscular electrical stimulation enhances fracture healing: Results of an animal model. *Journal of Orthopaedic Research, 22*, 382-387.

Peacock, E. E., Jr., Madden, J. W., & Trier, W. C. (1970). Biologic basis for the treatment of keloids and hypertrophic scars. *Southern Medical Journal, 63*, 755-760.

Peterson, W. W., Manske, P. R., Kain, C. C., & Lesker, P. A. (1986). Effect of flexor sheath integrity on tendon gliding: A biomechanical and histologic study. *Journal of Orthopaedic Research, 4*, 458-465.

Petrofsky, J., Schwab, E., Lo, T., Cuneo, M., George, J., & Kim, J., et al. (2005). Effects of electrical stimulation on skin blood flow in controls and in and around stage III and IV wounds in hairy and non hairy skin. *Medical Science Monitor, 11*, CR309-16.

Pollack, S. V. (1982). Wound healing: A review. III. nutritional factors affecting wound healing. *Journal of Enterostomal Therapy, 9*, 28-33.

Pollack, S. V. (1979). Wound healing: A review. III. nutritional factors affecting wound healing. *Journal of Dermatologic Surgery and Oncology, 5*, 615-619.

Poulsen, T. D., Freund, K. G., Arendrup, K., Nyhuus, P., & Pedersen, O. D. (1991). Polyurethane film (opsite) vs. impregnated gauze (jelonet) in the treatment of outpatient burns: A prospective, randomized study. *Burns: Journal of the International Society for Burn Injuries, 17*, 59-61.

Read, J., & Watt, F. (1988). A model for in vitro studies of epidermal homeostasis: Proliferation and involucrin sysnthesis by cultured human keratinocytesduring recovery after stripping off the suprabasal layers. *Journal of Investigative Dermatology, 90*, 739-743.

Reddy, M., Gill, S. S., & Rochon, P. A. (2006). Preventing pressure ulcers: A systematic review. *Journal of the American Medical Association, 296*, 974-984.

Reed, B., & Zarro, V. (1990). Inflammation and repair and the use of thermal agents. In S. L. Michlovitz (Ed.), *Thermal agents in rehabilitation* (2nd ed., pp. 3). Philadelphia, PA: F.A.Davis.

Schneider, L. A., Korber, A., Grabbe, S., & Dissemond, J. (2007). Influence of pH on wound-healing: A new perspective for wound-therapy? *Archives of Dermatological Research, 298*(9), 413-420.

Schumann, D. (1982). The nature of wound healing. *AORN Journal, 35*, 1067-1077.

Shea, J. D. (1975). Pressure sore: Classification and management. *Clinical Orthopedics, 112*, 89-100.

Steenvoorde, P., Calame, J. J., & Oskam, J. (2006). Maggot-treated wounds follow normal wound healing phases. *International Journal of Dermatology*, 45, 1477-1479.

Sussman, C., & Bates-Jensen, B. (1998). *Wound care*. Gaithersburg, MD: Aspen Publishers.

Thien, T. B., Becker, J. H., & Theis, J. C. (2004). Rehabilitation after surgery for flexor tendon injuries in the hand. *Cochrane Database of Systematic Reviews* (Online), *4*, CD003979.

Toporcer, T., & Radonak, J. (2006). Vacuum assisted closure therapy—overview of lesson and applications. *Casopis Lekaru Ceskych, 145*, 702-7; discussion 707.

Unger P., Eddy, J., & Raimastry, S. (1991). A controlled study of the effect of high voltage pulsed current on wound healing. *Physical Therapy, 71*, 118-119.

Valdes, A. M., Angderson, C., & Giner, J. J. (1999). A multidisciplinary, therapy-based, team approach for efficient and effective wound healing: A retrospective study. *Ostomy/wound Management, 45,* 30-36.

Van Rijswijk, L. (1995). Frequency of reassessment of pressure ulcers, NPUAP proceedings. *Advanced Wound Care, 8,* 19-24.

Vince, K. G., & Abdeen, A. (2006). Wound problems in total knee arthroplasty. *Clinical Orthopaedics and Related Research, 452,* 88-90.

Wagner, F. (1981). The dysvascular foot: A system for diagnosis and treatment. *Foot Ankle, 3,* 64-122.

Walters, M. D., Dombroski, R. A., Davidson, S. A., Mandel, P. C., & Gibbs, R. S. (1990). Reclosure of disrupted abdominal incisions. *Obstetrics and Gynecology, 76,* 597-602.

Woo, S. L., Gelberman, R. H., Cobb, N. G., Amiel, D., Lothringer, K., & Akeson, W. H. (1981). The importance of controlled passive mobilization on flexor tendon healing. A biomechanical study. *Acta Orthopaedica Scandinavica, 52,* 615-622.

제 4 장

통증 이론과 지각
Pain Theory and Perception

학습 목표
Learning Objectives

1. 통증에 대해 정의할 수 있다.
2. 만성과 급성 통증의 순환에 대해 토론할 수 있다.
3. 통증지각에 대한 생명심리사회적 접근을 확인할 수 있다.
4. 통증 경로에 대해 토론할 수 있다.
5. 통증관리와 통증의 이론과 유형을 나열할 수 있다.
6. 통증평가의 중요성과 임상학적 추론과정의 관련성에 대해 기술할 수 있다.

용어(terminology)	
생물사회심리학적 접근(biopsychosocial approach)	아편중재이론(opiate-mediated theory)
만성통증(chronic pain)	통증(pain)
신경성 통증(neurogenic pain)	통증지각(pain perception)
뉴로매트릭스이론(neuromatrix theory)	연관통(reffered pain)
유해수용기(nociceptors)	통증유발점(trigger poin)

통증은 사람들이 의학적 치료를 원하는 가장 빈번한 질병 중의 하나이다. 통증은 다차원적인 경험이며, 작업치료사에 의해 치료를 받은 대다수의 환자들은 그들의 직업적 역할과 과제에 능동적으로 참여하는 것을 제한하는 요소 중의 하나로 통증을 말한다. 통증에 대한 생리학적 반응은 근육경련으로 개인의 작업 수행기술에 영향을 주거나 통증부위를 보호한다. 통증은 다차원적인 경험이며 개인과 지역사회에 생리학적, 사회경제적, 심리학적 영향을 준다(Talo, Rytokoski, Hamalainen, & Kallio, 1996). 통증은 만성 혹은 급성통증으로 분류할 수 있으며, 생물학적 기능을 가지는 급성 통증은 몇 초에서 며칠 동안 지속되며, 개인의 잠재적 손상 혹은 무언가 잘못되었다는 경고를 하는 것이다. 만성통증은 장기간 지속되거나 일정기간을 두고 발생하는 통증이며 급성 통증의 생물학적인 긴박함은 없다. 만성통증은 종종 극심한 통증, 불안, 우울, 혹은 절망감을 동반한다. 통증은 연관통이라 알려진 유해수용기가 자극받는 이외의 부위에서 지

각하는 통증이다. 허리 아래 통증은 급성, 지속적, 만성이라고 기술할 수 있다(Derosa & Porterfield, 1992). 이는 증상에 대한 본질과 증상에 대한 환자의 반응을 토대로 하여 치료전략을 처방한다.

대부분의 사람들이 경험하는 유해성 통증은 실제 손상 혹은 임박한 손상, 조직 자극을 알려주는 욱신거림, 아픔 혹은 날카롭거나 뜨거운 감각과 같은 특정한 자극과 관련이 있다. 통증자극을 받아들이고 전달하는 유해수용기는 피부, 내장, 심장, 근골격계에 위치하는 수용기이다. 유해수용기가 손상영역에서 활성화되면 신호는 말초신경과 척수를 통해서 뇌로 전달된다. 그러나 지각, 인지, 감성적 반응, 그리고 아마도 수의적 행동에 의해서 복잡한 척수 반사 또한 활성화 될 것이다. 체성통증은 더 지속적이고 국부적인 반면에 내장통증은 유해성통증의 하위유형이지만 갑작스럽게 일어나고 덜 국지적이다. 신경성 통증은 말초신경계나 중추신경계에 손상이나 질환이 있을 때 발생할 수 있다. 신경성 통증은 화끈거림, 찌르는 듯함, 혹은 전기충격과 같은 느낌이 있을 것이고, 지속적인 무해자극통증과 마찬가지로 가벼운 촉각과 같은 통증이 없는 자극의 결과로 일어날 수 있다. 신경성 통증은 손상 받은 조직이 치료된 이후 잠재적 손상 혹은 진행 중에 더 이상 통증 신호가 나타나지 않더라도 수 개월 혹은 수 년 동안 지속될 수 있다. 신경성 통증은 만성적으로 빈번하게 나타나며 치료는 더욱 복잡하다. 신체에 손상이나 질환이 생겼을 때, 손상조직은 국부 염증을 야기하는 히스타민, 세로토닌, 브래디키닌과 수소이온과 같은 세포내 화학 물질을 확산시킬 것이다. 조직의 손상은 유해수용기를 자극하는 브래디키닌과 프로스타그란딘의 확산을 야기하며 신경의 역치를 수정한다. 유해수용기는 척수에 들섬유를 통해 전기적 자극을 전달하는 Substance P(pain)로 알려진 뉴로펩타이드를 확산시킨다. 손상 혹은 감염에 대한 이러한 반응은 통증, 국부 온도 상승, 부종, 발적을 포함한 염증의 신호가 나타나는 치유과정이 시작되는 조직화학적 변화와 일련의 사건들로 시작한다.

이론적 관점
Theoretical Perspectives

감각-운동적, 상황적, 인지적, 행동학적, 정서적, 심리학적 요소들을 포함한 관점의 주류에도 불구하고 만성통증에 대한 다양한 이론적 관점들이 있다(Crook, Milner, Schultz, & Stringer, 2002; Fordyce, 1976; Im, 2006). 만성통증에 대한 이론적 관점은 제한적으로 분류되었으며 심신이원론, 심리학적, 급진적 조작행동, 급진적 인지를 포함한다. 다른 이론적 관점은 국제통증학협회(IASP)를 기초로 포괄적으로 분류한다: 관문통제, 비급진적 조작-행동, 인지-행동(Mcwilliams &Asmundson, 2007; Novy, Nelson, Francis, & Turk, 1995; Turner, Holtzman, & Mancl, 2006).

뉴로매트릭스
Neuromatrix

뉴로매트릭스 이론은 뇌의 인지적 기능과 스트레스 시스템뿐만 아니라, 전통적인 감각입력에 의해 신체-자아가 조절한다는 이론적 체계를 기술하는 것이다. 신체-자아 뉴로매트릭스는 통증 경험의 감각-구별, 정서-동기, 평가-인지적 측면을 촉진하는 시상피질계 요소와 변연계와 몸감각을 포함하는 신경학적 네트워크로 구성되어 있다. 각 개인은 통증경험과 행동의 특성과 특별한 질을 결정하는 독특한 "뉴로시그니

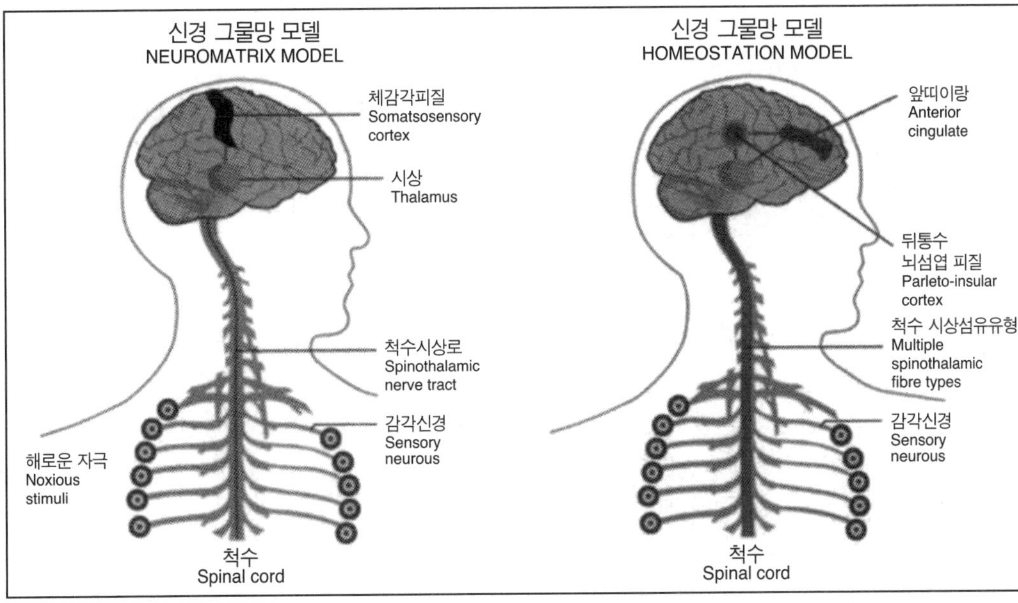

그림 4-1 통증에 대한 신경그물망 이론과 항상성 이론

춰"를 가진다. 각 개인의 뉴로매트릭스에 영향을 주는 입력은 피부, 내장, 체성수용기를 포함한다; 입력의 인지적 해석에 영향을 주는 시각과 감각 입력; 긴장과 이완, 뇌로부터의 인지적 · 감정적 입력; 뇌기능에서 내재적인 신경억제조절; 그리고 신체의 스트레스-조절체계의 활성화는 사이토카인, 내분비, 자율신경계, 면역체계, 오피오이드체계를 포함한다. 뉴로매트릭스 이론은 통증에 대한 독특하고 역학적인 접근이며, 작업치료사에 의한 결과와 관련성이 있다(Melzack, 1992; Melzack, 1999a; Malzack, 1999b; Melzack, 2001).

신경과학에서 최근의 발전은 통증에 대한 추가적인 이론과 기능적 적용에 대해 제시하고 있다. 통증을 뇌에서 광범위하게 분포되어 있는 "신체-자기 뉴로매트릭스"라 하는 네트워크에 의해 발생되는 신경자극의 특징적인 "뉴로시그니춰"로 인해 일어나는 다차원적인 경험으로 기술하였다. 통증의 뉴로매트릭스 이론은 신체-자기 뉴로매트릭스의 결과 패턴이 손상, 병리적 장애, 만성 스트레스 후의 지각적, 항상성, 행동적 반응을 발생시킨다는 것을 말한다(그림 4-1). 뉴로매트릭스 이론은 통증은 손상, 염증 혹은 병리적 손상에 의한 감각 입력보다는 뇌에 광범위하게 분포되어 있는 신경네트워크의 결과로 인해서 만들어진 것이라고 주장한다. 각 개인의 독특한 뉴로매트릭스는 유전적으로 결정되고 감각 경험에 의해 수정되며 신경학적 패턴을 만들어내는 메커니즘이며 통증을 유발한다. 뉴로매트릭스의 결과는 수정할 수 있으며 다양한 요인에 의해 영향을 받을 수 있다. 몸감각입력은 하나의 요소이다(Melzack, 1999a; Melzack, 2005).

관문조절과 마약조절 통증
Gate Control and Opiate-Mediated Pain

역사적으로 통증은 손상된 조직의 양과 관련이 있다고 믿어왔고 더 심각한 손상은 더 심각한 통증을 가진다고 믿어왔다. 그러나 관문조절이론의 요소는 1차 세계대전 중 심각한 손상을 입었지만, 최소한의 통증만을 가지고 있는 군인들을 보고한 의사에 의해서 발전하기 시작하였다. 이러한 초기 개념은 1960년대 Wall과 Melzack에 의해 그들의 관문이론과 더불어 더 발달하게 되었다. Wall과 Melzack은 척수의 후각에서 일어나는 말초자극은 많은 A섬유로부터의 다양한 입력에 대해 작용함으로써 문을 닫게 하고; 적은 C섬유는 문을 "열게"하는 경향이 있다고 주장하였다. Wall과 Melzack의 연구는 감각섬유의 전기적 자극의 사용은 통증을 효과적으로 감소시킬 수 있다는 것으로 전기치료의 매개체의 진보를 위한 자극제였다(Melzack, 1965)

영상과 신경과학의 진보는 또한 다른 연구자들이 내인성 오피오드로 알려진 신체에서 생산되는 통증조절 화학물질의 영향을 연구하도록 이끌었다. 내인성 오피오드는 통증조절 물질과 특정한 화학 수용기의 상호작용을 통해서 중추신경계와 말초신경계 양쪽에 영향을 준다. 통증조절에 영향을 주는 3가지 형태의 필수적인 오피오드가 있다: 엔케팔린, 다이놀핀, 베타-엔돌핀; 통증 화학 수용기는 저마다 각각 신경에 결합하고 있다. 엔케팔린은 후각에서 찾았으며 척추의 개재뉴런에 의해 확산된다. 이러한 조직화학물질들은 말초에서 후각까지 C섬유에 의해 전달된다. 베타 엔돌핀은 시상하부에 위치하고 있으며 스트레스로 혈류에 의해 확산된다(Kalliomaki et al., 2004; Kawakita etal., 2006; McMullan & Lumb, 2006; Perl, 1984; Zhang & Bao, 2006).

통증에 대한 많은 정의들과 환자들이 경험한 다양한 임상적 현상들이 있다. 통증은 기쁨과 상반된(Sweet, 1959), 조직 손상에 의해 야기되거나, 상처 받은 조직이라는 용어로 환자들에 의해 기술되거나 둘 다에 의한 "감정적 경험"이라는 감정으로 정의되었다(Steinbach, 1968). 국제통증학협회는 통증을 잠재적 혹은 실제적인 조직 손상과 관련된 즐겁지 않은 감각이나 감정적 경험으로 정의하거나 그러한 손상과 관련된 용어로 기술한다(Hakim, 1995). 근골격계 통증은 만성 혹은 급성으로 보고되는 환자들의 가장 주호소이며, 관절염을 가진 환자들에게서도 빈번하게 나타난다(Kazis, Meenan, & Anderson, 1983; Keefe & Egert, 2001). 통증은 신체에 염증이나 손상과 같은 유해한 사건이 있을 때 발생한다. 이러한 사건 혹은 손상은 체성 혹은 내장조직에서 유해수용기의 자극을 야기한다.

통증은 다양한 사람들이 경험하고 작업치료사에게 치료를 받는 많은 사람들도 통증을 느끼기 때문에 통증순환에 영향을 줄 수 있는 치료나 통증의 주요 특성들을 이해하는 것도 중요하다. 만성 통증은 삶과 사회의 모든 측면에 영향을 준다; 경제, 고용, 그리고 케어시스템에 대한 영향부터 삶의 역할과 과제의 기능적 수행에까지 영향을 준다. 우리가 활용 가능한 기술을 통해 환자들의 통증을 능동적으로 치료함으로써, 우리는 환자들의 주요한 역할과 활동을 통합할 수 있도록 할 수 있으며 삶의 질을 향상시키고 결과를 향상시킬 수 있다.

생물사회심리학적 접근
Biopsychosocial Approach

통증지각은 해부학적, 생리학적, 화학적, 심리학적 요소를 기반으로 한 다방면에 걸친 반응이다. 이러한 관계를 가지는 요소들은 지속적인 통증의 치료와 개념화를 위한 생물심리학적인 접근의 발달을 이끌어왔다. 생물심리학적인 접근은 감각입력이 반영된 복잡한 경험으로 보고 있지만 행동학적, 인지-정서적, 환경적 요인과 관련이 있고 밀접한 영향을 받았다고 본다. 이러한 3가지 변수는 변수들의 경쟁적 상황의 변화에 의해 영향을 받고 영향을 줄 수 있다. 통증의 단계와 지각에 영향을 줄 수 있는 변수는 통증 coping과 통증 briefs, 지각한 사회적 지지와 통증과 관련된 심각한 요소들을 포함한다. 생물심리사회적 변수와 접근은 작업치료사가 강조하는 가치와 동일하게 통증에 대해 더 포괄적인 시각을 제공한다. 통증에 대한 생물심리사회적 모델은 통증지각이 생물적, 심리사회적, 사회문화적 요소들 사이의 역동적인 상호작용에 의해 영향을 받는다고 가정한다. 예를 들어, 최근에 류마토이드 관절염 진단을 받은 젊은 환자는 움츠려들게 되고, 우울하게 되고(인지-행동적 변수), 부정적이게 된다(인지-행동적 변수). 그녀는 도움을 거부하고 질환의 활성화나 증상을 완화시켜줄 수 있는 약제의 사용을 내켜하지 않을 것이다(행동적 변수). 그녀가 치료를 거부했기 때문에, 그녀는 배우자, 가족, 그리고 친구들에게 의존적이 될 것이며(환경적 변수), 그녀의 작업행동과 역할도 제한적이게 될 것이다. 이러한 경쟁적 변수들 간의 상호작용과 영향으로 인해서(인지-행동, 생물적, 환경적), 환자는 더 높은 단계의 통증을 경험하게 된다(Fillingim, 2005; Keefe & Egert, 2001; MxWilliams & Asmundson, 2007; Osborne, Jensen, Ehde, Hanley, & Kraft, 2007).

지속적인 통증을 가지고 있는 환자를 효과적으로 치료하기 위해 치료사는 생물심리사회적 접근과 발달 전략, 그리고 각 영역들에 대한 중재와 같은 요소들의 상호작용과 영향을 꼭 인지해야 한다. 환자와 환자의 컨디션은 그들의 작업적 환경 내에서 총체적으로 바라보아야 한다. 경피전기신경자극(TENS)을 통한 통증의 치료 혹은 다른 기술들을 통해 통증의 증상을 치료하는 것과 환경적, 인지-행동적, 혹은 생물학적 변수와 그 상호작용의 영향을 고려하지 않은 중재는 적절하지 못한 결과를 낼 수도 있다. 통증의 지각을 수정하기 위해 사용하는 일반적인 중재가 TENS이다. TENS는 통증의 치료와 관리에 있어 중요한 역할을 담당할 수 있으며 전통적인 작업치료 중재를 위한 효과적인 방편이 될 수 있다. 그러나 환자의 기능적 독립성과 결과를 강화하기 위하여, TENS는 환경적, 정신사회적 상황과 기능적 고려가 없이 결코 분리해서 사용하거나 전통적인 작업치료를 대신해서 사용하지 않는다.

통증경로
Pain Pathways

통증은 심리학적, 사회경제적, 생리학적으로 깊이 영향을 받는 다차원적인 현상이다. 만성 혹은 급성 통증을 경험한 환자는 우울, 불안, 움츠림 혹은 과민해질 수 있으며 부적응적 행동양상을 보일 수 있다. 통증은 보호반응이며 잠재적인 조직 손상이나 무엇인가 잘못되었다는 것을 알려주는 신체의 방식이다. 신체는 자율신경계의 체계적인 반응과 관련된 "저항 또는 회피" 반응을 포함하는 반응의 복잡한 연속체를 통해서 외상에 반응한다.

유해수용기는 피부, 내장, 심장, 근골격계에 위치하고 있는 수용기이며 통증자극을 전달한다(Bonica, 1990; Sherrington, 1906). 유해수용기는 또한 연쇄하강효과를 야기하는 substance P, 프로스타글란딘, 브래디키닌 히스타민, 세로토닌, 포타슘을 포함하는 조직 내 물질을 생산하는 내분비 통증의 방출에 의해 영향을 받는다(Lariviere, McBurney, Fort, & Balaban, 2005; McMullan & Lumb, 2006; Zhang & Bao, 2006; Perl, 1984). 유해수용기는 통증에 대한 감각수용기로 실제적 혹은 잠재적 조직 손상을 확인하고 피부, 내장, 심장, 근골격계에 위치하고 다른 자극의 입력에 반응한다. 유해수용기는 온도변화에 의한 조직액 내의 화학적 요소의 왜곡과 변화에 민감하고 즉각적이다. 이러한 특수화된 수용기는 가변적인 역치를 지닌다; 높거나 낮다. 유해수용기는 조직의 실제적, 잠재적 손상의 신호에 반응한다(Godfrey, 2005; Torebjo가 & Hallin, 1973; Zhang & Bao, 2006). 유해수용기는 작은 수초의 A-델타섬유나 작은 무수초의 C-섬유인 일차 구심성(감각)신경에 의해 활동전위를 전달한다. 작은 수초의 A-델타섬유는 C-섬유보다 더 빠른 속도로 자극을 전달하고 이러한 자극은 날카로운 "따끔따끔 찌르는" 통증감각을 유발한다. 무수초의 C-섬유의 자극은 둔한 감각을 유발하고 드물게 국부적으로 타는듯한 감각을 유발한다. 신경활동은 뇌의 고위 중추로 가는 두 개의 주요경로를 통해 전달된다. A-델타와 C섬유는 척추 후각의 다양한 단계에서 종지한다. 광영역 신경원과 유해성의 특정 신경은 통증의 유형을 구분하는 것에 관여하는 A-델타와 C-섬유로부터 입력을 받는다. 이러한 광영역 세포는 또한 T(전달)세포로 알려져 있다(Dubner & Bennett, 1982; Henry, 2004).

몇몇의 상행전도로는 통증 신호를 뇌로 전달한다. 전달세포의 주요축삭은 교차하고, 외측척수시상로를 따라 올라가 시상에서 종지한다. 이런 경로는 몸감각피질로 알려진 뇌의 영역에서 종지하고 통증정보를 인지한다. 다른 신호들은 뇌간의 망상체와 시상에 종지하는 척수망상시상로에 의해 전달된다. 이 경로의 축삭은 또한 중뇌로 연결되며 변연계의 구조와 기저핵, 그리고 대뇌피질에 연결된다. 이 경로는 분산되고, 드물게 국부화된 체성과 내장 통증을 지각하는 정보를 전달한다(Hanegan, 1992; Henry, 2004; Kalliomaki et al., 2004; McMullan &Lumb, 2006). 뇌의 고위중추에 자리 잡고 있는 하행억제성 섬유는 구심성 자극의 흐름에 영향을 주고 완화시키는 노에피네프린, 세로토닌, 엔케팔린을 포함하는 신경전달물질을 방출한다. 이러한 억제 혹은 하강 트랙은 내분비 오피오이드와 다른 신경전달물질에 의해 활성화되었다(Field, Heinrich, & Mason, 1991; Gillman & Lichtigfeld, 1985; Charman, 1989).

통증의 유형
Types of Pain

통증은 급성통증, 만성통증, 연관통으로 구분할 수 있으며 잠재적 혹은 실제적 조직손상을 알려줄 수 있다. 통증을 이해하는 것과 관련된 이론들은 통증을 조절하기 위한 임상적 중재의 발달을 이끌었다. TENS는 대략 20년 동안 통증관리를 위해 치료적으로 사용되어 왔다. 국제통증학협회(IASP)는 통증을 실제적 혹은 잠재적 조직 손상과 관련된 감정적 경험과 즐겁지 않은 감각으로 정의한다(Fedorczyk, 1997). 통증의 분류가 다르고 다른 연구자들이 세 번째 유형으로 연관통을 확인하였음에도 불구하고, 통증은 두 가지 주요 분류로 나눈다 — 급성과 만성 — 상태의 임상학적 징후와 병인에 의해 좌우되는 통증의 유형이나 단계는 특정한 치료적 중재가 요구될 것이다. 급성통증은 조직손상과 유해성과 가장 밀접한 관련이 있는 통증으로 알려져 있다. 급성통증은 대개 빠르고 급작스럽게 발생하며 조직손상이 일어나거나 이미 손상 받았다는 신체의 경고신호를 염두에 두어야 한다. 그것들은 가장 근본적인 병인이며 급성통증이 조직손상을 알려 준 이래, 물리적 모달리티의 치료적 사용은 치료접근의 일부라는 것을 말한다(Travell, 1976).

만성통증은 환자나 의사에 의해 명확하게 혹은 완전히 이해되지 않기 때문에 드물게 국부적이다. 만성통증은 장기간 일어나며 개인의 삶에 더 많은 영향을 미치게 된다. 물리적 모달리티와 기술은 만성통증을 가진 환자들의 지속적인 통증을 경감시켜주는 것에는 별로 효과적이지 않다. 지속적인 통증은 장시간동안 유지되며 계속해서 통증이 재발하는 것이다. 지속적인 통증은 개인의 작업적 행동의 모든 영역에 영향을 미친다. 지속적 통증은 일반적 상태, 약제, 환자 교육, 행동수정 기술을 강조하는 물리적인 매개 기술의 제한적인 이용을 통해서 대부분 효과적으로 치료가 된다.

연관통은 손상이나 질환의 근원적인 부위에 다른 곳에서 느끼는 통증이다. Travell에 의해 확인된 연관통 근육의 과민한 부분인 연관통은 Travell(1976)에 의해 확인되었으며 "통증유발점"이라 한다. 통증유발점은 작고, 국부화되어 있으며 근육이나 근막의 민감한 영역에 위치하고 있다. 통증유발점은 촉지를 통해 임상적으로 주요한 위치를 알 수 있다. 질문을 했을 때 환자는 통증유발점을 확인하고 국부화 할 수 있다. 압력이나 열 혹은 냉기에 의해 통증유발점이 자극이 되면, 통증은 멀리 떨어진 부위에 나타난다. 통증유발점에 대한 진단학적 기준은 촉지가능한 유발점 내의 과민점의 압박을 포함하며 스냅핑 촉진(snapping palpation)으로 국소연축반응을 유발하고, 촉지되는 연관통을 이끌어 내는 것을 포함한다. 근막통증증후군(MPS) 환자는 근골격섬유의 긴장선에 위치한 근막 통증유발점을 가질 것이다(Fernandez-de-Las-Penas, Alonoso-Blaco, & Mianogolarra, 2006; Fernandez-de-Las-Penas, Alonoso-Blaco, Cuadrado, & Pareja, 2006; Hong, 2006). 통증유발점은 급작스러운 과부하, 과로, 피로, 냉각, 그리고 근육의 직접적인 외상을 통해서 자극을 받을 수 있다. 환자는 종종 근막 혹은 근골격계의 긴장선과 관련된 국부화 된 심부압통을 호소할 수 있다. 통증유발점은 촉지나 압박으로 통증으로써 확인되었다.

고통의 원인

- 말초 신경 통증
- 말초 유해성 통증
- 중추신경계-조절 통증
- 통증의 자율신경계 조절
- 정서적 동기부여 요소

통증의 근원에 대한 이해와 증명은 효과적으로 이용할 수 있는 TENS와 물리매개기술의 요소들이다. 국제통증학협회(IASP)는 통증의 5가지 다른 근원을 확인하였다. *말초 신경 통증, 말초 유해성 통증, 중추신경계-조절 통증, 통증의 자율신경계 조절, 정서적 동기부여 요소. 말초 신경 통증은 신체의 기계적, 생리학적 변화의 신경조직결과를 포함한다.* 임상적으로 이러한 변화는 움직임의 제한, 통증, 지각이상 혹은 감각변화가 관찰된다. 말초 유해성 통증은 프로스타글란딘, 히스타민, 브래디키닌과 같은 화학적 매개물질의 방출에 대해 이차적으로 염증이 동반된다. 말초 유해성 통증은 종종 조직을 포함한 목표가 되며, 국부적 기능이상의 결과 물리적 원인이 될 수 있다. 통증의 말초 신경과 말초 유해성의 근원은 대부분 임상가의 의해 부딪히게 되며 대부분 치료적 중재와 물리매개기술에 대해 성공적으로 반응한다.

통증이 유해성이나 신경성이라면 다음 단계는 통증의 특정 근원 혹은 원인을 평가하는 것이며 가역성이 있다면 결정해야 한다. 진행성 혹은 임박한 손상은 유해성인지 고려해야 하고 정확한 결정을 해야 한다. 문제의 치료는 중요한 일이 될 것이다. 최초 평가는 기본적인 병리적 이상이 무엇인지 결정해야 한다; 염좌, 찢어짐. 골절, 감염, 폐색, 혹은 이물인지, 염증이 관절염 혹은 자기면역질환에 의해 유발되었는지. 그러나 근막 통증은 비정상적인 급성 혹은 만성 근육 스트레스를 말하는 것이다. 명확하고, 간결하고, 정확한 진단은 임상학적 추론과 적절한 치료를 결정하는데 있어 매우 중요하다.

통증 사정
Assessment of Pain

통증에 대한 환자의 불만을 평가할 때는 통증은 신체의 기능보다는 환자의 경험이라는 것을 기억하는 것이 중요하며 환경적 서술을 통해서 확인해야 한다. 개인의 심리적 정신적 요소는 상황적 요소만큼 통증 경험을 유발하거나 소멸시킬 수 있다. 이러한 부가적 요소는 하행하는 억제성과 촉진성 신경로를 통해 통증의 중추과정에 미치는 영향으로 개인의 통증에 대한 지각을 수정할 수 있다. 고통은 각 개인에게 감정적 영향과 고통과 스트레스의 정도가 다를 뿐만 아니라, 동일한 손상에 대한 통증의 강도가 다르기 때문에 통증과 같은 의미로 간주하지 않는다. 통증과 관련된 매일의, 매달의, 계절의 패턴은 통증의 병인학에 대한 부가적인 증거를 제공해준다. 예를 들면, 관절염 환자는 그들의 통증이 아침이나 추운 날, 습기가 많은 날 더 심해진다고 보고할 것이다. 편두통이 있는 환자는 월경의 주기와 스트레스와 같은 다양한 요소들과 관련이 있다고 보고할 것이다. 통증을 재생산 하거나 혹은 심하게 할 수도 있는 악화 혹은 완화 요소에 대해 질문하는 것이 중요하다. 그러한 요소들에 대한 이해를 통해, 적절한 치료 중재를 만드는데 도움이 될 수 있는 정확한 진단을 얻을 수 있을 것이다(Chen, Yu & Wong, 2005; Evans, Shipton, & Keenan, 2005; Im, 2006; Oddson, Clancy, & MxGrath, 2006; Stimmel, Crayton, Rice, & Raffeld, 2006; ten Klooster et al., 2006).

환자의 통증의 본질과 근원에 대한 정확한 접근을 위해 환자의 병력은 통증의 기술, 통증이 어떻게 발달했는지, 통증의 위치, 그것이 확산이 되었는지, 통증극복의 패턴, 환자의 기능과 손상 정도, 이전에 시도했던 치료, 이전 치료효과에 대한 환자의 기억들을 포함하는 평가요소여야 한다. 통증을 기술하기 위해 사용하는 단어와 문장은 통증의 유형과 감정적 영향을 결정하는데 도움이 될 것이다. 손상 측의 온각이나 냉각, 홍조, 식은땀, 메스꺼움과 같은 관련 증상은 통증의 자율적 혹은 호의적 요소를 가리킬 것이다. 개인이 통증의 강도에 관해 다른 지각을 가질 것이기 때문에, 이러한 정보획득은 통증의 영향을 측정하는 것과 변화를 모니터 하는데 매우 중요하다(Fillingim, 2005; Mclean, Caluw, Abelson, & Liverzon, 2005).

통증-조절 이론의 근본적인 이해는 통증 조절과 관리를 위한 적절한 중재를 결정하는 임상학적 추론과정을 촉진시킨다. 통증과 기능을 사정하는 완전한 평가는 비정상적인 움직임을 확인하고 해부학적 조직 구조를 평가하고 통증과 기능을 사정하는 완전한 평가는 실제적인 치료목표와 중재를 확인하는 것을 돕는다. 통증은 매우 주관적인 경험이며 통증의 감각과 유형, 위치를 명확하게 파악하는 것은 어려운 문제가 될 것이다. 주관적인 환자와 객관적인 통증 측정의 기술을 둘 다 이용하는 것은 치료 접근, 중재에 대한 잠재적 반응, 임상적 효과를 결정하는데 도움이 될 것이다. 치료사들은 또한 결과와 예후, 치료, 평가에 영향을 줄 수 있는 통증의 근원과 정서적 동기부여 요소를 평가해야만 한다. 통증과 관련된 척도와 도구들은 치과수술과 같은 특정분야에 특이성을 가진다(예를 들면, 시각적 통증 등급[VAS], dental discomfort questionnaire 등). 통증에 대한 환자의 주관적인 보고는 제쳐두고 더 객관적인 보고를 위해 임상가들이 사용할 수 있는 두 가지 주요 도구들이 있다 — 맥길 통증 설문지와 시각적 통증 등급(Ceran & Ozcan, 2006; Chang, Chen, & Huang, 2006; Kevit et al., 2006; McWilliams & Asmundson, 2007; Pallant, Misajon, Bennett, & Manderson, 2006; Poole, Bramwell, Murphy, 2006).

맥길 통증 설문지(McGill Pain Questionnaire)

맥길 통증 설문지(MPQ)는 초기 평가에 가장 빈번하게 활용된다. 통증이 안쪽인지 바깥쪽인지 혹은 둘 다 인지를 결정할 뿐만 아니라, 통증 부위를 정하고 확인하는 것을 도와주는 신체 도표를 포함하는 세 부분으로 구성되어 있다. MPQ는 또한 단어를 특징에 따라 분류해 모아놓은 통증비율척도를 포함한다. 환자는 표준화된 형용사의 리스트를 제공받아 통증을 가장 잘 기술한 단어를 선택하도록 한다. MPQ는 활동과 관련된 통증의 강도와 통증을 기술하는 방법들을 환자에게 제공한다. MPQ 채점 방식으로 인해서, 임상가에게 환자의 통증을 평가하는 양적인 방법을 제공해준다. 때때로 환자들에게 통증을 매일 기록하라고 말한다. 그러나 이는 통증을 지속적으로 생각나게 할 수 있으므로 오히려 역효과를 낼 수 있다(Byrne et., 1982; Chang et al., 2006; Klepac, Dowling, & Hauge, 1981; Melzack, 1975; Yakut, Yakut, Bayar, & Uygur, 2006).

시각적 통증 척도(Visual analog scale)

통증에 대한 환자의 반응에 대한 주요한 정보를 임상가들에게 제공해 줄 수 있는 많은 유형의 통증척도들이 있다. 통증 척도를 활용하는 것은 환자들이 경험한 통증의 유형 혹은 단계의 변화와 패턴을 결정하는 메커니즘을 제공한다. 시각적 통증 척도는 초과하여 일어나는 어떠한 변화나 통증강도를 평가하는데 가장 빈번하게 사용되는 방법이다. 시각적 통증 척도는 환자들이 그들의 통증에 대해 등급을 매기는 것을 상대적으로 정확하고 빠르게 임상가들에게 제공한다. 시각적 통증 척도는 다음과 같은 글이 써진 종이 위에 10 cm의 선이 있다: 왼편에 "가장 아픈 통증", 선의 오른편엔 "통증 없음"(그림 4-2). 환자들은 그들이 경험한 통증의 강도 혹은 양을 가리키는 표시를 선을 따라 하게 된다. 이러한 척도는 치료세션 이전과 이후에 시행할 수 있으며 치료사는 환자의 반응을 평가할 수 있는 방법을 제공하기 위해 연속성의 간격을 평가한다. 사용의 용이성으로 인해서 사용이 지속된다면, 시각적 통증 척도는 치료 중재에 대한 환자의 반응과 진행상황을 관찰하는데 있어 임상가들에게 많은 도움을 줄 수 있다(표 4-1). 동일한 평가를 통증이 없음을 나타내는 0에서 통증이 가장 심한 10까지의 척도를 가지고 환자에게 질문을 통해서 구두로 진행할 수 있다. 어린이에 대한 FACES 평가는 다양한 스트레스의 정도를 얼굴그림과 같은 만화로 표현하는 척도와 같

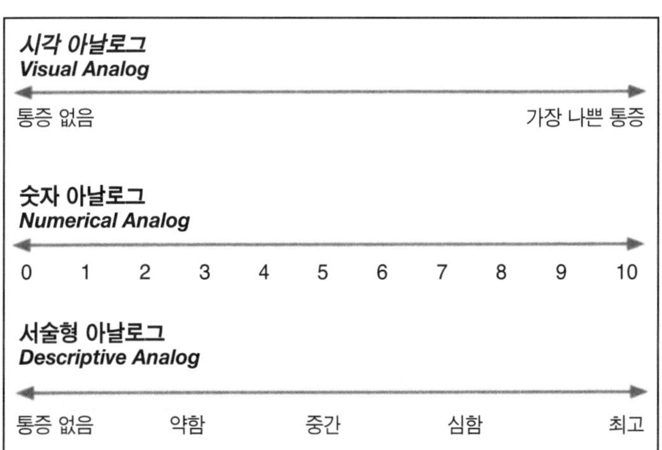

그림 4-2 시각 통증 척도.

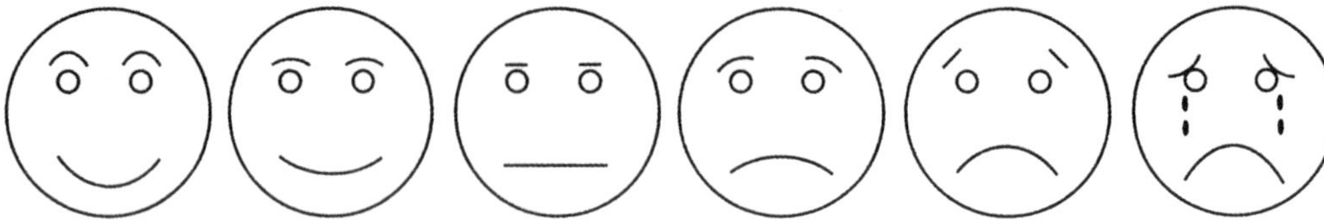
0
통증 없음
1
약간의 통증
2
조금 더 통증 있음
3
항상 통증 있음
4
심한 통증
5
매우 심한 통증

요약 지시사항: 통증의 강도를 기술하는 단어를 나타내고 있는 각각의 얼굴표정을 가리켜라. 아이에게 자신의 통증을 가장 잘 나타내고 있는 얼굴을 선택하도록 하고 숫자를 기록하라.

원본 지시사항: 통증이 없어서 행복함을 느끼는 사람의 얼굴인지 통증을 가지고 있어 슬픔을 느끼는 얼굴인지 각 얼굴에 대해 설명해 주어라. 얼굴 0은 전혀 통증이 없어 매우 행복한 것이다. 얼굴 1은 단지 약간의 통증만 있다. 얼굴 2는 통증이 조금 더 심한 것이다. 얼굴 3은 통증이 항상 있다. 얼굴 4는 통증이 심한 것이다. 얼굴 5는 비록 울지는 않더라도 당신이 상상하는 만큼 아픈 것이다. 본인이 느끼는 것을 가장 잘 나타내는 얼굴을 선택하라고 하여라.

이 통증 척도는 3살 이상에게 사용하기를 추천한다.

그림 4-3 Wong-Baker Faces Pain Rating Scale.

표 4-1 통증 척도

점수	통증
10+	최고 강한 통증
10	매우, 매우 강한 통증
9	
8	
7	매우 강한 통증
6	
5	강한 통증
4	때때로 강한 통증
3	보통 통증
2	약한 통증
1	매우 약한 통증
0.5	매우, 매우 약한 통증
0	전혀 통증 없음

Adapted from Borg, G.A.V.(1982). Psychological bases of perceived exertion. *Medicine & Science in Sports & Exercise,* 14, 377-388.

이 아동 환자들에게 비슷한 방법을 제공하며 아동들은 통증을 가장 잘 나타내는 그림을 선택하게 한다. The Wong-Baker FACES 통증 평가 척도 또한 아동의 통증을 평가하기 위해 개발되었다(그림 4-3).

요약
Summary

환자들의 통증에 대한 이해와 평가는 임상적 추론과정에서 임상가들에 부가적인 근거를 제공한다. 통증은 물리매개기술을 통해 치료할 수 있는 많은 연부조직 손상의 요소들이다. 통증과 함께 환자는 감각, 부종, 근방호, 근약화, 혹은 운동소실을 포함하는 작업 수행요소의 수를 나타낼 수 있다.

다른 통증 근원과 관련된 통증 패턴을 인지하는 것과 환자의 대체적인 생물역학적 근골격적인 보상을 이해하는 것은 치료결과를 촉진시키고 적절한 작업적 중재를 강화할 것이다.

참고문헌

Bonica, J. J. (1990). *The management of pain, vols I and II.* Malvern, PA: Lea & Febiger.

Byrne, M., Troy, A., Bradley, L. A., Marchisello, P. J., Geisinger, K. F., & Van der Heide, L. H., et al. (1982). Cross-validation of the factor structure of the McGill pain questionnaire. *Pain, 13*, 193-201.

Ceran, F., & Ozcan, A. (2006). The relationship of the functional rating index with disability, pain, and quality of life in patients with low back pain. *Medical Science Monitor: International Medical Journal of Experimental and Clinical Research, 12*, CR435-9.

Chang, M. Y., Chen, C. H., & Huang, K. F. (2006). A comparison of massage effects on labor pain using the McGill pain questionnaire. *Journal of Nursing Research, 14*, 190-197.

Charman, R. A. (1989). Pain theory and physiotherapy. *Physiotherapy, 75*, 247-254.

Chen, W. Q., Yu, I. T., & Wong, T. W. (2005). Impact of occupational stress and other psychosocial factors on musculoskeletal pain among Chinese offshore oil installation workers. *Occupational and Environmental Medicine, 62*, 251-256.

Crook, J., Milner, R., Schultz, I. Z., & Stringer, B. (2002). Determinants of occupational disability following a low back injury: A critical review of the literature. *Journal of Occupational Rehabilitation, 12*, 277-295.

DeRosa, C. P., & Porterfield, J. A. (1992). A physical therapy model for the treatment of low back pain. *Physical Therapy, 72*, 261-9; discussion 270-2.

Dubner, R., & Bennett, G. J. (1983). Spinal and trigeminal mechanisms of nociception. *Annual Review of Neuroscience, 6*, 381-418.

Evans, S., Shipton, E. A., & Keenan, T. R. (2005). Psychosocial functioning of mothers with chronic pain: A comparison to pain-free controls. *European Journal of Pain (London, England), 9*, 683-690.

Fedorczyk, J. (1997). The role of physical agents in modulating pain. *Journal of Hand Therapy, 10*, 110-121.

Fernandez-de-Las-Penas, C., Alonso-Blanco, C., Cuadrado, M. L., & Pareja, J. A. (2006). Myofascial trigger points in the suboccipital muscles in episodic tension-type headache. *Manual Therapy, 11*, 225-230.

Fernandez-de-Las-Penas, C., Alonso-Blanco, C., & Miangolarra, J. C. (2006). Myofascial trigger points in subjects presenting with mechanical neck pain: A blinded, controlled study. *Manual Therapy, 12(1), 29-33.*

Fields, H. L., Heinricher, M. M., & Mason, P. (1991). Neurotransmitters in nociceptive modulatory circuits. *Annual Review of Neuroscience, 14*, 219-245.

Fillingim, R. B. (2005). Individual differences in pain responses. *Current Rheumatology Reports, 7*, 342-347.

Fordyce, W. E. (1976). *Behavior methods for chronic pain and illness.* St. Louis, MO: C.V. Mosby.

Gillman, M. A., & Lichtigfeld, F. J. (1985). A pharmacological overview of opioid mechanisms mediating analgesia and hyperalgesia. *Neurological Research, 7*, 106-119.

Godfrey, H. (2005). Understanding pain, part 1: Physiology of pain. *British Journal of Nursing (Mark Allen Publishing), 14*, 846-852.

Hakim, M. H. (1995). Pain and its measurement. *Hamdard., 38*, 86-90.

Hanegan, J. L. (1992). Principles of nociception. In M. R. Gersch (Ed.), *Electrotherapy in rehabilitation* (1st ed., p. 26). Philadelphia, PA: FA Davis.

Henry, J. L. (2004). Future basic science directions into mechanisms of neuropathic pain. *Journal of Orofacial Pain, 18*, 306-310.

Hong, C. Z. (2006). Treatment of myofascial pain syndrome. *Current Pain and Headache Reports, 10*, 345-349.

Im, E. O. (2006). A situation-specific theory of Caucasian cancer patients' pain experience. *ANS.Advances in Nursing Science, 29*, 232-244.

Kalliomaki, M. L., Pertovaara, A., Brandt, A., Wei, H., Pietila, P., & Kalmari, J., et al. (2004). Prolactin-releasing peptide affects pain, allodynia and autonomic reflexes through medullary mechanisms. *Neuropharmacology, 46*, 412-424.

Kawakita, K., Shinbara, H., Imai, K., Fukuda, F., Yano, T., & Kuriyama, K. (2006). How do acupuncture and moxibustion act? Focusing on the progress in japanese acupuncture research. *Journal of Pharmacological Sciences, 100*, 443-459.

Kazis, L. E., Meenan, R. F., & Anderson, J. (1983). Pain in the rheumatic diseases: Investigations of a key health status component. *Arthritis Rheum, 8*, 1017-1022.

Keefe, F. J., & Egert, J. (2001). A cognitive behavioral perspective on patients with cumulative trauma disorders. *Psychosocial aspects of musculoskeletal disorders in office work.* (1st ed.). Durham, NC: Taylor and Francis.

Kievit, W., Welsing, P. M., Adang, E. M., Eijsbouts, A. M., Krabbe, P. F., & van Riel, P. L. (2006). Comment on the use of self-reporting instruments to assess patients with rheumatoid arthritis: The longitudinal association between the DAS28 and the VAS general health. *Arthritis and Rheumatism, 55*, 745-750.

Klepac, R. K., Dowling, J., & Hauge, G. (1981). Sensitivity of the McGill pain questionnaire to intensity and quality of laboratory pain. *Pain, 10*, 199-207.

Lariviere, W. R., McBurney, D. H., Frot, M., & Balaban, C. D. (2005). Tonic, phasic, and integrator components of psychophysical responses to topical capsaicin account for differences of location and sex. *Journal of Pain, 6*, 777-781.

McLean, S. A., Clauw, D. J., Abelson, J. L., & Liberzon, I. (2005). The development of persistent pain and psychological morbidity after motor vehicle collision: Integrating the potential role of stress response systems into a biopsychosocial model. *Psychosomatic Medicine, 67*, 783-790.

McMullan, S., & Lumb, B. M. (2006). Spinal dorsal horn neuronal responses to myelinated versus unmyelinated heat nociceptors and their modulation by activation of the periaqueductal grey in the rat. *Journal of Physiology, 576*, 547-556.

McWilliams, L. A., & Asmundson, G. J. (2007). The relationship of adult attachment dimensions to pain-related fear, hypervigilance, and catastrophizing. *Pain, 127*, 27-34.

Melzack, R. (2005). Evolution of the neuromatrix theory of pain. the prithvi raj lecture: Presented at the third world congress of world institute of pain, barcelona 2004. *Pain Practice, 5*, 85-94.

Melzack, R. (2001). Pain and the neuromatrix in the brain. *Journal of Dental Education, 65*, 1378-1382.

Melzack, R. (1999a). From the gate to the neuromatrix. *Pain, Suppl 6*, S121-6.

Melzack, R. (1999b). Pain—an overview. *Acta Anaesthesiologica Scandinavica, 43*, 880-884.

Melzack, R. (1992). Phantom limb pain. *Patologicheskaia Fiziologiia i Eksperimental'Naia Terapiia, 4*, 52-54.

Melzack, R. (1975). The McGill pain questionnaire: Major properties and scoring methods. *Pain, 1*, 277-299.

Melzack, R., Wall, P. D. (1965). Pain mechanisms: A new theory. *Science, 150*, 971.

Novy, D. M., Nelson, D. V., Francis, D. J., & Turk, D. C. (1995). Perspectives of chronic pain: An evaluative comparison of restrictive and comprehensive models. *Psychological Bulletin, 118*, 238-247.

Oddson, B. E., Clancy, C. A., & McGrath, P. J. (2006). The role of pain in reduced quality of life and depressive symptomology in children with spina bifida. *Clinical Journal of Pain, 22*, 784-789.

Osborne, T. L., Jensen, M. P., Ehde, D. M., Hanley, M. A., & Kraft, G. (2007). Psychosocial factors associated with pain intensity, pain-related interference, and psychological functioning in persons with multiple sclerosis and pain. *Pain, 127*, 52-62.

Pallant, J. F., Misajon, R., Bennett, E., & Manderson, L. (2006). Measuring the impact and distress of health problems from the individual's perspective: Development of the perceived impact of problem profile (PIPP). *Health and Quality of Life Outcomes, 4*, 36.

Perl, E. R. (1984). Characteristics of nociceptors and their activation of neurons in the superficial dorsal horn: First steps for the sensation of pain. In L. Kruger, & J. C. Liebeskind (Eds.), *Advances in pain research and therapy* (6th ed., p. 23). New York: Raven Press.

Poole, H., Bramwell, R., & Murphy, P. (2006). Factor structure of the beck depression inventory-II in patients with chronic pain. *Clinical Journal of Pain, 22*, 790-798.

Price, D., D., & Harkins, S. W. (1987). Combined use of experimental pain and visual analogue scales in providing standardized measurements of clinical pain. *Clinical Journal of Pain, 3*, 1.

Sherrington, C., S. (1906). *The integrative action of the nervous system*. New York: Scribner.

Steinbach, R. A. (1968). *Pain—A psychophysiological analysis*. New York: Academic Press.

Stimmel, T., Crayton, C., Rice, T., & Raffeld, P. M. (2006). Pain perception as a function of self-focused rumination. *Perceptual and Motor Skills, 103*, 21-28.

Sweet, W. H. (1959). *Pain—Handbook of physiology, 1*, 14-19.

Talo, S., Rytokoski, U., Hamalainen, A., & Kallio, V. (1996). The biopsychosocial disease consequence model in rehabilitation: Model development in the finnish 'work hardening' programme for chronic pain. *Internationale Zeitschrift Fur Rehabilitationsforschung.Revue Internationale De Recherches De Readaptation, 19*, 93-109.

ten Klooster, P. M., Vlaar, A. P., Taal, E., Gheith, R. E., Rasker, J. J., & El-Garf, A. K., et al. (2006). The validity and reliability of the graphic rating scale and verbal rating scale for measuring pain across cultures: A study in egyptian and dutch women with rheumatoid arthritis. *The Clinical Journal of Pain, 22*, 827-830.

Torebjork, H. E., & Hallin, R. G. (1973). Perceptual changes accompanying controlled preferential blocking of A and C fibre responses in intact human skin nerves. *Experimentelle Hirnforschung. Experimentation Cerebrale, 16*, 321-332.

Travell, J. (1976). Myofascial trigger points: Clinical view. In J. J. Bonica, & D. G. Able-Fessard (Eds.), *Advances in pain research and therapy* (2nd ed., pp. 919). New York: Raven Press.

Turner, J. A., Holtzman, S., & Mancl, L. (2006). Mediators, moderators, and predictors of therapeutic change in cognitive-behavioral therapy for chronic pain. *Pain, 127*(3), *276-286*.

Yakut, Y., Yakut, E., Bayar, K., & Uygur, F. (2006). Reliability and validity of the Turkish version short-form McGill pain questionnaire in patients with rheumatoid arthritis. *Clinical Rheumatology,...*

Zhang, X., & Bao, L. (2006). The development and modulation of nociceptive circuitry. *Current Opinion in Neurobiology, 16*, 460-466.

제 5 장

냉각치료
Cryotherapy

학습 목표
Learning Objectives

1. 냉각치료를 적용 했을 때 일어나는 생물물리학과 생물생리학의 변화를 알아본다.
2. 냉각치료의 적응증과 금기증에 대하여 알고 냉적용 시 주의점에 대하여 안다.
3. 냉각치료를 적용하는 임상적인 이유에 대하여 설명한다.
4. 냉매에 사용된 유형을 알아본다.
5. 각각의 냉적용 기구의 적용과정에 대하여 알아본다.

용어(terminology)	
전도(conduction)	혈역학적(hemodynamic)
대류(convection)	충혈(hyperemia)
한랭글로불린혈증(cryoglobulinemia)	얼음 마사지(ice massage)
냉각치료(cryotherapy)	표층냉각(superficial cooling)
증발, 증기(evaporation)	냉각제(vapocoolant)

소 개
Introduction

냉각치료나 '얼음' 치료는 급성손상이나 외상시 경직이나 경련을 감소시키고 부종을 줄이는 목적으로 흔히 사용하는 치료기구이다. 냉각치료는 조직의 온도를 효과적으로 낮추어 열에 노출된 몸의 온도를 낮추어 준다. 냉각치료는 고대 그리스 이후 의학의 한 부분으로 사용되어 왔고, 얼음을 뜻하는 그리스어 'cryos' 에서 유래되었다. 표층 냉기법은 치료적으로 1~2 cm 깊이의 조직의 온도에 영향을 미친다. 작업수행 촉진을 위한 치료과정의 준비단계로서 냉각치료는 다른 어떤 물리치료보다도 가장 효과적이다(Allen, 2006; Hubbard, Aronson, & Denegar, 2004).

역 사
History

고대 그리스와 로마시대의 기록을 보면 건강과 관련된 다양한 문제를 치료하기 위해 자연에서 형성된 얼음과 눈을 사용하여 한랭을 적용하였다. 냉각치료기구는 외과적 수술이 시작되던 1800년대에 사용되기 시작하여 오늘날에 이르기까지 정형외과적 치료과정이나 수술에 흔히 사용되고 있다. 오늘날 냉각치료는 급성기나 아급성기의 치료와 근골격계의 상태조절에 흔히 사용되고 있다. 인체의 많은 생물학적 변화와 통증의 감소를 위한 한랭은 염증반응과 손상 시 발생하는 종창을 감소시키며 출혈과 혈종을 감소시켜준다. 임상적으로 냉적용의 많은 적응증은 다음과 같다. 부종의 감소, 운동 후의 부종과 통증, 관절염, 급성 점액낭염 또는 건염, 뇌졸중과 척수손상과 같은 중추 또는 말초 신경 손상에 의한 경직, 근경직에 따른 이차적인 급 · 만성 통증 그리고 운동 후 신장된 연부조직을 유지하기 위함이다(Aiello, 2004; Allen, 2006; Gracies, 2001; Kuznetsov, stiazhkina, & Gusarova, 2004). 치료적으로 표층에 한랭을 적용할 때 1~2 cm 깊이 조직에 효과적이다. 한랭치료는 다른 어떤 물리치료 보다 치료과정에 중요하며 작업수행을 위한 준비나 활동에 가장 효과적이다.

몸에 한랭을 적용하는 것은 몸이나 국소부위에 다양한 효과가 있다. 한랭의 적용은 혈액순환, 신경 근육계, 신진대사과정에 영향을 미친다. 한랭은 인체조직의 국소 대사성활동을 감소시켜주며 신경전도속도를 느리게 하고 근방추에 영향을 미쳐 근경련을 감소시켜준다. 한랭의 치료적인 효과는 1~2 cm 깊이의 조직에 생물리학적 영향을 미칠 수 있다. 한랭치료는 또한 동작과 기능적 제한을 가져다 주는 근막통증과 관련된 발통점의 치료에 효과적이다. 표층에 냉의 적용은 발통점을 불활성시키고, 근골격계 재활에서 동작 자극을 촉진하기 위해 사용하기도 한다(Kerschan-Schindl, Uher, Zauner-Dungl, & Filaka-Moser, 1998; Lehman, 1990).

전도, 대류, 증발
Conduction, Convection, and Evaporation

조직에 한랭을 적용하는 데는 얼음 마사지, 한랭 또는 얼음팩, 냉수욕, 냉압박치료 그리고 기화냉각제연무기와 같은 많은 적용기술과 방법이 있다. 차가움의 전달은 전도, 대류, 증발을 통해 이루어진다. 한랭을 피부표면에 직접 적용할 때 피부표면과 차가움의 온도차가 생기게 되고, 이때 전도의 형태로 에너지가 이동한다(Cohn, Draeger, & Jackson, 1989). *전도*는 두 재료의 물리적 접촉 사이에서 온도에너지가 열로 변하는 것을 말한다. 예를 들어, 피부에 한랭을 적용한다면 열은 환자의 몸에서 차가운 팩으로 이동하게 된다. 이것에 의해 피부의 온도는 감소하게 되는 것이다. 이 접촉점에서는 분자의 활동은 느려지게 되고, 특정 물리적 반응이 발생하게 된다. 대류는 온도 차에 의해 열의 순환으로 이동하는 것이다. 대류에서 열은 몸에 있는 다른 온도로 구성된 순환매개체를 통해 몸의 일부분이 접촉되어 이동하는 것이다. 냉각치료에서 대류는 차갑고 미지근한 수중욕조에 몸의 일부분이 담그면, 우리 몸의 온도가 떨어져 차가워지게 되는 것이다.

에너지의 또 다른 이동법은 증발이다. *증발*은 액체가 기체가 되는 것이다. 기화냉각제 연무기의 사용은 표피로부터 조직의 온도를 효과적으로 떨어뜨린다. 이러한 증발의 가장 흔한 예가 땀인데 땀은 몸에서 스스로 증발되어 몸의 온도를 더 차갑게 한다.

플로리메탄 염화에틸과 같은 한랭분사기는 통증을 감소시키고 경련 완화를 위해 좋다. 이 기화냉각제연무기(피부를 차게 하는)는 근막통증이나 동작의 제한, 근경련의 조절을 위해 국소부위에 적용하거나 뿐만 아니라, 관련통도 감소시켜준다. 기화냉각제연무기는 액체상태에서는 피부에 정확하게 분사한다. 화학반응이 피부의 열의 흡수를 촉진하기 때문에 피부는 차가워진다. 그 효과는 가장 피부 표층에 있는 A 신경섬유에 주로 영향을 미친다. 통증을 감소시키며 관문조절설에 의해 설명되는 근경련 감소에도 효과적이다. 온도가 떨어지는 것은 냉각스프레이의 분사시간이나 '분사량'에 따라 다르게 나타난다. 온도와 관련해서는 분사량은 적용시간과 관련이 있다(Modell, Travell, kraus, et al., 1952; Davies & Molloy, 2006; Sheehan, 1950; Travell, 1952; Zappa, Nabors, & Wise, 1991; Zappa & Nabors, 1992).

열 전달의 방법

- 대류(convection) (차가운 회전욕)
- 전도(conduction) (얼음팩)
- 증발, 발산(evaporation) (차가운 스프레이)

조직의 온도변화
Tissue Temperature Variation

조직의 표층냉각은 다양한 조직의 온도를 낮추고 신경근육, 근골격의 상태를 좋게 하며 급성 손상치료에 효과적이다. 표층에 적용된 한랭은 조직의 온도와 부종, 근경련, 대사성활동을 감소시키고 진통효과가 있다. 조직의 온도는 냉에 노출된 시간에 따라 변하고 생물학적 효과도 나타내게 된다. 냉은 열의 전도에 의한 냉각치료에 사용한다. 전도성이란, 전도에 의한 조직의 열 이동 비율을 말한다. 물질의 전도성은 (cal/sec)나 (cm2 X°C/cm)로 표시한다. 뼈와 근육의 전도성은 거의 0.0011(cal/sec)이고, 반면에 지방의 전도성은 0.0005(cal/sec)이다.

근육이나 관절과 같은 깊은 곳에 있는 근피조직은 조직의 생물학적인 변화의 단계에 이르기까지 냉에 노출되는 시간이 더 길어져야 한다. 조직의 온도가 낮아지는데 걸리는 시간은 조직의 종류에 따라 다르다. 조직의 깊이는 생물학적 변화에 영향을 줄 것이고 온도를 낮추는데 더 많은 시간이 걸리게 된다. 전도성은 조직의 열에 접촉을 필요로 한다. 물의 함량이 높은 근육은 지방질이나 지방조직 보다 더 효과적으로 열이 전도된다(Anderson& Martin, 1994; Ducharme & Tikuisis, 1991; Hatfield & Puch, 1951; Wolf & Basmajian, 1973). 따라서 비만환자에게 냉을 적용할 때는 생물학적 효과를 나타내기까지 더 많은 시간을 냉에 노출해야 한다. 하지만 너무 장시간 냉에 노출되면 피부의 온도는 매우 빨리 변하므로 주의를 기울어야 한다. 피부와 조직의 손상은 냉 적용의 생물학적 효과를 보기 전에 일어날지도 모르기 때문이다.

냉각치료의 효과
Cryotherapy Effects

냉의 적용은 피의 기능, 신경근육과 대사에 영향을 미친다. 냉각치료로 진통효과, 부종감소, 근경련의 감소, 대사성 활동의 감소 등의 치료적 효과를 얻을 수 있다. 피부에 냉의 적용하는 방법에 따라 환자에 특징적인 결과를 나타낼 수 있다. 냉 적용 시 진통효과가 나타나기까지 감각의 4가지 단계를 거치게 된다. 첫 번째 단계가 피부가 빨게지면서(충혈) 강한 냉감각이 느껴지는 것이다. 다음 단계는 "타는 듯한" 감각이 느껴지며 그 다음으로 "쑤시는 듯한" 느낌을 느끼며 마지막으로 통증을 느끼지 못하게 되는 무통효과 단계에 이르게 된다. 이 감각변화의 과정은 대개 냉의 적용 후 10~20분 이내에 일어난다.

치료하고자 하는 부위에 냉을 적용하는데 다양한 냉 적용 방법이 있다. 대중화된 얼음팩, 화학겔팩, 냉팩을 흔히 사용한다. 이런 제품들은 임상에서 뿐만 아니라, 가정에서도 쉽게 사용할 수 있다. 가정에서 얼음주머니, 얼음덩어리(5~12 once컵 정도), "얼음 슬러쉬"(알코올과 물을 1:3 비율로 혼합하여 저장)를 사용하여 냉 치료 기구를 만들 수 있다. 이런 냉 치료 기구의 종류는 치료를 통해 얻고자 하는 효과에 따라 선택하여 사용할 수 있다. 치료부위 조직의 온도변화와 생물학적인 효과는 냉에 노출된 시간, 조직에 냉 적용법 그리고 치료하는 부위 조직의 전도성에 따라 다르다. 냉의 치료적인 효과와 생물학적인 조직의 변화를 위해서는 2 cm 깊이까지 냉이 적용되어야 한다. 진통효과를 나타내기까지 냉을 적용는 것은 정해진 시간이 있는 것이 아니라 지방조직의 양, 액체 그리고 치료하고자 하는 조직의 종류 등 많은 요소에 영향을 받는다. 일반적으로 두꺼운 피하조직은 얇은 조직보다 치료적인 효과를 나타내는데 많은 시간이 필요하다. 치료시간은 조직에 침투되는 깊이와 냉각방법에 따라 냉각에 필요한 시간은 최소 5분에서 최대 45분까지 걸릴 수 있다(Anderson & Marin, 1994; Barber, 2000).

신경전도속도
Nerve Conduction Velocity

냉의 적용은 염증반응의 감소에 따른 진통효과와 조직의 대사성 활동의 감소에 의해 신경과 신경종말에 직접적인 효과가 있다(Lehmann et al. 1970). 모든 신경섬유는 냉의 적용에 영향을 받으나 작고, 유수신경섬유는 냉의 영향을 가장 먼저 받는다. 온도가 감소하면 신경전달물질인 아세틸콜린도 감소하게 되고 이에 신경전도속도도 감소하게 된다. 냉에 노출시간이 길어지면 반응하지 않는 시간이 증가함에 따라 신경회복주기도 빨라지게 된다. 신경전도속도의 변화는 냉매를 적용하고 5분 이내에 빨리 일어난다. "정상"에 5분 동안 냉을 적용하면, 신경전도속도를 정상으로 회복하는데 거의 15분이 걸릴 것이다. 냉의 적용강도를 증가시키면, 신경전도속도를 정상으로 회복하는데 더 많은 시간이 필요하게 된다. 20분 동안 냉을 적용하면 정상신경전도속도를 회복하는데는 거의 30분 이상의 시간이 걸리게 된다. 냉각치료의 이점은 치료의 적용으로 조직의 진통효과에 의해 환자가 통증으로 할 수 없었던 활동이나 작업을 수행할 수 있게 된다는 것이다. 냉의 진통효과는 환자의 통증을 감소시키기 위해 필요하다. 진통작용은 환자나 치료사가 몸의 통증감각이 좋지 않을 때 환자의 활동량 점검을 잘못하여 치료적인 효과를 보기 어렵게 될 수도 있다. 오히려 통증감소로 과사용, 외상이 발생할 수 있기 때문에 환자에 적절한 활동단계에 대한 지속적인 관찰이 반드시 필요하다고 할 수 있다(Cohn et al., 1989; Conolly, Paltos, & Tooth, 1972; Levy & Marmar, 1993).

냉의 생물학적인 반응
Biophysiological Response to Cooling

피부에 차가운 물질을 놓으면, 혈류기능에 있어 피부혈관수축의 효과가 나타난다. 혈관벽수축의 민무늬

근육 자극에 의해 냉각수용기의 활동이 일어난다. 혈관수축은 최소 15분 이상 냉치료를 적용하면, 계속 수축하게 된다. 조직에 냉을 적용하면, 처음에는 혈관수축의 효과가 있다. 냉은 혈관을 확장시키는 히스타민과 프로스타글라딘의 생성을 억제시킨다. 이것은 혈류의 저항을 증가시킨다. 혈관수축의 궁극적인 결과 혈류의 대류에 의해 높은 온도에서 낮은 온도로 열이 이동하게 되고 치료부위의 피는 차가워지게 되는 것이다(Conolly et. al., 1972).

혈역학적 효과
Hemodynamic Effects

15분 이상 냉을 적용하면 몸의 혈관확장이 일어나게 된다. 혈관확장은 혈관의 크기가 증가하는 것이다. 여기 냉 적용으로 인한 혈관확장과 관련된 몇가지 모순이 있다. 15분 이상 적용하거나 1° 낮게 냉을 적용할 때 사지의 먼쪽 부분, 즉 손과 발에 더 크게 혈관확장이 일어난다. 우리 몸의 혈관수축, 이완의 교대반응은 "수렵 반응"을 만들어낸다. 이 "수렵반응"은 냉각되는 동안 세동맥의 혈관확장을 지연시킨다는 것을 의미한다. 만약 냉이 오랜시간 적용된다면〔15분 이상, 조직온도가 50°F(10°C)〕 짧은 시간에 몸의 혈관이 확장될 것이다(대개 4~6분). 변화된 혈관확장은 추가된 혈관확장 시간에 따른다(대개 30분 이상). 이 반응을 " 수렵반응" 라 부른다. 냉의 적용은 조직에 산소를 공급하는 산소량을 감소시킨다. 조직의 냉은 산소 헤모글로빈의 분리를 감소시키고 산소헤모글로빈의 양을 증가시킨다. 냉을 적용한 부위가 빨갛게 되는 것은 산소헤모글로빈의 양의 증가 때문이다. 냉의 적용은 혈관을 확장시키고 몸의 산소이탈을 감소시킨다(Healy, Seidman, Pfeifer,& Brown, 1994; Webb, Williams, Ivory, Day, & Williamson, 1998).

또한 냉은 환자의 부종을 감소시킬 수도 있다. 급성손상에 따르면, 세포 조직사이 액체와 프로테인이 증가하고 조직의 부종에 의해 순환이 더 잘 되지 않아 2차적인 혈중산소량을 감소시키는 결과를 가져온다. 냉의 적용은 조직의 대사성 활동을 감소시키고 조직의 에너지와 산소요구량을 줄여주며 혈중산소감소로부터 손상 없이 회복될 수 있도록 한다(Knight, 1995). 냉의 적용은 혈관의 민무늬근육(평활근)의 냉각효과, 교감신경 반응에 의한 혈관이 수축하게 한다. 부종의 감소를 위해서는 냉을 압박과 함께 적용하면, 더 효과적이다(Conolly et al., 1972; Licker, Schweizer, & Ralley, 1996; Sloan, Giddings, &Hain, 1998). 세동맥과 세정맥의 수축은 15분 이하로 냉을 적용하면 나타난다. 급성외상환자들은 손상부위의 거상과 함께 냉을 적용하는 것이 효과적이다(Healy et al., 1994; Levy & Marmar, 1993). 수술 후 환자에게 온도의 소실을 낮추기 위해 보다 강한 냉을 3~4분 적용하고 매일 20~30분은 압박과 거상을 함께 적용하는 것이 좋다.

대사성 효과
Metabolic Effects

냉은 염증과 치유과정이 포함된 대사성 반응의 비율에 영향을 미친다. 냉각치료의 적용은 염증과 치유과정 중 발생하는 대사성 반응을 감소시키거나 느리게 한다. 이 때문에 냉각치료의 적용은 현명하게 사용해야 한다. 치료하고자 하는 조직은 이 과정에 필요한 대사성 과정을 늦추게 함으로써 치료과정에 영향을 미칠 수 있다. 냉각은 또한 염증반응과정을 차단하는 효과를 줄 수도 있다. 이것은 연관된 조직의 상태에

때라 치료과정을 방해할 수도 있고 증가시킬 수도 있다. 관절내 효소활동은 냉각치료의 효과를 감소시킬 수 있다. 대사활동의 감소는 심한상처 부위에 냉각효과를 통해 촉진될지 모르는 에너지의 요구를 감소시킬 수 있다. 냉각의 치료과정에 있어서 생물리학적 효과는 냉을 심한 상처에 사용될 수 있게 한다. 상처부위에 즉시 냉을 적용하면, 통증과 염증, 부종, 근경련을 감소시켜 줄 것이다. 근골격계 외상, 정형외과적 수술 후 종창, 통증을 치료하는 치료방법의 하나로써 냉각치료는 좋은 치료방법이다. 냉의 적용은 통증의 감소를 위한 약물의 사용을 줄여주고 상처와 수술 후 부종을 감소, 관절가동범위의 증가, 근경련 감소, 통증으로 인해 제한된 운동의 감소 그리고 일상생활활동을 빠르게 회복 시켜준다(Hedenberg, 1970; Johnson & Leider, 1977; Journee & de jonge, 1993; Kerschan-Schindl et a., 1998; Major, Schwinghamer, &Winston, 1981; Tachibana, 1987; Zankel, 1966).

근긴장도(Muscle tone)

근경련은 통증과 움직임의 제한된 범위로 인해 작업수행에 있어 나쁜 영향을 줄 수 있다. 냉의 적용은 근경련을 감소시키는 효과가 있다. 냉각치료는 근방추 메커니즘 뿐만 아니라, 경련을 감소시킬 수 있는 근방추의 감각에 영향을 준다. 경직부위에 있어 냉각치료의 효과는 감마운동신경의 활동 감소, 구심성신경추의 감소, 골지체활동의 감소로 인해 나타난다(Bell & Lehmann, 1987; Boes, 1962). 근경련의 감소로 환자는 관절가동범위가 회복되고 다시 일상적인 기능 활동이 가능하게 된다(dos Santos & de Oliveira, 2004).

냉각치료는 또한 상위신경원손상 환자의 경직의 감소를 위해 사용한다. 이때 10~30분 이상의 냉을 적용하는 것은 경련과 수동신장의 저항을 감소시키는 효과를 가져다준다. 더 긴시간 냉을 적용하면, 경직을 감소시키는데 더 효과적인 것으로 여겨진다. 경직된 근육에 냉 적용은 근 긴장도 촉진 움직임이 감소하기 전 10~20분 사이의 냉각시간이 필요하다. 경직의 감소는 일반적으로 적용시간이 길어진 냉각치료에 따라 작업 활동에 몰두하는 1시간 동안 지속된다(Kesiktas et al., 2004; Lee, Bang, & Han, 2002; Miglietta, 1973).

조직의 냉각은 정상근육의 긴장될 뿐만 아니라, 경직근육에도 영향을 미친다. 중요한 것은 손이나 아래팔(전완, forearm) 부위가 80.6°F 이하에서 냉각된다면, 근수축을 지속하기 위한 움켜잡기힘은 감소할 것이다. 상체의 냉의 적용은 대부분의 환자가 좋은 활동 수행의 감소를 경험할 것이다. 세밀한 운동성을 요구하는 직업을 가진 사람들은 불편함을 느낄지도 모른다. 조직의 표층 냉각을 통한 파악력이나 핀치 근력을 측정하는 것은 정확한 결과가 되지 않을지도 모른다. 차가운 팩이나 얼음마사지의 적용은 정적인 자세에서의 스트레칭이나 반대이완기법을 동시에 치료에 적용할 때 근경직을 재는 매우 효과적인 방법이 된다. 비만환자가 아니라면 일반적으로 10~20분 정도의 냉 적용은 근육의 경련을 감소시켜준다(Abuziarov, Chemeris, Abeuova, & Ibragimova, 1992; Allison & Abraham, 2001; Petrilli et al., 2004; Price & Lehmann, 1990).

부종(Edema)

상처와 질병에 따른 부종의 치료는 치료사들의 중요한 관심사항이다. 심한 근골격계 외상에 따라 부종이 생겼을때는 휴식(rest), 얼음(ice), 압박(compression), 거상(elevation)을 나타내는 기억을 돕는 방법인 RICE를 기억해라. 냉각치료는 심한 상처와 수술에 따른 첫 24~48시간 동안 적용한다. 냉각치료는 심한 감염과 연관된 부종이 있을 때 효과적인 치료적 중재가 될 수 있고, 감염의 진행을 조절하는데 효과가 있다. 냉의 적용은 상처부위에 외상 후 첫 6~24시간 동안 2시간마다 20~30분 동안 적용한다. 얼음팩은 보통 30분 이상 적용할 수 있고, 부종과 통증감소에 효과적이다. 냉의 적용은 혈관의 민무늬근육에 영향을 주는 교감신경 반사반응 때문에 혈관수축을 일으킨다. 세동맥, 세정맥의 수축은 냉을 적용하는 15분 이내에 일어난다. 냉각치료는 치료부위의 혈류량을 감소시키고 혈류속도를 증가시켜서 혈관사이의 액체의 압력을 감소시킨다. 냉각치료는 또한 감염부위를 치료하는 동안 조직의 화학적 이완을 감소시켜줌으로써 모세혈관의 투과성에 영향을 준다. 냉각은 압박과 합쳐졌을 때 부종의 감소에 가장 효과적이다. 외과적 수술 후 수술부위 열이 동반될 경우 이를 감소시키기 위해 냉을 압박과 거상을 함께 적용하여 매일 20~30분 동안 3~4회 실시하는 것은 치료에 효과적이다(Barry Wallace, & Lamb, 2003; Cohn et al., 1989; Dover & Powers, 2004; Gibbons, Solan Ricketts, &Patterson, 2001; Holmstron & Hardin, 2005).

냉의 생물학적 효과에 영향을 미치는 요소

- 노출 시간
- 조직의 전도성
- 냉각된 조직의 크기
- 냉각하고자 하는 부위 조직의 깊이와 종류
- 냉매의 종류

적용
Applications

냉각치료는 급성염증기동안 가장 먼저 추천되는 치료방법이다. 냉의 적용으로 많은 생물학적 반응이 나타난다. 냉은 조직의 대사성 감소에 의해 종창, 출혈, 감염, 통증을 감소시켜준다. 냉각치료는 손상의 치료, 병리학(pathology) 그리고 질병에 치료적으로 사용될 수 있다. 환자에게 적용하는 냉의 많은 적응증이 있다. 냉은 급성손상이나 염증과정의 치료에 흔히 사용된다. 염증과정은 손상 후 거의 24~48시간 동안 지속된다. RICE는 급성 근골격외상의 치료에 효과적이다. 조직의 냉 적용은 급성염증반응으로 발생하게 되는 화학적 반응의 비율을 감소시켜준다. 조직의 온도감소는 혈관을 수축시키고, 세포간 흐르는 피의 점성과 급성손상 시 손실한 액체의 양을 증가시킨다.

냉의 신경과 신경종말에 직접적인 효과가 있고, 조직의 대사성활동 감소에 의한 반대자극요법(관문조절설)을 통한 진통작용의 효과도 있다. 작고 신경수초통증은 온도감소에 의해 진통효과를 가져다 준다. 이유는 냉적용부위 조직의 혈류량 감소 때문이다. 그리하여 염증반응과정과 부종형성의 감소결과를 가져다 준다. 이것은 신경의 압력과 통증을 감소시킨다. 진통효과로 통증에 의해 제한되었던 활동과 작업을 할 수 있게 된다. 그러나 통증의 출발점은 변화되므로 치료는 이 시기 동안 손상을 예방하기 위해 계속되어야 한다. 비록 냉의 진통효과가 통증의 감소를 위한 약물 사용의 필요성을 감소시킬지라도, 통증 감소에 의한 과사용으로 인해 오히려 더 큰 손상을 야기시킬 수 있으므로 치료사는 환자의 활동단계를 잘 관찰해야 한다. 통증감소에 의한 안전불감증은 상태를 더 악화시킬 수 있고, 새로운 손상을 발생시킬 수도 있다. 냉의 적용에 따른 조직의 온도 감소는 아세틸콜린의 생성감소와 신경전도속도를 감소시킨다. 5분의 냉적용 후

느려진 신경전도속도를 회복하는데 30분 이상이 걸릴 것이다. 이것은 치료하는 동안 유지하고 평가할 때 수행되어져야 한다. 염증반응과정은 급성손상 후 거의 48시간에서 72시간 동안 나타난다. 염증반응과정을 느리게 함으로써 그 부위의 표층온도는 감소하게 된다. 부위별 치료와 그 부위의 표면온도는 치료가 잘 진행되고 있다는 좋은 지표가 될 수 있다. 그 부위온도가 상승한 채 감소하지 않는다면, 염증이 있거나 손상이 남아있거나 만성적 과사용증후군이거나 관절염과 같은 염증성 질환이 있다는 것을 의미한다.

냉각치료의 적응증

- 급성기/아급성기 염증
- 급성통증(이차적 근경련)
- 만성통증(이차적 근경련)
- 급성종창
- 근막동통점
- 근육의 안내자
- 근경련
- 급성근육좌상
- 급성인대좌상
- 급성타박상
- 활액낭염
- 건초염
- 건염
- 관절염
- 경직
- 근육의 염증의 지연(운동 후 부종과 통증)
- 운동 후 연부조직의 신장을 위해

냉매의 적용(Cold agent Applications)

임상적으로 냉의 적용에는 많은 방법과 기술이 있다. 콜드팩, 얼음마사지, 차가운물침수욕, 냉수욕, 얼음수건 그리고 임상에서 냉매로 가장 흔히 사용되는 냉각제분사가 있다. 각각의 냉매는 염증반응의 감소와 통증감소를 위해 생물학적이고 치료적인 효과가 있다. RICE의 정형화된 프로토콜은 급성 근골격계외상의 손상을 감소시키는데 효과적이다. 환자는 냉의 적용법과 사용한 냉매의 종류에 따라 강하고 빠르게 다양한 감각을 느낄 수 있다.

냉찜질(Cold pack)

냉찜질은 일반적으로 냉동요법으로 사용된다. 냉찜질은 상업적으로 이용할 수 있고, 집에서는 알코올 팩, 플라스틱 가방에 얼음을 집어 넣거나, 완두콩에 얼린 가방으로 만들어서 쉽게 사용할 수 있다. 냉찜질은 부위에 차가움을 가하기 위해 효과적이고 값싼 방법이다. 냉찜질을 사용하는 방법으로 신체 말단이나 치료된 부위에 적합한지를 기본적으로 알아야 된다. 냉찜질의 사용은 치료사가 치료를 위해 큰 부위나 여러 부위를 잡을 때, combine elevation, 부종감소를 촉진시키기 위해 차갑게 할 때 유익하게 사용된다. 근골격계 손상이 발생했을 때, 냉찜질은 항상 가능하지는 않지만, 기시점에서 정지점까지 근육 전체부위를 덮을 수 있다.

냉찜질은 젖거나 마른 수건을 감싸거나, 베갯잇 안에 집어 넣어서 부위에 직접적으로 적용시킬 수 있다(그림 5-2), 뼈 돌출 부위에 냉찜질을 적용시킬 때 단열재를 항상 사용한다. 손, 손목, 팔꿈치같은 말단부위가 치료할 부위라면, 냉찜질과 부위 사이에 중간 전달물로 붕대, 압박붕대, 메리야스, 젖거나 마른 수건, 종이를 말단에 덮어야 한다. 붕대나 코반 테이프(3M,St.Paul,MN)나 셀로판 같은 탄력성의 덮개를 치료부위에 냉찜질팩을 유지시키거나 고정하는데 사용한다. 냉찜질은 너무 빠르거나 지속되는 냉기에 의한 조직 손상을 예방하기 위해 부위를 관찰하려면, 평균적으로 10~20분 사이로 치료하고 제거해야 한다.

냉찜질을 적용하는 동안, 뼈 돌출부는 가깝게 관찰해주어야 한다. 부가적인 보호대가 치료부위에 필요하면, 냉찜질 아래에다가 메리야스, tubigrip, 붕대, 압박붕대를 사용할 수 있다. 10~20분 사이의 평균적

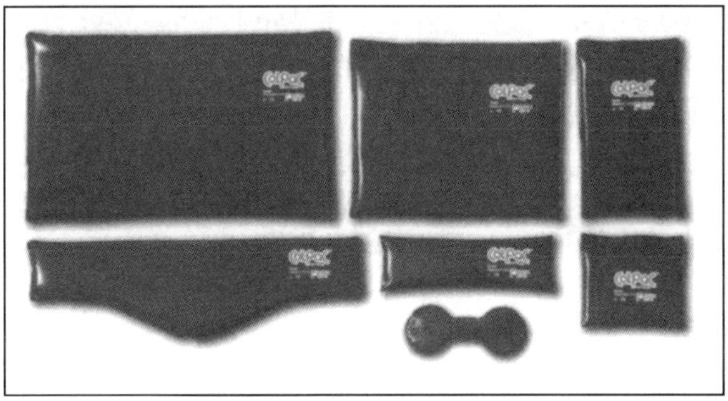

그림 5-1 상업적으로 사용가능한 냉팩 크기의 다양성. 치료하려는 세포조직 용적에 따라 적절한 크기의 냉팩을 고른다.

인 치료시간 후에 냉찜질은 제거하고, 너무 빠르거나 지속되는 냉기에 의한 조직 손상을 예방하기 위해 관찰해야 한다.

냉찜질/얼음찜질 임상적 적용 (Cold pack/ice pack clinical application)

당신은 당신의 환자에게 냉찜질이 적절한 치료인지 결정할 필요가 있다. 예방법이나 금기증을 확인해야 한다. 환자들이 이전에 냉치료의 적응증을 가지고 있고, 치료를 다시 해야 한다면 요구해라. 당신의 치료

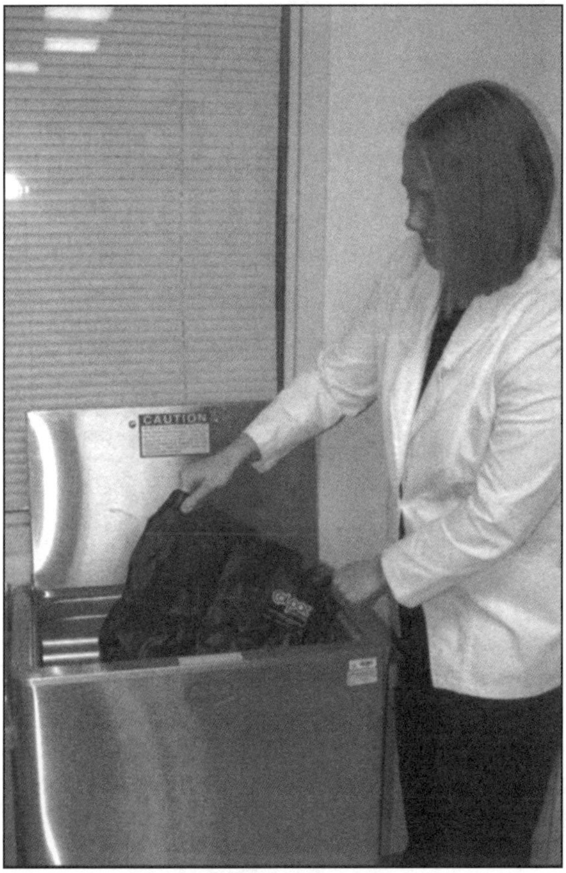

그림 5-2 냉팩 저온저장 장치. 냉팩은 베개주머니에 두어야 한다. 과도한 냉찜질로 인한 세포조직 손상을 예방하기 위해 피부상태를 항상 점검해야 한다.

방법을 한데 모아라. 당신은 축축한 수건이나 냉찜질팩이 필요할 것이다. 치료부위에 평가를 해야 한다. 당신은 관절범위, 피부염증, 개방성 상처의 상태나 발진, 순환상태, 가벼운 감촉의 민감도의 상태를 결정하기를 원할 것이다. 치료부위에 귀금속이나 옷은 제거해야 한다.

말단부위를 잘 지지해 주어야 한다. 뼈 돌출부위나 이러한 부위는 다른 부위보다 압력이 차갑게 하면 빠르게 올라가게 될 것이다. 필요하다면, 환자의 창피함을 막아주거나 옷을 보호하기에 수건이나 시트로 덮어준다.

1. 수건이나 베갯잇 안에 냉찜질팩을 넣는다.
2. 신체부위에 냉찜질팩을 놓기 전에 환자에게 알려준다. 미끄러지는 것을 막기 위해서는 냉찜질팩을 감싸고, 튼튼하게 한다. 15~20분 동안 치료부위에 둔다(전제적으로 10~20분 동안 환자에게 적절한 치료시간을 결정해야 한다). 환자의 피부와 치료시간 동안 냉찜질에 대한 반응을 관찰하는 것을 잊지말아야 한다(그림 5-3).
3. 끝나고 2분, 다시 5분에 환자의 주관적인 느낌이 어떠한지 물어봐야 한다. 어떠한 해로운 반응이나 환자의 반응이 치료부위에 보이는지 지속적으로 점검해주어야 한다. 피부가 부풀어 오르거나, 처음 치료후 4분 동안 말단의 색깔이 붉은색에서 완전한 흰색으로 바뀌면 치료를 멈추어야 한다.
4. 치료가 완전하게 끝나면, 냉찜질팩을 제거하고 수건으로 치료부위의 물기를 없애준다. 감싼 물체를 제거하고, 치료계획으로 계속해서 치료가 진행 중일 때는 옷 입는 것을 도와준다.

냉마사지 (Ice massage)

냉마사지는 피부나 치료부위에 얼음을 적용할 수 있고, 부위를 마취시키거나 발통점을 차갑게 하는데 자주 사용한다. 얼음을 피부에 직접적으로 적용할 수 있으므로, 작고 국소적인 부위에 효과적으로 치료할 수 있다. 냉치료를 적용할 때, 치료부위의 크기나 지방이나 지방조직의 양이 고려되어져야 할 필요가 있다. 상업적인 저온 탐침을 사용할 수 있어도, 얼음조각이나 물은 종이컵이나 시티로폼 컵에 놓아 두고, 적용되는 방법으로 자주 사용한다. 항상, 치료부위의 cryotrauma을 예방하기 위해 주의를 해야 한다.

환자는 노출된 치료부위가 편안하게 위치해 있어야 하고, 녹는 물을 흡수하기 위해 수건으로 감싸야 된

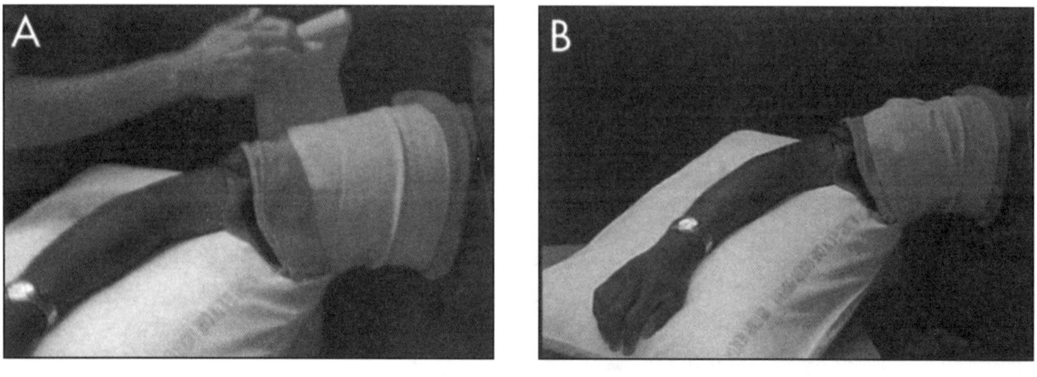

그림 5-3 얼음팩 적용. (A) 보호적인 커버, (B) 물질의 더 큰 전도를 제공하기 위해 붕대를 감는 것의 사용에 주목하라.

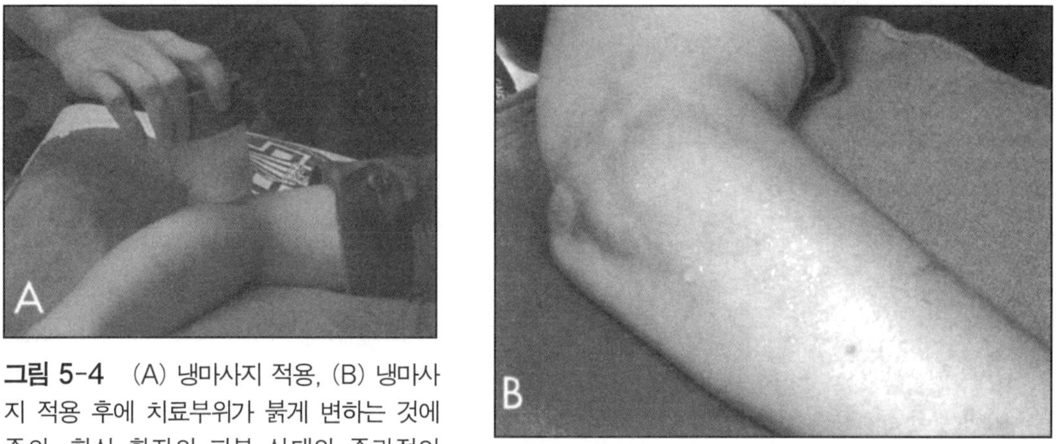

그림 5-4 (A) 냉마사지 적용, (B) 냉마사지 적용 후에 치료부위가 붉게 변하는 것에 주의, 항상 환자의 피부 상태와 주관적인 소견으로 감시해야 한다.

다. 얼음덩어리나 얼음컵을 항상 피부에 직접적으로 닿게 유지하고 작고, 리듬감있게 원을 그리면서 문지른다. 환자는 차갑거나, 데인 느낌, 아픈 느낌, 무통감의 증상인 "무감각"의 상태를 알려 줄 것이다. 환자에게 차가워지고 있는 상태의 증상을 자주 물어야 한다. 환자가 "무감각"이나 무통증을 호소할 때, 대략적으로 1분 이상 유지해도 일반적으로 안전하다. 거의 냉마사지는 7분 정도를 넘지 않으며, 거의 대부분의 치료는 치료하는 부위의 크기에 따라 대략적으로 3~10분 정도 유지한다. 부수적인 적응증으로 연부조직 손상 후에 통증감소로 얼음의 치료적 효과를 높일 수 있다(Bleakley, McDonough, MacAuley, & Bjordal, 2006; Hocutt, Jaffe, Rylander, & Beebe, 1982; Hubbard & Denegar, 2004; Thorsson, 2001).

냉마사지의 임상적 적용(Ice massage clinical massage)

냉마사지는 작은 부위에 직접적으로 무통증을 야기시키거나, 발통점의 통증기전을 방해하는 가장 많이 사용되는 물리적 치료 기구 중 하나이다. 치료부위가 표면적이고, 국소적이고, 작은 부위면 매우 효과적이다. 얼음컵을 적용시키는 동안 녹을 때, 당신은 부위를 수건으로 감싸고 녹은 물을 흡수해서 환자가 편안하게 있도록 해야 한다.

냉마사지를 효과적으로 실행할 때는, 얼음컵이나 아이스바를 사용할 때 작은 컵이나 스티로폼컵 안에 얼린 물을 집어 넣거나 얼기 전에 물컵에 설압자를 집어넣어서 자주 만든다. 설압자는 얼린 물을 컵에서 제거할 때 쉽게 다룰 수 있게 한다. 냉마사지는 천천히 문지르거나 항상 피부에 직접적으로 닿은 상태를 유지하면서 작고, 리듬있게 원을 그리는 양식으로 움직이게 한다(그림 5-4).

진통의 효과를 나타내는 치료부위가 "마비된"다고 환자들이 말한 후에도 치료는 계속되어야 한다. "마비"는 치료시간 내에서 3~10분 사이에 일반적으로 발생한다. 치료받는 크기나 부위에 연관되어 있는 일반적인 규칙으로, 당신은 동상 때문에 10분을 초과해서 냉마사지를 적용해서는 안되며, 조직손상은 차가움의 강도때문에 발생한다(Barrett & O'Malley, 1999; Ownby, 2006; Sevier & Wilson, 1999; Waters & Raisler, 2003; Zemke,Andersen, Guion, McMillan, & Joyner, 1998).

적용과정(Application procedure)

1. 환자의 문제를 정의하고, 간접적인 치료의 목적을 세우는 것을 도와주어야 한다. 냉마사지가 적절한

방법인지 결정해라. 금기증이나 조심해야 할 것의 개요는 환자와 관련이 있어야 하고, 과정을 환자들에게 교육해야 하고, 그들이 가지고 있는 어떤 질문에 대답할 수 있어야 한다.

2. 환자의 노출된 치료 받는 부분이 잘 지지되고 편안한 위치에 있어야 한다. 치료 받는 곳에 귀금속이나 옷을 제거해야 한다. 필요하다면, 환자의 창피함을 보호하거나 녹는 얼음으로부터 옷을 보호하기 위해 수건이나 시트로 환자를 감싼다.
3. 피부감각의 민감도, 맥박과 모세혈관을 포함한 순환 상태에 대해 치료 받는 부위를 평가해야 한다. 보이지 않는 상처나 발진은 잘 보호하고, 몸의 부분이나 말단의 ROM를 평가한다.
4. 적용할 때 얼음을 준비하고, 용기로부터 얼음을 잡아 빼고, 단단한 가장자리를 부드럽게 하려면, 치료사 손에 얼음을 문지른다. 냉마사지를 시작하기 전에, 시작하는 것에 대해서 환자에게 알려준다. 첫 번째로 적용한다면, 10초 동안 냉마사지를 적용하고 제거한 다음, 그 과정에 대해서 어떠한 질문이 있는지 물어본다. 이것은 첫 번째 감각 되먹임과 과정의 이해를 제공할 수 있다.
5. 치료할 부위에 앞으로, 뒤로, 둥그렇게 얼음을 문지른다. 치료사는 혈류량의 감소를 원하지 않을 때, 얼음으로 더 많은 압력을 더하지 않게 한다. 창백하게 만들지는 않지만, 얼음이 녹거나 흘러내릴 때, 여분의 수건으로 흘러내리는 것을 막아준다.
6. 대략 2분 후에, 환자에게 어떻냐고 물어본다. 환자가 경험하는 4가지 상황: 차갑고, 찌르는/데인 느낌, 마비를 야기시키는 아픈 느낌이다. 4~5분 후에 피부가 붉은색에서 흰색으로 바뀐다면 치료를 계속하지 말아야 한다. 얼마나 길게 치료하느냐에 따라 무통이나 "마비"로 나타날 수 있다.
7. 원하는 결과가 나올 때까지 냉마사지는 계속하거나, 일반적으로 10분보다 길게 하지 않는다. 환자가 무통각을 경험하거나 치료시간은 끝나면 냉마사지를 끝내고 치료부위를 건조시킨다.
8. 마비가 되었는지 가볍게 만져봐서 평가를 할 수 있다. 얼음을 버려라.

환자는 치료계획 안에 치료 중 하나로 계속 치료 받는 준비가 되어 있다.

냉/얼음 물 침수 욕조/차가운 와류욕 (Cold/ice water immersion baths and cool whirlpool)

냉 욕조나 차가운 와류욕은 부종을 감소시키는데 종종 사용되고, 끈으로 묶거나 압박붕대, 달라붙는 옷으로 결합시킨 후에 사용한다. 이러한 치료기법은 말단이나 손 손상에 자주 효과적으로 사용된다. 냉 혹은 얼음 욕조의 사용 이점은 물속에 완전히 잠가서 말단을 치료하는 부위조직을 전부 차갑게 접촉시킬 수 있다. 차가운 와류욕은 물의 흐름 때문에 표면 절제술을 한 상처에 매우 효과적이 될 수 있다. 상지 말단 손상에 사용할 때, 불리한 점은 손이나 말단 위치에 영향을 끼친다. 독립적인 자세의 효과에 반해서 환자는 치료동안 손을 펌핑이나 운동을 계속 해주어야 한다. 환자는 주기적으로 펌핑하는 손을 심장보다 높게 올려 줌으로 정맥이 돌아가는데 도움을 줄 수 있다.

치료적응증은 치료 목적과 사지의 지방조직의 양에 따라 영향을 받는다. 치료적인 물의 온도는 35~75°F, 혹은 13~18°C 사이이다. 치료 기간은 15~20분 사이이며, 더 차가운 온도이면 기간이 더 감소하는 것이 필요하다(Mizushima et al., 2006; Mortion, 2006; Petrofsky et al., 2006).

냉수건 (Ice towels)

냉수건은 치료부위를 차갑게 덮을 수 있는 다른 기구이고, 집에서 쉽게 만들 수 있다. 수건은 조직을 차갑게 적용할 수 있는 경제적인 방법이다. 냉수건은 얼음조각이나 얇은 조각을 포함하기도 하고, 얼음물에 담갔다가 짜서 사지에 감싸기도 한다. 수건은 쉽게 차가워지기 때문에, 매번 5~6분 주기로 자주 바꿔져야 합니다. 냉수건의 사용 이점은 사지를 원만하게 덮을 수 있다. 사지를 둥글게, 위로 덮을 수 있기 때문에, 강직을 줄이는데 다른 치료 기구보다 효과적이다. 냉수건을 적용할 때 단점은 빨리 녹는다는 것이다. 그것들이 녹을 때, 녹는 물때문에 환자나 치료사가 편안하지 못하고 불편하게 된다.

냉압기계 (Cold compression units)

Jobst Corporation, Game Ready system에서 나온 Cryotemp 같은 냉압기계는 관을 통해서 사지에 차가운 물과 공기를 순환시키는 등록된 기계이다. 이 등록된 기계는 냉장고나 냉빙기와 작동 원리가 같다. 온도는 치료사에 의해 조절되며 치료시간을 통해 일정한 강도를 유지할 수 있다. 물의 온도는 치료부위를 효과적으로 차갑게 해주려면, 10~25°C(50~77°F)로 놓을 수 있다. 차갑게 하는 수단은 관이나 치료하는 사지를 감싸는 외피를 통해 순환된다. 냉압기계는 냉치료의 장점인 부종 압 펌프(edema compression units)와 결합되어서 부종감소에 효과적이다. 냉압기계는 수술 전에 염증, 부종, ROM증진을 조절할 수 있어서 외과수술하는데 같이 자주 사용한다. 수술 후에, 회복실에서 압력관을 손상된 사지에 고정시키고 냉압기계를 환자와 함께 집으로 보낸다. 수술 전에 부종을 위해 조절되어진 압력기계의 사용은 얼음을 단독으로 적용했을 때보다 효과적이라고 밝혀졌다. 냉압기계는 다양한 근골격계 질환의 치료에 사용된다. 대부분의 환자들은 15~20분 동안 50°F에서 참을 수 있다. 냉압기계의 사용의 단점은 장비의 비용이다. 주의점은 압력을 적용하는 양을 간주해야 하고, 치료 진단의 금기증을 알아야 한다(Barber, 2000; Barrett & O' Mally, 1999; Gibbons, 2001; Holmstrom, 2005).

차가움과 자극적인 압력이 적용될 수 있는 기술의 장점은 물리치료사나 의사에 의해 쉽고 효과적으로 조절할 수 있다.

증기냉각분무법 (Vapocoloant sprays)

증기냉각분무법은 발통점 치료에 처음으로 사용되었다. Janet Trevell은 수동적 신장과 함께 근육의 연장을 용이하게 사용하는 기술인 "spray and stretch"를 사용하였다. 에틴 염화물과 메탄광물을 상업적으로 이용할 수 있는 spray가 됐다. 에틴 염화물은 열을 받거나 충격이 오면 폭발하는 가연성 폭발성이 있는 국소마취제이다. 메탄 광물 스프레이는 탄화 플루오르를 담고 있다. 1990년 clean air act때문에 1996년 1월 환경적으로 탄화플루오르의 증가를 제한한다고 내세웠다. 초기의 한 제조자들은 일찍이 메탄 광물 생산품과 불연성이고 오존을 보호할 수 있는 대체 제품인 Gebauer' s spray and stretch를 개발했다. 증기냉각분무법(vopocoolant spray)은 압력을 받아 미세한 스팀 spray와 차가운 효과를 공급하는 액체를 담고 있다. 이 화학적 반응은 spray가 조직과 접촉하면, 피부와 함께 치료가 시작된다. 화학적 구조와 특성 때문에 화학적 증발로 짧은 시간에 피부를 차갑게 해준다. 빠른 냉각은 피부의 열관(thermal afferents)을 유도 자극하며 stretch 저항에 감소를 일으킨다. Spray는 발통점, 포괄적으로 근육의 전체 구간, 그 근육의 시작되는 비활성 stretch와 함께 한 방향의 움직임을 적용할 수 있다(Modell, et al., 1952; Collure, 1976; Davies & Molloy, 2006; Kinawi, 1952; Lacour & Le Coultre, 1991; Newton, 1985). 증기냉각분무법은 많은 운동선수와 심한 근경련의 치료로 효과적으로 사용된다. 그러나 그 효과는 상대적으로 짧을 것이고(10~15분) 그 spray는 비싸다(Guilck, Kimura, Sitler, Paolone, & Kelly, 1996; Isabell, Durrant, Myrer, & Anderson, 1992; Yackzan, Adams, & Francis, 1984; Zappa et al., 1991). 추가적으로 그 기술은 직접 접촉이 필요하고, 치료사 의존도가 매우 커서 치료사의 도움으로 내내 간섭해야 된다.

예방조치
Precautions

냉은 영구적으로 각각의 시간의 생리학적 결과에 지장을 주는 효력이 있다. 차가워진 조직은 대략 20분 정도 있으면 다시 따뜻해진다. 차가운 것에 불구하고, 치료 상태의 순서는 상대적으로 쉽게 적용, 징후가 나타난다. 다음 냉동요법을 적용하는 동안 치료사는 환자의 피부 상태와 반응을 면밀히 살펴보는 것이 중요하다. 젤로 되어있는 냉습포는 0° 이하의 온도에서 피부와 붙을 수 있기 때문에 직접적으로 닿으면 절대 안 될 것이다. 20분보다 긴 기간동안 차가운 것을 붙이면, 조직이 어는 동안 조직의 파손과 죽음에 이르기 때문에 부적절한 적용을 할 때는 주의를 기울여야 한다. 조직의 온도가 15°C(59°F)까지 차가워지면, 조직 파괴가 일어난다. 피부의 온도가 -4~-10°C(39~14°F) 사이 혹 더 낮게 떨어지면 동상이 발생한다. 조직의 언 상태로 오래 적용되면, 아마 신경섬유 전도로 잠정적이고 영속적인 신경섬유의 파괴 또는 변화할 수 있기 때문이다. 휘발성 경고를 제외하고 증기냉각분무법은 피부에 접속에 언 것처럼 사용할 수 있다. 환자의 기록에 "마비"는 상실증을 적용할 때 환자는 경고를 무시하고 그 부위에 남용 또는 재손상하면, 그 환자를 보호하는 감각이 제거된다. 손과 같은 손발 말초신경은 너무 심하게 냉동요법을 하면, 림프관의 투과성이 부분적으로 증가되어 부종(수종)이 생길 수 있다(Dover, Borsa, & McDonald, 2004; Drez, Faust, & Evans 1981; Keskin, Tosun, Duymaz, Savaci, 2005; McGuire & Hendricks, 2006; Quist, Peltier, & Lundquist, 1996; Rudzki & Grzywa, 1978; Tsang, Hertel, & Denegar, 2003).

냉은 두드러기, 한랭글로블린혈증, 레이노병과 같이 특히 차가운 것에 민감한 환자에게는 사용할 수 없다. 민감한 사람들은 cold에 가려움, 두드러기, 발한작용의 발생과 가장자리가 붉어지고, 신경중추가 창백해지는 것과 함께 부스럼이 발생하는 징후가 나타난다. 환자의 두드러기를 식혀주면 큰 히스타민을 풀어주고, 직후의 온몸이 반응하여 심박박동수가 증가되고 혈압이나 발작은 감소된다. 한랭글로블린혈증은 차가운 것에 노출되면 이상한 단백질이 젤로 형성되는 특성이 나타난다. 레이노병의 환자는 창백하고 청색증, 발적, 마비, 쑤시고 손가락이 심하게 아플 것이다. 냉은 말초 혈관을 감소시키거나 혈액순환이 악화되는 범위를 초과하는 것과 같이 위태롭게 순화하는 범위에 적용하면 절대 안되고, 고혈압자 또는 동상환자는 범위 내 치료를 시작한다. 이 건강상태에서의 냉의 적용은 혈관이 수축하고 피의 점도가 증가하기 때문에 아마도 상태를 더욱 악화시킬 것이다. 냉은 혈액순환 감소의 음성 결과·신진대사율, 무딘 효과 또는 치유과정이 느린 이유때문에 깊은 개방성 상처에 적용하지 않는다. 환자는 감각 또는 정신적 손상에 역시 주의 깊은 감시가 요구된다. 각각은 차가움과 감각의 단계를 표현할 수 없기에 치료사는 피부의 색깔과 효능의 변화를 관찰하고 환자의 반응을 아주 주의 깊게 살펴야 한다.

금기증
Contraindications

냉동요법 또는 냉의 적용은 일반적으로 안전과 치료개입 효과가 중시된다. 냉동요법은 다른것과 함께 사용하는 경고와 약간의 상태에 대해 금기시하고 있다. 어떤 물리적 요법이나 치료접근이 환자의 상태가 나빠지거나 2-3 session 내에 좋아지지 않으면 치료접근을 다시 재고해 봐야 된다. 냉요법은 혈관수축의 의학적 상태에 대한 징조는 순환의 악화 말초혈관병, 과민증, 감각의 악화, 열린 호흡 또는 비부상태(건선) 그리고 감염과 같이 증상을 악화시킬 것이다(Kaplan & Garofalo, 1981; Shelley & Caro, 1962).

몇몇 환자는 냉과민증과 함께 가벼운 상승된 패치에 두드러진 피부변화의 흔적이 히스타민과 같은 경험을 할 수 있고, 가려움과 불안(불쾌)가 동시에 일어날지도 모른다. 냉효과 약품은 cold 두드러기 cryoglobulinemia, 레이노병과 같은 진단을 받은 사람은 사용할 수 없다. 냉 두드러기 역시 cold 과민증 또는 cold알레르기라고 부른다. Cold를 피부에 적용했을 때, 환자는 치료하는 동안이나 치료 후에 반대 반응을 보인다. 일반적으로 부스럼과 같이(두드러기와 같은 반응) 심한 피부 반응을 포함하여 반응이 경험으로 나타난다. 어떤 환자는 재채기, 실어증, 심박율 증가, 혈압의 감소 그리고 실신(기절)과 같이 히스타민의 큰 확산 때문에 각각의 조직 반응이 크게 나타날지도 모른다. Cryoglobulinemia는 cold적용에 반응은 비정상적으로 혈관의 단백질이 모여 작은 관이 젤처럼 형성된다. 이 결과는 피의 흐름을 단절시켜 조직 국소빈혈을 야기 시킨다. 최악의 경우로 그 환자는 조직이 괴저(탈저)되거나 최후가 될 것이다. 레이노 현상은 국부 또는 전신의 불균형때문에 paroxysmal digital cyanosis의 특발성인 모양이 흔해지고 있다. 레이노 병은 말단과 창백, 치아노제, rubor 마비, 쑤심 또는 손가락의 극심한 고통 같은 특성이 발생한다. 이 반응은 감정적으로 혼란이 오거나 체온 변화로 추워지는 것을 촉진시킨다. 레이노 현상은 거의 젊은 여성에게 자주 나타난다. 레이노 병과 함께 개체가 양측성 대칭 징후가 나타나지만 그 반응은 일반적으로 극도로 차가워지면서 발생한다. 레이노 현상과 다음의 생리학적 반응은 손목관절 증후군, 흉부 배출 또는 다음의 외상적 손상과 같이 다른 증후군과 함께 조합될 것이다(Bentley-Phillips, Black, & Greaves, 1976; Dover et al., 2004; Leigh, Ramsay, & Calnan, 1974; Nadler, Weingand, & Kruse, 2004).

순환 말초혈관병, 고혈압 또는 동상이 있었던 때는 절대로 냉약품을 발라서는 안된다. 순환상태가 손상일 때 말초혈관 병, 쇼크성 장애, 또는 치유과정 부동에 의한 흔한 부스럼들과 함께 결합된다. 부종의 원인이나 순환이 안되는 것보다 더 염증과 제2부종 사이를 구별하는 것을 결정하는게 중요하다. 일반적으로 염증성의 상태가 야기시키는 부종은 범위에 붉음 또는 열에 의한 특징인 반면에 순환장애는 피부의 창백이나 차가운 특성일지도 모른다. 동상은 냉요법을 바를 때, 피부상태를 주의 깊게 봐서 위험여부를 기록해야 된다. 잘못된 사용은 신경마비를 야기시킬 수 있으므로 심사숙고하여 큰 휴우증 없이 해결해야 될 것이다(Collure, 1976; Drez et al., 1981; Graham & Stevenson, 2000; Jonderko, Golab, Rosmus-Kuczia, & Nowicki, 1988; Keskin et al., 2005; Khajavi, Pavelko, & Mishra, 2004; McGuire & Hendricks, 2006; O' Toole & Rayatt, 1999; Quist et al., 1996; Wilke & Weiner, 2003).

표 5-1 냉동요법 예방 (cryotherapy precautions)

- 심장수축과 이완이 혈압을 증가시키기 때문에 체온이 내려간 이후, 혈압을 주의 깊게 봐야한다.
- 순환이 잘 안되거나 과민증과 같은 환자는 냉사용을 피한다.
- 2~3주 손상이전 때 부상자에게 직접적인 적용은 피한다.
- 신경표면에 길게 놓는 것은 피한다.

주의 : 언제나 환자의 피부 상태를 살핀다.

문서화
Documentation

냉요법은 쉽고 안전한 적용임에도 불구하고, 언제나 치료할 때 반응을 주의 깊게 살펴야 한다. 냉동요법의 어느 형태든 1시간 이상 지속적으로 사용해서는 안된다. 피부 상태나 환자의 반응은 언제나 주의 깊게 봐야한다. 문서에는 치료요소 지속적 기록, 장소, 냉적용 사용 방법이 포함 되어야 한다. 다른 연구에는 그 환자의 주관적 의견, 주관적이고 객관적인 치료 반응, 환자의 목표에 어느 변화나 수정이 포함된다. 환자 직업의 성과, 능력의 어떤 변화도 역시 기록해야 된다(표 5-1). 문서는 local, federal과 제도상의 규칙과 요구를 응해야 한다.

사례 연구
Case Study

38살의 오른손잡이 우성인 여성은 왼쪽 팔꿈치가 아픈 병이 생겼다. 그녀는 그녀의 집안에서 식료품을 옮기다 문틀에 부딪혀 팔꿈치가 나가는 상태가 되었다. 그녀는 팔꿈치를 사용함으로 아픔을 확대해서 6-7 10이상의 아픈 비율을 지속적인 고통으로 기록했다. 그녀는 손가락 아래쪽으로 고통이 전해져 무거운 짐을 들어 옮길 수 없다고 했다. 환자의 병력은 전혀 기록된 것이 없고, 그녀는 과거 알레르기현상도 알지 못했다. 현재 복용약은 없다. 그녀의 직업은 물건가격을 스캔하거나 가방에 물건을 넣어주는 일을 필요로 하는 고된 일이다. 팔꿈치와 가장 가까운 팔을 보고 상태 변화와 함께 보이지 않는 면은 만져서 따뜻한지를 조사했다. 주변의 측정은 아픈 부분의 측정보다 중요하다. Rom 측정은 움직임을 통한 측정인데 신중하거나 정말 필요하지 않으면 사용하지 않는다. 신장의 적재된 손목의 결합된 고통과 바깥쪽 epicondylitis 위의 유연한 부분이다. Grip과 pinch의 힘은 제2의 고통을 줄여준다. 충격이 어디에 생기는지 팔꿈치 주의에는 멍이 있다. 치료목표는 고통의 감소, 통증이 없는 ROM 증진, 힘이 나아지는 것이다. 처음 치료 협약은 병에 걸린 부분에 아이스팩 사용을 포함한다. 그 환자는 그 부분에 냉각요법으로 부스럼과 염증을 감소시키는 HEP를 늘릴 수 있다. 6분 동안 0.2 W/cm^{2}에 20% duty 주기에 3 MHz 초음파는 염증성의 과정을 감소시키고 치료를 용이하게 하는 치료의 한 부분으로 사용된다. 환자의 HEP를 모니터하고 수긍함은 목표와 치료 protocol의 어느 변화에 중대한 결정이다. 직업적 행동은 부드러운 굽힘과 팔꿈치의 견인요법이 요구되고, 또한 그 protocol 후에 신체적 약을 포함하는 약속이다.

손목 부분과 eri-가죽끈은 그녀의 첫 평가와 측정의 한 부분을 사용한 것으로 고려할 것이다. 양자택일 치료 간섭은 덱사메사손과 함께 전리요법 사용을 포함한다.

임상적 추론과 질문들(Clinical reasoning questions)

1. 이러한 환자의 상태에서 당신이 알고 있어야 하는 주의사항과 금기사항은 무엇인가?
2. 냉각 치료 적용시 환자 피부 상태 점검은 어떻게 해야 하는가?
3. 환자가 나타내는 것은 어떤 회복단계인가?
4. 이러한 환자의 상태에 적절한 다른 물리적 치료 기구는 무엇인가?
5. 언제 활동과 운동저항을 증가시켜야 하는가?

참고문헌

Abuziarov, M. B., Chemeris, A. V., Abeuova, G. K., & Ibragimova, S. A. (1992). The generator of locomotor activity as the probable modulator of the afferent flow from the thermoreceptors of the skin fields of the flexor and extensor muscles. *Neurophysiology, 24*, 598-604; discussion 633-635.

Aiello, D. D. (2004). The hot and the cold of it. *Rehab Management, 17*, 18-23.

Allen, R. J. (2006). Physical agents used in the management of chronic pain by physical therapists. *Physical Medicine and Rehabilitation Clinics of North, 17*, 315-345.

Allison, S. C., & Abraham, L. D. (2001). Sensitivity of qualitative and quantitative spasticity measures to clinical treatment with cryotherapy. *International Journal of Rehabilitation, 24*, 15-24.

Anderson, G. S., & Martin, A. D. (1994). Calculated thermal conductivities and heat flux in man. *Journal of the Undersea and Hyperbaric Medical Society, 21*, 431-441.

Barber, F. A. (2000). A comparison of crushed ice and continuous flow cold therapy. *American Journal of Knee Surgery, 13*, 97-101; discussion 102.

Barrett, S. J., & O'Malley, R. (1999). Plantar fasciitis and other causes of heel pain. *American Family Physician, 59*, 2200-2206.

Barry, S., Wallace, L., & Lamb, S. (2003). Cryotherapy after total knee replacement: A survey of current practice. *Journal for Researchers and Clinicians in Physical Therapy, 8*, 111-120.

Bell, K. R., & Lehmann, J. F. (1987). Effect of cooling on H- and T-reflexes in normal subjects. *Archives of Physical Medicine and Rehabilitation, 68*, 490-493.

Bentley-Phillips, C. B., Black, A. K., & Greaves, M. W. (1976). Induced tolerance in cold urticaria caused by cold-evoked histamine release. *Lancet, 2*, 63-66.

Bleakley, C. M., McDonough, S. M., MacAuley, D. C., & Bjordal, J. (2006). Cryotherapy for acute ankle sprains: A randomised controlled study of two different icing protocols. *British Journal of Sports Medicine, 40*, 700-5; discussion 705.

Boes, M. C. (1962). Reduction of spasticity by cold. *Journal of the American Physical Therapy Association, 42*, 29-32.

Cohn, B. T., Draeger, R. I., & Jackson, D. W. (1989). The effects of cold therapy in the postoperative management of pain in patients undergoing anterior cruciate ligament reconstruction. *American Journal of Sports Medicine, 17*, 344-349.

Collure, D. W. (1976). Cold injury from skin refrigerants. *Journal of the American College of Emergency Physicians, 5*, 814.

Conolly, W. B., Paltos, N., & Tooth, R. M. (1972). Cold therapy—an improved method. *Medical Journal of Australia, 2*, 424-425.

Davies, E. H., & Molloy, A. (2006). Comparison of ethyl chloride spray with topical anaesthetic in children experiencing venepuncture. *Paediatric Nursing, 18*, 39-43.

dos Santos, M. T., & de Oliveira, L. M. (2004). Use of cryotherapy to enhance mouth opening in patients with cerebral palsy. *Special Care in Dentistry, 24*, 232-234.

Dover, G., Borsa, P. A., & McDonald, D. J. (2004). Cold urticaria following an ice application: A case study. *Clinical Journal of Sport Medicine, 14*, 362-364.

Dover, G., & Powers, M. E. (2004). Cryotherapy does not impair shoulder joint position sense. *Archives of*

Physical Medicine and Rehabilitation, 85, 1241-1246.

Drez, D., Faust, D. C., & Evans, J. P. (1981). Cryotherapy and nerve palsy. *American Journal of Sports Medicine, 9,* 256-257.

Ducharme, M. B., & Tikuisis, P. (1991). In vivo thermal conductivity of the human forearm tissues. *Journal of Applied Physiology, 70,* 2682-2690.

Gibbons, C. E., Solan, M. C., Ricketts, D. M., & Patterson, M. (2001). Cryotherapy compared with robert jones bandage after total knee replacement: A prospective randomized trial. *International Orthopaedics, 25,* 250-252.

Gracies, J. M. (2001). Physical modalities other than stretch in spastic hypertonia. *Physical Medicine and Rehabilitation Clinics of North America, 12,* 769-92, vi.

Graham, C. A., & Stevenson, J. (2000). Frozen chips: An unusual cause of severe frostbite injury. *British Journal of Sports Medicine, 34,* 382-383.

Gulick, D. T., Kimura, I. F., Sitler, M., Paolone, A., & Kelly, J. D. (1996). Various treatment techniques on signs and symptoms of delayed onset muscle soreness. *Journal of Athletic Training, 31,* 145-152.

Hatfield, H. S., & Puch, L. G. (1951). Thermal conductivity of human fat and muscle. *Nature, 168,* 918-919.

Healy, W. L., Seidman, J., Pfeifer, B. A., & Brown, D. G. (1994). Cold compressive dressing after total knee arthroplasty. *Clinical Orthopaedics and Related Research, 299,* 143-146.

Hedenberg, L. (1970). Functional improvement of the spastic hemiplegic arm after cooling. *Scandinavian Journal of Rehabilitation Medicine, 2,* 154-158.

Hocutt, J. E.,Jr., Jaffe, R., Rylander, C. R., & Beebe, J. K. (1982). Cryotherapy in ankle sprains. *American Journal of Sports Medicine, 10,* 316-319.

Holmstrom, A., & Hardin, B. C. (2005). Cryo/Cuff compared to epidural anesthesia after knee unicompartmental arthroplasty: A prospective, randomized and controlled study of 60 patients with a 6-week follow-up. *Journal of Arthroplasty, 20,* 316-321.

Hubbard, T. J., Aronson, S. L., & Denegar, C. R. (2004). Does cryotherapy hasten return to participation? A systematic review. *Journal of Athletic Training, 39,* 88-94.

Hubbard, T. J., & Denegar, C. R. (2004). Does cryotherapy improve outcomes with soft tissue injury? *Journal of Athletic Training, 39,* 278-279.

Isabell, W. K., Durrant, E., Myrer, W., & Anderson, S. (1992). The effects of ice massage, ice massage with exercise, and exercise on the prevention and treatment of delayed onset muscle soreness. *Journal of Athletic Training, 27,* 208-217.

Johnson, D. J., & Leider, F. E. (1977). Influence of cold bath on maximum handgrip strength. *Perceptual and Motor Skills, 44,* 323-326.

Jonderko, G., Golab, T., Rosmus-Kuczia, I., & Nowicki, L. (1988). Changes in the skin and oral temperature during local cryotherapy of rheumatoid arthritis with extremely cold air: Prevention of congelation. *Przeglad Lekarski, 45,* 426-428.

Journee, H. L., & de Jonge, A. B. (1993). Ultrasound myography: Application in nerve conduction velocity assessment and muscle cooling. *Ultrasound in Medicine & Biology, 19,* 561-566.

Kaplan, A. P., & Garofalo, J. (1981). Identification of a new physically induced urticaria: Cold-induced cholinergic urticaria. *Journal of Allergy and Clinical Immunology, 68,* 438-441.

Kerschan-Schindl, K., Uher, E. M., Zauner-Dungl, A., & Fialka-Moser, V. (1998). Cold and cryotherapy. A review of the literature on general principles and practical applications. *Acta Medica Austriaca, 25,* 73-78.

Kesiktas, N., Paker, N., Erdogan, N., Gulsen, G., Bicki, D., & Yilmaz, H. (2004). The use of hydrotherapy for the management of spasticity. *Neurorehabilitation and Neural Repair, 18,* 268-273.

Keskin, M., Tosun, Z., Duymaz, A., & Savaci, N. (2005). Frostbite injury due to improper usage of an ice pack. *Annals of Plastic Surgery, 55,* 437-438.

Khajavi, K., Pavelko, T., & Mishra, A. K. (2004). Compartment syndrome arising from use of an electronic cooling pad. *American Journal of Sports Medicine, 32,* 1538-1541.

Kinawi, M. M. (1952). Ethyl chloride spray in the treatment of fibrositis, myositis and allied conditions. *Journal of the Egyptian Medical Association, 35,* 705-710.

Knight, K. (1995). *Cryotherapy in sport injury management.* Champaign, IL: Human Kinetics, 3-18, 59-71, 77, 107-130, 175-177, 217-232.

Kuznetsov, O. F., Stiazhkina, E. M., & Gusarova, S. A. (2004). Cryomassage--effective method in rehabilitation medicine. *Voprosy Kurortologii, Fizioterapii, i Lechebnoi Fizicheskoi Kultury; Voprosy Kurortologii, Fizioterapii, i Lechebnoi Fizicheskoi Kultury, 1,* 43-48.

Lacour, M., & Le Coultre, C. (1991). Spray-induced frostbite in a child: A new hazard with novel aerosol propellants. *Pediatric Dermatology, 8*, 207-209.

Lee, S. U., Bang, M. S., & Han, T. R. (2002). Effect of cold air therapy in relieving spasticity: Applied to spinalized rabbits. *Spinal Cord : The Official Journal of the International Medical Society of Paraplegia, 40*, 167-173.

Lehman, J. F. (1990). *Therapeutic heat and cold*. Baltimore, MD: Williams & Wilkins.

Lehmann, J. F., Masock, A. J., Warren, C. G., & Koblanski, J. N. (1970). Effect of therapeutic temperatures on tendon extensibility. *Archives of Physical Medicine and Rehabilitation, 51*, 481-487.

Leigh, I. M., Ramsay, C. A., & Calnan, C. D. (1974). Cold urticaria-"desensitisation." *Transactions of the St. John's Hospital Dermatological Society, 60*, 40-42.

Levy, A. S., & Marmar, E. (1993). The role of cold compression dressings in the postoperative treatment of total knee arthroplasty. *Clinical Orthopaedics and Related Research, (297)*, 174-178.

Licker, M., Schweizer, A., & Ralley, F. E. (1996). Thermoregulatory and metabolic responses following cardiac surgery. *European Journal of Anaesthesiology, 13*, 502-510.

Major, T. C., Schwinghamer, J. M., & Winston, S. (1981). Cutaneous and skeletal muscle vascular responses to hypothermia. *The American Journal of Physiology, 240*, H868-73.

McGuire, D. A., & Hendricks, S. D. (2006). Incidences of frostbite in arthroscopic knee surgery postoperative cryotherapy rehabilitation. *Arthroscopy: The Journal of Arthroscopic & Related Surgery: Official Publication of the Arthroscopy Association of North America and the International Arthroscopy Association, 22*, 1141.e1-1141.e6.

Miglietta, O. (1973). Action of cold on spasticity. *American Journal of Physical Medicine, 52*, 198-205.

Mizushima, T., Obata, K., Katsura, H., Yamanaka, H., Kobayashi, K., & Dai, Y. et al. (2006). Noxious cold stimulation induces mitogen-activated protein kinase activation in transient receptor potential (TRP) channels TRPA1- and TRPM8-containing small sensory neurons. *Neuroscience, 140*, 1337-1348.

Modell, W., Travell, J., Kraus, H., et al. (1952). Relief of pain by ethyl chloride spray. *New York State Journal of Medicine, 52*, 1550-1558.

Morton, R. H. (2006). Contrast water immersion hastens plasma lactate decrease after intense anaerobic exercise. *Journal of Science and Medicine in Sport, Nov 20*.

Nadler, S. F., Weingand, K., & Kruse, R. J. (2004). The physiologic basis and clinical applications of cryotherapy and thermotherapy for the pain practitioner. *Pain Physician, 7*, 395-399.

Newton, R. A. (1985). Effects of vapocoolants on passive hip flexion in healthy subjects. *Physical Therapy, 65*, 1034-1036.

O'Toole, G., & Rayatt, S. (1999). Frostbite at the gym: A case report of an ice pack burn. *British Journal of Sports Medicine, 33*, 278-279.

Ownby, K. K. (2006). Effects of ice massage on neuropathic pain in persons with AIDS. *Journal of the Association of Nurses in AIDS Care, 17*, 15-22.

Petrilli, S., Durufle, A., Nicolas, B., Robineau, S., Kerdoncuff, V., & Le Tallec, H. et al. (2004). Influence of temperature changes on clinical symptoms in multiple sclerosis: An epidemiologic study. *Annales De Readaptation Et De Medecine Physique: Revue Scientifique De La Societe Francaise De Reeducation Fonctionnelle De Readaptation Et De Medecine Physique, 47*, 204-208.

Petrofsky, J. S., Lohman, E.,3rd, Lee, S., de la Cuesta, Z., Labial, L., & Iouciulescu, R., et al. (2006). The influence of alterations in room temperature on skin blood flow during contrast baths in patients with diabetes. *Medical Science Monitor: International Medical Journal of Experimental and Clinical Research, 12*, CR290-5.

Plotkin, S. (1998). Clinical comparison of preinjection anesthetics. *Journal of the American Podiatric Medical Association. 88*(2), 73-79.

Price, R., & Lehmann, J. F. (1990). Influence of muscle cooling on the viscoelastic response of the human ankle to sinusoidal displacements. *Archives of Physical Medicine and Rehabilitation, 71*, 745-748.

Quist, L. H., Peltier, G., & Lundquist, K. J. (1996). Frostbite of the eyelids following inappropriate application of ice compresses. *Archives of Ophthalmology, 114*, 226.

Rudzki, E., & Grzywa, Z. (1978). Desensitization in cold-induced urticaria. *Przeglad Dermatologiczny, 65*, 311-313.

Sevier, T. L., & Wilson, J. K. (1999). Treating lateral epicondylitis. *Sports Medicine (Auckland, N.Z.), 28*, 375-380.

Sheehan, F. T. (1950). Acute stiff neck; treatment with ethyl chloride spray. *Medical Technicians Bulletin, 1*, 7-8.

Shelley, W. B., & Caro, W. A. (1962). Cold erythema. A new hypersensitivity syndrome. *Journal of the American Medical Association, 180*, 639-642.

Sloan, J. P., Giddings, P., & Hain, R. (1988). Effects of cold and compression on edema. *Physical Sports Medicine., 16*, 116-120.

Tachibana, S. (1987). Distribution of motor nerve conduction velocities in the ulnar nerve--a control study, its clinical application and limitations. *No to shinkei. Brain and Nerve, 39*, 807-815.

Thorsson, O. (2001). Cold therapy of athletic injuries. current literature review. *Lakartidningen, 98*, 1512-1513.

Travell, J. (1952). Ethyl chloride spray for painful muscle spasm. *Archives of Physical Medicine and Rehabilitation, 33*, 291-298.

Tsang, K. K., Hertel, J., & Denegar, C. R. (2003). Volume decreases after elevation and intermittent compression of postacute ankle sprains are negated by gravity-dependent positioning. *J.Athl Train., 38*, 320-324.

van Linschoten, R., & den Hoed, P. T. (2004). Diagnostic image (172). A man with blisters after the use of a cold pack. cryotrauma caused by frozen cold pack. *Nederlands Tijdschrift Voor Geneeskunde, 148*, 134.

Waters, B. L., & Raisler, J. (2003). Ice massage for the reduction of labor pain. *Journal of Midwifery & Women's Health, 48*, 317-321.

Webb, J. M., Williams, D., Ivory, J. P., Day, S., & Williamson, D. M. (1998). The use of cold compression dressings after total knee replacement: A randomized controlled trial. *Orthopedics, 21*, 59-61.

Wilke, B., & Weiner, R. D. (2003). Postoperative cryotherapy: Risks versus benefits of continuous-flow cryotherapy units. *Clinics in Podiatric Medicine and Surgery, 20*, 307-322.

Wolf, S. L., & Basmajian, J. V. (1973). Intramuscular temperature changes deep to localized cutaneous cold stimulation. *Physical Therapy, 53*, 1284-1288.

Yackzan, L., Adams, C., & Francis, K. T. (1984). The effects of ice massage on delayed muscle soreness. *American Journal of Sports Medicine, 12*, 159-165.

Zankel, H. T. (1966). Effect of physical agents on motor conduction velocity of the ulnar nerve. *Archives of Physical Medicine and Rehabilitation, 47*, 787-792.

Zappa, S. C., & Nabors, S. B. (1992). Use of ethyl chloride topical anesthetic to reduce procedural pain in pediatric oncology patients. *Cancer Nursing, 15*, 130-136.

Zappa, S. C., Nabors, S. B., & Wise, C. (1991). The use of ethyl chloride anesthetic spray before invasive procedures performed on pediatric oncology patients. *Journal of Pediatric Oncology Nursing, 8*, 87-88.

Zemke, J. E., Andersen, J. C., Guion, W. K., McMillan, J., & Joyner, A. B. (1998). Intramuscular temperature responses in the human leg to two forms of cryotherapy: Ice massage and ice bag. *Journal of Orthopaedic and Sports Physical Therapy, 27*, 301-307.

제 6 장

열치료

표재열매개

Thermotherapy

Superficial Heat Agents

학습 목표
Learning Objectives

1. 열치료의 정의를 알아보자.
2. 전도와 대류의 차이점을 알아보자.
3. 열적용과 작업수행의 상호작용에 대해 토론해 보자.
4. 조직 온도 상승에 영향을 주는 요소에 대해 토론해 보자.
5. 열의 생물생리학적인 영향에 대해 토론해 보자.
6. 표재열 매개체의 사용의 주의사항 혹은 금기사항과 지시사항을 확인한다.
7. 표재열 매개체 선택에 있어 임상학적 추론을 입증한다.
8. 수치료, 유속치료, 온습포, 파라핀욕, 교대욕의 임상학적 적용에 대해 토론해 보자.

용어(terminology)	
전도(conduction)	지엽적 효과(local effects)
대류(convection)	표재열매개체(superficial thermal agents)
의존적 사지 자세(dependent limb position)	체계적 효과(systemic effects)
열 조사적량(heat dosage)	열치료(thermotherapy)

소 개
Introduction

표재열 매개체는 "표면적으로" 위치하고 있는 신체 조직에 에너지를 이동시킨다. 표재 매개체와 조직 사이의 에너지 이동은 온도의 차이에 의해서 일어난다. 신체에 대한 치료적 열의 적용은 열치료로 알려져 있다. 조직에 열을 가하는 메카니즘은 조직 내로 침투되는 깊이에 따라 표피 혹은 심부로 구분한다. 열은 복사, 전도, 대류의 3가지 기본적인 메카니즘을 통해서 조직으로 이동할 수 있다. 치료적 초음파(조직에 열효과를 발생시키기 위해 음 에너지를 활용하는)와 투열요법 장치(전기 혹은 마그네틱 전류)는 심부열 매개체로 고려된다. 온습포와 열패드, 유속치료(Chattanooga Group, Hixson, TN), 파라핀욕은 표재열 매개체의 예라고 할 수 있다(helath tips, hot ys. cold treatment, 2002; Aiello, 2004). 치료적 초음파는 다른 장에서 논의가 될 것이다.

열 전달
Thermal Heat Transfer

신체에 대한 열 적용은 완화시켜주고 진정시키는 반응을 이끌어내는 것으로 알려져 왔다. 고대 그리스인들은 태양열의 복사가 질환을 치료할 수 있는 자연스러운 치료적 성질을 가지고 있는 것으로 믿었다. 그리스 말로 태양은 "helio"이며 이는 일광욕요법(질환의 치료를 위해 태양열을 사용)과 같은 복합적 단어의 형태로 사용된다. 20세기 동안, 열치료는 병리학적 상태를 치료할 때 생물생리학적 반응을 일으키는 표피에 열을 적용하는 방법을 분류하기 위해 사용하는 일반적인 용어였다. 오늘날 재활에서 열매개체의 적용은 세포대사, 혈액순환, 그리고 연부조직 탄성의 향상과 104°F에서 113°F까지 조직 온도를 유지하는 목적으로 주로 사용된다. 임상학적으로 표재열의 적용은 조직 온도를 향상시키고, 콜라겐조직의 신장성을 향상시키며, 근경련을 감소시키고, 대사율을 증가시키고 많은 환자들이 주관적인 "편안함"을 경험하도록 한다(Lehmann, Masock, Warren, & Koblanski, 1970; Lehmann, Dundore, Esselman, & Nelp, 1983; Lin, 2003).

열교환의 방법
Methods of Heat Exchange

표재열 매개체 혹은 열치료는 임상에서 작업치료사에 의해 흔하게 사용된다. 표재열 장비들은 표층 피하조직과 피부의 온도를 상승시키기 위해 피부에 치료적 적용을 하는 장비로 정의된다. 표재열은 출혈이나 부종이 있다면, 급성 장애 후 초기 24~36시간 동안은 사용을 금한다. 치료의 아급성기 동안 표재열은 치료과정을 촉진하기 위해 적용할 수 있다. 사지의 자세가 부종에 긍정적으로 기여할 수 있도록 치료사는 표재열 매개체를 적용하는 동안 사지의 자세를 고려하는 것이 중요하다. 작업치료사들에 의해 사용되는 열교환 방법에는 기본적으로 두 가지가 있다: *전도*와 *대류*. 열교환 방법의 세 번째 형태인 복사는 작업치료사들에 의해서 자주 사용되지는 않는다.

전도(Conduction)

전도는 다른 온도를 가지고 있는 두 물체들 사이의 에너지 교환을 포함한다. 높은 온도를 가진 물체가 낮은 온도를 가진 물체에 접촉할 때, 낮은 온도를 가진 물체로 에너지 교환이 일어나고, 양쪽의 온도는 동일하게 유지된다. 예를 들면, 온습포와 같은 물리적 매개체는 특정한 생리적 반응을 위해서 피부에 적용된

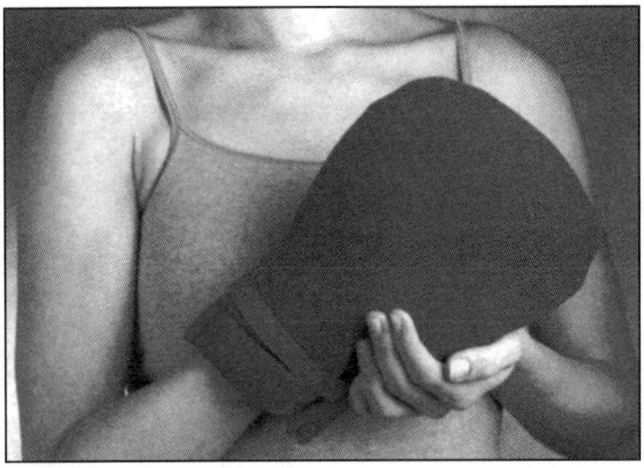

그림 6-1 써마 랩은 근골격계질환과 관련된 통증을 완화시키기 위해 온열치료를 제공한다(Chattanooga 그룹 사진 무료).

다면, 열은 매개체로부터 환자의 사지로 전환되고, 이를 통해 피부 온도가 높아진다. 열매개체 사이의 온도의 변화정도가 적용될 것이며, 전환되는 내부조직의 열은 치료사가 고려하여야 할 중요한 특징이다. 만약 열매개체로부터 조직으로의 열 전환이 너무 늦다면, 원하던 효과가 달성되지 못한 것이다. 반대로 열이 너무 빠르게 전환되면, 환자가 화상을 입을 수 있다. 환자 조직의 생리학적 상태와 온도 변화의 균형에 대한 이해는 열매개체를 안전하게 적용하기 위해 필요하다. 전도를 통해 열전환을 위해서 일반적으로 사용되는 물리적 매개체는 온습포, 파라핀욕, 열패드, 화학적 써마랩(그림 6-1), 써마케어히트랩이다(Procter & Gamble, Cincinnati, OH) (Akin, Price, Rodriguez, Erasala, Hurley, & Smith, 2004; Ottawa Panel, 2004).

대류(Convection)

대류는 사지의 열분자에 운동에 의한 열의 수송이다. 따뜻해진 공기나 물 분자가 신체를 이동할 때, 공기나 물에 의해 높은 온도가 만들어지기 때문에 온도변화가 일어날 것이다. 분자가 신체를 가로지르면서, 물과 공기의 높은 온도가 사지의 낮은 온도로 전환될 수 있기 때문에 온도변화가 일어난다(Aiello, 2004). 기구가 지속적으로 신체의 일부를 이동하고, 따뜻해진 온도요소가 끊임없이 치료해야하는 부위에 접속하여 작용하기 때문에 분자 이동의 이러한 과정은 전도와 상반된다. 전도와 같이 같은 재료는 치료가 필요한 부위에 지속적으로 접촉하여 남아있으며 재료가 식기 시작하면서 효과는 감소한다. 대류를 통해 열은 전환하기 위해 활용하는 PAMs는 유속치료와 월풀을 포함한다(그림 6-2).

복사(Radiation)

복사를 통한 에너지 전환은 따뜻한 곳에서 차가운 곳으로의 공기이동을 통해 복사 에너지의 운동을 포함한다. 열형태의 복사의 예는 조리된 이후의 음식을 따뜻하게 유지하기 위해 레스토랑에서 자주 볼 수 있는 "태양등"이다. 임상학적으로 적외선램프는 조직의 온도를 높이고 신체 특정 부위의 온도를 높이는데 사용된다. 치료하고자 하는 신체 부위 위에 두며 피부나 조직에 직접적으로 닿도록 하지 않는다. 이러한 형태의 열매개체는 작업치료에서 일반적으로 사용되지는 않는다.

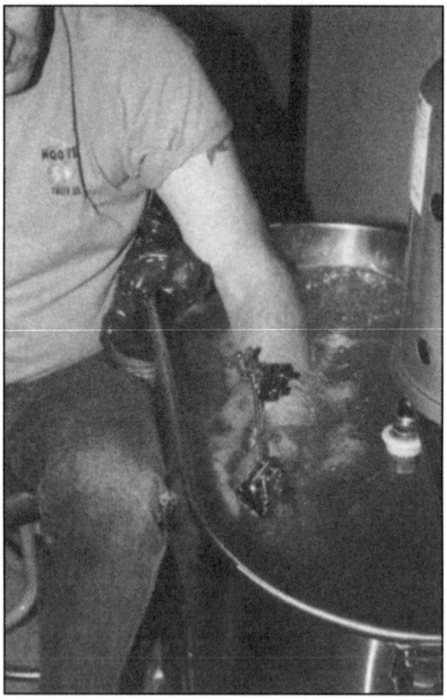

그림 6-2 괴사조직제거를 위한 월풀의 적용. 월풀은 대류를 사용한다. 괴사조직 제거를 위한 치료적 온도는 "미지근한 정도" 혹은 대략 98° F 정도이다.

기본 원리
Basic Principles

열매개체를 적용하는 가장 기본적인 이유는 치료적 범위 내에서 연부조직의 온도를 높여 특정한 생리학적 반응을 이끌어내는 것이다. 열매개체의 적용은 혈액순환, 세포대사율, 산소소비, 모세혈관투과성, 염증, 그리고 근육수축속도 증가와 같은 생물생리학적인 반응을 일으킬 수 있다. 반대로 열적용은 유체속도, 통증, 근경련은 감소시킬 수 있다(통증과 허혈의 감소에 의해)(Matsumoto, Kawahira, Etoh, Ikeda, & Tanaka, 2006; Tao & Bernacki, 2005). 연부조직의 온도가 104°F에서 113°F 사이로 증가했을 때, 환자에게 긍정적인 치료적 효과를 가진다. 연부조직이 104°F 보다 낮으면, 치료적 효과를 가질 만큼 충분하게 세포대사가 자극을 받지 못할 것이다. 동일한 조직이 113°F 이상으로 높아지면, 이화작용과 세포사가 일어날 것이다. 조직에 특정한 생물생리학적인 반응을 일으키는 정도에 영향을 줄 수 있는 요소들은 열의 강도, 열 적용에 사용되는 장비, 노출 시간의 길이, 전체적인 표면적을 포함한다. 이러한 요소들은 치료사가 표재열 장비를 적용하기 위해 가장 우선적으로 고려해야만 한다. 표재열 매개체는 피부를 1~2 cm 정도를 관통할 수 있을 것이다. 1 cm 정도의 깊이에, 연부조직의 온도는 약 6° 상승할 것이며, 2 cm 정도의 깊이는 단지 2°만 상승할 것이다(Borrell, Parker, Henley, Masley, & Repinecz, 1980; Lehmann & deLateur, 1990a).

작업활동에 참여하기 위한 준비로 표재열 매개체의 적용은 활동을 위해 조직을 준비할 수 있다. 그린버그는 활동에 대한 참여는 조직의 혈액순환을 증가시키고 열과 활동의 결합은 열 혹은 활동은 한 가지만 적용하였을 때보다 더 혈액순환이 증가한다(Greenberg, 1972). 그러나 동물 연구에서는 명확하지 않았으며 혈액온도의 변화는 사지의 충혈성 효과에 기여하지 않으며 따뜻하게 하는 것은 운동만 하는 것보다 사지의 흐름을 촉진하는데 효과적이지 않다(McMeeken & Bell, 1990). 작업치료사가 치료하는 많은 환자들은 부분적으로 근골격계 손상을 가지고 있으며, 작업수행과 활동을 촉진하기 위해 표재열 매개체로부터 효과를 볼 수 있을 것이다.

가동과정은 과정 전에 표재열이 적용될 때, 조직을 신장시키고 점탄성을 증가시키기 위한 적은 힘이 요구되며, 스트레스가 없는 온도 상승은 조직변형의 치료적 신장성을 향상시키지 못한다(Conroy & Hayes, 1998; Robertson, Ward, & Jung, 2005). 열과 치료적 작업의 활용은 조직의 변형을 촉진하여 조직신장과 변형에 더 효과적이다. 어떤 진단과 상태에 있어서는 작업치료사에 의해 더 빈번하게 나타나며 열적용이 목표조직에 이로울 것이며, 작업수행을 촉진하고, 더 효과적인 결과를 지지할 것이다.

온도변화에 대한 생리학적 반응
Physiological Response to Temperature Variation

열 매개체를 사용하기 전에 조직 온도변화에 대한 생리학적 반응을 이해하는 것은 정확한 방법과 매개체를 효과적이고 적절하게 선택하는데 있어 필수적이다. 피하조직 온도가 0°F에서 14°F 사이일 때, 조직에 대한 생리학적 변화는 안전하고 효과적이다(deLateur, Stonebridge, & Lehamann, 1978; Lehamann, Warren, & Scham, 1974). 내부조직에서 생리학적 반응은 3가지 기본 요소에 달려있다. 조직에 대해 증가하는 온도의 비율(강도), 조직온도 상승 기간(조직이 얼마나 오랫동안 따뜻했는가), 노출된 조직의 위치와 부피(Hecox, Andemicael-Mehreteab, Weisberg, & Sanko, 2006). 열 온도는 부드러울 뿐만 아니라, 활발해야 한다. 열의 부드러운 적용은 조직의 온도상승이 40°C 혹은 104°F 이하일 때, 일어난다. 열의 활발한 적용은 조직의 온도가 40°C에서 45°C(104°F에서 113°F 사이) 사이일 때 고려된다. 세포이화작용과 조직 손상은 조직 온도가 레벨 이상으로 상승하였을 때 일어날 것이다(Lehmann & deLateur, 1990b).

표재열 매개체의 생리학적 반응에 영향을 줄 수 있는 중요한 요소는 전도성의 종류이다. 내부조직에 대한 전도효과는 치료사에 의해 다른 적용과정과 방법으로 부분적으로 조정할 수 있다. 예를 들면, 온습포를 싸고 있는 수건과 같은 연결매체의 감소나 증가를 통해서 조직의 과열을 예방하기 위해 추가적인 절연체를 제공하거나, 젖은 타올을 사용함으로써 열을 증가시킬 수도 있다. 신체 일부나 사지를 싸고 있는 온습포의 자세와 잠금장치를 사용한 안정성은 열이 필요한 부위에 밀착하여 단단하게 조이고 전도효과를 향상시킬 수 있을 것이다. 온습포에 놓여 있는 신체의 휴식은 또한 조직으로 열의 전도에 영향을 줄 수 있기 때문에 고려사항을 꼭 지켜야 한다.

조직의 위치와 지방조직의 양은 또한 열전환의 양에 영향을 줄 수 있을 것이다. 지방조직은 절연체로 작용하며 심부구조물에 온도의 전도를 촉진하지 않는다. 지방량이 증가한 환자는 지방층 아래까지 치료적 온도가 닿게 하기 위해서는 초음파와 같이 열의 형태를 다르게 적용해야 할 것이다. 심부구조물이나 근육은 일반적으로 열 매개체가 20분 혹은 그 이상 장시간 적용되지 않는 한 조직온도의 상승이 나타나지 않는다. 그러나 손이나 아래팔(전완, forearm)의 등쪽면과 같은 더 많은 표재조직은 내부조직 혹은 절연지방의 부족으로 인해 손쉽게 열이 가해질 수 있다. 열전환에 대한 영향과 이러한 요소들보다 조직온도가 더 많이 상승했다면, 열이 전달되는 비율뿐만 아니라 고려사항도 유념해야 한다.

조직온도를 최소한으로 변화시키는 열의 부드러운 양은 조직의 기본적인 생리학적 변화보다는 따뜻함에 대한 감각적 반응을 가진 환자에게 더 효과적으로 제공할 수 있을 것이다. 환자들은 근골격 상태에 대해 치료를 받을 때, 그들이 "집에서 할 수 있는" "치료"에 관해 자주 질문을 한다. 따뜻한 물에 담그는 것, 낮은 온도의 열패드, 따뜻한 물병, 그리고 다른 것들은 부드럽고 중간 정도의 따뜻함과 감각 반응을 위해 권고할 수 있는 안전하고 효과적인 가정 중재들이다. 활발한 양의 적용은 107°F에서 113°F까지의 조직온도 상승과 혈유의 향상을 나타낸다(Hecox et al., 2006). 이러한 양은 허혈상태에 가장 이득이 있으며 열이 표시될 때 일반적으로 사용한다. 치료에서 부종이 증가되는 것은 걱정하지 마시오. 113°F 이상의 조직온도 상승은 안전하지 않으며 조직손상을 야기할 수 있다. 집이나 클리닉에서 열매개체를 적용할 때는 피부상태에 대한 모니터를 하기 위해 감각지각이상을 가진 환자들에게 교육을 하는 것이 필수적이며, 조직손상이나 화상이 일어나지 않도록 오븐이나 스토브와 같은 고온이나 화염기기 주위에 있을 때는 주의를 주어야 한다. 이러한 환자들이 조직에 대한 열을 적용하는 것을 포함하는 가정프로그램의 형태를 사용할 때는 특별 관리나 지시사항을 알려주는 것이 필수적이다.

열이 적용될 때, 혈관확장의 혈관보호반응이 일어난다. 특정부위의 온도가 상승하면, 열생성을 소멸시키기 위해 그 지역의 차가운 혈액의 순환으로 병소의 혈류량을 증가시킨다. 치료부위에 대한 혈류는 대류매개체로서 활동하며, 조직의 열을 방산시키려고 시도한다. 열이 너무 갑자기 적용되면, 과도한 열은 신속히 방산되지 않으며 조직온도 상승은 잠재적 조직 손상과 침해수용기의 자극으로 일어나게 된다(Baker & Bell, 1991). 혈액의 대류효과는 신체에서 열의 제거와 조절을 보조한다. 신체가 열을 방산할 수 있는 것보다 조직의 온도가 더 빠르게 상승하면, 조직온도는 올라간다. 113°F 이상의 온도에서는 안전하지 않으며 조직의 손상이 일어날 것이다(Ersala, Rubin, & Tuthill, 2001; Krusen, 1950).

열의 생물물리학적 반응

증가	*감소*
• 열류	• 액체의 흐름에서의 점성
• 세포대사율	• 액체의 흐름에서의 점성
• 산소소비	• 통증
• 모세혈과투과성	• 근경련 (허혈과 통증의 감소로 인한)
• 염증	
• 근육수축속도	

생물물리학적 효과
Biophysical Effects

표재열 매개체의 4가지 기본적인 효과는 다음과 같다: *진통, 혈관, 대사, 그리고 신장성*. 열을 치료적 수준으로 사용할 때, 생리학적 반응은 열적용의 근거를 제공한다.

진통적 효과(Analgesic Effect)

열의 진통적 효과는 통증의 종합적 증상의 감소를 포함한다. 열적용은 자율신경종말, 조직, 그리고 말초신경섬유에서 선택적으로 작용한다 — 직접적 혹은 간적접으로 — 통증내성의 향상과 통증 감소(Dejong, Hershey, & Wagman, 1966; Schmidt, Ott, Rocher, & Schaller, 1979). 열의 혈관효과는 통증을 경감시키고, 근경련을 감소시키는데 도움을 줄 수 있다. 열적용의 혈관효과는 환자가 경험할 수 있는 통증을 경감시키고, 근경련을 감소시키는데 도움을 줄 수 있다. 열로 인해 혈류가 증가한 이후로부터, 결과는 빈번한 근경련과 연속적인 통증을 동반한 신장에 대한 근방추의 민감도의 감소와 지엽적인 근육대사의 감소를 일으킬 것이다. 대부분의 근육조직은 너무 깊게 자리하고 있어 표재열 장비에 의해 직접적으로 영향을 받지 않는다. 통증이 감소되었을 때, 기능적 능력과 작업 수행에서 동시에 향상이 일어날 수 있다.

혈관 효과(Vascular Effect)

열매개체가 신체 부위에 적용될 때, 즉각적인 반응은 치료부위에 대한 혈류를 증가시킬 것이다. 조직의 온도가 상승하면, 혈관은 팽창할 것이다; 더 표층에 있는 혈관이 심부에 있는 혈관보다 많이 팽창할 것이다. 증가된 혈액은 상승한 온도를 중화시키기 위한 메커니즘으로 작용할지라도, 추가적인 흐름은 손상부위에 대한 항체, 영양분, 산소의 추가적인 공급을 가져올 것이다.

대사효과(Metabolic Effect)

신체의 온도가 상승할 때, 세포반응으로 인해 대사활동이 증가할 것이다. 예를 들면, 온도가 10°F 상승한다면, 세포의 대사율이 2배 정도 증가할 것이다. 대사의 증가와 관련한 것은 추가적인 산소뿐만 아니라, 대사산물까지 요구된다. 혈류의 증가는 또한 추가적인 산소를 공급하며 정맥역류를 통한 세포의 부산물 제거 원인이다. 6°F에서 14°F의 조직온도 상승은 혈류증가와 혈관확장으로 인해 혈류 내의 히스타민과 프로스타글란딘과 같은 물질의 배출을 촉진한다. 혈류 내의 이러한 증가는 허혈과 근방추 활동, 근긴장성 수축을 감소시키며, 따라서 통증이 감소된다(Lehmann et al.,1974; Lehmann & deLateur, 1990b; Samborski et al., 1992). 열의 대사효과는 통증을 경감시키고 조직을 복구시키는데 도움을 줄 수 있다. 조직 내 산소와 혈류의 증가는 더 많은 항체, 백혈구, 영양, 그리고 손상된 조직의 효소를 야기한다. 통증은 염증과정의 부산물을 제거함으로써 감소된다. 영양은 세포수준에서 강화되며 세포회복이 일어난다. 만성부종과 섬유종변화와 연관된 대사산물은 또한 국소적 조직에 대한 열적용 때문에 감소할 것이다(Abramson, Mitchell, Tuck, Bell, & Zays, 1961; Halvorsen, 1990; Hillman & Delforge, 1985; Wedlick, 1967).

신장효과(Extensibility Effect)

연부조직에 대한 열 적용은 콜라겐 신장성을 도와줄 수 있다. 신축할 때, 약 10분 동안 104°F에서 113°F 사이의 조직 온도 상승은 연부조직 신장성을 촉진할 것이다. 조직 온도의 상승과 연결조직의 점탄성은 열과 신축에 따라 연결조직의 신장을 촉진한다(Reid, 1992; Sapega, Quedecfeld, & Moyer, 1981). 특정부위에 대한 열적용은 신축된 피부 상처조직, 표피 관절낭, 그리고 건에 사용될 것이다. 작업의 참여와 수동적 혹은 능동적 가동성이 결합되었을 때, 연결조직 반응은 조직의 신장성과 콜라겐의 특성의 향상을 포함한다. 관절강직은 감소되고 관절가동범위는 향상될 것이다.

대부분의 근골격계 혹은 신경근육 상태에서 초기 염증단계를 제외하고는 대부분의 상처치료단계는 열 적용의 다양한 형태로 장점을 취할 수 있다. 임상학적으로 사용되는 치료적 선량은 중간정도에서 강한 형태의 열을 포함한다. 임상학적 중재는 온도선택과 대류요소들을 근거로 해서 요구되는 선량을 제공해야 할 것이다.

평 가
Evaluation

초기평가와 환자 인터뷰는 임상학적 추론과정에서 필수적인 요소이다. 환자 인터뷰는 열치료의 사용을 못하게 하는 주의사항 혹은 금기사항을 확인하는 것뿐만 아니라, 상태나 손상의 예리함을 판단하기 위해 필요하다.

평가 고려사항은 포함한다.

- 의학적 병력
- 임신
- 피부 상태: 색깔, 온도, 민감성, 건조, 그리고 전반적인 통합성
- 현재 복용 약물, 그리고 알려진 알레르기

적응증
Indications

일반적으로 볼 수 있는 근골격계와 신경근육계 상태나 질환의 대다수는 표재열 적용으로 효과를 볼 수 있다. 열은 통증, 강직을 줄이기 위해 사용할 수 있으며 관절가동범위와 유연성을 향상시키고, 건 이동범위의 증가, 활액 점성의 향상, 치료와 이완을 촉진한다.

열로부터 효과를 볼 수 있는 상태

- 관절 강직
- 피하 유착
- 구축(contractures)
- 만성 관절염
- 아급성, 만성 염증/누적성 외상
- 외상/상처(월풀 혹은 수치료의 현명한 사용)
- 신경종
- 교감신경계 질환
- 근경련

주의사항
Precautions

대부분의 열치료 적용은 적절하고 조심스럽게 적용할 때, 안전하고 효과적이다. 작업치료사는 열치료가 치료적 프로그램에 있어 안전한 부가물이라는 확신에 대해 주의할 필요가 있다. 부종의 증가는 열 적용의 1차적인 문제점이며 사지와 장비의 적절한 자세뿐만 아니라, 가동기술은 악영향을 줄이기 위해 고려되어야만 한다. 치료사는 조직손상이나 화상을 일으킬 수 있는 감각감소나 순환장애와 같은 상태를 가진 환자들을 치료할 때 주의하여야 한다. 의사는 항상 피부 상태를 시각적으로 확인할 뿐만 아니라, 환자의 주관적 피드백에 대한 질문을 통해 열 매개체에 대한 환자의 반응을 관찰해야 한다. 부정적 효과에 대한 주관적 의견은 즉시 처리하여야 하며 열 매개체를 제거하거나 조직이 화상을 입지 않도록 수정하여 적용하여야 한다. 더욱이 호흡, 혈압, 피부색깔과 같은 명확한 생리학적 징후는 관찰하여야 한다. 발적 증가, 점상출혈, 물집 발현과 같은 열의 과다노출과 관련된 지엽적 징후가 나타나면, 열적용은 중지되어야 한다. 가정 프로그램의 일부로 표재열 적용이 고려될 때, 환자에게 장비의 적절한 적용뿐만 아니라 잠재적 역반응을 확인하고, 치료를 재빨리 중지할 수 있도록 교육하는 것이 필수적이다.

금기사항
Contraindications

치료의 부가물로 열사용 여부를 결정하는 것은 고려되는 치료 장비의 강도와 환자의 순환상태와 온도변화에 달려있다. 감지할 수 있을 정도의 순환장애 혹은 미확인된 부종, 혹은 급성기 동안 염증단계에 있는 환자에게는 열을 사용하지 않는다. 열은 일반적으로 국소적 적용으로 일어나는 체계적인 효과를 통한 지엽적 효과를 위해 사용한다. 열은 순환되는 혈액의 대류작용으로 인해 국소조직으로부터 방산된다. 순환상의 장애를 가진 환자의 신체는 건강한 사람만큼 열을 효과적으로 제거할 수 없다. 더욱이 환자는 열적용의 체계적 효과로 인해 심장박동의 증가를 경험하게 될 것이다.

표재열 매개체는 다음과 같은 상태에는 적용하지 않는다:

- 감각 손상(표재, 피부기능, 상처 혹은 온도변화 판단에 대한 능력 부재)
- 온도 조절을 하지 못하는 환자
- 종양/암
- 급성부종을 포함하는 급성염증
- 심부정맥 혈전정맥염
- 임신 — full immersion(태아의 혈액순환의 체계적 효과는 명확하지 않으며, 사지에 대한 표재 적용을 사용할 수 있다)
- 출혈
- 감염
- 힘줄(건, tendon)과 인대의 우선적 회복

- 추가적인 심장질환
- 반혼수상태 혹은 의식 손상 상태(혹은 언어와 말이 어려운 환자, 그들은 치료사의 지시를 이해하거나 알릴 수 없을 것이다)
- 류마토이드관절염(열의 활발한 선량은 관절 염증을 악화시키고 효소활동을 증가시키기 위한 촉매작용을 하는 단백질을 촉진할 것이다)(Schmidt et al., 1979)

장비 선택
Modality Selection

부가적 장비로 사용되는 표재열 매개체는 목적 활동에 환자의 참여를 준비시킬 것이다. 표재열 매개체의 사용 시의 지시사항들은 관절강직, 피하유착, 연부조직 구축, 만성관절염, 아급성 그리고 만성 염증, 누적성 외상, 상처, 신경종, 교감신경계 질환의 치료에 있어서는 제한점을 가지지 않는다.

장비 선택은 환자의 진단명과 상태, 초기평가 결과, 사정의 목표를 근거로 한 다양한 요소들에 달려있다. 열치료의 적절한 선택은 표재열 사용의 객관성, 구조를 포함한 부위와 표면영역, 요구되는 선량 혹은 조직 온도, 요구되는 침투 깊이와 관련성이 있다. 다른 고려사항은 습한 혹은 건조한 열을 요구하는지, 간헐적 의존 혹은 의존 자세에서 사지의 위치, 능동적 혹은 수동적 환자의 참여를 요구하는지를 포함한다. 고려사항은 치료가 급성, 아급성, 혹은 만성인지에 따라 필요하며 초기평가의 가장 필수적인 요소이다. 깊이가 1 cm보다 더 깊이 요구된다면, 초음파가 필요하다(Borrell et al., 1980; Lehmann & delateur, 1990b). 작업치료사에 의해 사용되는 일반적인 열적용은 월풀 혹은 수치료, 유속치료, 핫팩, 파라핀 왁스, 온냉욕, 온욕이다.

임상학적 적용
Clinical Applications

월풀/수치료(Whirlpool bath/hydrotherapy)

월풀 혹은 수치료는 부드럽게, 중간 정도로, 상당한 선량이 요구될 때 사용할 수 있다. 치료받는 신체부위는 전기터빈을 통해 공기와 물의 분출로 휘저어진 물탱크 안에 담궈야 한다. 수치료의 이러한 형태는 물 적용이나 다른 사용에 대한 다른 장점들을 통해 대부분 상처케어 부분으로 사용한다. 물이 가지고 있는 특징 중 하나는 중력이 제거된 환경을 만들 수 있는데 도움을 주는 부력이다. 이러한 환경은 몇 주 동안 움직이지 못한 손목골절 환자와 같이 손상 받은 신체부위의 단계적 능동 가동성을 위해 치료적으로 할 수 있다. 월풀사용의 장점은 치료사가 볼 수 있으며, 즉시 치료받는 부위에 접근할 수 있다는 것이다. 물 온도는 조절할 수 있으며 필요한 온도에서 시작할 수 있다(표 6-1).

상처 괴사조직 제거에서, 따뜻한 온도는 부종을 예방하는데 효과적이며 동시에 어려움을 가지고 있다. 혼합된 물의 양을 조절할 수 있으며 운동을 위한 저항이나 연부조직마사지와 같이 하기 위해 조절할 수 있다. 상처나 과도한 피부 건조 혹은 해리가 나타난다면(일반적으로 캐스트 제거 후 나타난다), 월풀은 치료과정에 도움을 주는 청소와 제거를 위해 사용할 수 있다. 기계적 조직제거의 수단으로 수치료의 사용

표 6-1 효과적인 월풀 온도(effective whirlpool temperatures)

물 온도		*임상학적 상태*
104°(110° F 이상은 절대 넘지 않음)	뜨거움! 환자의 피부를 자세하게 관찰	연부조직신장, 만성상태, 국소적 부위
99° – 104° F	매우 따뜻함	통증, 골관절염, 류마토이드관절염 (비급성)
92° – 96° F	적절한 따뜻함	상처, 만성적 상처, 욕창, 말초혈관질환, 순환기질환
79° – 92° F	미지근함	운동, 전체 몸 담그기, 활동적 움직임

은 상처에서 나온 괴저성의 생명력이 약화된 조직, 삼출물, 더러운 이물질을 제거하는데 도움을 줄 수 있다. 만성궤양 혹은 상처는 월풀을 사용하여 괴사조직 제거로 치료할 수 있는 가장 전형적인 손상이며, 적절하게 따뜻한 물을 채운 욕조를 약 10분에서 20분 정도 사용한다. 개방성 상처에서 케어는 새로운 조직 성장을 기계적으로 제거하거나 잘라낼 수 있는 물의 공격적인 교반을 예방하기 위해 사용할 수 있다. 항균성 매개체의 사용은 오염물로부터의 감염을 예방하기 위해 물에 추가적으로 사용할 수 있으며 사용 후 월풀은 깨끗하게 청소해야 할 것이다(Bohannon, 1985; Niederhuber, Stribley, & Koepke, 1975; Sololmon, 1985). 월풀은 환자가 월풀을 하고 있는 동안 다양한 능동적 운동에 참여하도록 도와준다. 따라서 열적용의 수동적 형태와 관련된 어려움들을 예방할 수 있을 것이다(그림 6-2 참조).

월풀 사용의 단점은 월풀 안에서 사지의 의존적 자세이다. 이러한 의존적 자세 — 손/팔이 심장위치보다 아래 — 는 부종을 증가시키는 원인이 될 것이다. 부종이 확인되면, 사지를 심장위치보다 아래로 유지해서는 안될 것이다. 이를 위해 환자는 손과 같은 신체부위를 간헐적으로 거상시키도록 지시해야 하며 어깨보다 위로 올려야 한다. 가능하다면, 펌핑이나 연속해서 "주먹 쥐기"를 통해 보완될 것이다(손가락의 능동적 굴곡과 신전). 물을 운동에 사용할 수 있다면, 미지근한 물의 온도(79～92°F)는 피로를 예방하는데 사용할 수 있다. 이러한 온도는 또한 환자가 탱크나 치료용 욕조에 완전히 몸을 담글 수 있을 때 사용된다. 뜨거운 월풀(99～104°F)은 연부조직의 신장성을 증가시키거나 통증을 감소시키는데 효과적이다. 월풀 온도는 높은 온도가 세포이화작용이나 화상을 일으킬 수 있으므로 절대 110°F를 넘어서는 안된다. 항상 확인하기 쉽고 정확한 물 온도계를 가진 월풀을 확인해라. 치료의 가장 적절한 시간은 대략 15분에서 20분 사이이다.

월풀 사용의 단점은 오염과 감염의 교차를 피하기 위해 매번 물탱크를 청결히 해야 하고 관리해야 한다는 것이다. 이러한 과정은 바쁜 클리닉에서 너무 많은 시간을 소비한다. 월풀은 개방성 상처나 만성 상처, 골절 후 상태(강직이나 과도한 피부건조가 나타난 상태), 염증상태(미지근한 온도로), 말초혈관질환, 말초신경손상에 사용할 수 있는 가장 효과적인 장비이다.

유속치료 (Fluidotherapy)

유속치료는 건조한 열을 다양한 양으로 제공할 수 있다. 진통효과는 낮은 온도에서 얻을 수 있으며 다른 생리학적 효과는 높은 온도에서 가질 수 있다. 유속치료는 사지에 열을 가하기 위해 뜨거운 공기 흐름 속에 미세입자를 부유시킨다(Borrell et al., 1980). 미세입자는 옥수수 껍질로부터 추출한 셀루로오스로 만든다. 순환시키는 공기의 온도는 기계의 온도조절장치로 조절한다. 이러한 치료형태는 사지의 근위부 특히, 손과 발에 주로 사용할 수 있다(그림 6-2 참조). 유속치료 사용의 장점은 순환공기의 온도를 유지하고 적용하기 쉽다는 것이다. 유속치료는 열을 제공하며 감소된 감각에 감각효과, 부종을 감소시킬 수 있는 압력 진동을 제공한다. 기계는 한 명 혹은 두 명이 사용할 수 있는 것으로 구매할 수 있는데, 환자가 치료하는 동안 치료사가 환자의 사지에 접촉할 수 있으며 수동적 ROM, 관절 가동, 조작을 할 수 있다. 이러한 접근성은 한 번에 두 명까지 치료를 할 수 있다. 기계 내에서 순환하는 공기와 입자의 힘은 송풍기 속도에 의해 단계를 조절할 수 있다. 송풍기 속도의 힘은 치료과정동안 움직임을 허용한다. 많은 치료사들이 비정상적으로 과감각화된 영역에 제공할 수 있는 탈감각화 효과를 위해 유속치료를 사용한다. 혈류증가, 팽창, 급성 손상, 상처 관절가동범위, 통증에 대해 유속치료는 이점을 가지고 있다. 개방성 상처, 병소 혹은 감염은 합병증을 예방하기 위해 보호 드레싱을 우선적으로 해야 한다.

유속치료의 잠재적 단점은 사지가 의존적 자세를 유지해야한다는 것이나. 부분적으로 부종이 확인된다면, 임상의는 이 장비의 적용에 신중해야 한다. 부종이 확인되면, 유속치료는 사지의 기능적 움직임에 참여하도록 사용해야 하며, 열의 부정적 효과를 상쇄하기 위해 손의 펌핑작용을 사용한다. 두 번째 이슈는 장비정비 의무와 관련이 있다. 하룻동안 몸집이 큰 환자를 치료했다면, 기계의 입자들이 바닥에 있고 미끌거리게 될 것이다. 사용량에 근거하여 교체해 주는 것을 추천한다(그림 6-3).

유속치료의 첫 단계는 유닛을 105°F에서 118°F 정도로 전가열하는 것이다. 풍속기의 속도는 기계 내 입자와 공기의 흐름에 따라 조절해서 제공한다. 치료받을 신체부위는 깨끗하게 하고 보석들은 제거한다. 개방성 상처는 유닛에 넣어서는 안된다. 작은 개방성 상처나 열상이 있다면, 치료사는 치료를 시작하기

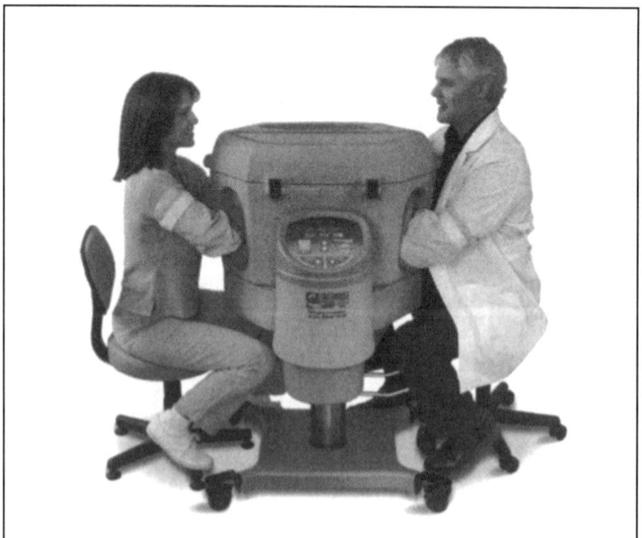

그림 6-3 유속치료기. 가동성, 운동, 조작을 위해 치료사를 위한 포트가 추가적으로 있다 (Photo courtesy of Chattanooga Group).

유속치료의 임상학적 고려사항

장점

- 유닛을 움직이고 작동하기 쉬우며, 타월이나 배관기구가 필요 없다.
- 상처를 적절하게 붕대로 감거나 비닐로 덮는다면, 열은 치료 받는 부위 전체에 퍼져나갈 것이다.
- 공기의 흐름을 조절하는 것은 과긴장을 치료하기위한 효과적인 중재일 것이다.
- 수동적관절가동범위(PROM), 능동적관절가동범위(AROM), 능동보조관절가동범위(AAROM)는 적용하는 동안 가능하다.

단점

- 사지의 근위부에만 적용할 수 있다.
- 손은 의존적 자세여야만 한다.
- 치료가 까다롭기에 안전이 문제가 될 수 있다.
- 유닛의 구매비용이 상대적으로 비싸다.

전에 상처를 적절하게 덮어주는 것을 확인할 필요가 있다. 치료시간은 일반적으로 20분 정도이다.

핫팩(Hot packs)

핫팩은 전도를 통해 열을 전환하며 클리닉에서 가장 일반적으로 사용하는 열장비 중 하나이다. 열적용은 1 cm 깊이에 가장 효과적이며 피하연부조직온도를 39°F까지 올릴 수 있다. 열은 3 cm까지 가능하지만

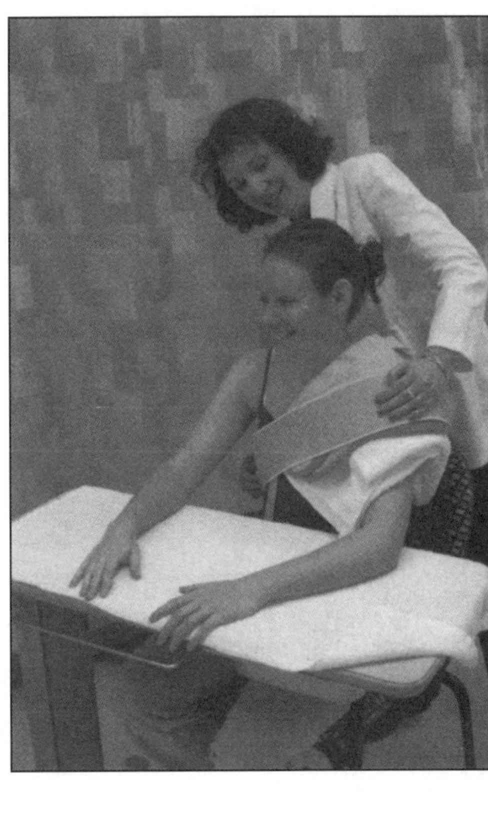

그림 6-4 핫팩 적용. 하부조직을 보호하기 위해 수건을 여러 겹 감싼다. The blue Nylatex strap(New York, NY)은 조직에 전도를 잘 시키기 위해 꽉 조여매는데 사용한다. 화상을 예방하기 위해 항상 환자의 피부를 관찰한다.

더 낮은 깊이만큼 동일한 치료적 효과를 가지지 못한다(Draper et al., 1998; Greenberg, 1972). 핫팩은 캔버스천으로 싼 실리카겔로 구성되어 있으며 온도조절이 가능한 물통에 보관한다. 하이드로콜레이터 내의 온도는 165°F에서 175°F 사이로 유지하며, 캔버스 파우치에 붙어 있는 어떤 세균이라도 죽일 수 있을 만큼 높은 온도이다. 핫팩이 적절하게 가열되면, 하이드로콜레이터에서 핫팩을 빼고 나서 30분에서 45분 정도 온도를 유지할 수 있다. 핫팩을 일반적으로 중간 정도에서 강한 습한 열을 제공하며 다양한 크기로 적용할 수 있다. 치료할 수 있는 부위에 따라 신체의 큰 부위에 효과적으로 치료할 수도 있고, 어깨나 목과 같은 굴곡부위에도 적용할 수 있다. 핫팩의 온도는 일반적으로 하이드로콜레이터에서 꺼냈을 때 104°F에서 113°F 사이이다. 핫팩을 열매개체의 다양한 재료로 구성되어 있기 때문에 일반적으로 물보다 차갑다(그림 6-4). 일반적으로 새로운 핫팩은 치료적 온도와 효과를 가지기 위해 하이드로콜레이터 유닛에 2시간 정도 담아두어야 한다. 적용 후, 다시 치료적 사용이 가능한 온도까지 열을 가지기까지는 30분 정도 걸린다.

핫팩은 일반적으로 사용하기가 쉽고 유지비용이 적다. 하이드로콜레이터 탱크의 물은 온도와 깊이를 관찰해야 하며 핫팩이 완전히 잠길 수 있도록 물을 부어주어야 한다. 물의 온도는 치료적 효과를 가지는 범위를 넘어서지 않도록 확인하여 일주일마다 문서화한다. 하이드로콜레이터 유닛은 필요하면, 물을 빼고 청소할 수 있다. 핫팩은 높은 온도때문에 피부에 직접 접촉하는 것은 연부조직에(화상을 포함히는) 잠재적 손상이나 즉각적인 통증을 유발할 수 있다. 따라서 피부와 핫팩 사이에 마른 타올을 최소한 6장 정도 두어야 한다. 이러한 타올들은 공기층을 만들어 절열체로도 제공된다. 환자를 치료할 때, 열을 가진 타올들이 축축해지면 열이 더 빠른 속도로 전환되기 때문에 마른 타올들은 결합기구로 활용된다. 많은 클리닉에서 상업적으로 이용할 수 있는 테리직물 핫팩커버(약 3장의 타올과 비슷한)를 다른 여러 장의 타올들과 같이 사용한다. 하이드로콜레이터 유닛에서 핫팩을 꺼냈을 때, 핫팩이 급격하게 식을 수 있기 때문에 치료과정동안 점차적으로 식을 수 있도록 "safer"를 사용한다. 게다가 쉽게 제거할 수 있고, 따라서 피부확인이 가능하며 너무 뜨겁다면, 환자나 치료사가 재빨리 제거할 수 있다. 핫팩은 치료의 "수동적"형태이다. 그러나 필요하다면 치료받는 동안 조직의 신축유지는 할 수 있다. 핫팩은 통증과 근경련을 줄이는데 도움을 줄 수 있으며 연결조직 신장성을 향상시킬 수 있다(Michlovitz & Wolf, 1990; Perret, Rim, & Cristian, 2006; Robertson et al., 2005).

핫팩 사용의 단점은 커다란 핫팩은 너무 무겁다는 것이며 환자가 불편하다면 사용을 금한다. 게다가 치료받는 부위를 덮고 있어서, 치료사가 환자의 피부상태를 시각적으로 관찰하기 어렵다. 치료부위와 핫팩의 크기에 따라 만약 환자가 신체부위나 뼈 돌출부위에 과도한 압력을 느낀다면 추가적인 패드가 필요할 수 있다(Michlovitz & Wolf, 1990).

핫팩 적용에 있어 일반적인 지시사항은 다음과 같다:

- ➤ 탱크에서 꺼낸 핫팩은 치료사 손의 화상을 예방하기 위해 부젓가락(tongs)을 사용한다. 과도한 물은 빼도록 하며 핫팩은 커버로 싸둔다.
- ➤ 핫팩은 수건을 여러 겹으로 싸두거나 화상을 예방하기 위해 상업적 핫팩커버를 사용하기도 한다.
- ➤ 전도성 열을 유발하는 자세의 압력을 인식해라. 전도를 감소시키기 위해, 신체부위를 재정렬하거

나 타올을 더 감싸라. 전도를 향상시키기 위해서 쎄라밴드나 타올로 치료부위에 핫팩을 더 확실하게 감싸라.

- ➤ 치료시간은 대략 20분 정도이다.
- ➤ 다시 사용하기 전에 최소한 30분 동안 핫팩을 다시 가열시켜라.
- ➤ 환자의 상태를 확인하고, 치료 시작 후 5분이 지난 후 치료의 느낌에 대해서 환자에게 질문하도록 하여라.
- ➤ 화상, 과도한 발적, 부풀음의 징후에 대해 피부를 확인하기 위해서는 핫팩이나 타올을 제거하여라.
- ➤ 임상학적 유의점: 열이 과도하다는게 확인되면, 치료를 즉시 중단하고 과도한 열반응을 중지시키기 위해 냉팩을 적용하여라.
- ➤ 20분 정도의 치료세션이 끝나면, 핫팩과 타올을 제거하고 환자에게 치료의 느낌이 어떠했는지 다시 질문하여라.
- ➤ 피부를 검사했을 때, 치료부위가 약간 발갛게 나타나며 만지면 따뜻할 것이다.
- ➤ 핫팩은 하이드로콜레이터에 두어야 하며 다시 사용하기 전에 30분 동안 재가열하여라.

핫팩의 임상학적 고려사항

장점

- 사용하기 쉽다.
- 최소한의 유지가 필요하다(하이드로콜레이터에서).
- 중간 정도에서 강한 열을 제공한다.
- 다양한 크기와 형태가 있다.
- 수동적 형태의 치료이다.
- 중재프로그램에 열치료를 통합할 수 있다.
- 신체분절을 신축자세로 유지할 수 있다.

단점

- 핫팩 적용 후, 피부를 관찰할 수 없다.
- 환자는 치료와 무게를 견딜 수 없다.
- 무게는 열전환비율을 가속시킨다.
- 수동적 치료는 열이 적용되는 동안 능동적 관절가동범위를 허용하지 않는다.

대조욕(Contrast bath)

대조욕은 차가운 물과 따뜻한 물 사이에 사지의 배치를 교차해서 사지가 혈관수축과 이완을 교차하는 것이다(그림 6-5). 대조욕은 사지의 부종을 감소시키기 위해 많이 사용하며 말초혈액순환을 증가시키기 위해 사용한다. 동시에 대조욕은 치료과정에 도움을 주며 통증과 강직을 감소시킬 수 있다(Lehnann & deLateur, 1990b). 대조욕은 부드러운 정도에서 중간 정도까지의 열을 제공하며 아급성이나 만성염증,

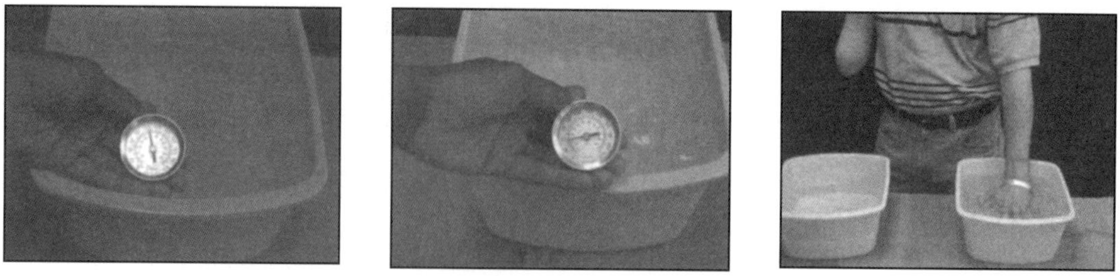

그림 6-5 대조욕 적용. 대조욕조의 온도변화에 유의하라. 환자의 사지를 따뜻한 물과 차가운 물에 번갈아 가면서 담근다. 이러한 적용은 부종의 치료를 위해 자주 사용한다.

근골격계 질환을 조절하는데 주로 사용된다. 혈압이나 심박수에 영향을 줄 수 있는 자동반사 때문에 온도변화에 대한 환자의 반응을 확인하는 것이 중요하다. 이러한 문제점들은 증상을 조절하거나 줄이기 위해 가정프로그램의 일부로 대조욕을 사용할 수 있는 환자들에게는 중요하다. 대조욕의 임상학적 목적은 혈관수축과 이완의 반복을 통해서 "펌핑"활동을 촉진시키기 위해서다. 그러나 이러한 이론을 지지하는 것은 일부이며, 효과가 표피에서 나타난 이후로 더 크고, 깊은 혈관들은 수축이나 팽창을 시키지 않음으로써 표피모세혈관반응이 더 많이 일어날 것이다(Morton, 2006; Myrer, Draper, & Durrant, 1994; Petrofsky et al., 2006; Stanton, ear-Lehaman, Graziano, & Ryan, 2003; Smith & Newton, 1994).

대조욕을 활용한 치료나 적용은 따뜻한 물과 차가운 물 사이에 환측 사지를 번갈아 가면서 담근다. 이는 물이 채워진 두 개의 물통으로 수행하는데, 하나는 100°F에서 110°F 사이의 따뜻한 물과 하나는 50°F에 70°F 사이의 차가운 물을 담는다. 다양한 프로토콜이 존재하고 있지만, 일반적인 지시사항은 환자가 치료받고자 하는 신체부위를 따뜻한 물에 10분 동안 담근다. 10분 후, 환자는 차가운 물에 그 부위를 1분간 담근다. 4분 동안 다시 따뜻한 물에 담근 후 1분 동안 차가운 물에 담다. 이런 4:1 주기는 두 번 추가로 실시한다. 대조욕을 표재열 매개체로 사용할 때, 환자는 마지막에 4분 동안 따뜻한 물에서 치료하며, 전체 30분의 치료를 제공한다(Lehman & deLateur, 1990). 다른 변화들은 초기에 상대적으로 짧은 시간동안 따뜻한 물통에 사지를 두라고 조언하며 점차적으로 치료 세션동안 따뜻한 물통에서의 치료시간을 증가시킨다. 가장 추천하는 비율은 3:1이나 4:1이 많으며 차가운 물부터 시작한다. 상태와 목표에 따라 치료는 수정할 수 있으며 더 차가운 물에서 끝낸다. 열 장비 적용에 있어서 환자의 피부상태를 확인하는 것은 맥박, 호흡, 혈압만큼 중요하다(smith & Newton, 1994).

따뜻한 물에 담그기(Warm water soak)

따뜻한 물에 담그기는 열이 부드러운 정도에서 중간 정도까지 사용된다. 열치료의 이러한 형태는 손가락에 대한 주변부에 열을 제공하며 아급성이나 만성 부족을 감소시키고, 관절가동범위를 향상시키기 위해 담그는 동안 손과 손가락의 가동성을 허용한다. 수치료의 이러한 형태는 가정프로그램에 이상적이다. 온도는 일반적으로 99°F에서 110°F 사이이다. 물은 환자의 사지가 담길 수 있는 컨테이너에 담는다. 일반적으로 15분에서 20분 정도 담그도록 지시한다. 부종이 확인되면, 환자는 의존적 자세로서(예를 들면, 손가락의 굽힘과 폄) 치료받는 부위의 능동적 가동성을 통해 조절하도록 지시하거나 심장보다 사지를 높이도록 한다. 가정 프로그램에서 환자는 잠재적 화상을 예방하기 위해 물의 온도를 확인하도록 지시한다.

파라핀 욕(Paraffin bath)

파라핀욕은 작은 관절이나 국소적 부위에 중간 정도에서 강한 열을 제공한다. 파라핀욕은 경피증뿐만 아니라 관절염 환자에게도 효과적인 장비라는 것을 보여준다(Helfand & bruno, 1984; Robinson et al., 2002; Sandqvist, Akesson, & Eklund, 2004). 파라핀은 관절가동범위를 향상시키고 강직을 감소시키기 위해 주로 사용한다. 만성 관절염 환자를 치료하는데 주로 사용하며 통증조절을 위해서도 제공한다. 절단, 관절염, 염좌와 같은 몇 종류의 질환들은 파라핀으로 효과를 볼 수 있다. 적용하기 전에 열화상을 예방하기 위해 온도계를 사용해 파라핀의 온도를 확인하는 것이 중요하다. 파라핀욕은 환자의 안전을 확실히 하기 위해 온도가 조절되어야만 한다. 가열된 저장 유닛은 파라핀과 미네랄 오일의 혼합물을 포함하고 있다. 파라핀의 온도는 일반적으로 118°F에서 135°F 사이이다(Malick & Kasch, 1984). 그러나 상지의 사용을 위해서는 약 126°F 정도를 유지하여야 한다. 파라핀은 물보다 낮은 온도를 가지고 있어야 동일한 온도에서 물보다 환자가 더 차갑게 느낄 것이다. 파라핀에 포함된 미네랄 오일은 녹는점을 낮추고 신체부위에서 파라핀의 제거를 용이하도록 해준다. 미네랄 오일 1에 파라핀 왁스 6의 비율이 왁스의 녹는점을 효과적으로 낮추고 사용이 용이한 가장 적절한 혼합이다.

파라핀의 가장 중요한 장점은 통증과 강직의 감소에 효과적인 치료표면에 열의 분포를 허용한다는 것이다. 열의 이러한 형태는 또한 활액의 점도를 감소시키고 관절과 관련된 강직을 감소시킨다. 류마토이드 관절염에 파라핀을 사용할 때, 강한 양의 열을 적용하는 것을 한 번은 반드시 참아야 한다. 파라핀의 온도는 낮은 범위에서 유지해야 한다. 파라핀의 준비는 쉽고, 효율적이고, 저렴해야 한다. 관절의 수동적 혹은 위치적 신축은 탄성을 가지고 있는 랩으로 수행해야 한다. 파라핀의 결합을 사용하는 이러한 치료의 형태는 연결조직의 가동성의 이점을 최대화시켜준다.

파라핀의 단점은 모든 신체부위에 적용하기 쉽지 않다는 것이다. 파라핀이 적용 후에 점차적으로 식기는 하지만, 피부에 적용하였을 때 파라핀의 온도를 조절할 수 있는 메커니즘이 없다. 온도조절의 어려움 때문에 화상의 위험성이 다른 형태의 열보다 상당히 큰 편이다. 파라핀은 개방성 상처나 급성 염증이 생긴 관절에서는 사용할 수 없다. 파라핀은 약 20분 동안 치료적 온도를 유지할 수 있다(Michlovitz & Wolf, 1990).

파라핀은 랩/글러빙, 담그기, 살짝 담그기, 닦기, 붓기 방법을 포함해서 다양한 방법으로 적용할 수 있다. 클리닉에서 사용하는 가장 일반적인 형태는 "살짝 담그기" 방법이다(그림 6-6). 어떤 방법이든 적용하기 전에 가장 필수적인 것은 치료사가 파라핀의 온도를 확인하고, 환자의 피부상태와 감각을 평가하는 것이다. 특히 "담그기" 방법을 적용할 때는, 신체부위는 적용하기 전에 항상 깨끗하게 씻는다. 반지나 보석은 파라핀 사용 전에 제거하도록 한다.

랩/글러빙 기술(Wrap/gloving technique)

이러한 방법은 작업치료사에 의해 사용되는 가장 유명한 방법이다. 치료사는 먼저 안전을 위해서 파라핀의 온도계를 통해 온도를 확인하고 기술을 적용하고 환자가 파라핀에 손끝부터 서서히 넣도록 한다. 환자는 파라핀 유닛의 벽이나 바닥에 닿지 않도록 지시에 따라 손을 넣는다. 환자의 손은 환자가 편하도록

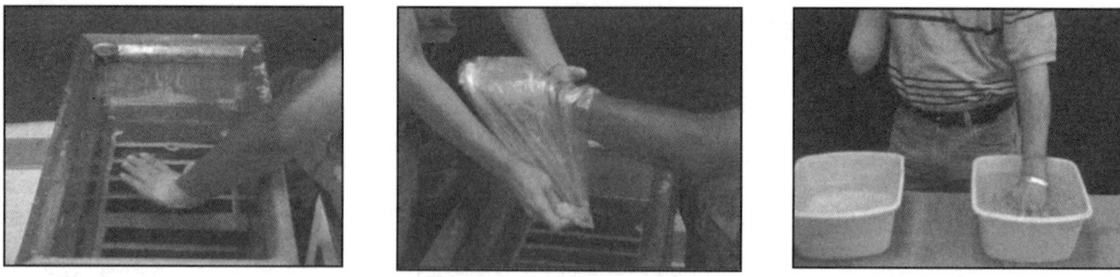

그림 6-6 파라핀의 살짝 담그기. 온도계는 왼쪽 상단에 있다. 처음 담그기는 아래팔의 끝까지 신장한다. 항상 환자의 사지를 담그기 전에 파라핀의 온도를 확인해라. 치료적 온도는 환자에게 화상을 입히지 않는다.

가볍게 구부리고 오므린다. 환자는 고온의 파라핀은 초기층 속으로 흐르거나 온도증가의 원인이 될 수 있으므로 잠재적 화상이나 층이 갈라지는 것을 예방하기 위해 손의 자세를 유지하도록 한다. 첫 번째 담그기가 끝나면, 환자는 즉시 사지를 빼서 공기에 수 초간 건조시킨 후 다시 담근다. "글러빙"과 관련된 담그기 과정은 열에 대한 환자의 내성에 따라 대략 10회 정도 반복한다. 치료사는 절열체로 제공할 수 있는 커다란 비닐 백이나 타올로 신체부위를 싸고 열을 다시 가한다. 사지는 편안한 자세로 두고, 부종을 예방하기 위해 가급적 거상시킨다. 일반적인 치료시간은 약 20분 정도이다. 치료가 끝난 후, 파라핀은 제거하고 버린다.

담그기 기술(Immersion technique)

125°F에서 135°F까지 치료적 온도를 높인 후, 이 기술은 강한 열을 제공할 수 있다. 환자는 손의 파라핀 초기층이 응고할 때까지 살짝 담근다. 환자는 대략 10분에서 20분 동안 파라핀 욕조에 손을 넣었다가 뺐다가 한다. 화상을 입는 것을 예방하기 위해 환자의 피부 상태를 확인하는 것은 필수적이다.

살짝 담그기 기술(Dip IImmersion technique)

파라핀의 치료적 온도에 따라, 중간정도에서 강한 열을 제공한다. 이는 처음의 글러빙 방법도 포함한다. 마지막에 신체 부위를 랩핑하는 대신에, 치료받는 신체부위를 파라핀 욕조 내에 남겨둔다(그림 6-6).

닦기 기술(Brush technique)

이 과정은 페인트 붓을 사용하며 팔꿈치의 바깥쪽위관절융기(외측상과, lateral epicondyle)와 같이 담그지 못하는 부위에 파라핀을 8~10번 정도 닦는다. 치료부위는 타올로 싸서 약 20분 동안 둔다. 열의 중간정도 양을 얻을 수 있다.

붓기 기술(Pouring technique)

이 과정은 목표 부위 위에 파라핀을 조심스럽게 붓는다. 붓기 기술은 닦기 기술을 사용하는 것과 동일한 이유로 사용한다. 손을 치료할 때 주로 사용하며, 특히 환자가 손을 파라핀 욕조에 담글 수 없을 때 사용한다.

파라핀 기술에 따르면, 왁스는 제거하고 버려야 한다. 탱크의 파라핀은 고체가 되기 때문에 언제든지 교체할 수 있다. 많은 환자들이 가정용 파라핀 유닛의 구매를 고려할 것이다. 특히 만성관절염이나 통증을 가진 환자들이. 이러한 유닛은 상대적으로 저렴하며 파라핀 혼합물도 125°F 정도로 유지할 수 있다. 환자들은 가정기구를 사용하기 전에 파라핀의 실제 온도를 측정하기 위해 고기 온도계나 사탕 온도계를 사용하는데 주의해야 한다.

파라핀의 임상학적 고려사항

- 환자는 항상 손을 깨끗하게 씻고 파라핀에 손을 담구어야 한다.
- 환자에게 적절한 온도를 사용하기 전에 파라핀의 온도를 항상 확인해라.
- 환자의 첫 담금은 깊이 실시하고 화상 예방과 파라핀이 층 내부로 스며드는 것을 예방하기 위해 그 뒤에 담금은 점점 얕게 실시해라.
- 첫 번째 층이 만들어질 때 손을 움직이지 마라. 파라핀의 균열은 더 높은 온도의 파라핀이 피부에 직접 닿고 화상을 입을 수 있다.
- 파라핀이 고체가 되었을 때, 파라핀 탱크를 청소해라. 이는 탱크 바닥에 가장 유의해야 할 것이다.

요 약
Summary

표재열 매개체는 작업치료사의 치료에 효과적인 부가물이다. 이러한 장비나 중재는 작업치료사에 의해 일반적으로 사용되기는 하지만, 화상과 같은 위험요소가 있고 고려사항을 유의해서 적용해야 한다. 적용 전에는 중재의 치료적 온도와 환자의 피부를 확인하는 두 가지는 과정에 있어서 치료사에게 가장 중요한 것이다. 목적적인 활동에 참여는 작업치료사의 우선적인 치료적 기구이며 표재열 매개체는 작업에 부가적인 것이다. 임상가로서, 우리는 임상환경에서 열매개체를 적절하게 통합해야 하는 과제를 가지고 있다. 광범위하게 사용되고 허용되지만, 치료사는 임상환경에서 안전하고 효과적으로 사용하기 위해 열매개체에 능숙해지고 완벽해져야 한다. 표재열 매개체는 조직치유와 신장성을 촉진시키고 신체의 대사과정, 신경근육, 신경혈관의 영약에 의해 통증을 감소시킨다. 많은 환자들에게 열치료는 치료시 활동에 능동적으로 참여하기 위해 준비시킬 수 있게 한다.

사례 연구
Case study

더그(Doug)는 33살의 3명의 아이를 가진 아버지이다. 그는 지역병원에서 일하다가 우세손인 오른손에 외상을 입었다. 근골격계, 혈관, 신경조직 손상을 입었으며, 게다가 3, 4번째 원위 지절을 절단했다. 수술 후 1주일, 더그는 상처관리와 드레싱, 관절가동범위, 스플린트에 대해 작업치료를 의뢰받았다.

초기에 치료는 대략 90°F 정도의 미지근한 물에서 월풀하는 것으로 구성되었다. 부드러운 흔들기는 허용되었다. 이러한 과정은 손과 상처를 깨끗하게 하였고, 또한 치유과정을 촉진시켰다. 치료의 아급성기는 대략 수술 후 3.5주 정도였으며, 상처는 아물었고 관절가동범위도 향상되었다. 월풀은 부종을 최소화 시키기 위한 장비로 지속하고 있다. 간헐적인 부드러운 열의 생리적인 영향과 거상과 능동적 관절가동범위에 의한 부종효과는 이 단계에서 장비의 선택의 결정요인이다. 표재 열치료 적용 후 치료적 작업을 적용한다. 아급성기 동안, 피부 통합은 지속적으로 향상되며, 부종은 감소되며, 근골격계 손상의 모든 면이 치료되었다.

유속치료는 치료동안 손과 손가락의 능동적 가동성을 허락하도록 중간 정도에서 강한 열을 제공하는 열 매개체로 결정하였다. 그는 또한 감각이상을 정상화시키기 위한 장비로 탈감각화 효과로 이점을 얻었다. 치료하는 20분 동안 의존적 자세는 더이상 고려하지 않아도 되었다. 마지막으로 Doug는 활동을 자극할 수 있는 기능적 작업에 참여함으로써 그가 경험했던 지속적인 강직에 대한 열의 긍정적 효과에 대해서 인지하게 되었다. 파라핀은 치료적 작업에 그의 참여를 위해 우선적으로 사용되었다. 파라핀의 열효과는 치료의 일부로 코반랩(3M, st. Paul, MN)을 사용해서 수동적으로 상반되는 손가락 굴곡신축을 유지시켜줌으로써 보완되었다.

표재 열 매개체는 Doug가 치료에서 수행과 참여를 최대화하도록 해주었으며 제한 없이 유지보수부 내의 자기 위치에 빨리 복귀하도록 도와주었다. Doug의 시나리오는 작업치료 중재가(가장 급성기부터 직업으로 복귀까지) 개인이 작업적 역할에 완벽히 복귀할 수 있는 보상적, 교정적 치료를 어떻게 제공하는 지를 보여주었다.

임상적 추론 문제(Clinical reasoning questions)

1. 이러한 손상에서 일어날 수 있는 임상적 합병은 무엇이 있는가?
2. 이러한 환자에게 사용할 수 있는 다른 적절한 물리적 매개체는 무엇이 있는가?
3. 월풀에서 과격한 흔들기가 허용된다면, 조직 치유에 어떤 일들이 일어나겠는가?
4. 이 환자의 과정을 통해서 알 수 있는 치료과정은 무엇인가?
5. 물리적 매개체의 적용으로 세포단계에서는 무슨 일이 일어나는가?
6. 이 환자에게서 당신이 생각하는 고려사항이나 유의사항은 무엇이 있는가?

참고문헌

Abramson, D. I., Mitchell, R. E., Tuck, S. Jr., Bell, Y., & Zays, A. M. (1961). Changes in blood flow, oxygen uptake and tissue temperatures produced by the topical application of wet heat. *Archives of Physical Medicine and Rehabilitation, 42*, 305-318.

Aiello, D. D. (2004). The hot and the cold of it. *Rehab Management, 17*, 18-23.

Akin, M., Price, W., Rodriguez, G., Jr, Erasala, G., Hurley, G., & Smith, R. P. (2004). Continuous, low-level, topical heat wrap therapy as compared to acetaminophen for primary dysmenorrhea. *Journal of Reproductive Medicine, 49*, 739-745.

Baker, R., & Bell G. (1991). The effect of therapeutic modalities on blood flow in the human calf. *Journal of Orthopaedic and Sports Physical Therapy, 13*, 23.

Bohannon, R. (1985). Whirlpool versus whirlpool rinse for removal of bacteria from a venous stasis ulcer. *Physical Therapy, 62*, 402-406.

Borrell, R. M., Parker, R., Henley, E. J., Masley, D., & Repinecz, M. (1980). Comparison of in vivo temperatures produced by hydrotherapy, paraffin wax treatment, and fluidotherapy. *Physical Therapy, 60*, 1273-1276.

Conroy, D. E., & Hayes, K. W. (1998). The effect of joint mobilization as a component of comprehensive treatment for primary shoulder impingement syndrome. *Journal of Orthopaedic and Sports Physical Therapy, 28*, 3-14.

De Jong, R. H., Hershey, W. N., & Wagman, I. H. (1966). Nerve conduction velocity during hypothermia in man. *Anesthesiology, 27*, 805-810.

deLateur, B. J., Stonebridge, J. B., & Lehmann, J. F. (1978). Fibrous muscular contractures: Treatment with a new direct contact microwave applicator operating at 915 MHz. *Archives of Physical Medicine and Rehabilitation, 59*, 488-499.

Draper, D. O., Harris, S. T., Schulthies, S., Durrant, E., Knight, K. L., & Ricard, M. (1998). Hot-pack and 1-MHz ultrasound treatments have an additive effect on muscle temperature increase. *Journal of Athletic Training, 33*, 21-24.

Ersala, G., Rubin, J., & Tuthill, T. (2001). The effect of topical heat treatment on trapezius muscle blood flow using power doppler ultrasound. *Proceedings, Annual Conference and Exposition of the American Physical Therapy Association, June*, 20-21.

Greenberg, R. S. (1972). The effects of hot packs and exercise on local blood flow. *Physical Therapy, 52*, 273-278.

Halvorsen, G. (1990). Therapeutic heat and cold for athletic injuries. *Physical Sportsmedicine, 18*, 87.

Health tips. hot vs. cold treatment.(2002). *Mayo Clinic Health Letter (English Ed.), 20*, 3.

Hecox, B., Weisberg, J., Andemicael-Mehreteab, T., & Sanko J. (2006). *Integrating physical agents in rehabilitation*. 2nd ed. Upper Saddle River, NJ: Pearson, Prentice Hall.

Helfand, A. E., & Bruno, J. (1984). Therapeutic modalities and procedures. part I: Cold and heat. *Clinics in Podiatry, 1*, 301-313.

Hillman, S. K., & Delforge, G. (1985). The use of physical agents in rehabilitation of athletic injuries. *Clinics in Sports Medicine, 4*, 431-438.

Krusen, E. (1950). Effects of hot packs on peripheral circulation. *Archives of Physical Medicine and Rehabilitation, 31*, 145.

Lehmann, J. F., & deLateur B. (1990a). Therapeutic heat. In J. Lehman, & B. deLateur (Eds.), *Therapeutic heat and cold* (4th ed., pp. 417-457). Baltimore, MD: Williams & Wilkins.

Lehmann, J. F., & deLateur, B. J. (1990b). *Therapeutic heat and cold*. Baltimore, MD: Williams & Wilkins.

Lehmann, J. F., Dundore, D. E., Esselman, P. C., & Nelp, W. B. (1983). Microwave diathermy: Effects on experimental muscle hematoma resolution. *Archives of Physical Medicine and Rehabilitation, 64*, 127-129.

Lehmann, J. F., Masock, A. J., Warren, C. G., & Koblanski, J. N. (1970). Effect of therapeutic temperatures on tendon extensibility. *Archives of Physical Medicine and Rehabilitation, 51*, 481-487.

Lehmann, J. F., Warren, C. G., & Scham, S. M. (1974). Therapeutic heat and cold. *Clinical Orthopaedics and Related Research, (99)*, 207-245.

Lin, Y. H. (2003). Effects of thermal therapy in improving the passive range of knee motion: Comparison of cold and superficial heat applications. *Clinical Rehabilitation, 17*, 618-623.

Malick, M., & Kasch, M. (Eds.). (1984). *Manual on management of specific hand problems*. Pittsburgh, PA: Hamarville Rehab Center.

Matsumoto, S., Kawahira, K., Etoh, S., Ikeda, S., & Tanaka, N. (2006). Short-term effects of thermotherapy for spasticity on tibial nerve F-waves in post-stroke patients. *International Journal of Biometeorology, 50*, 243-250.

McMeeken, J. M., & Bell, C. (1990). Effects of selective blood and tissue heating on blood flow in the dog hindlimb. *Experimental Physiology, 75*, 359-366.

Michlovitz, S., & Wolf, S. (Eds.). (1990). *Thermal agents in rehabilitation*. Philadelphia, PA: FA Davis.

Morton, R. H. (2006). Contrast water immersion hastens plasma lactate decrease after intense anaerobic exercise. *Journal of Science and Medicine in Sport/Sports Medicine Australia, (in press).*

Myrer, J. W., Draper, D. O., & Durrant, E. (1994). Contrast therapy and intramuscular temperature in the human leg. *Journal of Athletic Training, 29*, 318-322.

Niederhuber, S. S., Stribley, R. F., & Koepke, G. H. (1975). Reduction of skin bacterial load with use of the therapeutic whirlpool. *Physical Therapy, 55*, 482-486.

Ottawa Panel. (2004). Ottawa panel evidence-based clinical practice guidelines for electrotherapy and thermotherapy interventions in the management of rheumatoid arthritis in adults. *Physical Therapy, 84*, 1016-1043.

Perret, D. M., Rim, J., & Cristian, A. (2006). A geriatrician's guide to the use of the physical modalities in the treatment of pain and dysfunction. *Clinics in Geriatric Medicine, 22*, 331-54; ix.

Petrofsky, J. S., Lohman, E., 3rd, Lee, S., de la Cuesta, Z., Labial, L., & Iouciulescu, R., et al. (2006). The influence of alterations in room temperature on skin blood flow during contrast baths in patients with diabetes. *Medical Science Monitor, 12*, CR290-5.

Reid, D. (1992). *Sports injury assessment and rehabilitation*. New York: Churchill Livingstone.

Robertson, V. J., Ward, A. R., & Jung, P. (2005). The effect of heat on tissue extensibility: A comparison of deep and superficial heating. *Archives of Physical Medicine and Rehabilitation, 86*, 819-825.

Robinson, V., Brosseau, L., Casimiro, L., Judd, M., Shea, B., & Wells, G., et al. (2002). Thermotherapy for treating rheumatoid arthritis. *Cochrane Database of Systematic Reviews (Online), (1)*, CD002826.

Samborski, W., Stratz, T., Sobieska, M., Mennet, P., Muller, W., & Schulte-Monting, J. (1992). Intraindividual comparison of whole body cold therapy and warm treatment with hot packs in generalized tendomyopathy. *Zeitschrift Fur Rheumatologie, 51*, 25-30.

Sandqvist, G., Akesson, A., & Eklund, M. (2004). Evaluation of paraffin bath treatment in patients with systemic sclerosis. *Disability and Rehabilitation, 26*, 981-987.

Sapega, A., Quedecfeld, T., & Moyer, R. (1981). Biophysiological factors in range-of-motion exercise. *Physical Sportsmedicine, 9*, 57.

Schmidt, K. L., Ott, V. R., Rocher, G., & Schaller, H. (1979). Heat, cold and inflammation. *Zeitschrift Fur Rheumatologie, 38*, 391-404.

Smith, K., & Newton, R. (1994). The immediate effect of contrast baths on edema, temperature and pain in postsurgical hand injuries, *Physical Therapy, 74*, 157.

Solomon, S. L. (1985). Host factors in whirlpool-associated pseudomonas aeruginosa skin disease. *Infection Control, 6*, 402-406.

Stanton, D. B., Bear-Lehman, J., Graziano, M., & Ryan, C. (2003). Contrast baths: What do we know about their use? *Journal of Hand Therapy, 16*, 343-346.

Tao, X. G., & Bernacki, E. J. (2005). A randomized clinical trial of continuous low-level heat therapy for acute muscular low back pain in the workplace. *Journal of Occupational and Environmental Medicine /American College of Occupational and Environmental Medicine, 47*, 1298-1306.

Wedlick, L. T. (1967). The use of heat and cold in the treatment of sports injuries. *Medical Journal of Australia, 2*, 1050-1051.

제 7 장

치료적 초음파와 음파영동
Therapeutic Ultrasound and Phonophoresis

학습 목표
Learning Objectives

1. 치료적 초음파의 이론과 원리에 대해서 논의한다.
2. 초음파로 인해 야기되는 생물학적 변화들에 대해 설명한다.
3. 치료적 초음파, 열, 비열 적용에 대해 임상적 요소를 비교하고, 차이를 구분한다.
4. 치료적 초음파 사용에 관한 임상적 적용을 논의한다.
5. 치료적 초음파의 금기사항과 주의사항을 확인한다.

용어(terminology)	
음향유동(acoustic streaming)	종파(longitudinal wave)
광선비균질비(beam nonuniformity ratio)	비열효과(nonthermal effect)
공동현상(cavitation)	음파영동(phonophoresis)
기관효율주기(duty cycle)	음파영동(phonophoresis)
주파수(frequency)	전단파(shear wave)
강도(intensity)	열효과(thermal effect)

초음파는 작업수행을 촉진시키기 위해 작업치료 치료법의 부속물로서 사용될 수 있는 심부열방식으로 간주된다. 즉, 초음파는 인간의 귀에는 들리지 않는 20 kHz 이상의 주파수인 음향에너지다. 의학적 초음파를 위한 주파수는 800,000에서 3,000,000 Hz(0.8~3 MHz)이다. 임상가들은 치료과정과 회복속도를 촉진하고 통증감소를 위해 높은 주파수의 초음파를 사용해 오고 있다(Kennedy, Ter Haar, & Cranston, 2003; Oh, Early, & Azar, 2005; Samosiuk, Miasnikov, & Klimenko, 1999; Uhlemann, 1993; Oh, Early, & Azar, 2005; Samosiuk, Miasnikov, & Klimenko, 1999; Uhlemann, 1993; Walmsley, 1988). 초음파는 두 가지의 주요한 목표와 효과가 있는데 심부조직에 열을 가하고 이 메커니즘을 통해 조직을 치료하는 효과가 있다. 역사적으로 작업치료사들은 우선적으로 표면조직에 오직 1~2 cm의 깊이에만 침투하는 방식으로 선택된 조직에 열을 가해 주려고 파라핀과 핫팩을 사용해왔다

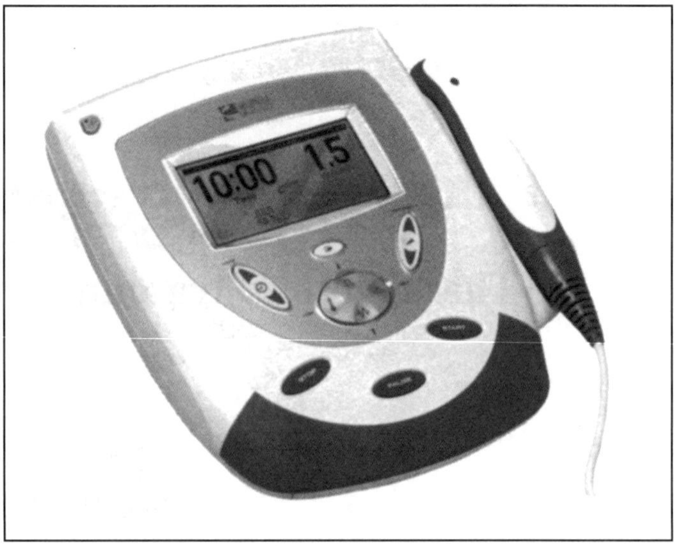

그림 7-1 Vectra Genisy의 초음파 단위 (Chattanooga group 사진 제공)

(McDiamid & Burns, 1987). 치료적 초음파는 콜라겐이 풍부한 구조나 치료과정을 촉진시키기 위해 작업치료과정에서 선택적으로 사용할 수 있는 부수적인 치료방법이다(그림 7-1).

분 류
Classification

치료적 초음파는 표면 구조에 열을 가하거나(0-1 cm) 심부에(5 cm 이상) 열을 가할 수 있는 방식이다. 또한 이는 조직치유를 촉진시키기 위해 열을 가하거나, 열을 가하지 않는 두 가지 구성요소를 지니고 있다. 초음파는 청각 또는 소리에너지를 사용하는데 압력파동을 만들어 하부조직에 전달한다. 이는 두 가지 주요한 주파수를 사용하는데 미국에서는 치료적 초음파로 1 MHz와 3 MHz를 사용한다. 치료적 초음파는 작업수행을 위한 부속물로 사용되거나 열 또는 비열의 효과를 통해 조직의 변화를 이끌어 낸다. 열의 작용은 크게 두 가지로 분류할 수 있다. 표면 그리고 심부. 표면적인 열작용은 약 1 cm 정도 깊숙이 들어가 조직온도를 상승시킨다. 치료적 초음파의 심부열작용은 약 5 cm 정도 혹은 그 이상 열을 전달하여 조직온도를 상승시키는 능력을 가지고 있다(Draper, 1995). 1 MHz의 주파수는 3 MHz보다 더 깊숙이 침투한다. 소리에너지는 조직에 이동됨으로서 진폭을 감소시키며 소산된다(그림 7-2).

치료적 초음파는 두 가지 주요한 목적이 있다. *조직온도를 상승시키고 비열적 세포효과를 제공한다.* 치료과정에서 안정적이고 효율적인 초음파 사용을 위해 초음파의 역사, 원리, 생리학적 효과, 지시사항 및 금기사항을 이해하는 것은 필수적이다.

역 사
History

초음파는 소리에너지로 구성되며 진단을 하고 조직파괴, 신체의학, 재활을 돕고 연부조직을 치료하기

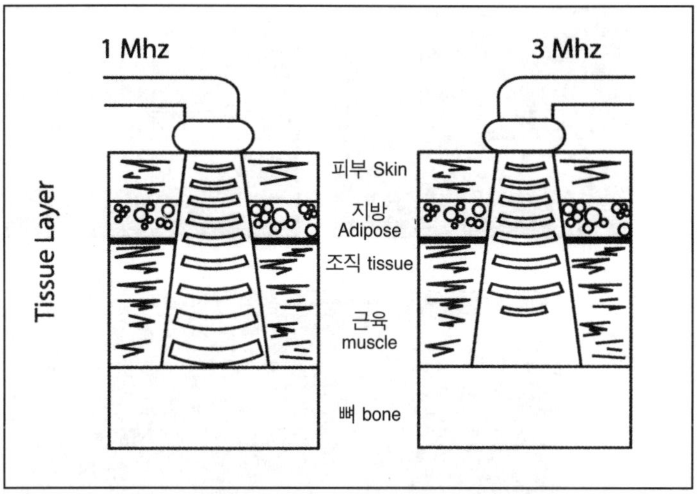

그림 7-2 초음파의 침투 깊이에 대한 1 MHz와 3 MHz의 비교. 표면 조직은 3 MHz, 심부조직은 1 MHz의 주파수에서 치료된다.

위한 의학으로 사용되어져 왔다. 1880년에 Pierr와 Jacques는 기계적으로 압착할 때 전기전하를 발생시키는 석영, 리튬 황산염, 아연산화물과 같은 어떤 크리스탈을 발견했다. 간접적 혹은 역전된 압전효과는 전압 반응을 일으킬 때, 크리스탈의 축소 또는 확장됨으로써 발생된다. 역전된 압전효과는 크리스탈을 통과한 전압의 적용을 위해 이차적으로 기계적인 힘을 생산시킨다. 양극적인 변화는 전기전류에 반응하기 위해 크리스탈의 진동을 일으키고 변형시키는 변화를 야기시킨다. 초음파는 높은 주파수의 음성파동을 만들기 위해 역전된 압전효과를 사용한다. 교류전류의 적용은 크리스탈의 진동을 전기적 진동의 주파수와 다양한 주파수들을 일으키는 방향으로 이루어진다(Williams, 1983).

생물학적 체계에서 타이타닉호가 침몰하고 제1차세계대전이 발발하기 전까지는 초음파의 효과가 잘 알려지지 않았다. 기술적으로 진보되는 동안 연구자들은 잠수함 발견과 수중항해를 위해 침몰된 Allied호로 연구방법을 시도했다. 연구자들은 해저의 물체를 확인하거나 위치를 알기 위해 높은 기술과 eco-location 체계를 사용했다. 수중청음시스템이 WWI와 WWII 그리고 SONAR(sound navigation and ranging) 사이에서 중재하는 동안 실질적 시스템은 echo-location 물체와 심해를 정밀하게 조사했다. 연구자들이 이 기계를 발달시킬 때, 잠수함과 해저물체의 위치를 찾기 위해 압전기 변환방사를 찾았다. 연구자들은 1930년대와 1940년대 사이에 고주파의 파동에 의해 노출된 조직의 생물학적 효과를 위해 독일과 미국에서 의학적 치료로서 초음파의 적용을 시도했다(Buchtala, 1952; Kuitert & Harr, 1955). 또한 연구자들은 의학적 치료를 위해 사용된 초음파의 의도를 발견했다. Paul Lanquevin 같은 초기연구자들은 바다 속 물고기의 파괴와 고강도의 초음파가 포함된 물탱크에 손을 갔다 대면 통증이 생긴다는 것을 기록했다. 최초의 실험은 동물들의 뇌 조직을 파괴하기 위해 초음파 파동을 사용했다(Kuitert & Harr, 1955). 1940년대쯤 몇몇 임상가들은 습진, 천식, 관절염 통증, 실금, 상피병, 안기나를 포함하는 다양한 치료를 위해 초음파를 "cure-all" 치료로 사용했다. 비슷한 연구나 과학적 증거의 부족 이후에, 냉소주의와 초음파 이론에 대한 조정에 의해 이러한 이론을 지지하고 진단적 초음파의 발전을 방해했다(그림 7-3).

초음파의 초기연구와 업적이 우선적으로 열효과에만 집중되었으나, 최근의 연구에서는 조직치유분야와 근본적인 의약관리영역에서의 비열효과도 밝혀졌다.

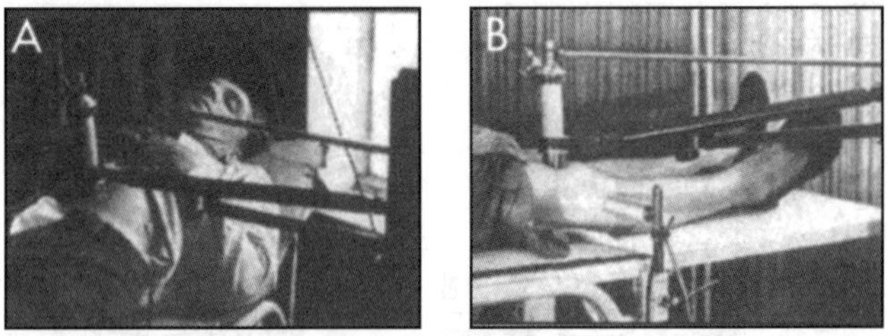

그림 7-3 1940년에 초음파 사용. (A) 위암 치료에 사용, (B) 관절염에 온열 적용.

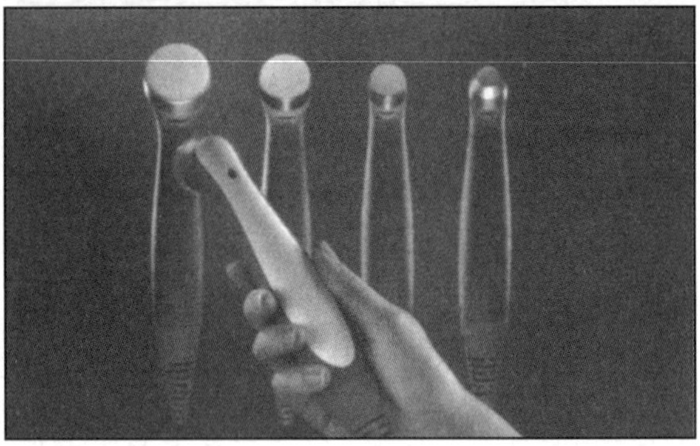

그림 7-4 1-10 cm의 다양한 사이즈의 사운드 헤드. 이보다 더 작은 사운드 헤드는 손이나 손가락과 같은 작은 조직을 치료하기 위해 사용된다.

초음파 장비
Ultrasound Equipment

현재 초음파 장비의 기초는 크리스탈의 진동과 분극전압에 대한 Curie의 업적으로부터 기원되었다. 표준 초음파세트는 전력공급기, 진동회로, 변압기, 동축케이블변환기 그리고 초음파 응용프로그램으로 구성된다. 종종 치료적 초음파세트는 전기에너지를 초음파에너지로 변환시키는 에너지 원천으로써 교류전류를 사용하는 발전기를 포함한다. 치료적 초음파장비와 함께 크리스탈은 *변환기(transducer)*라 부르는 응용프로그램 안에 설치되었다. 크리스탈은 교류, 전류반응에 따라 축소 또는 확장함으로써 자연석영이나 합성재료로 구성된다. 이것 때문에 초음파 변환기는 세트끼리 교환이 가능하다. 하지만 몇몇 제조업자들은 이 문제를 해결하기 위해 교환 가능한 소리를 생산해왔다(그림 7-4).

크리스탈 발생압력의 진동은 조직에 영향을 주는 파동을 일으킨다. 전류흐름의 방향 변화에 반응하는 크리스탈의 변형은 적용된 전압의 양에 비례한다. 치료적 초음파에서 이러한 압력파동은 진동을 일으키는 분자를 만드는 조직에 전달된다. 초음파는 공기를 통과해서 불완전하게 이동되며 에너지가 하부조직에 분산되도록 한다.

물리적 원리
Physical Principles

치료적 초음파는 초음파 기계의 전기적 작용으로 인해 전기에너지의 변형과 발성부의 변환기에 위치한 크리스탈에 전달되며 소리에너지가 발생된다. 이러한 음성파동은 초음파기계의 주파수범위와 일치한다. 치료적 초음파의 가장 일반적인 주파수는 1 MHz와 3 MHz이다. 1 MHz 주파수는 "낮은"주파수로 간주

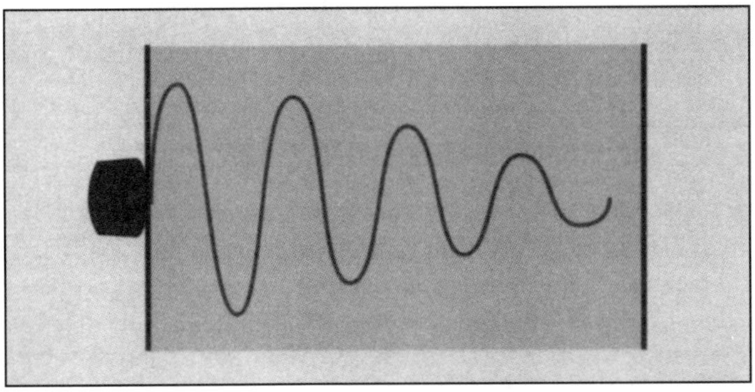

그림 7-5 종파 내부에서 초음파의 강도가 점차 줄어들며, 에너지가 전달, 흡수, 반사되고 파동의 각도와 조직의 형태에 따라 다르다.

되는데 이는 심부조직을 치료하기 위해 가장 자주 사용하고 있으며 좀 더 높은 주파수인 3 MHz는 표면조직을 치료하는데 이용된다. 초음파 에너지는 크리스탈이 청각적 또는 "소리" 파동의 전류와 관계되면서 축소 또는 확장되어 교류전기전류를 발생시킨다. 소리파동은 초음파장비에 의해 만들어진다. 음파의 최고점과 최저점은 압축위상과 크리스탈의 희박성으로 만들어진다. 이러한 소리파동은 치료영역의 하부조직에 전달된다.

높은 주파수의 초음파가 사용되면 소리파동은 좀 더 "평행하게" 하게 되는데, 원통형의 광선 안에서 각각의 분자의 흐름과 평행하게 이동한다. 소리파동의 빠른 발생으로 인해 파동회로에서 분자들은 앞, 뒤로 밀어내며 움직인다. 이 형태의 파동은 — 한 방향으로 이동, 분자의 압축 또는 완화 — 종파파동으로 알려져 있다. 조직을 통과해 움직이는 종파는 흡수된다. 초음파는 파동의 각도와 에너지의 영향은 조직의 형태에 따라 전달시킬 수도, 흡수될 수도, 반사될 수도 있다(그림 7-5). 이동하는 소리파동의 비율은 특정조직의 분자밀도의 비율에 의존적이다. 이것은 흡수와 침투 사이의 반대관계이다. 조직분자가 광범위하게 퍼져나간다면 소리에너지의 흡수가 낮아지고 침투의 깊이가 커진다. 조직분자가 서로 가깝거나 압착된다면, 분자압축에 저항하고 에너지가 흡수되기 때문에 음파의 한도는 더 작아질 것이다.

인체조직의 변이성 때문에 소리파동은 강도의 정도가 약해진다. 에너지 강도의 감소는 조직의 에너지 흡수와 소리파동의 산발성 또는 분산으로 인해 반사 또는 굴절로 해석된다. 굴절은 소리파동이 다른 방향으로 조직이 연결되면서 경계면에서 방향을 바꿀 때 일어난다. 반사는 초음파가 다른 성질의 전기저항과 닿을 때 발생한다. 변환기로부터 온 음파는 공기 중으로 전달되고 반사될 것이다. 또한 초음파 에너지는 지방질을 통해 효과적으로 전달될 수 있다. 조직-뼈의 경계면에서 거의 모든 에너지가 반사된다. 물리적 범위와 차이는 되돌아오는 각도와 마찬가지로 반사와 굴절의 정도에 영향을 줄 것이다. 반사된 파동이 경로를 바꾸거나 조직안의 동일한 경로로 변환기로 되돌아오면, 조직 내 집중된 에너지 영역의 합산을 일으키는 에너지를 소리파동과 상호작용 할 수 있다. 이런 합산된 영향이 일어날 때, 이것은 정상파라 알려져 있다. 정상파는 치료받는 발성부의 이동을 막을 수 있다. 입자의 움직임이 올바른 각도에서 파동이 전달될 때, 전단파 또는 횡파가 만들어진다. 이것은 고체 물질이다. 액체 물질은 약한 분자 내 결합을 가지며, 전단파를 전달시키는 힘이 약하다. 임상적으로 전단파는 골막을 따라 발생하는 파동을 가진 압력파가 뼈에 닿을 때 발생한다. 이 전단파는 뼈의 표면에 열을 유발할 것이다(Arnheim, 1989).

신체의 조직은 다른 강도를 가지고 있으며 특정한 청각적 속성에 따라 각각은 초음파를 전도할 수도 있

표 7-1 음파 임피던스 단계 (acoustic impedance level)

조직형태	*임피던스[kg/m@sec×10(6)]*
지방	1.38
수분	1.5
혈액	1.61
근육	1.7
뼈	7.8

고 흡수할 수도 있다. 연구가들은 다양한 신체 조직의 흡음계수를 확인했다. 혈액, 수분과 같은 체액은 가장 낮은 임피던스와 흡음계수를 가진다. 반대로 뼈는 가장 높은 임피던스와 흡음계수를 가지고 있으며 초음파에너지를 가장 잘 흡수한다. 이것은 조직치유과정의 이해와 신체조직과 반응에 관한 흡음의 속성을 인식을 통해서 이루어지며 치료적 초음파는 치료과정의 중요한 부속방법이 되고 있다(표 7-1).

에너지 분포
Energy Distribution

조직의 열치료 효과는 초음파 영역의 에너지 분포 때문이다. 초음파의 폭과 확산은 크리스탈의 주파수와 크기에 영향을 받는다. 더 큰 발화부 또는 변환기는 더 넓어진 에너지영역의 발산을 의미한다. 변환기의 위치는 effective radiating area(ERA)라 알려진 소리파동을 만들어낸다. 더 큰 발화부는 초음파 에너지광선을 집중시키거나 조정하며, 발화부에서 발산하게 함으로써 작은 발화부가 소리에너지를 분산시키는 경향을 가진다. 1 MHz 주파수의 초음파 사용은 3 MHz의 주파수와 비교해봤을 때 더 강하게 에너지를 발산시킨다. 또한 이것은 에너지의 다양성 때문이다(그림 7-6). 소리에너지 강도의 다양성은 Beam

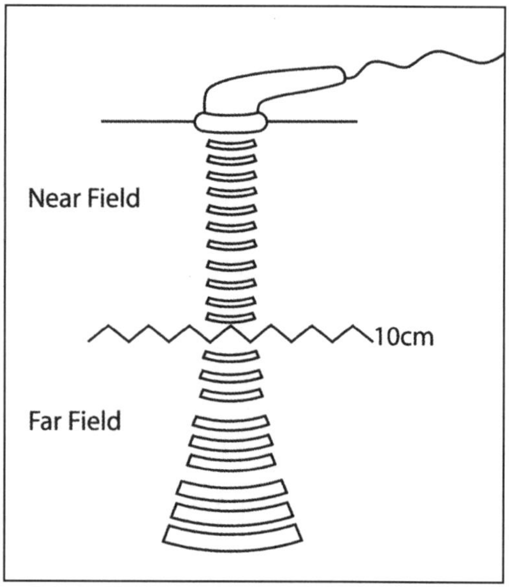

그림 7-6 초음파 에너지는 수렴과 발산을 한다. 주파수와 ERA에 기초한다.

nonuniformity ratio(BNR)로 알려져 있다. BNR은 변환기 표면을 가로질러 생산되는 최대 강도의 비율이다. 효과적으로 초음파 변환기의 소리에너지는 "높고 낮음"으로 묘사되어있다. Spatial peak intensity (SPI)는 광선이 어느 포인트에서 나타나는 최대강도이다. Spatial average intensity(SAI)는 전 영역을 통틀어 에너지 광선의 평균 강도이다. 강도는 다른 곳보다 초음파 광선에서 더 높아진다. SPI와 SAI간 관계는 제조업자에 의해 각각의 초음파 장비에 관해 보고되어졌다. 이러한 높은 강도의 영역은 초음파를 적용하는 동안 우선적으로 일어날지도 모르는 초음파 광선내의 "hot spot"의 원인이 된다. 이러한 "hot spot"은 부분적으로 치료를 통한 발화부의 이동을 유지함으로써 예방되었다. 치료사들은 BNR을 기록해야 한다. 이상적으로 낮은 BNR은 화상 또는 고통을 최소화하는 좀 더 형식적인 방법이다.

강 도
Intensity

강도는 적용한 면의 소리에너지의 세기를 말한다. SPI는 적용된 음파의 세기를 측정하거나 변화기의 ERA를 나눔으로써 결정한다. 치료적 초음파기계는 와트의 힘으로 강도를 표시한다. 강도는 조직반응을 결정하는 가장 확실한 요인이다. 이것은 초음파기계의 측정과 힘의 결과를 변경하고 치료결과와 환자의 안락함을 방해하는 영향을 줄일 수 있다. 또한 기계적 타이머는 그것의 정밀도를 변경시킬 수도 있기 때문에 꼭 측정해야만 한다. 실질적인 발전량과 표면온도가 변경된다면, 온도효율은 감소될 것이고 손상 또는 피부자극의 가능성이 유발될 수도 있어서 이런 환자들은 감각을 구성하는 피부에 대해 고려해 주어야 한다. 초음파 단위의 강도는 만약 환자가 불편함을 호소한다면 어느 때 라도 감소되어야 한다.

"아리고", "쿡쿡 쑤시고", "찌르는 듯한"과 같은 통증호소는 강도를 감소시키거나 발화부를 움직여야 하는 지시사항이다. 치료가 적용되는 동안에 환자들의 반응을 고려해야 한다. 환자는 높은 강도가 적용되는 동안에 따뜻함을 느낄 수도 있고 열감을 느낄 수도 있다. 이 부분에서 편안함을 유지하기 위해서는 강도가 감소되어야 한다. 그러나 비열초음파가 적용되는 동안에는 환자들은 거의 아무것도 느끼지 못한다.

기관의 효율주기
Duty Cycle

효율주기는 환자들이 받는 전반적인 소리에너지의 양을 결정하는데 사용된다. 또한 이 주기는 소리파동에 대한 중요한 요인이나 조직반응을 결정한다. 효율주기는 퍼센트나 맥박의 비율 그리고 맥박의 주기로 나타난다. 50%의 효율주기는 25%의 효율주기보다 2배의 소리에너지를 전달한다. 일시적인 피크강도는 전달되는 초음파 주기 동안, 소리파동의 최대 강도이다. 일시적인 평균 강도는 시간주기의 평균 강도이다. 연속된 또는 전달된 초음파는 병리학적 상처의 치료에 이용된다. 필수적으로 모든 초음파기계전류는 연속된 모드와 전달모두 두 가지 형태의 초음파 파동을 제공할 수 있다. 몇몇 기계에서 연속초음파는 100% 분류할 수 있다. 연속초음파는 열적 또는 열효과를 제공하기 위해 가장 많이 사용되었다. 많은 초음파 기계들은 20%, 50% 그리고 100%의 효율 주기를 보이고 있다. 만약 소리에너지가 짧은 기간 동안 묘사된다면, 이것은 파동으로 나타낼 수 있다. 초음파에너지가 방해되는 동안 초음파의 전반적인 평균 강도는 감소될 것이다. 초음파 기계가 연속적으로 초음파 에너지를 전달시키지 못하기 때문에, 하부조직에 미치는 전체적인 영향은 "더 적은" 에너지가 될 것이다. 전달된 초음파는 조직의 전체적인 열을 가하고 나중에는 감소된다. 비열적 또는 기계적인 영향을 미치는 더 낮은 강도로 임상에서는 연부조직치료를 촉진하는데 사용한다. 그러나 조직에서 발생한 열은 강도가 더 높은 범위에서 증가한다면, 비열적 효과가 나타나는 동안에 강도가 0.1 또는 0.2 w/cm^{2}으로 이루어질 것이다. 임상적으로 치료사는 치료목표에 기반을 둔 적절한 강도, 효율주기 그리고 매개변수를 결정할 필요가 있다.

초음파가 대상조직에 전달되는 정도에 영향을 미치는 변수들

- 주파수
- 파장 길이
- 변환기의 ERA
- BNR
- 연속적 또는 간헐적 적용
- 중간 연결기 사용
- 조직의 구조와 구성
- 변환기의 각도와 움직임
- 사용 주파수와 사용 정도

생리적 영향들
Physiological Effects

열적 또는 연속된 형태의 초음파 (Thermal or Continuous-Mode Ultrasound)

조직을 가열했을 때의 생리적 효과는 어떻게 열을 적용했느냐에 관계없이 동일하다. 치료적 초음파사용의 주된 장점 중 하나는 선택된 치료부위와 조직을 표적화하는 능력이다. 표면에 가한 열은 약 1cm의 조직에 열을 전달할 수 있으며 낮은 주파수의 초음파는 선택된 조직을 5 cm 이상 통과할 수 있다. 초음파가 열적 효과에 연속적으로 사용될 때, 이것은 심부열체계로 고려한다. 환자들 그리고 몇몇 작업치료사들은 초음파변환기가 열을 생산하고 조직에 그것을 전달한다고 종종 생각한다. 하지만 사실 초음파 광선은 스스로 열을 전달하지 못한다. 운동에너지의 변환으로 축적된 하부조직의 열은 연속된 형태나 또는 고강도의 초음파 소리파동으로부터 흡수되어진다. 단백질밀집구조가 초음파를 흡수하는 경향 때문에, 치료사들은 선택적으로 열을 밀집시키고 심부조직에 열을 가한다(Binder, Hodge, Greenwood, Hazleman, & Page Thomas, 1985; Piersol et al., 1952; Robertson & Baker, 2001; Wells, 1977). 광대한 모세혈관망 덕분에 근육은 이러한 밀집구조보다 더 빨리 열을 잃는다.

공동현상 (Cavitation)

초음파는 이러한 열적 또는 비열적 생물생리학상의 영향 때문에 세포수준에서 다양한 반응을 유발한다. 이것은 치료사가 효과를 결정할 때, 임상적 조건과 예상된 결과를 바탕으로 정당화된다. 이러한 열적 또는 비열적 효과는 세포수준에서의 초음파에너지의 상호작용 때문에 일어난다. 초음파는 안정성 그리고 불안정성과 같은 두 가지 형태의 공동현상을 유발할 수 있는 잠재력을 가진다. 공동현상은 기체 또는 증발기체가 채워진 액체의 형성과 붕괴, 그리고 초음파의 압축과 희박성의 관계를 일으킨다.

공동현상은 혈액이나 조직액이 존재할지도 모르는 초음파 광선경로에 위치하여 작은 공기방울의 확장과 축소를 유발한다. 이러한 압력변화의 결과로 소리진동이 전달될 때 유발되며 공동현상을 일으킨다. 전달된 초음파에너지의 결과로 야기된 안정적인 공동현상은 초음파에너지의 소멸과 흐름에 반응하여 축소된다. 안정적인 공동현상의 결과는 세포막에서의 비열적, 기계적 열효과를 허락한다.

조직을 가열했을 때의 열 효과는 공동현상 때문에 또한 일어난다. 미크론 크기의 기체방울은 소리파동을 가지고 체액에 존재한다. 이러한 공기는 고강도의 적용과 함께 임계크기의 허탈에 도달할 수 있고, 불안정한 공동현상을 유발한다. 불안정한 공동현상에서 에너지는 주변조직에서 방출되는데 온도를 상승키시고 조직, 혈액세포 그리고 다른 조직에 손상을 준다. 불안정한 공동현상은 3 MHz보다 1 MHz에서 좀 더 빈번하게 일어나며, 더 높은 주파수를 사용함으로써 피할 수 있다.

조직 내에서 생물생리학적 효과는 열체계가 열초음파를 포함할 때 일어난다. 임상적으로 열초음파는 관절가동범위 증가, 조직치유 촉신, 근경련 감소, 통증 감소, 만성염증과정 감소, 뻣뻣함 감소, 부종 감소, 기능촉진에 사용된다. 초음파의 매개변수는 선택적으로 정할 수 있기 때문에 작업치료사들은 치료과정에서 초음파의 열적 효과를 장점으로 효율적으로 특정조직과 구조를 결정할 수 있다. 열초음파는 1 MHz의 주파수로 1 W/cm^2 적용될 때 연부조직의 온도를 2°C 상승시킬 수 있고, 0.6°C만큼 상승시키려면 3 MHz의 주파수를 사용해야 한다(그림 7-7). 저강도는 (약 3번 이하) 3 MHz의 주파수로 사용되면, 소리에너지가 1~2 cm 깊이의 표면을 흡수되고 더 높은 에너지 수준으로 잠재력을 유발하고 조직온도를 더 많이 상승시킨다(Draper, Castel, & Castel, 1995).

비열적 또는 기계적 초음파(Nonthermal or mecanical ultrasound)

초음파의 열효과가 감소되었을 때, 매우 낮은 세기의 초음파를 적용하거나 전달함으로써 세포나 기계적 변화가 일어난다. 치료과정에서의 비열초음파의 생리학적 효과는 치료사들에게 종종 더 중요하게 여겨진

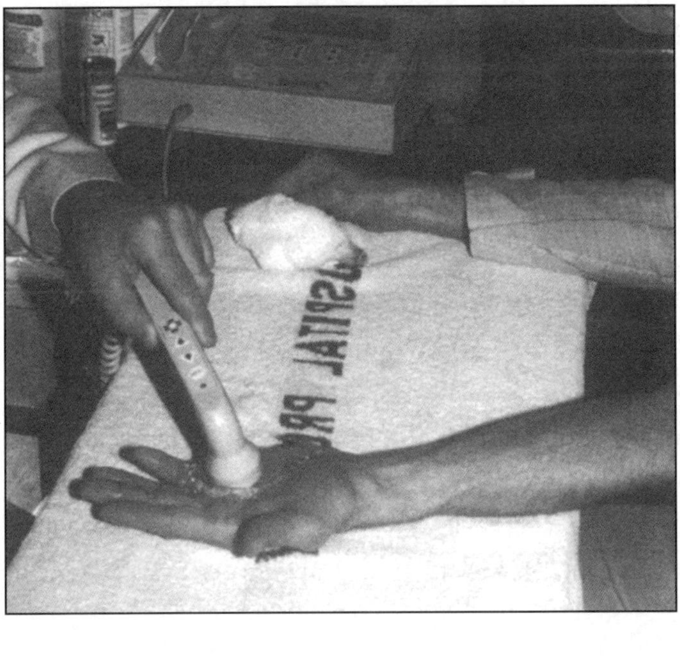

그림 7-7 동일한 조직을 통과하는 초음파 전달, 그 사운드 파장은 조직 아래의 종 방향으로 전달된다.

다. 비열초음파는 조직의 수정을 촉진하는 것을 임상적으로 보여주었다(Dyson & Suckin, 1978; Ennis, Valdes, Gainer, & Meneses, 2006; Fyfe & Bullock, 1985). 초음파의 비열적 효과는 세포막에서 기계적 진동이 공동현상과 음향입자를 발생시킨다. 또한 안정적인 공동현상은 기체공기의 확장과 소리파동의 압착과 축소를 일으킨다. 이러한 안정적인 공동현상은 세포근처에서 힘을 가할 때 진동방울 주변액 안에서 회오리 전류를 일으킨다.

유동액의 단일 움직임은 음향흐름으로 알려져 있고, 세포의 구조적 변화를 일으키고, 세포의 투과도를 증가시킨다. 세포막의 불안정성은 비열적 초음파의 두 번째 효과를 일으킨다. 세포막의 변화는 칼슘이온과 세포막을 통과하는 히스타민과 같은 이온의 확산과 물질대사를 촉진한다. 칼슘은 거대세포와 과립백혈구에서 히스타민이 혈소판을 찾을 때 단백질 합성의 매개자이고, 혈관과 혈소판에 영향을 미친다. 진동초음파의 두 번째 효과는 대식세포의 식세포 활동을 포함하고 단백질 합성 시, 섬유아세포의 운동성과 과립조직을 증가시키며 상처수축의 혈관염성 촉진을 증진시킨다. 연구가들은 또한 확인했다. 저강도의 진동초음파는(LIPUS) 경골, 콜리스, 그리고 주상골골절의 치료를 가속화 시킬 수 있으며 뼈의 성숙을 증진시키고 치료시간을 감소시킨다(Chan, Qin, Lee, Cheung, & Leung, 2006b; Claes, Ruter, & Mayr, 2005; Claes & Willie, 2007; Giannini, Giombini, Moneta, Massazza, & Pigozzi, 2004; Heckman, Ryaby, McCabe, Frey, & Kilcoyne, 1994; Ito, Azuma, Ohta, & Komoriya, 2000; Malizos, Hantes, Protopappas, & Papachristos, 2006; Mayr, Wagner, Ecker, & Ruter, 1999). 고강도의 열초음파 매개변수는 뼈의 치료과정을 방해할 수도 있기 때문에 상용해서는 안 된다.

일반적인 믿음과 달리 초음파는 열효과에 있어서 가장 효과적이다. 이차적인 진동초음파의 열효과는 상처치유과정에 큰 영향력을 가지며 열효과보다 더 중요할 수도 있다. 이러한 몇 가지 궁금점은 행동 메커니즘으로 세포외 기질과 조직화학요소를 조절한다 (Bandow et al.,2007; Hill, Fenwick, Matthews, Chivers & Southgate, 2005; Mukai et al., 2005). 초음파는 치료 단계에서 염증해소를 촉진하고 섬유아세포의 활동과 성숙을 자극한다 (Leung, Ng, & Yip, 2004). 반대로 고강도의 초음파(1 MHZ, 1.5 W/cm^2)는 조직치유를 방해하고, 치유시간동안 증상을 악화시킬 수 있다(Busse, Bhandari, Kulkarni, & Tunks, 2002; Dudda, Pommer, Muhr, & Esenwein, 2005; Pilla, et al., 1990). 반면에 LIPUS는 뼈의 치유를 촉진시킨다. 좌상치료나 근골격계근육의 재생과 촉진을 위한 초음파의 사용은 불분명하며 앞으로 매개변수와 임상적 적용을 통해 연구할 필요가 있다(Binder, Hodge, Greenwood, Hazleman, & Page Thomas, 1985; Markert, Merrick, Kirby, & Dover, 2005; Wilkin, Merrick, Kirby, & Dovor, 2004).

초음파의 임상적 온열 효과

- 관절주머니(관절낭), 힘줄(건)의 콜라겐 섬유 조직 신장 증가
- 통증 감소
- 관절 강직 감소
- 혈류 증가
- 근경련 감소
- 만성 염증 감소

일반적으로 조직치유의 비열초음파 효과는 짧은 치료기간과 0.1~0.2 W/cm^{2}의 낮은 매개변수 20%의 효율주기를 가진다. 대개 효율적인 골절치료는 약 20분의 적용시간을 요구한다. 1 MHz 주파수(5 cm 이

상)는 3 MHz 주파수(1~2 cm)보다 더 깊이 침투할 수 있다. 조직치유의 가장 좋은 촉진방법은 치료기간이 매번 24시간에서 48시간은 반복되어야 한다는 것이다.

적용과 지시사항(Applications and indications)

초음파는 작업치료사에 의해 다양한 임상적 조건의 치료를 위해 안전하고 효율적으로 사용될 수 있다. 임상에서 사용되는 수많은 치료적 매개변수와 적용은 임상적 경험이나 집중되지 않은 증거를 기반으로 이루어지며 가변성을 가진다. 초음파에 관한 많은 연구는 동물연구에 기반을 두고 있으며 이는 임상적 결과가 동일할 것이라는 보장을 하지 못한다. 많은 연구에서 고안한 치료적 매개변수는 마찬가지로 문제가 많다. 게다가 초음파 기계와 생산량의 변화는 치료 매개변수와 효과에 영향을 줄지도 모른다(Artho et al., 2002; Merrick, Bernard, Devor, & Williams, 2003).

치료적 매개변수의 효과와 일관성을 결정하기 위해 앞으로의 연구는 초음파의 치료적 사용과 적용을 강화시킬 필요가 있다. 그러나 연구는 치료적 적용을 위한 근거의 틀과 출발점을 제공한다. 다른 중재처럼 환자평가는 문제점을 확인하고 치료 목표를 설정한다. 초음파는 다른 치료접근법에 독립적으로 사용되어서는 안되며, 치료과정 안에서 사용되어야 한다. 손상의 해부학적 위치와 정도에 주의를 기울여야하며 치료해야하는 조직의 형태와 위치 그리고 어떠한 의학적 및 수술적 중재도 이행해야 한다. 어떤 잠재적인 예방 또는 금기사항을 고려하는 것은 초음파가 이러한 케이스에 사용되어서는 안된다는 점을 필요로 한다. 병리적 위치와 깊이를 명확하게 확인하는 것은 중요한데, 초음파에 사용될 주파수를 결정하는데 필요하기 때문이다. 예를 들어, 상과염을 호소하는 환자의 치료에서 3 MHz의 주파수를 사용하는 것은 초음파의 치료적 영향력을 좀 더 효과적으로 이끌어 낼 수 있다. 열적효과가 보장되지 않을 때, 예를 들어 급성 또는 아급성 조건이나 뼈 근처에 표면적 병리가 있을 때 저주파수가 사용되어야 한다. 치료사를 위해 우선적으로 고려해야 할 점 중 하나는 치료과정에 저강도의 진동초음파로 자극을 줄 것인지 혹은 고강도의 연속초음파로 자극을 줄 것인지 결정하는 것이다. 이는 치료사가 치료목표가 조직에 "열"을 가하는 것인지 "치유"를 하는 것인지 고려해야한다. 초기치료는 대개 연속적인 치료보다는 짧은 기간으로 시행되어야 하며 급성조건에서는 만성조건보다 더 짧은 시간동안 치료해야 한다. 특히, 열적효과를 위해서 더 작은 조직은 큰 조직보다 치료시간이 짧다(Michlovitz, 1996). 초음파는 통증을 감소시키는 효과 때문에 초기의 기능적인 활동 전에 사용할 수도 있다. 치료과정에서 초음파 사용의 순서는 목표와 치료접근 그리고 평가를 바탕으로 결정된 결과에 기반을 두고 있다.

조직 신장
Tissue Lengthening

가장 빈번하게 열초음파의 목표는 연부조직의 신장을 증가시키는 것이다. 조직을 늘리는 방법은(자세신장, 스플린트, 기능적 활동, 관절운동기술) 가열된 조직보다 중요성이 다소 떨어지며, 이는 초음파 적용 직후 통증감소를 위해 부드럽게 신장시켜야 한다. 치료된 조직은 약 8~10분 정도 열이 머무른다. 자세적 또는 고정된 신장은 또한 초음파가 관절과 구조에 열효과가 적용될 때 가능하다(Drapper & Ricard, 1995; Rose, Draper, Schulthies, & Durrant, 1996). 치료하는 동안에 콜라겐 섬유는 좀 더 달라지며 스스로 정렬된다. 연부조직, 힘줄, 인대 또는 관절경의 조절되지 않은 흉터형성은 움직임을 제한하고 관절구축을 야기할 수 있다. 더 깊은 단계까지 침투할 수 있는 능력과 음향에너지에 반응하는 흉터조직의 경향 때문에, 초음파는 이러한 조직에 열을 가하는 효과적인 방법이 될 수 있다. 조직의 신장은 1.0~2.5 W/cm^{2}의 고주파 연속초음파를 5분에서 10분 사이에 적용될 때 좀 더 활발해진다. 조직이 식기 전 짧은 "기회"가 주어지기 때문에 스트레칭, 마사지, 관절운동과 같은 치료적 중재는 조직에 즉시 이루어져야 한다.

통 증
Pain

통증은 치료사들이 임상적으로 치료할 공통된 기타 질환이다. 초음파는 질환을 치료하기 위해 가장 일반적으로 사용하고 통증의 구성요소와 관련되어 있다. 초음파에 관한 수많은 연구들에서 질환을 위해 사용한 초음파는 통증의 증상을 완화시키기 위해 전류를 사용한다. 개념적으로 초음파 사용은 통증의 개념이나 전달을 바꿀 수 있다(Williams, McHales, & Bowditch, 1987). 여기에는 초음파를 사용해서 어깨통증, 발바닥근막염(족저근막염, plantar fasciitis), 주머니염(윤활낭염, bursitis), 발목염과 반사교감위축, 가쪽위관절융기염(외측상과염, lateral epicondylitis), 근막발통점, 골반통증 그리고 다른 연부조직 손상을 포함하는 통증을 감소시킨다(Okaro & Condous, 2005). 초음파 매개변수와 움직임의 매커니즘에 대해 항상성을 간주하지 않고, 초음파 중재의 주요한 치료 매개변수는 0.5~3.0 W/cm^{2}로 다양하며 치료 시간도 3~10분으로 다양하다. 이것은 통증조절을 위한 초음파의 치료적 매개변수의 광범위한 다양성을 말해 주며 염증시기를 가속화시키고 연부조직을 치유한다. 치료사는 환자의 치료경과를 모니터해야 하며 이에 따라 치료적 매개변수를 수정해야 한다(Casimiro, 2002).

조직에 열을 일으키는 병리적 변화

- 대사율 증가
- 체액과 조직투과성 증가
- 결합조직의 점탄성 증가
- 통증역치 상승
- 효소작용 증가와 면역계 자극

염 증
Inflammation

초음파는 치유를 촉진하는 체액의 증가와 통증감소의 매커니즘을 동반하는 급성, 만성염증질환을 치료하는데 사용될 수 있다. 몇몇 연구는 1.0-2.0 W/cm^{2}의 20% 효율주기를 가진 치료적 매개변수를 위관절융기염(상과염, lateral epicondylitis) 치료를 촉진시키는데서 기능향상과 통증 감소를 보여주었다(Binder, Hodge, Greenwood, Hazleman, & Page Thomas, 1985; Green, Buchbinder, & Hetrick, 2003; Robertson & Baker, 2001). 2.3 W/cm^2 강도의 연속초음파는 또한 급성인대손상의 염증을 자극시킨다는 것을 발견했고, 연부조직손상의 급성염증치료에 고려되어야 한다(Leung, Cheung, Zhang, Lee, & Lo, 2004; Leung, Ng, & Yip, 2004).

조직 치유
Tissue Healing

초음파가 혈관, 피부궤양 그리고 수술 후 피부손상조직치료를 촉진한다는 것을 보여준 다양한 연구들이 있다. 이것은 초음파가 하지궤양, 당뇨병성 족부궤양 혹은 욕창과 같은 만성상처치유를 촉진한다는 증거와는 상반되는 의견이다. 이러한 만성상처에 초음파를 사용한 치료를 한 연구의 리뷰에서, 몇몇 연구가들은 저주파, 저용량 초음파는 전통적인 중재와는 다른 케이스에 도움을 줄 수도 있다는 것을 찾았다(Cullum, Nelson, Flemming, & Sheldon, 2001; Flemming & Cullum, 2000; Peschen, Weichenthal, Schopf, & Vanscheidt, 1997; Swist-Chmielewska et al., 2002). Dyson과 Suckling(1987)에 의한 다른 연구에서 20%의 효율주기를 가진 진동초음파가 상처치유과정을 촉진한다는 것을 발견했다. 효과적인 치료적 매개변수는 20%의 효율주기와 0.8~1.0 W/cm^2 3 MHz의 주파수로 약 3~10분간 적용하는 것이다(Baba-Akbari Sari, Flemming, Cullum, & Wollina, 2006; McDiamid, 1985).

개념적으로 진동초음파의 사용은 혈관생성과정이나 세포출아를 촉진한다. 손상된 조직의 새로운 순환루프 형성을 이끄는 치유과정에 중요한 요소이다. 진동초음파는 상처치유 과정에서 신장 증가와 통증 감소, 부인과 수술상처와 외음절제술의 혈종크기의 감소를 보여준다. 수술 후 만성적, 짙어진, 통증이 있는 부인과 상처에 진동초음파를 사용해서 성공적으로 치료했다(Fieldhouse, 1979).

진동모드의 치료적 초음파는 또한 힘줄 치유를 증진시킨다고 알려져 있다. 연구가들은 초음파의 사용이 전반적인 힘줄의 인장력를 증가시킬뿐만 아니라 관절가동범위를 향상시키고, 상처의 성숙을 촉진시킨다는 것을 알아냈다. 힘줄 치유를 촉진시키기 위한 초음파는 전반적인 향상을 이끌기 위해 손상 이후 즉시 적용되었다. 대다수의 연구에서는 0.5~1.5 W/cm^2 정도의 강도로 1 MHz 또는 3 MHz의 연속된 주파수를 3~5분간 사용해왔으며, 동물연구와 사람연구를 함께 적용했다. Ng와 그의 동료들은 낮고 높은 강도의 초음파가 토끼의 힘줄 치유과정을 가속화시킨다는 것을 발견했다. 그들은 1.0과 2.0 W/cm^{2}의 강도로 4분간 사용했다(Ng & Ng, 2003). 또한 Leung과 그의 동료들은 진동초음파가 조직화학의 변화를 통해 인대를 강화시키고 베타-1 성장요소 변화를 증가시키는 결과를 가져왔다(Leung, Cheung, Zhang, Lee, & Lo, 2004). 이것은 저강도의 초음파가 염증과정과 조직의 약화를 예방하기 위해 좀 더 적절하다는 것을 가리킨다.

또한 비열초음파는 골절치유시간을 줄이고 뼈의 성장을 촉진한다는 것을 보여주었다. 비열초음파의 메커니즘은 치유과정동안 조골세포를 자극한다. 매일 0.15 W/cm^2, 20%의 효율주기, 1 MHz의 강도로 15~20분 동안의 저강도의 초음파는 골절치료를 촉진시키기 위해 고려되어야하는 사항이다. 또한 이것은 골절치료를 위해 상업적으로 가정에서 사용될 수 있다.

열 또는 비열 선택
Selecting Thermal or Nonthermal

일반적으로 급성질환은 0.1~0.5 W/cm²의 저강도로 가장 많이 치료해왔다. 이러한 낮은 강도에서 환자는 어떠한 따듯함도 느끼지 못한다. 아급성 질환은 0.5~1.0 W/cm²의 저강도를 사용하고 더 많은 에너지를 제공하기 위해 50%의 효율주기로 치료할 수 있다. 만성질환 또는 조직의 열적변화를 이루기 위해 1.0–2.0 W/cm²으로 세팅하고 100%의 효율주기를 사용해야 한다(표 7-2). 환자는 어떤 온기의 정도를 경험하지만 통증, 불편함 또는 화상을 보고해서는 안된다. 이런 일이 일어난나면, 강도는 즉시 감소되어야 한다. 부적당한 초음파젤의 양은 불편한 얼얼함과 진동감을 유발할 수도 있다. 부수적인 젤을 첨가하거나 물 안에서 초음파를 적용하는 것은 환자의 불편함을 감소시킬 수 있다(Balmaseda, Fatehi, Koozekanani, & Lee, 1986; Draper, Sunderland, Kirkendall, & Ricard, 1993; Reid & Cummings, 1973)(그림 7-8).

초음파의 비열효과 특히 20% 효율 주기의 0.2 W/cm²를 시행했을 때 비열을 제공할 것이고 기계적 효과는 임상적으로 조직치유를 촉진할 것이다. 저강도의 초음파는 세포내의 칼슘과 비만세포의 탈과립, 화학주성입자 및 히스타민의 이완을 증가시키고 피부와 세포막의 투과성 그리고 섬유조직형성비율을 증가

초음파의 치료적 효과

열적
- 관절구축
- 상처조직
- 만성질환
- 만성염증
- 조직 신장성 증가
- 통증조절
- 혈류 증가
- 연부조직치유
- 근경련 감소

비열적
- 조직치유 촉진
- 단백질합성 증가
- 골절, 뼈 치유
- 급성손상 & 급성염증
- 급성손상 & 급성말초신경염증
- 개방형 상처, 욕창, 수술피부상처
- 무사마귀
- 근막통증증후군

표 7-2 초기 초음파 적용을 위한 가이드 (guide initial ultrasound application)

	비열적	*mild heating*	*therapeutic heating*
감염 또는 급성관리	0.2 W/cm² 10–20% 효율주기		
증식 또는 아급성 단계		0.2–0.8 W/cm² 50% 효율주기	
리모델링 또는 만성단계			0.8–2.0 W/cm² 100% 효율주기

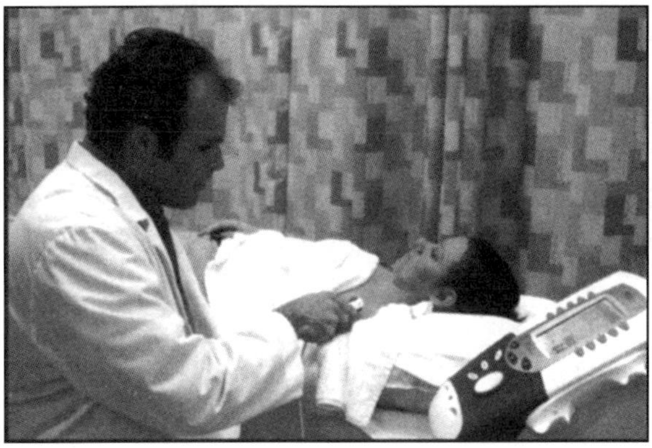

그림 7-8 초음파 기기는 치료 부위에 써클 모션으로 움직여져야 한다. 사운드 헤드의 2배 정도의 부위가 효과적으로 치료 가능하다.

시킨다. 대식세포의 운동성과 효과성에 관한 비열초음파의 영향때문에 비열초음파는 감염단계 동안 고려되어야 한다.

열초음파는 일반적으로 다양한 임상질환을 치료하는데 사용된다. 열초음파 선택은 조직에 열을 가하기 위해 필요하며 또한 몇몇 비열효과와 동시에 일어난다. 그러나 초음파의 열효과는 우선적으로 조직의 신장성을 증가시키거나 통증을 감소시킨다. 열초음파의 매개변수는 1.0~2.5 W/cm^2, 100% 효율주기로 서로 다르다. 이 단계의 세기는 조직에 열을 제공하고 일반적으로 만성질환을 치료하는데 사용된다. 아급성기 질환은 세기와 효율주기를 감소하면서 치료에 이용할 수 있다. 이는 조직에 더 많은 양의 에너지를 제공할 것이지만, 열적 효과는 더 적어질 것이다. 0.3~0.9 W/cm^2 사이의 50% 효율주기 매개변수는 더 적은 세기의 초음파를 제공할 것이고 열적 효과가 감소될 것이다. 임상가는 치료과정을 고려하고 질환의 원인을 결정할 필요가 있다 — 다른 진단들 — 초음파의 정확한 매개변수를 확실히 하기 위해 선택된다. 앞으로의 연구들은 임상적 매개변수를 명확히 하고 특별한 진단을 위한 치료적 초음파의 사용에 대해 도움을 줄 것이다.

음파영동
Phonophoresis

음파영동은 원칙적으로 특히, 빈번하게 코르티코이드 같은 약물적용을 높이는데 초음파를 사용한다. 그러나 음파영동은 필수적인 안전과 통증감소기술을 통해 약물적용을 허용한다. 음파영동에서 사용하는 약물은 각질층을 통과하여 하부영역에 도달한다. 부분적인 열초음파는 각질층에 약물이 잘 통과하도록 하고, 변환기의 압력변화도와 집중도를 더 높이기 위해 분산시킨다.

음파영동은 임상적으로 치료사들이 치료과정을 강화시키기 위한 시도로서 높은 주파수를 사용한다. 연구에서는 음파영동의 효과를 모순되는 것으로 간주해왔는데, 이는 결과의 가변성과 실행메커니즘 때문이다. 음파영동의 초음파 형태는 조직치유과정을 가속화시키고, 히드로코르티손, 디크로팩틴젤과 같은 주요한 약물이 피부를 통해 전달되는 것을 보여주었다. 치료매개변수의 다양성: 강도, 연속성 대 진동성, 기간 등은 종종 충돌한다. 그러나 초음파가 조직에 열적, 물리적 그리고 화학적 효과가 있다는 것은 분명하다. 종종 임상가들에 의해서 전송매체 이용형태에 대한 우선적인 요소는 무시되었거나 간과되어져왔다. 초음

표 7-3 매개체에 따른 초음파 전달 (ultrasound transmission by phonophoresis according to media)

물속에서의 전달율(%)	*초음파가 잘 전달될 수 있는 매개체*
97%	Lidex 겔, fluocinonide 0.05%
97%	Thera-Gesic 크림, 메틸 살리실산염 15%
97%	미네랄 오일
96%	초음파 겔
90%	초음파 로션
88%	초음파 겔 안의 0.05% 베타메타손
	잘 전달되지 않는 매개체
36%	Diprolene 연고
29%	초음파 젤과 하이드로코티존 파우더 1%
7%	초음파 젤과 하이드로코티존 파우더 10%
	전달율 '0' 인 매개체
0%	Terra-Cortil 연고 (Pfizer, New York, NY), 히드로코티솔 1%
0%	Eucerin 크림 (Beiersdorf, Wilton, CT)
0%	히드로코티솔 크림 1%
0%	히드로코티솔 크림 10%
0%	히드로코티솔 크림 10% 초음파 젤과 같은 양 혼합
0%	Terra-Cortil 연고 (Pfizer, New York, NY), 히드로코티솔 1%
0%	트리암시놀론 크림 0.1%
0%	화이트 바셀린
	다른 매개체
68%	리도카인 하이드로라이드(Chempad-L)
98%	폴리에틸렌 랩(wrap)

음파영동에 사용된 초음파 전달율. 물리치료, 72(2), 145.

파의 전송투과율은 광범위하고 다양하게 적용되는 전도성 젤과 직접적으로 관련있다. Carneron과 Menroe이 발견한 19가지의 매체를 비교하면, 오직 6개만이 물의 80% 또는 그 이상을 전달했다. 평범한 초음파젤(96%), 초음파 로션(90%), 미네랄 오일(97%), 0.05% 베타메타손(88%), 치료용 림, 19% 메틸(97%) 그리고 ledex gel, 0.05 플루오시노나이드(97%). 어떠한 히드로코티솔 파우더나 크림도 전달할 수 있는 비율이 없으며, 임상에서 가장 일반적으로 사용하는 히드로코티솔크림은 1% 또는 10%의 히드로코티솔, 빽빽한 하얀크림을 기본으로 한 — 초음파 모두를 전달시키지 못하며 치료적 효과는 떨어진다. 10%의 하얀크림으로 결축한 액체는 초음파를 약하게 전달시키기 때문에 사용해서는 안된다(표 7-3). 이러한 조합은 초음파를 효과적으로 전달시키지 못하고 에너지는 변환기에서 반사 혹은 과열될 수 있으며 때로는 손상을 유발할 수도 있다.

Bio-Freeze나 Flexall과 같은 대중적인 진통제는 통증 지각을 감소시키기 위한 의도로 임상에서 사용되어져 왔다. 몇몇 제조업자들은 진통효과를 통한 통증감소를 위해 초음파사용에 그들의 진통크림을 사용해 왔다. 이에 대한 지금까지의 연구들은 확실하지 않다.

일반적으로 대부분의 약물들은 항염증 약물, 히드로코티솔, 코티솔 같은 음파영동을 사용했다. 많은 약물들은 음파영동을 위해 물질을 조절하기 위해 치료사들에 의해서 사용되었으며, 이러한 약물을 사용하기 위해서 치료사들은 의사로부터 처방전을 받아야했다. 치료사들은 그들의 주 면허와 이사회규칙에서 기관의 제한을 결정하는 것과 마찬가지로 이런 주제와 관련된 규율들을 확인해야한다. 어떠한 약물을 사용하기 전에, 이런 약물에 대한 환자의 반응을 고려하는 것 또한 중요하다. 그리고 그들은 현재 환자가 복용중인 약물의 상호효과를 결정하는 약물들에 대해 잘 알아야 한다. 플라스틱포장과 같은 드레싱은 습기가 없어지는 것을 방지하고 치료 후에는 그 효과를 증가시키기 위해 적용해야 한다. 열을 동반한 피부의 사전치료는 음파영동의 적용에서 우선시해야 한다. 열적 또는 비열적 초음파 효과를 위해서는 1.5 W/cm^{2}의 강도로, 개방형상처나 급성손상에는 저강도의 적용(0.5 W/cm^2)에 사용된다. 초음파는 메커니즘이 여전히 불분명할지라도 원칙적인 disclofenac gel의 경피 침투를 촉진한다(Byl, 1995; Cameron & Monroe, 1992; Koeke et al., 2005; Rosim et al., 2005).

적용순서
Application Procedures

조직회복을 위한 초음파의 직접적인 적용은 초음파의 발화부와 조직 사이의 적당한 접촉을 강화하기 위해 couplant gel의 얇은 층에 적용된다. 치료부위를 토대로 선택된 발화부의 크기는 적용기와 조직 사이의 어떠한 공기주머니를 피해야한다. 분명하게 손가락, 팔꿈치 등과 같은 작은 치료부위는 2 cm 또는 가능한 5 cm 크기의 발화부를 필요로 한다. 따뜻한 초음파젤은 초음파의 치료적 효과에 영향을 미치지 않지만, 반면에 초음파의 열효과는 세포들의 기계적 진동을 야기한다. 이용 가능한 상업용 난방기구 중 하나인 따뜻한 음향젤은 젤이 조직에 적용될 때 환자들의 편안함을 향상시킬 것이다. 다양한 발화부 때문에, 대부분의 초음파 사용을 임상에 적용할 때 조직과 직접 접촉하는 직접적인 방법을 쓴다. 치료부위가 사용가능한 발화부의 지름보다 작을 때 또는 부위가 뼈의 돌출로 불규칙할 때 수분투입기술을 사용할 수 있다. 젤 키플링 중개가 적용될 때 젤팩의 양쪽 모두에 초음파 에너지를 효과적으로 하부조직에 전달할 것이다. 수분투입을 열효과를 위해 사용한다면, 변환기는 치료부위와 평형되게 이동해야 하고 강도는 조직에 열을 가하기 위해 증가시켜야 한다(Klucinec, Scheidler, & Denegar, 2000).

초음파를 적용하는 기간 동안 초음파 광선의 불규칙성과 에너지 분포, 발화부의 이동 때문에 "hot spot"에 집중되는 것을 예방할 필요가 있다. 초음파 광선은 "평균"으로 좀더 균형잡힌 열적용을 제공하기 위해 발화부가 치료부위로 이동한다. 발화부의 이동은 정상파의 잠재적인 손상효과와 발달을 방지할 것이다. 변환기는 천천히, 겹쳐서 둥글게 움직이며 4 cm씩 매초마다 전체치료부위가 거의 발화부의 두 배 크기가 되게 옮겨야 한다. 발화부가 너무 빨리 옮겨지거나 표면과 밀착되지 않는다면 초음파의 효과는 감소될 것이다. 또한 변환기를 빠르게 옮기는 것은 전반적으로 소리에너지의 흡수를 감소시키고 효과를 저하시킬 것이다. 변환기는 치료할 피부와 조직에 천천히 옮기고, 회전 움직임이 있어야 하며 단단한 압박감이

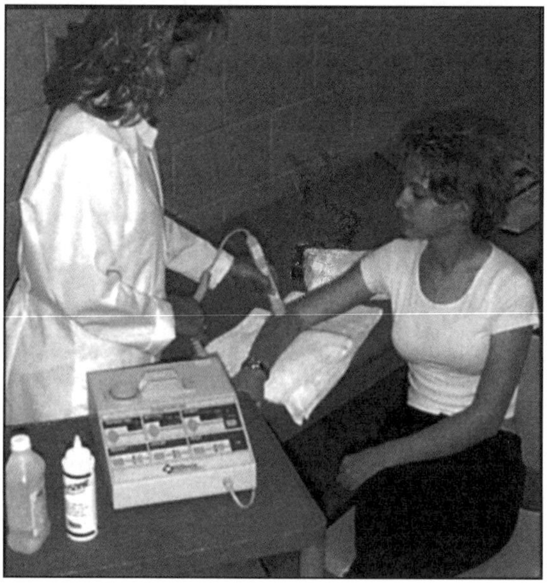

그림 7-9 치료 시 잘 접촉이 되도록 겔을 사용하고 사운드 에너지를 위해 작은 사운드 헤드를 쓴다. 3 MHz의 주파수가 표면조직에 사용된다.

전해지기 위해 직접적으로 접촉을 해야 한다. 언제나처럼 만약 치료사가 통증이나 불편함에 대해 호소하면, 치료사는 강도를 줄이거나 매개변수를 수정하거나 부수적인 젤을 더하거나 또는 발화부를 좀 더 이동시킴으로써 적용방법을 수정해야 한다(그림 7-9).

치료주파수와 문서
Treatment Frequency and Documentation

초음파는 효과적이고 적용하기 쉬운 기술을 가지고 있다. 대개 종종 초음파는 적어도 하루 또는 이틀에 시행되었다. 이것은 오랫동안 안전하게 사용할 수 있게 하고 환자의 상태와 연결해서 향상시킬 수 있게 한다. 어떤 치료중재에서 재평가는 환자의 상태와 중재에 대한 반응 그리고 목표와 결과달성은 필요하다. 여기서는 초음파를 사용하는 치료회기의 빈도와 관련된다. 임상적으로 많은 치료사들은 9~12번의 회기를 고수했다. 환자들의 상태는 약 2주간 관찰된다. 만약 그 기간 동안 상태가 악화된다면 부수적인 치료를 제공하거나 치료적 매개변수는 수정될 수 있다. 초음파치료는 가능한 오랫동안 지속되며 환자의 상태와 기능적 능력의 향상을 기록했다. 급성상태는 좀 더 짧은 시간과 빈번한 치료를 요구한다. 반면에 만성상태는 좀 더 긴 치료시간과 더 적은 치료횟수를 요구한다(McDiamid & Burns, 1987). 만성상태에서 이틀에 한 번씩 가능한 길게 연결되어 초음파를 적용할 수 있다.

Dupuytren 구축과 같은 몇몇 임상적 상태는 연장된 치료 기간을 요구할 것이다. 이것은 조절되지 않은 연구들을 나타내고 연장된 치료기간은 손해가 될 것이고 부분적으로는 환자의 경과와 연결되어 기록될 것이다. 치료시간은 4가지 주요요인이 토대가 된다. 치료받을 조직부위, 강도, 주파수 그리고 희망하는 열 수준. 만약 치료부위의 크기가 발화부의 3배 정도의 크기가 된다면 치료기간은 연장되어야 할 것이다. 고강도는 치료시간을 감소할 것이다. 비록 침투깊이와 주파수 사이의 관계성이 반대일지라도 — 3 MHz는 좀 더 표면에 효과적이고 1 MHz는 침투깊이가 더 깊을수록 — 또한 더 많은 에너지가 고주파수를 사용할 때 조직에 제공된다. 그 결과로 구조의 더 빠른 열전달은 3 MHz의 주파수로 셋팅된 치료를 하고, 적용기간은 약 1/3 수준으로 감소되어야 한다. 적용기간을 결정할 때, 치료목표를 고려한 치료적 효과와 조직형태를 다양하게 고려해야한다. 일반적 원리로서 1 MHz의 주파수를 사용할 때 연장된 적용기간과 더 높은 강도를 요구한다. 임상적 치료매개변수의 리뷰는 진행 중인 추론과정의 한 부분이 되어야 하고 주관적, 객관적 정보를 토대로 이루어진다. 명백하고 정확한 문서는 치료사와 제 삼자의 중개자 사아의 연계성을 보장하기 위해 필요하다. 치료사는 환자의 자세, 치료부위, 사용한 기술, 주파수, 진동비율, 강도, 발화부의 크기 그리고 치료기간을 기록해야 한다. 또한 명백한 치료 프로토콜과 활동을 기술하는 것은 환자의 중재반응과 마찬가지로 중요하다. 이에 반대되는 반응이나 주관적인 의견 또한 기록되어야 한다.

초음파 주의사항과 금기사항

주의사항

- 급성 염증
- 골절
- 인공유방확대술
- 인지, 언어 또는 감각제한이 있는 환자

초음파 금기사항

- 임신 중
- 생식기관
- 눈
- 혈전정맥염
- 플라스틱 소재
- 심방조율기
- 중추신경계조직 : 성상 또는 경추신경절
- 이동의 성장판
- 암 또는 종양
- 출혈 또는 감염부위

주의 사항 그리고 금기사항
Precautions and Contraindications

어떠한 치료모델에서든 주의 깊은 관찰은 중재효과에 중요하다. 치료적 초음파는 절대 눈, 심장, 임산부의 자궁 또는 생식기관에는 절대 적용해서는 안된다. 전이의 가능성과 치료적 매개변수에서 종양의 성장을 증가시키기 때문에 절대 적용해서는 Doug 또한 순환이 감소된 부위나 혈전정맥염 부위에 초음파를 적용할 때 응고나 혈전이동 가능성 때문에 관리해야 한다. 부분적으로 고강도의 초음파를 사용할 때 아동의 성장판은 꼭 피해야 한다(De Deyne & Kirsch Volders, 1995; Sicard-Rosenvaum, Lord, & Danoff,

1995; Sicard-Risenbaum & Dabiff, 1993). 급성 또는 급성 후의 상태에서는 조직의 열 효과 때문에 연속초음파의 사용은 피해야 한다.

치료사는 음향 부위 안의 "hot spot" 위험도가 증가하기 때문에 정지된 변환기술의 사용을 피해야 한다. 환자들은 초음파를 느껴서는 안되며, 치료회기동안 불편함을 경험해서는 안된다. 환자가 통증을 호소한다면 이는 대개 골막에 열이 전달되었음을 나타낸다. 초음파의 강도를 줄이거나 변환기를 빠르게 이동시키는 것은 환자의 불편함을 예방할 수 있다. 금속이식수술환자의 인공관절이식 또는 대체 환자에게 적절한 적용기술이 따른다면, 안전하게 초음파 치료를 받을 수 있다. 이는 초음파가 적용될 때 금속반사가 약 90% 일어날 정상파의 가능성 때문이다. 플라스틱은 뼈에 대한 초음파의 반응과 유사하지만, 더 많은 비율의 초음파를 흡수한다. 적절한 적용기술을 사용하고 치료부위에 발화부를 이동시키고 정확한 치료매개변수를 설정하는 것은 필요하다. 일반적으로 기술과 예방에 따른다면, 이식된 금속에 초음파를 적용하는 것은 안전하다(Kotenber & Ambrose/Mosher, 1986; Lehman, 1980; Souba-Kristensen, 1982; Ter harr, 1987). 또한 초음파가 가슴주변과 심박기를 소지한 환자에게 적용되는 것은 관리가 이루어져야 한다. 열초음파는 치료부위가 감각을 감소시키거나 환자가 언어, 인지, 감각적 문제로 제약을 받을 때 주의깊게 적용되어져야 한다.

사례 연구
Case Study

Jim은 32세 남성으로 작은 조립공장에서 새벽에 교대로 일하고 있다. 그는 시골마을에서 아내, 10세 아들(소프트볼 팀에서 운동하는), 2명의 딸(각각 5살, 7살)과 살고 있다. Jim의 아내는 지역 농장에서 풀타임으로 일하고 있다. Jim은 정원 가꾸기, 낚시하기 그리고 자전거 타기를 좋아하는 활발하고 외향적인 타입이다. 그는 하교 후, 아이들을 데리고 와야 하며 집안일을 하고 저녁을 만들고, 아이들이 학교에서 돌아왔을 때 숙제를 도와주어야 할 책임이 있다. Jim이 큰 종양을 경험하고 나서 그의 역할에 큰 영향을 끼쳤고, 직업 역할에도 부정적인 영향을 미쳤다.

Jim은 직장에서의 사고로 인해 작업치료사로부터 그의 정형외과적 수술을 의뢰받았었다. Jim은 실제로 그가 작은 프레스 기계에서 작은 부품을 제거하기 위해 손을 뻗을 때가지는 실제로 왜 사고가 일어났는지에 대해서 알지 못했다. 프레스가 그의 우세손인 오른 손등을 압착하고 짓눌러서 그의 검지, 중지 그리고 시지의 폄건이 찢어졌다.

Jim은 그 때의 사고와 건의 재상을 위해 받았던 연속된 수술에 대해서 말할 때마다 여전히 고개를 젓는다. 의사는 이차적인 상처감염을 막기 위해 거의 2주간 말초부를 움직이지 못하도록 했고, 때문에 불행히도 그는 작업치료면담을 위해 1주일을 기다려야만 했다. Jim의 손은 기능이 제한되고 수동적인 움직임을 동반해야 했으며 변색되고 부었으며 통증을 호소하였다. 그가 그의 손가락을 모두 잃지 않은 것에 고마워 했으나 Jim의 삶과 역할은 극적으로 바뀌었다. Jim은 그가 앞으로 손을 가시 사용할 수 있는지와 직장에 복귀가 가능한지에 대해서 알기를 원했다. 정형외과 의사에게도 동일한 질문을 했다.

외과적 손상을 당했을 때 작업적 역할로 되돌아가길 기대하면 어떻게 치유를 촉진할 수 있을까? 한 가지 접근법은 전통적인 치료법에서 통합된 치료적 초음파는 적용하는 것이다. Jim의 사례는 정형 외과적 손상을 치료하는 많은 작업치료사들에게 일반적이지 않다. 하지만 작업치료사들이 이러한 타입의 환자를 위해 사용하는 접근법은 특별하다.

초음파에 대한 Jim의 반응(Jim' s response to ultrasound)

Jim은 손허리손가락관절(중수지절관절, metacarpophalangeal joint)의 힘줄 활주의 감소, 치유를 저하시키는 상처의 감염 그리고 기능적인 활동을 수행하는 능력부재, 작업적 요구 양측조작이나 들어올리기를 포함하는 많은 장애를 나타냈다. 유연한 측정, 관절가동범위, 장악력, 감각검사, 상처의 평가 그리고 기능적 활동의 평가 모든 요소들의 영역은 측정되어져야 하고 기록되어져야 한다. 힘줄의 활주를 증가시키고 관절가동범위를 증가시키고, 쥐기 형태, 손의 기능적 사용, 손의 기능적인 능력을 향상시키고 완벽하게 직장으로 돌아가는 것으로 그의 목표는 정해졌다.

치료적 초음파는 작은 손상부위로 인해 콜라겐이 풍부한 힘줄과 관절경이 선택적으로 소리에너지를 "흡수"하고 Jim의 치료를 도와주기 위해 선택되어졌다. 조직부위가 표면에 위치에 있었기 때문에 초음파 주파수는 3 MHz/0.2 W/cm^2, 진동된 20%의 효율주기로 5분마다 제공되었다. 제일 작은 변환기(2 cm)가 소리에너지의 위치를 표시하기 위해 선택되었다. 저강도의 초음파가 결정됐는데, 이는 조직치유과정을 촉진시키기 위한 질병의 아급성기적 성질과 비열적 효과를 위해서이다. 또한 저강도는 조직-뼈의 경계면에서 반사되고 작은 양으로 강도를 증가시킬 수 있기 때문에 사용되었다. 치료적 초음파는 힘줄의 활주 운동을 강화하고 치유과정을 촉진시키기 위해 능동적인 굴곡동작과 제한된 편위동작, 능동적이고 완전한 수동적 움직임을 이끈다.

Jim이 향상됨에 따라 치료회기는 발전되어갔고, 변화를 측정하는 것은 문서화되었으며, 초음파 매개변수는 조직신장을 촉진하기 위한 열효과를 위해 수정되어졌다. 주파수는 연속된 3 MHz였으나, 강도는 100%의 효율주기로 1.0 W/cm^{2}까지 상승시켰다. 쥐기 패턴은 안전하고 효율적으로 거의 직업요구를 수행하는데 필요했고, 또한 Jim의 치료계획에도 포함시켰다. Jim은 전반적으로 경쟁력 있는 고용인으로 돌아왔고 그의 아들의 공놀이를 다시 할 수 있게 되었다. 그리고 남편, 아빠, 가족부양자, 그리고 아이들의 보호자로서의 그의 직업적 역할을 다시 시작할 수 있게 되었다. 치료적 초음파는 그의 전체치료프로그램에서 중요하고 꼭 필요한 역할을 담당했다.

임상적 추론과 질문들(Clinical reasoning questions)

1. 당신은 언제 비열초음파보다 열초음파의 사용을 결정할 것인가?
2. 당신은 이 상태에서 적절한 주파수를 어떻게 선택할 것인가?
3. 당신이 치료과정에서 초음파를 사용하기 전에 꼭 알아야 할 주의사항과 금기사항은 무엇인가?
4. 어떠한 다른 물리적 방법들이 이 사례에서 효과가 있는가?
5. 초음파가 적용되는 동안 조직에 어떠한 생리학적 변화가 있었는가?
6. 당신은 초음파 적용의 적절한 기간과 시간을 어떻게 결정할 것인가?

요약
Summary

치료적 초음파는 작업치료사의 치료방법에 효율적으로 사용될 수 있다. 조직의 신장성을 증가시키고 통증과 근경련을 감소하고 조직치유를 촉진하고, 선택된 환자와 질병에 관한 치료프로그램에 꼭 필요하게 만드는 것이 초음파의 능력이다. 치료에 초음파를 사용하는 작업치료사들은 초음파의 효과를 최대한 끌어올리기 위해 물리적, 생체생리적 효과와 주의사항 그리고 금기사항에 대해 이해하고 있어야 한다. 복용량과 치료매개변수와 관련된 앞으로의 연구는 임상적 적용을 개선하는데 도움이 될 것이다.

근거에 기반한 연구
Evidence Based Research

1. Rosim, G., Barbieri, C., Lancas, F., & Mazzer, N. (2005). Diclofenac phonophoresis in human volunteers. *Ultrasound in Medicine and Biology, 31 (3)*, 337-343.

나트륨 디클로펜스 음파영동의 양적연구는 인간을 대상으로 이루어졌다. 14세의 건강한 지원자들은 약품젤의 적용을 따르는 225-cm^2 등쪽 부위(그룹 A)에 초음파 관선을 받았다; 그리고 플라스마 크길로펜스 덩어리는 1, 2, 3시간마다 높은 수행의 액체 크로마토그래피 후에 측정되었다. 동일한 방법으로 1달 후에 동일한 지원자들에게 반복해서 실시되었으며, 초음파기계의 전원이 꺼진 그룹에게 대조그룹(그룹 B)은 플라스마 디클로펜스 덩어리는 A 그룹보다 확연히 높았다. 1시간 후의(0.0897micro/ml, 대조군 0.0389 micro/ml; p=0.01), 2시간 후(0.0724 micro/ml, 대조군 0.0529micro/ml; p=0.01), 하지만 3시간 (0.0864micro/ml 대조군 0.0683micro/ml; p=0.16). 저자는 이전에 적용한 치료적 초음파 투사요법은 비록 메커니즘이 불분명할지라도, 주요한 디클로펜 젤의 경피 침투를 강화시킨다고 결론 내렸다.

2. Byl, N. n. (1995). The use of ultrasound as an enhacer for transcutaneous drug delivery: Phonophoresis. *Physical Therapy, 75*, 539-553.

음파영동은 적용한 약물의 실행을 위해 초음파를 사용한다. 이 논문의 목적은 다음과 같다. 1) 경피약물 이동의 기본적인 원리를 검토하기 위해, 2) 음파영동을 위해 적절한 피부의 기능적 해부를 요약하기 위해, 3) 적용하는 주요 약물의 강화자로서 초음파의 생리적 원리를 명시하기 위해, 4) 음파영동의 효용성에 관한 문헌을 검토하기 위해, 5) 물리치료에서 주요한 약물의 강화자로서의 초음파의 관계에 대해 검토하기 위해, 6) 필요한 연구의 영역을 명시하기 위해서이다. 75%의 논문들이 국소적인 약물작용의 긍정적인 효과를 보고했으나, 몇몇 시스템적 영향이 보고되었다. 이 연구를 검토하는 목적은 음파영동의 임상적 효율성과 그것을 극대화시키기 위해서이다: 1) 주요한 약물은 초음파로 전달되어 한다; 2) 피부는 초음파, 열, 습기 또는 면도를 사전에 처리해야 한다; 3) 환자는 치료받는 동안 순환을 최대화하기 위해 자세가 필요하다; 4) 옷은 습기노출을 방지하기 위해 지정된 옷을 입어야 한다; 5) 1.5 w/cm^2의 강도는 초음파의 열적, 비열적 효과를 위해 사용되어져야 한다; 6) 저강도의 초음파(0.5 w/cm^2)는 개방형 상처나 급성손상을 치료할 때 사용된다.

연구가들은 초음파의 어떤 매개변수가 가장 효과적으로 약물의 적용의 촉진시키는지에 대해 명확히 하는 것이 필요하다. 어떻게 자주 그리고 초음파가 적용되는 동안 국수적인 약물의 흡수를 최대화하기 위해 주요한 약물이 가장 효과적으로 사용될 수 있도록 음파영동을 사용해야 한다.

3. Koeke, P.U., Parizotto, N. A., Carrinho, P.M., & Salate, A. C. (2005). Comparative study of the efficacy of the topical application of hydrocortisone, therapeutic ultrasound and phonophoresis on the tissue repair process in rat tendons. *Ultrasound in Medicine & Biology, 31*, 345-350.

이 연구의 목적은 히드로코티솔의 주요한 적용의 치료적 효과와 치료적 초음파 그리고 음파영동의 효과를 비교하기 위함이다. 토끼의 아킬레스건을 치료하기 위해 건제건술 이후의 치료방법으로 두 치료 그룹은 초음파를 진동모드로 설정했다. 초음파 광선은 1 MHz의 주파수로 0.5 w/cm^2(SATA)의 강도로 약 5분 동안 각 회기마다 수행되었다. 힘줄들은 polarized lighr 현미경을 사용해서 분석되어졌다. 결과는 히드로코티솔을 적용한 치료그룹은 이동시키지 못했고 콜라겐 분자는 초음파 자극에 반응했다. 음파영동으로 치료한 그룹은 좀 더 효과적인 반응을 보였다. 이러한 발견은 초음파 자극이 조직치료과정을 가속화시키고 힘줄의 치료적 금기사항을 결정짓는 다는 것을 보여주었다.

4. Batavia, M. (2004). Contraindications for superficial heat and therapeutic ultrasound: Do sources agree? *Achives of Physical Medicine and Rehabilitation, 85*, 1006-1012.

목적 : 표면적 열과 치료적 초음파 사이의 일반적인 재활자원의 양을 결정하기 위해서이다. 자료자원 : 영어로 된 책과 1992년 1월부터 2002년 7월까지의 동료검토 저널, Liberty of Congress Online catalogs, Books in Print 그리고 Acqweb's Dictiory of Publishers and Venders. 자료선택 : 이것들 중에서 자료를 선택했다. 1) 1992년 이전에 발간된 것, 2) 일반적인 재활내용을 보이는 것, 3) 정보와 관련된 유사정보의 공개와 관련된 연구가들의 확인. 자료추출: 금기사항의 형태와 수, 독자의 형태, 발행연도, 참고문헌의 수, 이론적 근거 그리고 대안치료전략. 자료통합: 18개의 표면열과 20개의 초음파 자원, 자료들 사이의 동의는 일반적으로 높으나 임신, 금속이식, 부종, 피부보전 그리고 인지적/의사소통적 염려에 관해서는 11~95%의 범위로 낮은 동의를 보였다. 72%의 표면열 자원과 25%의 초음파 자원은 최소한 1가지의 금기사항에서 실패했다. 자원은 금기사항의 수, 참고문헌의 수, 이론적 토대의 수로 다양했다. 객관적 자료에 대한 높은 신뢰도와 표준화된 분류체계는 표면열과 치료적 초음파에 관한 좀 더 형식적인 안내서를 발전시켜 나가는데 도움을 제공할 것이다.

5. Chan, C. W., Qin, L., Lee, K, M., Cheung, W. H., Cheng, J. C., & Leung, K. S. (2006). Does-dependent effect of low-intensity pulsed ultrasound on callus formation during rapid distraction osteogenesis. *Journal of Prthopedic Research, 24*, 2072-2079.

뼈 또는 가골 신연술은 나쁜 뼈의 형성을 유발한다. 전환비율이 최적의 비율을 넘어설 때, 저강도의 진동 초음파는 골절치료, 유착치료를 강화시키고 뼈의 성숙을 가속화시키며 가공신연술의 통합단계를 바꿀 것이라고 보고되어져 왔다. 이 연구에서 우리는 빠른 뼈의 성장 동안 LIPUS 치료기간이 서로 다른 것에 따른 효율성을 평가했다. 7일간의 잠재기간 후, 뉴질랜드 흰토끼의 경골은 1주일 동안 하루에 2 mm씩 성장했다. 20분, 40분씩, 두 개의 다른 LIPUS치료기간은 치료그룹을 위해 선택되었다. 치료가 받지 않은 토끼는 대조군으로 제공되었다. Plain x-ray, peripheral Quantitative computed tomography(pQCT)와 historogy경골연장술의 뼈를 측정하기 위해 사용되었다. 결과는 LIPUS는 뼈의 미네랄 성분과 조직의 부피를 상승시키는 것을 보여주었다. 20분의 치료와 비교하면, 40분의 치료는 LIPUS치료는 경골연장술에서 뼈의 재건동안 좀 더 우호적인 치료방법이다. 결론적으로 LIPUS는 뼈의 재건을 강화시킬 수 있으며 이것의 효과는 약물의 양에 의존적이다.

6. Giannini, S., Giombini, A., Moneta, M. R., Massazza, G., & Pigozzi, F. (2004). Low intensity pulsed ultrasound in the treatment of traumatic hand fracture in an elite athlete. *American Journal of Physical Medicine & Rehabilitation*, *83*, 921-925.

우리는 복잡한 외상성 손 골절의 경우 저강도의 초음파로 성공적으로 치료했음을 보고했다. 하루 20분간 24일 동안 저강도의 진동초음파(초음파, 1.5 MHz; 강도, 30w/cm^2)를 제공했다. Plain radiographs, ultrasonograpyt, 그리고 computed tomographic scans는 진단을 내리고 치료기간동안 골절의 경과를 지켜보는데 사용되었다. 24일 후, 운동선수는 그의 특별한 스포츠 활동과 개조한 축구 글로브와 기능적인 테이핑을 추천하도록 했다. 2달 후, 방사선촬영에서 골절 부위의 완벽한 치료를 보여주었다.

참고문헌

Apfel, R. (1989). Acoustic cavitation: A possible consequence of biomedical uses of ultrasound. *British Journal of Cancer, 45*, 140.

Arnheim, D. (Ed.). (1989). *Modern principles of athletic training.* St. Louis, MO: Mosby.

Artho, P. A., Thyne, J. G., Warring, B. P., Willis, C. D., Brismee, J. M., & Latman, N. S. (2002). A calibration study of therapeutic ultrasound units. *Physical Therapy, 82*, 257-263.

Baba-Akbari Sari, A., Flemming, K., Cullum, N. A., & Wollina, U. (2006). Therapeutic ultrasound for pressure ulcers. *Cochrane Database of Systematic Reviews (Online), 3*, CD001275.

Balmaseda, M. T., Jr, Fatehi, M. T., Koozekanani, S. H., & Lee, A. L. (1986). Ultrasound therapy: A comparative study of different coupling media. *Archives of Physical Medicine and Rehabilitation, 67*, 147-150.

Bandow, K., Nishikawa, Y., Ohnishi, T., Kakimoto, K., Soejima, K., & Iwabuchi, S. et al. (2007). Low-intensity pulsed ultrasound (LIPUS) induces RANKL, MCP-1, and MIP-1beta expression in osteoblasts through the angiotensin II type 1 receptor. *Journal of Cellular Physiology, 211*(2):392-8.

Batavia, M. (2004). Contraindications for superficial heat and therapeutic ultrasound: Do sources agree? *Archives of Physical Medicine and Rehabilitation, 85*, 1006-1012.

Binder, A., Hodge, G., Greenwood, A. M., Hazleman, B. L., & Page Thomas, D. P. (1985). Is therapeutic ultrasound effective in treating soft tissue lesions? *BMJ (Clinical Research Ed.), 290*, 512-514.

Buchtala, V. (1952). The present state of ultrasonic therapy. *British Journal of Physical Medicine, 15*, 3-6.

Busse, J. W., Bhandari, M., Kulkarni, A. V., & Tunks, E. (2002). The effect of low-intensity pulsed ultrasound therapy on time to fracture healing: A meta-analysis. *Canadian Medical Association Journal, 166*, 437-441.

Byl, N. N. (1995). The use of ultrasound as an enhancer for transcutaneous drug delivery: Phonophoresis. *Physical Therapy, 75*, 539-553.

Cameron, M. H., & Monroe, L. G. (1992). Relative transmission of ultrasound by media customarily used for phonophoresis. *Physical Therapy, 72*, 142-148.

Casarotto, R. A., Adamowski, J. C., Fallopa, F., & Bacanelli, F. (2004). Coupling agents in therapeutic ultrasound: Acoustic and thermal behavior. *Archives of Physical Medicine and Rehabilitation, 85*, 162-165.

Casimiro, L., Brosseau, L., Robinson, V., Milne, S., Judd, M., & Well, G., et al. (2002). Therapeutic ultrasound for the treatment of rheumatoid arthritis. *Cochrane Database of Systematic Reviews (Online), (3)*, CD003787.

Chan, C. W., Qin, L., Lee, K. M., Cheung, W. H., Cheng, J. C., & Leung, K. S. (2006). Dose-dependent effect of low-intensity pulsed ultrasound on callus formation during rapid distraction osteogenesis. *Journal of Orthopaedic Research, 24*, 2072-2079.

Citak-Karakaya, I., Akbayrak, T., Demirturk, F., Ekici, G., & Bakar, Y. (2006). Short and long-term results of connective tissue manipulation and combined ultrasound therapy in patients with fibromyalgia. *Journal of Manipulative and Physiological Therapeutics, 29*, 524-528.

Claes, L., Ruter, A., & Mayr, E. (2005). Low-intensity ultrasound enhances maturation of callus after segmental transport. *Clinical Orthopaedics and Related Research, 430*, 189-194.

Claes, L., & Willie, B. (2007). The enhancement of bone regeneration by ultrasound. *Progress in Biophysics and Molecular Biology, 93*, 384-398.

Cullum, N., Nelson, E. A., Flemming, K., & Sheldon, T. (2001). Systematic reviews of wound care management: (5) beds; (6) compression; (7) laser therapy, therapeutic ultrasound, electrotherapy and electromagnetic therapy. *Health Technology Assessment (Winchester, England), 5*, 1-221.

Daniel, D. M., & Rupert, R. L. (2003). Calibration and electrical safety status of therapeutic ultrasound used by chiropractic physicians. *Journal of Manipulative and Physiological Therapeutics, 26*, 171-175.

De Deyne, P., & Kirsch-Volders, M. (1995). In vitro effects of therapeutic ultrasound on nucleum of human fibroblasts. *Physical Therapy, 75*, 629-633.

Draper, D. (1998). Guidelines to enhance therapeutic ultrasound treatment outcomes. *Athletic Therapy Today, 6*, 7.

Draper, D., Castel, J., & Castel, D. (1995). Rate of temperature increase in human muscle during 1 MH z and 3 MHz continuous ultrasound. *Journal of Orthopaedics and Sports Physical Therapy, 22*, 142-150.

Draper, D., & Prentice, W. (2002). Therapeutic ultrasound. In W. Prentice (Ed.), *Therapeutic modalities for physical therapists* (pp. 290-292). Chicago, Ill: McGraw Hill.

Draper, D. O., & Ricard, M. D. (1995). Rate of temperature decay in human muscle following 3 MHz ultrasound: The stretching window revealed. *Journal of Athletic Training, 30*, 304-307.

Draper, D. O., Sunderland, S., Kirkendall, D. T., & Ricard, M. (1993). A comparison of temperature rise in human calf muscles following applications of underwater and topical gel ultrasound. *Journal of Orthopaedic and Sports Physical Therapy, 17*, 247-251.

Dudda, M., Pommer, A., Muhr, G., & Esenwein, S. A. (2005). Application of low intensity, pulsed ultrasound on distraction osteogenesis of the humerus. Case report. *Der Unfallchirurg, 108*, 69-74.

Dyson, M., & Suckling, J. (1978). Stimulation of tissue repair by ultrasound: A survey of the mechanisms involved. *Physiotherapy, 64*, 105-108.

Ebenbichler, G. R., Resch, K. L., Nicolakis, P., Wiesinger, G. F., Uhl, F., & Ghanem, A. H. et al. (1998). Ultrasound treatment for treating the carpal tunnel syndrome: Randomised "sham" controlled trial. *BMJ (Clinical Research Ed.), 316*, 731-735.

Ennis, W. J., Valdes, W., Gainer, M., & Meneses, P. (2006). Evaluation of clinical effectiveness of MIST ultrasound therapy for the healing of chronic wounds. *Advances in Skin & Wound Care, 19*, 437-446.

Fieldhouse, C. (1979). Ultrasound for relief of painful episiotomy scars. *Physiotherapy, 65*, 217.

Flemming, K., & Cullum, N. (2000). Therapeutic ultrasound for venous leg ulcers. *Cochrane Database of Systematic Reviews (Online), 4*, CD001180.

Fyfe, M. C., & Bullock, M. (1985). Therapeutic ultrasound: Some historical background and development in knowledge of its effects on healing. *Australian Journal of Physiotherapy, 31*, 220-224.

Fyfe, M. C., & Parnell, S. M. (1982). The importance of measurement of effective transducers radiating area in the testing and calibration of "therapeutic" ultrasonic instruments. *Health Physics, 43*, 377-381.

Giannini, S., Giombini, A., Moneta, M. R., Massazza, G., & Pigozzi, F. (2004). Low-intensity pulsed ultrasound in the treatment of traumatic hand fracture in an elite athlete. *American Journal of Physical Medicine & Rehabilitation, 83*, 921-925.

Green, S., Buchbinder, R., & Hetrick, S. (2003). Physiotherapy interventions for shoulder pain. *Cochrane Database of Systematic Reviews (Online), 2*, CD004258.

Heckman, J. D., Ryaby, J. P., McCabe, J., Frey, J. J., & Kilcoyne, R. F. (1994). Acceleration of tibial fracture-healing by non-invasive, low-intensity pulsed ultrasound. *Journal of Bone and Joint Surgery, 76*, 26-34.

Hekkenberg, R., Oosterbaan, W., & Van Beekum, W. (1986). Evaluation of ultrasound therapy devices. *Physiotherapy, 72*, 390-395.

Hill, G. E., Fenwick, S., Matthews, B. J., Chivers, R. A., & Southgate, J. (2005). The effect of low-intensity pulsed ultrasound on repair of epithelial cell monolayers in vitro. *Ultrasound in Medicine & Biology, 31*, 1701-1706.

Ito, M., Azuma, Y., Ohta, T., & Komoriya, K. (2000). Effects of ultrasound and 1,25-dihydroxyvitamin D3 on growth factor secretion in co-cultures of osteoblasts and endothelial cells. *Ultrasound in Medicine & Biology, 26*, 161-166.

Kennedy, J. E., Ter Haar, G. R., & Cranston, D. (2003). High intensity focused ultrasound: Surgery of the future? *British Journal of Radiology, 76*, 590-599.

Kimura, I. F., Gulick, D. T., Shelly, J., & Ziskin, M. C. (1998). Effects of two ultrasound devices and angles of application on the temperature of tissue phantom. *Journal of Orthopaedic and Sports Physical Therapy, 27*, 27-31.

Klucinec, B., Scheidler, M., & Denegar, C. (2000). Transmission of coupling agents used to deliver acoustic energy over irregular surfaces. *Journal of Orthopaedic and Sports Physical Therapy, 30*, 263-269.

Koeke, P. U., Parizotto, N. A., Carrinho, P. M., & Salate, A. C. (2005). Comparative study of the efficacy of the topical application of hydrocortisone, therapeutic ultrasound and phonophoresis on the tissue repair process in rat tendons. *Ultrasound in Medicine & Biology, 31*, 345-350.

Kollmann, C., Vacariu, G., Schuhfried, O., Fialka-Moser, V., & Bergmann, H. (2005). Variations in the output power and surface heating effects of transducers in therapeutic ultrasound. *Archives of Physical Medicine and Rehabilitation, 86*, 1318-1324.

Kotenber, R., & Ambrose, L./ Mosher, R. (1986). Therapeutic ultrasound effect on high density polyethylene and polymethyl methacrylate. *Archives of Physical Medicine and Rehabilitation, 67*, 618.

Kramer, J. F. (1984). Ultrasound: Evaluation of its mechanical and thermal effects. *Archives of Physical Medicine and Rehabilitation, 65*, 223-227.

Kuitert, J. H., & Harr, E. T. (1955). Introduction to clinical application of ultrasound. *Physical Therapy Review, 35*, 19-25.

Lehman J. (1980). Ultrasound: Considerations for use in the presence of prosthetic joints. *Archives of Physical Medicine and Rehabilitation, 61*, 502.

Lehman J., Warren, C., & Guy, A. (1978). *Ultrasound: Its applications in medicine and biology.* New York: Elsevier Scientific.

Lehmann, J. F., & Herrick, J. F. (1953). Biologic reactions to cavitation, a consideration for ultrasonic therapy. *Archives of Physical Medicine and Rehabilitation, 34*, 86-98.

Leung, K. S., Cheung, W. H., Zhang, C., Lee, K. M., & Lo, H. K. (2004). Low intensity pulsed ultrasound stimulates osteogenic activity of human periosteal cells. *Clinical Orthopaedics and Related Research, 418*, 253-259.

Leung, M. C., Ng, G. Y., & Yip, K. K. (2004). Effect of ultrasound on acute inflammation of transected medial collateral ligaments. *Archives of Physical Medicine and Rehabilitation, 85*, 963-966.

Malizos, K. N., Hantes, M. E., Protopappas, V., & Papachristos, A. (2006). Low-intensity pulsed ultrasound for bone healing: An overview. *Injury, 37(Suppl 1)*, S56-62.

Markert, C. D., Merrick, M. A., Kirby, T. E., & Devor, S. T. (2005). Nonthermal ultrasound and exercise in skeletal muscle regeneration. *Archives of Physical Medicine and Rehabilitation, 86*, 1304-1310.

Mayr, E., Wagner, S., Ecker, M., & Ruter, A. (1999). Ultrasound therapy for nonunions. Three case reports. *Der Unfallchirurg, 102*, 191-196.

McDiamid, T. (1985). Ultrasound and the treatment of pressure sores. *Physiotherapy, 71*, 66-70.

McDiamid, T., & Burns, P. (1987). Clinical applications of therapeutic ultrasound. *Physiotherapy, 73*, 155.

Merrick, M. A., Bernard, K. D., Devor, S. T., & Williams, M. J. (2003). Identical 3-MHz ultrasound treatments with different devices produce different intramuscular temperatures. *Journal of Orthopaedic and Sports Physical Therapy, 33*, 379-385.

Michlovitz, S. (1996). *Thermal agents in rehabilitation.* Philadelphia, PA: FA Davis.

Morrisette, D. C., Brown, D., & Saladin, M. E. (2004). Temperature change in lumbar periarticular tissue with continuous ultrasound. *Journal of Orthopaedic and Sports Physical Therapy, 34*, 754-760.

Mukai, S., Ito, H., Nakagawa, Y., Akiyama, H., Miyamoto, M., & Nakamura, T. (2005). Transforming growth factor-beta1 mediates the effects of low-intensity pulsed ultrasound in chondrocytes. *Ultrasound in Medicine & Biology, 31*, 1713-1721.

Myrer, J. W., Measom, G., & Fellingham, G. (2000). Significant intramuscular temperature rise obtained when topical analgesics: nature's chemist and biofreeze, were used as coupling agents during ultrasound treatment, *Journal of Athletic Training, 35*, 48.

Naruse, K., Miyauchi, A., Itoman, M., & Mikuni-Takagaki, Y. (2003). Distinct anabolic response of osteoblast to low-intensity pulsed ultrasound. *Journal of Bone and Mineral Research, 18*, 360-369.

Ng, C., & Ng, G. (2003). Therapeutic ultrasound improves strength of achilles tendon repair in rats. *Ultrasound in Medicine and Biology, 29*, 151-156.

Oh, Y. S., Early, D. S., & Azar, R. R. (2005). Clinical applications of endoscopic ultrasound to oncology. *Oncology, 68*, 526-537.

Okaro, E., & Condous, G. (2005). Diagnostic and therapeutic capabilities of ultrasound in the management of pelvic pain. *Current Opinion in Obstetrics & Gynecology, 17*, 611-617.

Peschen, M., Weichenthal, M., Schopf, E., & Vanscheidt, W. (1997). Low-frequency ultrasound treatment of chronic venous leg ulcers in an outpatient therapy. *Acta Dermato-Venereologica, 77*, 311-314.

Piersol, G. M., Schwan, H. P., Pennell, R. B., & Carstensen, E. L. (1952). Mechanism of absorption of ultrasonic energy in blood. *Archives of Physical Medicine and Rehabilitation, 33*, 327-332.

Pilla, A. A., Mont, M. A., Nasser, P. R., Khan, S. A., Figueiredo, M., & Kaufman, J. J. et al. (1990). Non-invasive low-intensity pulsed ultrasound accelerates bone healing in the rabbit. *Journal of Orthopaedic Trauma, 4*, 246-253.

Reid, D., & Cummings, G. (1973). Factors in selecting the dosage of ultrasound with particular reference to the use of various coupling agents. *Physiotherapy Canada, 63*, 255.

Rivest, M., Quirion-de Girardi, C., Seaborne, D., & Lambert, J. (1987). Evaluation of therapeutic ultrasound devices: Performance stability over 44 weeks of clinical use. *Physiotherapy Canada, 39*, 77-86.

Robertson, V. J., & Baker, K. G. (2001). A review of therapeutic ultrasound: Effectiveness studies. *Physical Therapy, 81*, 1339-1350.

Rose, S., Draper, D. O., Schulthies, S. S., & Durrant, E. (1996). The stretching window part two: Rate of thermal decay in deep muscle following 1-MHz ultrasound. *Journal of Athletic Training, 31*, 139-143.

Rosim, G. C., Barbieri, C. H., Lancas, F. M., & Mazzer, N. (2005). Diclofenac phonophoresis in human volunteers. *Ultrasound in Medicine & Biology, 31*, 337-343.

Samosiuk, I. Z., Miasnikov, V. G., & Klimenko, I. V. (1999). The use of low-frequency ultrasound in the combined therapy of pulmonary tuberculosis patients. *Voprosy Kurortologii, Fizioterapii, i Lechebnoi Fizicheskoi Kultury, (2)*, 9-11.

Sicard-Rosenbaum, L., Lord, D., & Danoff, J. (1995). Effects of continuous therapeutic ultrasound on growth and metastasis of subcutaneous murine tumors. *Physical Therapy, 75*, 3-13.

Sicard-Rosenbaum, L., & Danoff, J. (1993). Cancer and ultrasound: A warning. *Physical Therapy, 73*, 404-406.

Skouba-Kristensen, E. (1982). Ultrasound influence on internal fixation with a rigid plate in dogs. *Archives of Physical Medicine and Rehabilitation, 61*, 502.

Snow, C. J. (1982). Ultrasound therapy units in manitoba and northwestern ontario: Performance evaluation. *Physiotherapy Canada, 34*, 185-189.

Stein, H., & Lerner, A. (2005). How does pulsed low-intensity ultrasound enhance fracture healing? *Orthopedics, 28*, 1161-1163.

Stewart, H. F., Abzug, J. L., & Harris, G. R. (1980). Considerations in ultrasound therapy and equipment performance. *Physical Therapy, 60*, 424-428.

Stewart, H. F., Harris, G. R., Herman, B. A., Robinson, R. A., Haran, M. E., & McCall, G. R., et al. (1974). Survey of use and performance of ultrasonic therapy equipment in Pinellas County, Florida. *Physical Therapy, 54*, 707-715.

Swist-Chmielewska, D., Franek, A., Brzezinska-Wcislo, L., Blaszczak, E., Polak, A., & Krol, P. (2002). Experimental selection of best physical and application parameters of ultrasound in the treatment of venous crural ulceration. *Polski Merkuriusz Lekarski: Organ Polskiego Towarzystwa Lekarskiego, 12*, 500-505.

ter Haar, G., Dyson, M., & Oakley, E. M. (1987). The use of ultrasound by physiotherapists in britain, 1985. *Ultrasound in Medicine & Biology, 13*, 659-663.

ter Haar, G. (1987). Recent advances and techniques in therapeutic ultrasound. In M. Rapacholi, & M. Grandolfo (Eds.), *Ultrasound: Medical applications, biological effects and hazard potential* (pp. 333). New York: Plenum Press.

Uhlemann, C. (1993). Pain modification in rheumatic diseases using different frequency applications of ultrasound. *Zeitschrift Fur Rheumatologie, 52*, 236-240.

Walmsley, A. D. (1988). Applications of ultrasound in dentistry. *Ultrasound in Medicine & Biology, 14*, 7-14.

Wells, P. (1977). Ultrasonics in medicine and biology. *Physics in Medicine and Biology, 22*, 629-669.

Wilkin, L. D., Merrick, M. A., Kirby, T. E., & Devor, S. T. (2004). Influence of therapeutic ultrasound on skeletal muscle regeneration following blunt contusion. *International Journal of Sports Medicine, 25*, 73-77.

Williams, A. (1983). *Ultrasound: Biological effects and potential hazards.* London: Academic Press.

Williams, R., McHales, I., & Bowditch, M. (1987). Effects of humans. *Ultrasound in Medicine & Biology, 13*, 249.

Young, S., & Dyson, M. (1990). The effect of therapeutic ultrasound on angiogenesis. *Ultrasound in Medicine & Biology, 16*, 261-269.

제 8 장

전기치료의 원칙
Principles of Electrotherapy

학습 목표
Learning Objectives

1. 전기의 개념과 원리에 대해서 논의한다.
2. 전기적 자극의 파형과 특성에 대해 설명한다.
3. 전기자극이 신체에 미치는 생리적 효과를 설명한다.
4. 전기적 자극의 요소를 선택하기 위한 원리를 설명한다.
5. 전극의 선택과 전극 배치의 종류들을 논의한다.

용어(terminology)		
활동전위(action potential)	전극(electrode)	위상기간(phase duration)
교류(alternating current, AC)	근육전기자극(EMS)	다상파(polyphasic)
양상파(biphasic)	조직치유전기자극(ESTR)	전파(propagation)
정전용량(capacitance)	기능적 전기자극(FES)	맥동 전류(pulsatile current)
도전율(conductance)	주파수(frequency)	맥동 기간(pulse duration)
강도감소시간(decay time)	임피던스(impedance)	리액턴스(reactance)
탈분극(depolarization)	변조(modulation)	저항(resistance)
직류(direct current, DC)	단상파(monophasic)	강도증가시간(rise time)
순환주기(duty cycle)	신경근전기자극(NMES)	파형(wave form)

배 경
Background

근수축을 자극하기 위해서 전류를 사용하는 것은 서기 48년에 로마시대의 의사 스크리보니우스 라르구스(Scribonius Largus)가 전기메기를 사용하여 만성 두통과 통풍을 치료했던 시절까지 거슬러 올라간다. 1700년대 후반에 갈바니(Luigi Galvani)는 번개로부터 구리 세로 홈통과 난간을 통해 대전된 정전기를 사용해서 개구리 다리를 자극했을 때 개구리 다리가 팔딱 뛴다는 사실을 실험을 통해 입증했다. 수 년 동안, 의학적 치료와 관련한 수많은 요구들로 인하여 전기는 부상하게 되었다. 그 시절에는 "뱀 기름 판매상"에 의해서 전파되기도 했다. 또는 현재의 의학과 재활에서 기여한 것으로 과학과 연구에 철저히 근거를 둔 것도 있었다. 예를 들면, Kratzenstein은 마비된 사지를 치료하기 위해서 전기를 사용했다고 보고했으며, Seiler는 측만증 환자를 치료하였으며, Deluc는 토끼를 대상으로 이온도입법을 최초로 실험했다(Geddes, 1984; Hunter, Mackin, & Callahan, 1995; Licht, 1983).

Melzack와 Wall(1965)의 통증 차단과 관련된 관문조절설에 힘입어 1965년 이후로 전기자극의 사용은 가속화되었다. 또한 기술의 발달로 제조사들이 끊임없이 더 작고 더 휴대하기 편한 전기자극기들을 생산해냄에 따라서 치료사들은 선택의 폭이 넓어지고, 환자들은 더 편하게 사용할 수 있게 되면서 치료적 목적으로 전기를 사용하는 것이 일반화되었다.

치료적 목적으로 전기치료 장비를 잘 적용하기 위해서, 작업치료사들은 전반적인 전기 관련 용어와 원리들을 숙지하고 있어야 한다. 여러 가지 치료적 목적을 달성하기 위해서 전기자극을 적용하는 수많은 방법들이 있으며 전기관련 용어를 올바르게 사용하는 것이 중요하다. 임상에서 사용하는 전기자극의 일반적인 유형에는 근육의 재교육과 강화를 위한 신경근전기자극(NMES), 기능적 전기자극(FES), 조직과 상처 회복을 위한 조직치유 전기자극(ESTR), 통증 조절을 목적으로 한 경피신경 전기자극(TENS), 탈신경근을 자극하기 위한 직류(DC)가 있다. 치료사들이 흔히 사용하는 용어는 NMES, TENS, FES 그리고 고전압맥동전류(HVPC)가 있다 (미국 물리치료협회, 1990).

*NMES*는 맥동(pulsed) 교류(AC)를 사용해서 건강한 말초신경을 탈분극시킴으로써 운동 반응을 자극하는 것이다. FES와 기능적 신경근 자극(FNS)은 NMES를 적용하는 교대적 방법들로 기능적 활동을 보조하기 위한 대체 수단으로써 사용된다. NMES는 근경련(muscle spasm)을 감소시키고, 근육을 강화시키고, 근육의 재교육을 촉진하고 간헐적인 전류의 전달로 근펌핑작용을 일으켜 부종을 감소시키기 위해서 임상적으로 사용하고 있다.

*TENS*는 기술적으로는 모든 유형의 전기자극을 포함하지만, 통증을 감소시키기 위해서 사용하는 전기자극이라는 뜻을 가진 약성어이다. TENS를 사용할 때에는 전기를 피부의 진피층을 통과해 적용하기 위해서는 전극을 피부표면에 부착해야 한다. 치료의 목적은 전류 변수들을 조절해서 감각 진통이나 화학적 엔돌핀의 방출에 의해 통증을 감소시키는 것이다.

*고전압직류자극(ESTR)*은 조직치유나 통증 조절을 위해 흔히 사용하는 전기자극이며 단속되는 단상파 짝정점파를 사용하며 150볼트 이상의 전압이 출력된다. 조직치유를 위한 전기자극은 만성 및 급성 부종, 만성 및 급성 통증의 치료, 상처 치유, 근경련(muscle spasm), 근위축 지연, 혈액순환의 증가를 위해 사용되어 오고 있다.

*이온도입법(iontophoresis)*이란 낮은 전압의 갈바니 직류를 사용해서 이온을 신체 조직으로 국부적으로 침투시키는 치료를 말한다. 이온도입법은 힘줄염(건염, tendinitis), 주머니염(윤활낭염, bursitis), 근염(myositis) 그리고 반흔 조직(scar tissue)의 치료를 위해서 흔히 사용된다.

치료적 전류(의용전류)의 유형과 특징을 결정하는 것은 병변, 바라는 기능적 결과, 그리고 치료의 일차적 목적에 따라 달라진다. 임상에서 전기치료는 근육의 재교육, 근육의 강화, 기능적 운동 사용(functional motor use)의 회복이나 강화, 통증 조절, 조직과 상처 치유 그리고 신경학적 손상 후 탈신경을 자극하기 위해서도 사용된다.

전기의 기본원리(Basic electrical principles)

전류란 음전하와 양전하 사이의 균형을 유지하기 위해서 전자나 전하를 띤 입자가 한 지점에서 다른 지점으로 흘러가거나 이동하는 것을 말한다. 전기는 자성을 띤 일종의 에너지로 화학적, 역학적 그리고 열효과를 낼 수 있다. 전하를 띤 입자의 흐름은 두 개의 다른 지점에 위치한 전자의 수에 불균형이 있을 때 발생한다. 전류는 가장 저항이 적은 곳을 따라 일어나며 특징적으로 전자의 밀도가 높은 곳(음극)에서 밀도가 약한 곳(양극) 혹은 양 전하를 띤 극으로 흐른다. 제조사에 따라서 다양한 전기 파형(예를 들면, 맥동, 파형의 형태, 변조한, 변조하지 않은 파형)을 볼 수 있다. 어떤 파형이 다른 어떤 파형보다 좋은 지에 관한 연구가 거의 없기 때문에 정확한 맥동 파형을 선택한다는 것은 어렵다. 전기자극에 대한 환자의 반응과 참을성은 개개인마다 매우 다르기 때문에, 환자의 편안한 감에 기초해서 맥동 파형을 선택해야 한다. 임상에서 사용하는 전류의 세 가지 주요한 유형은 다음과 같다: *직류(DC), 교류(AC), 그리고 맥동 전류(PC)*(American Physical Therapy Association, 1990).

전류 출력
Electrical Current Output

직류(Direct Current)

직류(DC)는 전자의 단일방향으로의 흐름이다. 전하를 띤 입자가 차단되지 않고 단일방향으로 이동하는 DC를 갈바니 전류라고도 한다. 전류의 방향은 음전극에서 양전극으로 또는 이와 반대로 양전극에서 음전극으로 선택할 수 있는데 이는 사용하는 전기자극기의 선택에 따라 달라진다.

치료를 위해 선택한 전류의 극성은 수동적으로나 전기 장치로 자동적으로 변화시키지 않는한 변하지 않는다. 가장 흔히 사용하는 직류의 형태는 사각형파와 회로가 단절되거나 밧데리가 없어질 때까지 지속적으로 전류가 흐르는 곧은 수평선이다(Forester & Palastanga, 1981). 치료사들은 직류를 사용할 때 주의해야 하는데 왜냐면 신체조직에서 특히 피부층에서 화학적 반응을 야기할 수 있기 때문이다. 양극에서는 음이온의 산화 때문에 산성반응이 일어날 수 있으며 음극에서는 알칼리 반응이 일어날 수 있다. 이러한 부정적인 부작용 때문에 환자를 잘 관찰해야 하며, 만일 반흔 조직의 치유가 목적이라면 이것은 원하는 치료목표가 될 수 있다.

DC는 또한 근섬유의 위축을 감소시키거나 방지하지 위해 탈신경근을 직접적으로 자극하기 위해서도 사용할 수 있다. 그러나, 이러한 목적을 위해서 전류를 사용하는 것에 관한 과학적 연구는 제한되어 있다(Binder, 1981). 마지막으로, DC는 이온도입법이라고 부르는 과정을 통해 피부를 통해 이온화된 약물의 움직임을 촉진하기 위해서 임상적으로 사용되며, 이에 관해서는 뒷 장에서 자세하게 다루겠다.

교류(Alternating Current)

교류(AC)는 전류의 흐름이 지속적으로 변하는 특성을 가진 전류이며 가정용 전기제품에서 흔히 사용하는 전류의 형태다. 전자는 양방향으로 흐르며(즉, 양극과 음극), 장비와 환자 치료의 목적에 따라서 차단시키거나 차단시키지 않을 수 있다. 전하를 띤 입자의 방향이 지속적으로 변하기 때문에, 양극이나 음극에서 양전하나 음전하의 순전하가 결여된다. 그 결과 교류는 두 전하 간에 균형을 이루기 때문에 양극이나 음극이 존재하지 않는다.

양상파와 양방향 전류란 용어는 교류를 설명하기 위해 사용되어 왔다. 양전하나 음전하가 축적되지 않기 때문에 교류를 사용하면 조직에서 최소한의 화학적 반응이 일어난다. 헤르츠(Hz)는 1초에 전류의 방향이 몇 번 바뀌는지 그 수를 나타낸다(즉, 초당 주기). 1 MHz란 1초에 전자가 흐르는 방향이 1백 만번 바뀐다는 것을 의미한다.

맥동전류(Pulsatile Current)

대부분의 전기자극기의 전류는 세 개의 맥동파형 중에 즉, 단상파, 양상파, 다상파 중에 하나를 사용한다. 전달되는 파형은 제조사의 매뉴얼 기술관련 부분을 보면 알 수 있다. 임상에서 적합한 유형의 전류는 원하는 치료 결과에 따라 선택해야 한다는 사실을 기억하는 것이 중요하다. 예를 들면, 통증을 치료하거나 조절하기, 근경련을 감소시키기, 근수축을 촉진하기, 부종을 감소시키기 또는 상처치유를 촉진하기 등 치료 목표에 따라 다른 전기자극 변수가 필요하다. 다양한 전기 파형(예를 들면, 맥동이나 파형)은 여러 제조사를 통해 구입할 수 있다. 맥동파는 치료사에게 혼란을 줄 수 있다. 왜냐하면 어떤 파형이 어떤 파형보다 좋은지에 관한 연구가 거의 없기 때문이다. 그러므로, 대부분의 치료사는 자극감각에 대한 환자의 반응과 편안한 감에 주로 근거해서 파형을 선택한다(그림 8-1).

맥동 전류란 용어는 전자의 흐름이 주기적으로 차단되도록 전류를 변조시켜 놓은 것을 일컫기 위해서 사용한다(그림 8-1 참조). 맥동 전류는 한 방향으로(단상) 혹은 양방향으로(양상) 패턴이 흐를 수 있다. 전류는 아주 짧은 시간동안 차단된다[즉, 밀리세컨드(ms)나 마이크로세컨드(μs)]. 맥동 전류에서 전자는 빠르게 흘렀다가 빠르게 멈추는데 섬광전구가 번쩍이는 것을 상상하면 잘 이해할 수 있다. 사실상, 전류는 잠깐 멈추며 조직에 대한 반응은 치료기의 변수가 한 방향이냐 양방향이냐에 따라서 달라진다(Kloth & Cummings, 1990).

전류의 파형
Electrical Waveforms

전류 혹은 자극의 시각적 형태 또는 기하학적 형태는 파형이라고 한다(Alon & Domenico, 1987). 파형의 기하학적 형태는 자극의 맥동기간과 진폭을 나타낸다. 전류의 기본 특성은 진폭(즉, 강도)과 지속시간(즉, 맥동기간)이다. 진폭은 자극이 기준선보다 커지거나 낮아지는 수준 혹은 거리다. 맥동 기간은 전류의 형태를 완성하는데 필요한 수평 거리 혹은 길이다. 맥동폭은 맥동 기간과 동의어로 쓰이지만 전기 용어의 표준화로 인해서 더이상 사용하지 않는다. 파형내의 전체 영역은 조직으로 전달되는 전류의 양을 나타낸다(Lake, 1992).

대부분의 전기자극기는 3가지 맥동파형, 즉 단상파, 양상파, 다상파 중 하나를 사용한다. 전기치료기기가 전달하는 파형의 유형은 제조사의 매뉴얼을 읽어보면 확인할 수 있다. 임상에서 적절한 전류 파형의 선

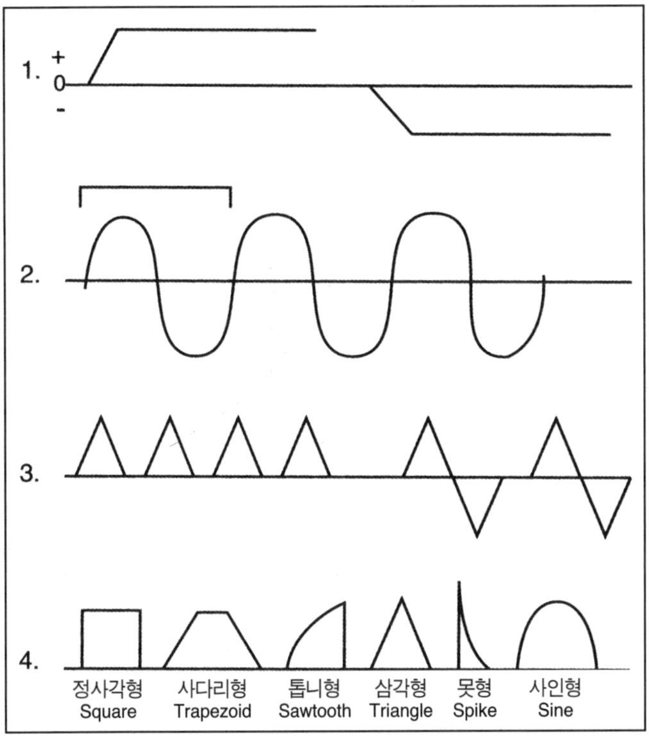

그림 8-1 전류의 유형: 1) 직류, 2) 교류, 3) 맥동전류, 4) 차단된 직류전류의 분류, 교류전류의 상 또는 맥동전류의 상. (Kim Bartlett의 설명 인용).

택은 환자 치료에서 어떤 효과를 원하는가에 따라서 달라진다. 예를 들어, 치료사는 CVA 환자의 어깨관절 아탈구를 치료할 때에는 양상파를 사용할 수 있다. 가쪽위관절융기염(외측상과염, lateral epicondylitis)과 염증으로 치료를 받고 있는 환자의 경우라면 그 부위에 약물을 도입하는 이온도입법을 사용하기 위해서 단상파를 사용할 수 있다(그림 8-2).

단상파(Monophasic)

단상파는 하나의 맥동에 하나의 위상기간만을 가지고 있다. 전류는 오직 한 방향으로만 흐른다. 단상파는 임상에서 탈신경근을 직접적으로 자극하고 이온 도입법을 이용해서 피부를 통해 약물을 주입시키고자 할 때 많이 사용한다.

양상파(Biphasic)

양상파는 두 가지의 상반된 위상으로(양위상과 음위상이 하나의 맥동을 이룬다) 이루어져 있다. 맥동은 양방향으로 첫 위상이 기준선에서 위에 있다면 두 번째 위상은 기준선 밑에 있게 된다. *대칭성(symetrical)* 양상파는 두 개의 위상은 기준선에서 똑같은 모양과 똑같은 양을 가지고 있을 때 말한다 (예를 들면, 하나는 양 방향으로 다른 하나는 음방향으로 그래프상에서 크기가 같을 때). 맥동의 두 개의 위상의 진폭과 기간이 같으며 그래서 순전하(net charge)(ZNC)는 0이 된다.

양위상과 음위상이 똑같지 않을 때 *비대칭성(assymetrical)* 양상파라고 한다. 이 경우에, 비대칭성 파형으로 인해서 순전하가 생기며 조직에 양이온과 음이온이 축적되기 때문에 생리학적 영향을 미칠 수 있다. 이러한 유형의 맥동을 비대칭성 불균형 양상파라고 한다. 많은 상업적인 신경근육 자극기와 TENS 기기는 균형 혹은 불균형 비대칭 양상파를 만들어 낼 수 있지만, 일반적으로 대칭성 양상파가 환자에게 더 편안한 감을 준다. 비대칭성 양상파는 아래팔(전완, forearm)과 같이 작은 근육을 자극하기 위해서 흔히 쓰이며 양전극보다 음전극이 더 활동전위를 일으키기 쉬우므로 운동신경위에 배치한다. 특정한 작은 근육을 개별적으로 자극하기에 더 좋다. 대칭성 양상파는 넙다리네갈래근(대퇴사두근, quadriceps), 뒤넙다리근(슬괵근, hamstring), 등근육과 같이 큰 근육들이나 근작용을 혼합하여 자극할 필요가 있을 때 더 효율적이다(예를 들면, 손목과 손가락의 폄). 대칭성 파형은 환자에게 더 편안하며 다양한 운동 기능 치료나 큰 근육의 수축을 유발할 때 더 효율적이다(그림 8-2 참조).

다상파(Polyphasic)

다상파는 세 개 또는 그 이상의 위상으로 이루어진 돌발(burst)을 말한다. 돌발이란 일련의 맥동들을 말한다. 몇 전문가들은 이러한 유형의 전류가 임상적으로 독특하다고 하지만, 이러한 유형의 전류가 주는 생리학적 이점에 관하여 기록된 것은 없다(Ward & Shkuratova, 2002).

다상파 전류는 *간섭파 전류(interferential stimulation)*와 *러시안 전류(Russian stimulation)*와 같이 "중주파"도 만들어내는 전기 발생기에서 사용된다. 이러한 전류는 조직에 전류를 전달하기 위해서 맥동간 간격에 의해 떨어져 있는 일련의 맥동들(맥동렬)을 사용하는데 이를 돌발빈도(burst frequency)라고 한다. 다상파의 돌발은 기술적으로 많은 맥동들로 이루어져 있지만 주파수를 나타내기 위해서 하나의 돌발로 간주한다. 예를 들어, 초당 30 다상파 돌발 맥동을 전달하는 전기치료기란 전류의 빈도를 나타내기 위해서 초당 30개의 단일 맥동을 전달한다는 말과 같은 뜻이다. 두 개의 차이점은 돌발 형태로 전달되는 맥동은 실제로 많은 맥동들(다상파)와 돌발간 간격으로 이루어진 반면에 nonmedium 주파수 전류는 단일 맥동(다상파가 아닌)들을 전달한다는 것이다(Bennie, Petrofsky, Nisperos, Tsurudome, & Laymon, 2002).

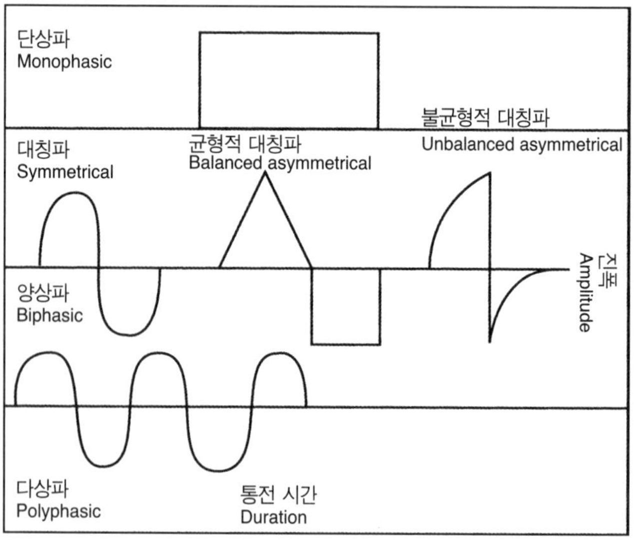

그림 8-2 맥동파의 분류: 단상파, 양상파 그리고 다상파. 양상파는 대칭성 혹은 비대칭성, 그리고 균형이나 불균형이 있다(Kim Bartlett으로부터 인용).

중주파 전류
Medium Frequency Current

간섭전류(Interferential)

중주파 전류는 두 개의 중주파 전류를 사용해서 변조한 교류, 저주파 전류를 사용한다: 장비에 의해 고정된(운송 주파수) 전류와 치료사가 조절하는 또 다른 전류. 간섭 주파수를 사용하는 주요 목적은 통증 경감, 부종 감소, 혈액순환 증가와 근수축이다. 이러한 두 개의 중주파 전류는 조직을 통해 거의 동시에 전달되며 전류가 교차되며 서로 "간섭현상"을 일으킨다. 이러한 두 전류의 간섭은 "맥놀이(beat)" 주파수를 야기하는데 그 범위는 1~150 Hz이다. 맥놀이 주파수는 기계에 의해 조절되며 치료사가 필요에 따라서 조절한다. 예를 들어, 운동 반응 혹은 근육의 수축은 20~50 pps 범위에서 일어나는 반면에, 50~150 pps는 통증 관리를 위해서 그리고 1~5 pps는 찌르는 것과 같은 통증 경감을 위해서 사용된다. 전류는 치료적 변수에 따라서 감각이나 운동 반응이 있을 때까지 점차적으로 증가시킨다. 치료 시간은 흔히 10~20분이다(Fourie & Bowerbank, 1997 Hou, Tsai, Cheng, Chung, & Hong, 2002; Hurley, Minder, Mcdonough, Walsh, Moore, & Baxter, 2001; Hurley, Minder, McDonough, Walsh, Moore, & Baxter, 2001; Minder et al., 2002). 간섭 전류는 네 개의 전극을 사극식으로 배치해서 사용하는데 이것은 치료 부위 혹은 통증 부위에 전류가 집중될 수 있도록 한다.

러시안 전류(Russian stimulation)

러시안 전류 자극기는 처음에 러시안 올림픽 팀의 큰 근육의 힘을 증가시킴으로써 육상수행 능력을 향상시키기 위해서 개발되었다. 러시안 전류는 다상파 교류 전류 파형으로 이루어져 있으며 2,000~10,000 Hz의 중주파를 전달한다. 본래의 러시안 전류는 10초간의 자극 후에 50초 간의 휴식기가 있으며 10분 동안 적용하였다(그림 8-3).

전기 변수들
Electrical Parameters

오늘날 다양한 전기자극 치료기를 구입할 수 있다. 환자를 치료할 때 치료 목적, 구입 가능 여부, 파형의 편안함에 맞추어 적절한 장비를 선택한다. 환자의 수용상태와 편안함은 각기 다르겠지만, 대칭성 양상파가 참을성과 편안함의 수준이 가장 높은 것으로 보인다(Baker, 1979; Karselis, 1973). 적합한 전기치료기기를 선택할 때에는 전기 파형과 관련해서 3가지의 변수를 고려해야 한다: 진폭(amplitude), 통전시간(duration), 그리고 맥동률(rate)(그림 8-4).

진폭(Amplitude)

단일 맥동 기간 동안 전달되는 전류 혹은 전압의 최대량(maximum amount)을 정점 진폭이라고 한다. 진폭을 증가시키면 평균전류의 전체량도 증가할 것이다. *평균전류(average current)*란 단위 시간당 전체 전류를 말하며 파형의 길이 혹은 지속시간동안의 전류의 진폭을 평균화하여 구한다. 정점 진폭을 나타내는

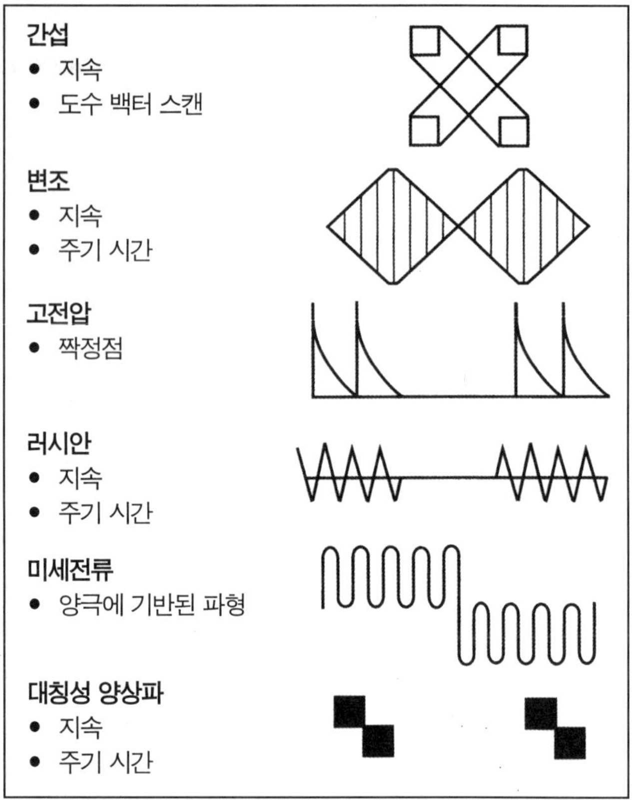

그림 8-3 전기치료 장비에서 사용하는 일반적 파형들.

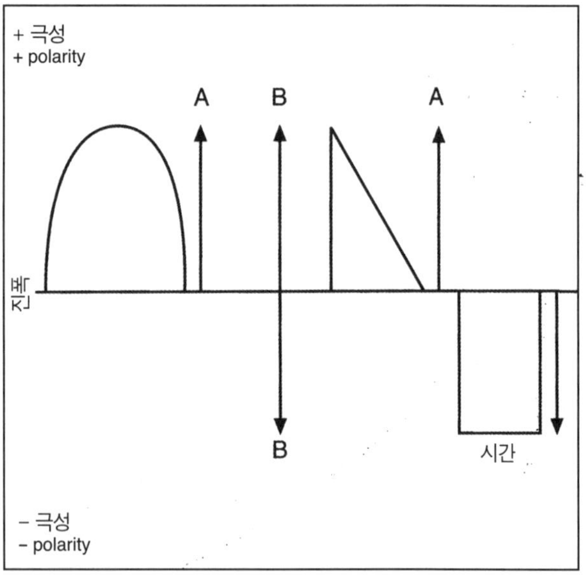

그림 8-4 A) 정점 진폭 B) 정점-정점 진폭(Kim Bartlett으로부터 인용).

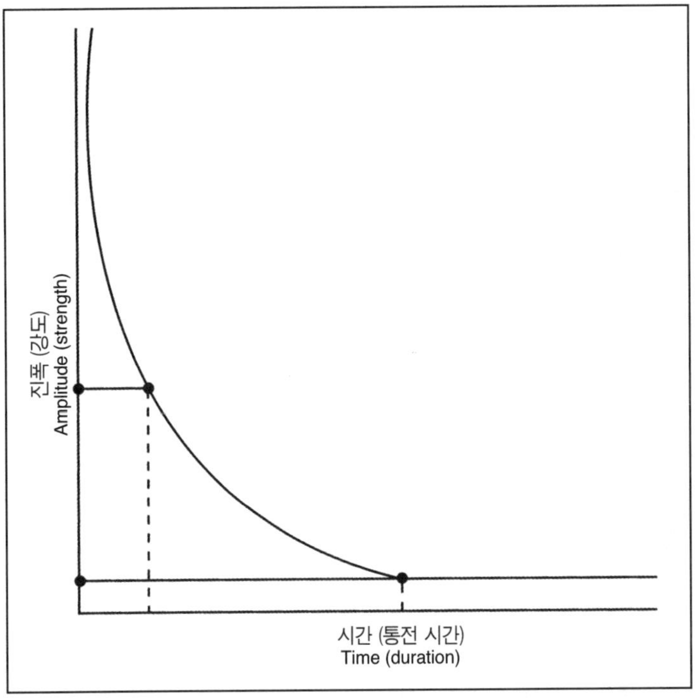

그림 8-5 진폭과 통전시간과의 관계를 보여주는 강도기간곡선. 위상기간이 증가하면 약한 진폭으로도 역치에 다다를 수 있다 (Kim Bartlett으로부터 인용).

단위로 제조사에 따라 볼트를 사용하기도 하지만, 주로 밀리암페어(milliamps)나 마이크로암페어(micro-amps)를 사용한다. 전류의 진폭은 맥동 강도(pulse intensity)로 더 잘 알려져 있다. 정점 진폭은 단일 맥동에서 자극의 크기를 측정하며 0에서 한 위상의 정점 진폭까지로 정한다. 정점-정점 진폭은 이상파(교류)에서 최대 양위상 값과 최대 음위상의 정점 진폭을 측정하여 구한다.

통전시간(Duration)

맥동기간이란 한 개의 맥동이 시작하여 끝날 때까지의 기간으로 맥동간 간격도 포함된다. 단상파 전류를 적용하는 경우, 맥동기간은 위상기간과 같다. 양상파에서는 맥동기간은 한 맥동의 두 위상기간을 합한 기간으로(즉, 양위상과 음위상) 만일 맥동간 간격이 있으면 이것도 포함한 기간이다.

맥동기간은 자극해야 할 조직의 유형, 전류 투과의 깊이, 편안함의 정도를 결정하는데 있어서 중요한 요소이다. 맥동기간이 증가하면, 전류의 깊이도 증가할 것이다. 조직에서 발생하는 화학적 변화의 양에도 직접적으로 영향을 미친다. 위상 기간이 증가하면, 신체 조직에 미치는 화학적 영향도 증가할 것이다. 맥동기간이 짧고 위상기간이 짧으면, 임피던스가 감소되며 전류가 조직으로 더 잘 전도된다(Gracanin & Trnkoczy, 1975)(그림 8-5).

맥동률/주파수(Rate/frequency)

맥동률이란 신체 조직으로 전달되는 맥동 주기의 수라고 정의내릴 수 있으며 일반적으로 초당 맥동수(pps)로 표현한다(Alon & De Domenico, 1987). 전기 전류의 맥동수가 빠르면 빠를수록 초당 조직으로 전달되는 맥동들의 수가 많다는 것과 동일하다. 맥동수를 빠르게 혹은 느리게 변조하는 것은 환자의 치료

목표와 원하는 전기치료의 생리학적 효과에 따라서 달라진다. 예를 들면, 근펌핑 효과를 유발하거나 TENS에서 엔돌핀 분비를 자극하기 위해서 낮은 주파수(1~5 pps)를 사용할 수 있다. NMES에서 주파수를 빠르게 세팅하면 근섬유가 더 많이 동원되며 TENS로 통증을 조절할 때 환자에게 더 편안한 감을 준다.

전류 출력의 주파수는 운송 주파수(carrier frequency)로도 알려져 있다. 운송주파수는 교류 사인 파형의 기본 주파수이며 헤르츠(hertz, Hz)나 초당 주기의 수(cycles per seconds, cps)로 나타낸다. 운송주파수는 3가지로 분류된다; 저주파 전류(<1000 Hz), 중주파 전류(1000-10000 Hz), 그리고 고주파 전류(>100000 Hz). 일반적으로 가장 흔한 치료적 전기자극기는 저주파 전류를 사용한다.

몇 제조사는 교류 중주파 운송주파수를 사용하는 발전된 장비를 가지고 있다. 돌발비율(burst rate)은 일련의 주기로 이루어져 있으며 감각 신경과 운동신경을 탈분극시킨다(Devahl, 1992). 대부분의 전기자극기는 주파수 변수로 조절할 수 있으며 흔히 "맥동수(rate)"로 장비에 기록되어 있다. 맥동수와 조직의 저항용량간에는 반비례관계가 존재하는데 이 의미는 저주파 전류는 중주파와 고주파 전류에 비해서 조직의 저항을 더 많이 받는다는 것을 뜻한다. 그 결과, 강한 저항에 맞추어 저주파 전류 치료기의 강도(진폭)를 증가시켜야 할 필요가 있다. 1~120 pps 범위의 주파수가 대부분의 치료적 목적에 효과적이다(Charman, 1990; DeVahl, 1992).

전기의 특성과 생리학적 영향
Characteristics of Electricity and Physiological Implications

전기장에서 전하를 축적하고 전류의 흐름이 변화하는 것에 대항하는 능력을 *정전용량(capacitance)*이라고 한다. 신경과 근육의 막은 *정용량기(capacitors)*로 작용하는 반면 신경-근육 복합체는 컨덕터로 작용한다. 이와 반대로, 피부와 지방 조직은 *절연체(insulators)*로서 작용하며 전류의 흐름에 저항한다. *전도(conductance)*는 전자가 흐르기 쉬움을 말하며 신체 조직의 수분 함유량과 큰 관련이 있다. 수분의 함유량이 적은 조직은 전자의 흐름에 대한 전도성이 낮다. 신경과 근육의 막표면은 큰 리액턴스를 제공하지만 신경과 근육은 고함수 조직으로 전자의 흐름을 촉진한다.

피부 안에 있는 수분의 양도 전류의 흐름에 영향을 주는데 특히 피부가 건조할 때 전류에 영향을 주기 때문에 피부도 전자의 흐름에 영향을 주는 요인이 된다. 피부는 유동체(fluid)를 거의 함유하고 있지 않기 때문에 전류의 흐름에 저항하는 가장 큰 요소이다. 열을 적용해서 피부의 수분을 증가시키면 표면의 염류 함량도 증가하며 전류의 전도도가 향상된다(Foster & Palastange, 1981; Wadsworth & Chanmugam, 1983).

임피던스(Impedance)

*임피던스*는 조직에서 전자의 흐름에 저항하는 것으로 전류에의 "저항"을 말한다. 임피던스는 저항(resistance)과 리액턴스(reactance)의 특성을 가지고 있다. 리액턴스도 용량적 저항이라 부르며 반대전압(counter-voltage)의 결과인데, 전류가 조직을 통해 전도될 때 전해질 분극(electrolytic polarization)으로 인해 발생한다. 이온들은 조직의 접촉면과 세포막에 축적되어 전극에서 적용되는 볼트와 반대되는 전하를 만든다. 이러한 반대전압을 리액턴스 또는 용량적 저항(capacitive resistance)이라고 한다.

저항(Resistance)

저항이란 전류에 저항하는 물질의 속성이다. 저항의 단위는 옴(ohms)으로 측정하며 저항의 양은 옴의 법칙에 따른다. 저항 혹은 "임피던스"가 크면 클수록, 전류의 속도는 감소한다. 전류의 속도는 전압의 양에 비례한다. 저항이 일정하고 전압이 증가하면, 전류의 흐름은 증가할 것이다. 전류는 또한 저항에 반비례한다. 전압이 일정하고 저항이 증가하면, 전류의 흐름은 감소할 ·것이다. 옴의 법칙은 전류, 전압(voltage), 그리고 저항간의 관계를 설명하는 법칙으로 아래와 같은 방정식으로 나타낼 수 있다.

$$I=V/R \text{ 혹은 } V=I*R$$

I는 암페어로 표기하는 전류의 강도를 말한다; V는 전압 그리고 R는 옴으로 표기하는 저항을 나타낸다. 전압(V)은 저항을 극복하고 전류(I)가 존재할 만큼 커야한다. 임상에서, 이러한 개념은 중요하다. 왜냐하면 피부의 임피던스가 크다면, 전류가 심부조직으로 통과하기 위해서 높은 전압이 필요하기 때문이다(Forster & Palastange, 1981; Wadsworth & Chanmugam, 1983). 물질이 전류에 저항하는 것이 아니라, 전도하는 능력을 전도(conductance)라고 부르며 저항의 역수(inverse of resistance)가 된다.

침투의 깊이(Depth of Penetration)

상업적인 전기 치료 기기는 전형적으로 고전압 장비나 저전압장비로 분류된다, 고전압 출력을 사용하는 장비는 고정점 진폭을 발생시킬 수 있다. 저전압 장비는 0~100볼트에 해당되는 전기치료기기를 말한다. 고전압 치료기는 500볼트의 출력을 가지고 있다. 정점 진폭과 전류의 침투깊이 간에는 상관관계가 있다. 생리학적인 조직이 비슷하다면, 고전압 볼트가 더 많은 전류를 조직을 통과해 전달할 것이다. 저전압 자극기는 조직에 적은 전류를 전달할 것이다. 조직의 전도도는 침투의 깊이를 결정할 것이다(Mehreteab, 1994). 뼈, 지방과 같은 조직은 전도도가 좋지 못하다(즉, 임피던스가 높고 결과적으로 전자 침투의 깊이가 감소된다).

강도증가시간과 강도감소시간(Rise time and decay time)

강도증가시간과 강도감소시간은 0에서 최고 전압까지 증가했다가, 다시 0으로 되돌아오기 위해서 필요한 시간과 관련이 있다. 강도증가시간이 짧으면, 강도증가시간이 길 때보다 신경의 탈분극이 더 빨리 일어난다. 강도증가시간이 속도가 너무 느리면, 신경막은 전기자극에 대해 적응하는 순응현상이 일어나 전류의 효과가 떨어지게 된다. 강도증가시간의 속도는 nanoseconds(Ns)(10억분의 1초)에서 수백 ms(1000분의 1초)로 측정한다. 전류의 정점에서 0점으로 되돌아오는데 걸리는 시간은 강도감소시간이라고 하며 Ns이나 ms로 나타낸다(그림 8-6).

순환주기(Duty cycle)

순환주기란 전류가 통전된 시간과 차단된 시간과의 비율을 말한다. 이와 똑같은 개념의 다른 용어로 비통전시간비(on-off cycle)도 사용한다. 통전시간(on-time)은 전류가 실제로 신체 조직에 전달된 시간으로 이루어진다. 비통전시간(off-time)은 전류가 차단되거나 멈춘 시간을 말한다.

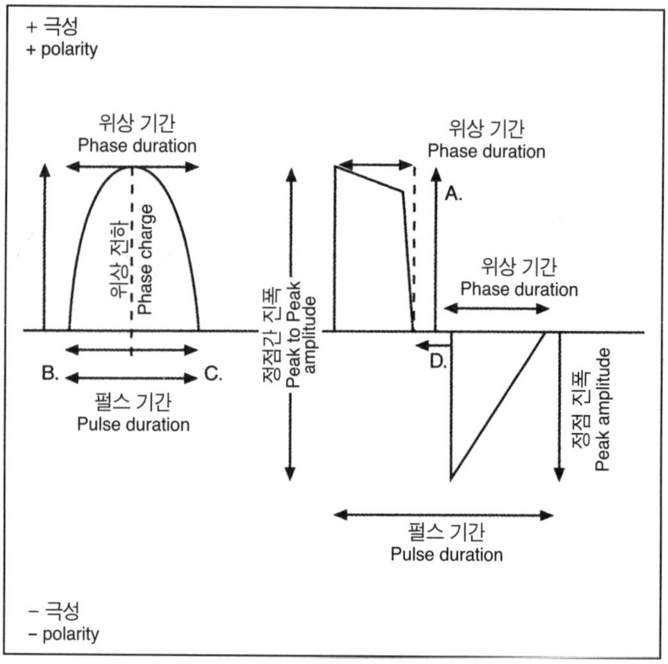

그림 8-6 A) 정점 진폭, B) 강도증가시간, C) 강도감소시간, D) 맥동간 간격(Kim Bartlett으로부터 인용).

순환주기는 흔히 백분율이나 비율로 표현한다. 예를 들어, 5초 동안 전류를 흐르게 하고 20초 동안 전류를 흐르지 않게 했을 때의 순환주기는 1:4가 된다. 순환주기를 백분율로 나타낼 때에는 통전시간을 총 주기시간(total cycle time)(즉, 통전시간과 단락시간)으로 나누면 된다. 앞의 예에서 통전시간이 5초이고 비통전시간이 20초인 경우,

통전시간(5초) × 100
통전시간(5초) + 비통전시간(20초)= 5초(통전시간)×100
25초(총 주기시간)= 0.2×100 = 20% 순환주기

순환주기는 총 자극시간을 계산할 때 중요하며 근피로량을 판단할 때 중요하다. 피로는 전기자극의 순환주기와 관련이 있다. 비통전시간이 짧은(예를 들어, 10초) 순환주기는 비통전시간이 긴(예를 들어, 40초) 순환주기에 비해서 근육이 빨리 피로해지도록 한다(Leo, 1984)(그림 8-6 참조). 이와 반대로, 15초의 통전시간은 5초의 통전시간으로 된 순환주기에 비해서 근육을 빨리 피로해지게 할 것이다. 총 자극시간의 비율을 결정하는 것은 근육의 피로 정도를 결정하기 때문에 중요하다. 비통전시간이 통전시간보다 길면, 근피로가 적지만 환자의 상태가 호전됨에 따라서 순환주기를 점차적으로 증가시킬 수 있다. 전류의 적절한 순환주기를 결정하기 위해서는 환자의 치료 목적, 원하는 생리학적 효과에 근간을 둔 임상적 추론(clinical reasoning)이 필요하다.

전류변조(Current modulation)

전류의 변조는 전기 치료장비의 변수 즉, 진폭, 맥동 기간 혹은 맥동률/주파수 등에 변화를 줄 때 발생한다. 장비에 따라서, 전기 변수는 개별적으로 조절할 수 있거나 혹은 다른 변수와 함께 조절할 수 있다. 제

조사에 따라 전류의 변수를 치료사가 도수로 조작하거나 혹은 자동적으로 조절할 수 있다. 전류를 인위적으로 변조하는 가장 주된 치료적 목적은 편안한 감을 증가시키고 오랫동안 자극함에 따라 발생하는 생리학적 순응을 예방하는데 있다. 변조의 한가지 예로 전류의 경사를 변화시켜서 맥동 강도나 통전시간을 변화시키는 것이 있다(Karnes, Mendel, & Fish, 1992).

경사기간(Ramp time)

경사시간이란 맥동이 0에서 정점 강도까지 이르는데 있어서 맥동 강도나 통전시간의 변화량을 말한다. 전류 강도는 0에서 최대 전기 출력까지 올리는 것을 경사증가(ramping up)라고 한다. 그리고 특정 전류 강도에서 전류 강도를 내리는 것을 경사감소(ramping down)라고 한다(그림 8-7). 전류의 강도는 대개 1~8초의 선정된 범위시간 내에서 서서히 증가하도록 조절할 수 있다. 경사감소란 on시기의 끝부분에서 서서히 강도를 감소시키는 것이나 정점 진폭에서 0으로 되돌아오는데 걸리는 시간을 말한다.

경사 기간은 전류의 특정 통전시간동안 전류의 강도 변화를 말하며 단일 맥동의 진폭을 의미하는 강도 증가시간(rise time)과는 다르다(Bassett, 1989; Karnes, Mendel, & Fish, 1992; Xuan, Hu, & Li, 2006). 대부분의 치료적 전기자극 장비는 치료사가 경사기간을 조절할 수 있지만 가끔은 이미 세팅되어 있어서 조절할 수 없는 경우도 있다.

임상에서, 경시기간을 변조하는 목적은 초기 자극시에 환자에게 편안한 감을 주고 신경근 교육이나 강화를 위해서 전류를 사용할 때에는 정상적인 근수축을 만들어내기 위해서이다. 대개, 이러한 목적을 위해서는 2초의 경사기간이면 충분하다. 근수축이 너무 갑작스럽게 빨리 유발되거나 자극이 통증을 유발한다면, 경사기간을 더 길게 해야 한다. 게다가, 통전시간 동안 전기자극의 총시간을 계산할 때에는 경사증가 시간도 포함하여 계산해야 한다.

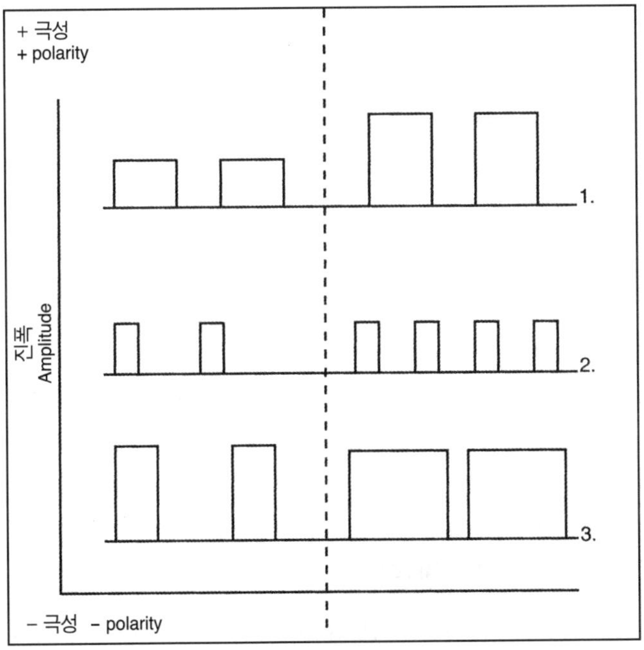

그림 8-7 다음 항목들을 증가시켜서 전류를 증가시킴: 1) 정점 진폭, 2) 맥동 주파수 그리고 3) 맥동 기간(Kim Bartlett 으로부터 인용).

신경의 생리학적 기초와 근육의 흥분
Physiological Basis of Nerve and Muscle Excitation

충분한 양의 전류가 신체 조직에 전달되면, 조직의 생리학적 과정이 세포수준이나 국소 수준에서 변한다. 전류는 조직의 생리적 반응과 화학적 효과를 변화시킬 수 있다. 조직은 독특한 자신만의 특성을 지니며 흥분성이거나 혹은 비흥분성이다. 신경과 근육은 *흥분성 조직(excitable tissue)*이라고 하며 활동전위를 시작하고 전달할 수 있는 능력이 전기치료 중재의 근거가 된다. 막 전위의 갑작스런 변화를 활동전위라고 한다. 신경이나 근육과 같은 흥분성 조직은 자극의 강도가 충분하다면 *활동전위(action potential)*를 만들어내고 전파할 수 있는 능력이 있다. 본질적으로 전기적, 기계적, 열 혹은 호르몬 자극의 강도가 충분해서 세포의 투과성을 변화시키고 탈분극을 유발한다면 활동전위가 발생할 것이다. 전기자극의 원리들을 임상에서 잘 적용하기 위해서는 신경과 근육의 흥분성에 관한 신경생리학의 근거를 전반적으로 살펴보고 이해해야 할 필요가 있다.

신경세포와 근세포는 흥분성 조직으로 간주하며 전기 전위의 변화에 대해 반응할 뿐만이 아니라 세포막에서 전기 전위차를 유지할 수 있는 능력도 있다. 신경세포와 근육세포의 안정 시 막전위는 -60~-90 millivolts(mV)이다. 세포 안은 세포 밖에 비해서 음전위를 띠며 포타슘 이온(K^+)이 많으며 소디움 이온(Na^+)은 적다. 안성 시에, 막의 안과 밖은 막의 투과성 증가와 소디움 펌프의 활성화로 인해서 이온의 분배가 불균등하다. 자극으로 신경세포가 흥분하면 탈분극이 유발되면서 활동전위가 발생하는데 열, 기계적, 화학적, 혹은 전기적 자극에 의해서 유발될 수 있다.

활동전위가 일어나면, 그 결과 소디움에 대한 세포의 투과성이 증가한다. 양전하를 띤 소디움 이온이 세포 안으로 급격하게 유입되면 막은 더 탈분극되며 소디움/포타슘 채널이 더 많이 열리게 된다. 소디움 이온이 세포안으로 들어옴에 따라서 포타슘 이온은 밖으로 나가게 되어 농도 경사의 불균형이 유발된다. 소디움 이온에 대한 평형 전위에 도달하면, 소디움 이온의 유입은 감소하며 막 채널이 닫힌다. 선택적인 포타슘 투과성을 가진 원래의 확산 경사로 되돌아오고 포타슘이 많은 전위로 다시 돌아간다(즉, 세포 안은 음전위, 세포 바깥은 양전위).

세포의 탈분극과 활동전위의 자극은 약 1~2 ms동안 발생한다. 활동 전위는 실무율을 따른다; 자극의 역치에 도달하면, 활동전위가 일어나고 세포는 탈분극된다. 활동전위가 발생하기 위해서는 이온이 막을 통과해서 이동할 수 있을 만큼 자극의 강도와 지속시간은 충분해야 한다. 흥분성 조직은 자극의 강도와는 상관없이 같은 방식으로 전기자극에 반응을 보인다. 예를 들어, 일단 활동전위에 도달하면, 전위는 전기자극의 강도나 지속시간을 변화시켜도 변화하지 않는다. 조직이 흥분한 후에는 두 번째 자극에 흥분하지 않고 탈분극되지 않는 짧은 기간이 있다. 이 기간을 절대 불응기라 부르며 이 짧은 기간 안에는 두 번째 활동전위가 발생할 수 없다. 조직의 활동 전위 역치는 근육과 신경 섬유에서 다르며 신경섬유 내에서도 다르다(그림 8-8).

전류의 전파
Propagation of Electrical Current

전류를 신체에 적용하면 신체는 조직내부에 있는 물을 통해 전류를 전도하는 능력이 있기 때문에 생리

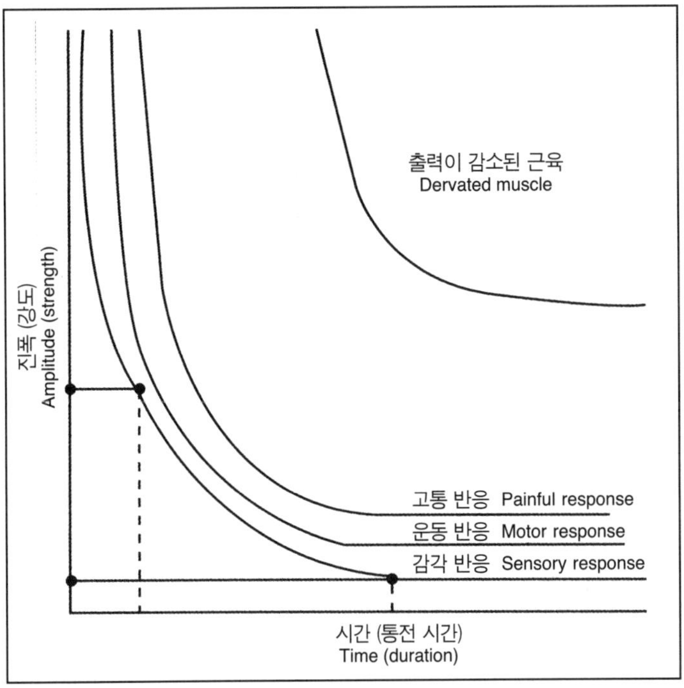

그림 8-8 강도-시간 곡선. 신경 섬유와 탈신경근의 강도-시간 관계 곡선. 시간/통전시간이 증가함에 따라서 더 약한 강도로도 역치에 다다를 수 있다(Kim Bartlett으로부터 인용).

학적 및 생리화학적 변화가 일어난다. 다량의 물을 함유하고 있는 조직은 전기를 전달하는 좋은 매체다. 이와는 대조적으로, 수분 함유량이 낮은 조직들은 전류를 잘 전도하지 못한다. 예를 들면, 뼈, 힘줄, 근막, 그리고 지방조직은 대략 5~15%의 물을 함유하고 있어서 전류를 잘 전도하지 못한다. 이와 반대로, 근육, 신경, 그리고 혈관은 70~90%의 물을 함유하고 있어서 전기를 잘 전도한다. 앞에서 살펴보았듯이, 피부의 표층도 물 함유량이 낮아서 전기를 잘 전도하지 못한다(표 8-1).

활동전위가 전파되면, 흥분성 막도 활동전위가 인접한 조직에 발생하도록 한다. 신경 섬유나 근섬유에서 활동전위는 막 전체에서 저항이 적은 곳을 따라서 전파된다. 지속적인 전기자극은 조직에 지속적인 활동전위를 발생시킬 수 있다.

활동전위가 전파되는 속도는 신경섬유의 직경과 수초화의 정도에 따라 다르다. 전도는 무수초 섬유보다는 유수초 섬유에서 더 빠르게 일어난다. 직경이 큰 섬유들은 활동전위가 만든 전도 전류에 대한 저항도 낮다. 전기자극 강도와 맥동 기간을 증가시키면, 동원되는 신경 섬유의 수가 증가한다. 활동전위 후에 활동전위 수의 빈도를 제한하는 회복기가 있다.

전류가 근육에 미치는 영향은 수많은 요소들에 따라 달라진다. 즉, 운동 단위의 섬유들의 수와 장비에 의해 주어지는 자극의 양이 이에 포함된다. 운동단위의 크기는 다양하며 특정한 기능에 따라 다르다. 예를 들면, 손에 있는 운동단위는 단위당 오직 적은 수의 근섬유로 이루어져 있어서 정교한 근육 조절이 가능하다. 많은 수의 섬유들, 200 이상(수 천에 이름)은 큰 운동단위에서 볼 수 있는데 넙다리네갈래근(대퇴사두근)과 근육에서 큰 운동 단위 움직임(gross motor movement)을 야기한다. 세포막이나 조직이 변하지 않는 자극을 일정기간동안 받게 되면, 세포막은 자극에 적응하기 시작해서 활동전위를 유발하기 위해서 더 강한 자극을 필요로 하게 된다. 이것을 순응(accommodation)이라고 한다. 또한, 자극과 신경세포 막

표 8-1 조직의 임피던스(tissue impedance)

조직의 유형	*수분 함유량*	*전기 임피던스*	*전기 전도도*
뼈	5%	Highest	Poorest
표피	10%	Higher	Poorer
지방	15%	High	Poor
근육	75%	Low	Good
신경	80%	Lower	Better
혈관	90%	Lowest	Best

에서의 활동전위 시작 후에, 짧은 회복기를 가지고 막은 흥분성을 되찾게 된다. 이러한 회복기를 절대적 불응기(absolute refractory)라고 한다.

전류가 근조직에 미치는 영향은 자극의 출력과 조직의 온도가 결정한다. 강도와 맥동 기간은 근육의 자극 역치와 감각의 질을 결정한다. 주파수는 강축의 정도와 피로도를 결정한다. 순환주기 또한 피로도에 영향을 주며 경사시간은 근-방추 신장 반사의 활동뿐만 아니라, 전기자극에 대한 순응도에도 영향을 미친다. 게다가, 신체 조직의 온도가 올라가면 전기 전도 또한 증가한다.

근육의 수의적 전기자극
Voluntary Verses Electrical Stimulation of Muscle

원심성 운동 섬유의 정상적인 수의적 자극은 신경 근육 접합부에 운동단위의 탈분극을 야기한다. 탈분극 과정은 근수축을 일으키는 활동전위의 추진력으로써 작용한다. 정상적인 수의적 수축 시, 근조직을 지배하고 있는 신경섬유들은 비동시적으로 발화되는데 작은 운동단위가 맨 처음 동원되고, 더 큰 힘생산이 필요한 경우에만 큰 운동단위가 동원된다. 이러한 운동단위 동원 순서는 정상적인 수의적 움직임시 조절된 부드러운 근수축을 야기한다.

전기 장비를 사용해서 근섬유를 자극하는 경우, 섬유 크기 동원은 정상적인 수의적 수축과는 반대 순서로 일어난다(예를 들면, 첫 번째 큰 운동 섬유가 동시적으로 동원되고 이 후에 작은 근섬유들이 동원된다). 큰 운동 섬유들이 동원되는 이유는 작은 운동 섬유들에 비해서 큰 운동섬유들이 피부 표면에 더 가깝게 해부학적으로 위치하기 때문이다. 표면 전극을 사용할 때, 전기자극에 의해 큰 운동 섬유들이 더 쉽게 자극된다. 피부 표면을 자극할 때, 감각 수용기들이 신호가 운동신경이나 통증 신경으로 전파되지 전에 활성화된다. 전기자극에 대한 반응과 신경 동원을 결정하는 주요 요소는 신경 섬유들의 위치와 이들과 전극 배치와의 관계이다. 즉, 신경섬유가 전극과 가까우면 가까울수록, 자극받기 쉬워진다. 직경이 작은 섬유들은 흔히 피부표면에 위치하기 때문에, 표면 촉감 혹은 압각 수용기들이 맨 처음 자극받기 쉬워서 전류는 전극이 위치하고 있는 부위에서 "핀과 바늘" 혹은 저린 감각을 유발할 것이다. 게다가, 자극의 강도를 증가시키면, 자극은 초기에는 심부에 있는 조직으로 퍼져서 운동 섬유를 동원하고 나중에 통증 신호를 전달하는 섬유로 퍼질 것이다. 자극 주파수가 충분하다면, 근연축은 동시 발생적으로 빠르게 연속적으로 융합

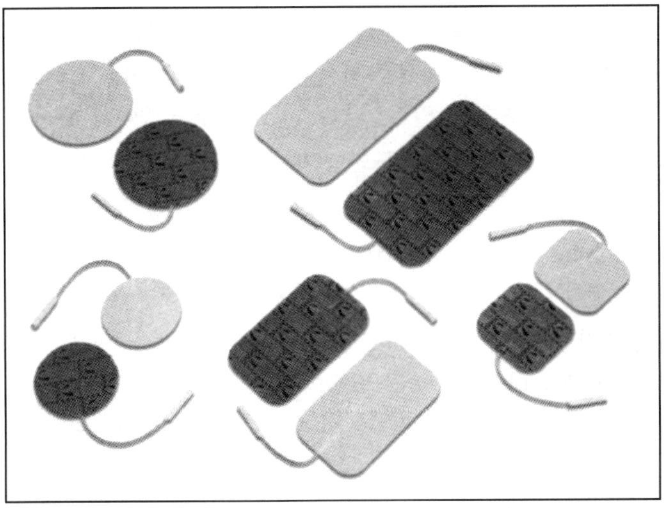

그림 8-9 신체와 전기자극 기간 접촉면으로 작용하는 일반적인 전극들. 전극의 크기와 전류밀도는 반비례 관계에 있다.

되어 수축은 강축으로 될 것이다. 임상에서 운동 신경을 자극해서 근수축을 유발할 수 있다. 신경 지배 근조직에서, 근막이 탈분극되기에 전류가 충분하다면 근수축이 일어날 것이다. 이러한 자극을 실무율 반응이라고 한다(Benton, Baker, & Towman, 1980; Nelson, Hayes, & Currier, 1987). 그러나, 전극을 골격근 섬유나 운동신경 섬유가 없는 부위에 배치하게 되면, 전기자극 강도를 증가시키기 전까지는 통증 반응은 발생하지 않을 것이다.

운동 섬유 동원을 위해서 전기자극을 사용할 때 치료사가 염두에 두어야 할 또 다른 요인으로 근피로가 있다. 전기자극을 하면 큰 근섬유들이 동원되고 수의적 수축 시 정상적으로 발생하는 것보다 빨리 큰 근섬유들의 피로가 유발되는 경향이 있다. 맥동의 진폭, 맥동률, 통전시간이란 변수를 변조하면, 근섬유가 피로해지는 속도에 영향을 미칠 수 있다. 게다가, 큰 근섬유가 전기자극 되면 작은 근섬유가 첫 번째로 동원되었을 때 정상적으로 조절된 섬세한 수의적 움직임이 일어나는데 이것이 결여된 수축이 유발된다. 그 결과, 전문가들은 재활을 위해 근수축을 촉진하는데 있어서 전기자극의 사용이 얼마나 기능적인가 하는 문제에 관하여 여러 가지 견해를 갖고 있다(Baker, Bowman, & McNeal, 1988; Byl et al., 1994; Gregory, Williams, Vandenborne, & Dudley, 2005; Kantor, Alon, & Ho, 1994; Quevedo, Patla, & Cliquet, 1997).

전극과 피부관리
Electrodes and Skin Care

전극은 피부표면과 전기자극기간에 접촉면으로써 작용한다. 게다가. 전류가 피부를 통해서 침투되는 것을 촉진하는 역할을 한다. 상업적으로 다양한 전극을 판매하고 있다. 제조회사에 따라서, 그리고 임상 목적에 따라서 전극은 다양한 크기, 모양, 유연성을 가지고 있다. 전극은 전기적으로 전도가 좋은 물질을 비전도 물질이 감싸고 있다. 전극의 크기, 유형, 그리고 배치는 치료의 효과와 편안함을 결정하는데 일조한다(그림 8-9).

전극은 금속, 탄소 실리콘 고무, 혹은 금속가루를 넣은 천과 같이 다양한 재질로 만든다. 일반적으로 피부-전극 저항을 줄이기 위해서 접촉면 즉, 전극과 피부 사이의 매개체가 필요하다. 탄소-고무 전극은 흔히 전도젤을 사용하지만 물이 흠뻑 스며든 스펀지와 거즈도 흔히 쓰인다. 피부-전극 저항을 줄이고 환자의 편안한 감을 증가시키기 위해서 전도젤을 탄소-고무나 금속 전극의 전도면 전체에 충분히 발라야 한다(De Domenico, 1988; KIarnes, Mendel, & Fish, 1992).

부착되는 전극도 있지만 부착되지 않는 전극의 경우, 부착 패치(patches)나 테이프를 사용한다. 전극이 피부와 완전하게 접촉하도록 하기 위해서 젤을 충분히 사용해서 전극면 전체에 젤을 바르도록 한다. 탄소 고무 전극은 시간이 지남에 따라, 오랫동안 사용하면, 상태가 좋지 못하게 되어 전극에 열점이 형성될 수 있으므로 이것을 방지하기 위해서 종종 교체해 주어야 한다. 탄소 고무 전극의 열점은 피부자극을 유발할 수 있으며 환자에게 종종 벌레가 무는 느낌이나 찌르는 불편한 느낌을 줄 수 있다. 환자가 전기자극 동안에 불편감을 호소한다면, 전극을 교체하는 것이 안전한 방법이다.

부착되는 전극은 재사용이 가능하다. 이러한 전극을 사용할 때에는 고정하기 위해서 끈이나 테이프가 필요하지 않기 때문에 사용하기 편하며 환자가 가정에서 사용하기 편하다.

환자 치료에서 사용하는 대다수의 전극들은 장시간 동안 피부에 두어도 안전하다. 그러나 적절한 피부관리와 위생에 관한 지침은 지속적 사용으로 인한 피부 자극이나 피부 손상을 예방하기 위해서 중요하다. 탄소-고무 전극을 사용하면 많은 양의 전류가 최소한의 피부저항으로 전달될 수 있다. 그 결과, 탄소-고무 전극은 환자에게 더 편안할 수 있다. 큰 전극은 작은 전극에 비해서 전기 전도에 있어서 저항이 더 낮은 경향이 있다.

전극은 도선을 통해 자극기와 연결되어 있다. 흔히 도선(lead wires)은 전극안으로 들어가 있는 금속끝에 의해 두 개의 전극에 부착되어 있다. 핀(pin), 접속용 광섬유(pigtail) 또는 snap-to-pin 처럼 수많은 여러 가지 유형의 전극-도선 구성이 있다. 금속 끝은 부식되기 쉬우므로 정기적으로 청소해야 한다. 정교한 운동 조절에 문제가 있는 환자들이나 시력이 좋지 못한 환자들은 snap-to-pin 구성을 사용하면 더 편안하다. 또한, 전기전도를 방해해서 전류 저항을 증가시키는 수많은 요소들이 있는데 피부 저항, 지방 조직, 과도하게 많은 털, 좋지 못한 전극 부착 등이 이에 해당된다(표 8-2).

표 8-2 전극의 전도에 영향을 미치는 요인들(Factors affecting electrode conduction)

먼지, 땀, 로션으로 인한 피부 표면의 저항
많은 지방 조직 부위
건조한 피부, 피부의 염증, 피부의 손상
땀의 잔여물
털(과도한 털은 피부에 가깝게 짧게 자르고, 면도한 부위는 피한다.)
피부와 전극의 접촉 불량
전극의 간격(전극이 서로 너무 가깝게 위치하는 등)

전극의 크기
Electrode Size

통증경감이 치료 목적이든지 혹은 근수축을 야기하는 것이 목적이든지 간에 임상적 목적을 달성하기 위해서는 전극의 크기를 선택할 때 세심한 주의를 기울이는 것이 중요하다. 전류밀도와 전극의 크기와는 반비례 관계에 있다. 즉, 전극의 크기가 작아지면, 전류밀도가 증가한다. 전극의 크기가 크면, 총 전류량이 작은 전극에 비해서 넓은 면적에 분배되어 결국 단위면적당 전류밀도가 낮아지게 된다.

전류밀도가 증가하면(크기가 작은 전극에서) 전극아래에서 전류의 느낌이 증가하고, 전극바로 아래에 있는 피부에서 생리학적 변화가 일어날 가능성이 높다. 전류밀도가 너무 증가하면, 표면에 화상을 입게 되고 조직 손상의 위험이 있다. 그러므로, 치료를 위해 전기자극기를 사용할 때 피부 표면을 잘 관찰하는 것이 중요하다.

다양한 근조직을 치료하기 위해서 적절한 전극을 선택하는 것은 임상적으로도 중요하다. 큰 근육조직은 전류를 적용하기 위해서 큰 전극을 사용하는 것이 더 좋으며 작은 근조직은 작은 전극을 사용했을 때 효과적으로 반응한다. 예를 들면, 위팔두갈래근(상완이두근, biceps brachii)의 근수축을 촉지하기 위해서는 손에 있는 내재근을 수축시킬 때와는 달리 큰 전극을 사용해야 한다.

전극의 배치
Electrode Placement

임상적으로 전극의 배치 또한 환자 치료 목표를 달성하기 위해서 매우 중요하다. 정확한 전극의 배치는 전류의 효과를 향상시키고 환자의 편안한 감을 증가시킨다. 전극을 서로 너무 가깝게 배치하면 전류 밀도는 두 개의 전극 사이에서 증가할 것이고 환자에게 불편감을 줄 수 있다. 이와 대조적으로, 전극을 서로 너무 멀게 배치하면 전류의 밀도가 집중되지 않아서 환자는 더 편안하게 느낄 것이다.

두 전극간의 거리는 전류의 침투 깊이에도 영향을 미친다. 일반적으로, 두 개의 전극이 더 멀게 떨어질수록, 조직 깊이 침투한다. 이것은 치료 목표가 표층 조직 아래에 있는 조직을 자극하고자 할 때 임상적으로 중요하다.

목표가 근조직을 자극하는 것일 때 또한 전극의 배치를 고려해야 한다. 근섬유는 전류가 근섬유의 주행방향과 같은 방향으로 흐를 때 전도가 더 잘된다. 그래서, 표적 근섬유에 종축으로 전극을 배치하면 더 큰 수축력을 만들어낸다. 전극은 단극식(monopolar), 양극식(bipolar) 또는 사극식(quadrapolar)으로 배치할 수 있다.

단극식(Monopolar placement)

단극식은 활성전극과 비활성 전극을 사용한다(McCulloch, Kloth, & Feedar, 1995). 활성전극은 치료효과를 바라는 표적조직에 배치하는데 일반적으로 크기는 비활성전극보다 작다. 비활성전극은 회로를 만들기 위해서 사용하는 것으로 활성전극보다 크고 활성전극으로부터 좀 떨어진 곳에 배치한다. 전류밀도가 높기 때문에, 치료효과는 작은 즉, 활성전극 아래에 집중된다. 단극식은 발통점(trigger points)을 자극하기 위해서 사용하거나 상처 치유시 가장 일반적으로 사용한다(Baker et al., 1988; Myklebust &

그림 8-10 양극식 전극 배치법(Kim Bartlett부터 인용).

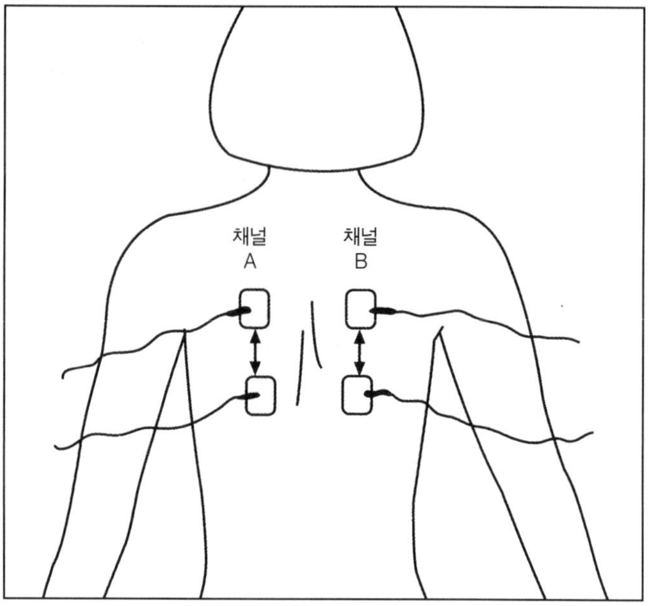

Robinson, 1989).

양극식(Bipolar placement)

양극식은 한 채널에서 나오는 두 개의 같은 크기의 전극을 사용한다. 양극식은 큰 근육 조직을 자극하기 위해서 흔히 사용한다. 환자는 각각의 전극 아래에서 동일한 양의 자극 또는 반응을 느낀다. 전극의 크기가 같지 않다면, 네트효과는 일반적으로 전류 밀도가 더 높고 작은 전극 아래에서는 더 클 것이다. 운동 반응이 목적이라면, 하나의 전극은 운동점에 놓고 다른 전극은 근복에 있는 다른 지점에 배치한다. 큰 부분을 목표로 하고 있거나 움직임 결합이 필요하다면, 선을 두 파트로 나눌 수 있다(그림 8-10).

사극식(Quadripolar placement)

사극식은 두 개의 채널과 두 쌍의 전극을 사용한다. 이러한 배치는 치료영역 내에 위치한 4개의 전극을 필요로 한다. 사극식에서는 전류는 서로 교차되며 그래서 교차점에서 전류밀도가 증가한다. 이러한 배치법은 두 개의 전류가 상호작용하는 지점에 위치한 영역이 치료 목표일 때 유용하다. 사극식은 통증관리를 위해서 넓은 영역을 자극하고자 할 때 그리고 재활에서 기능적 목표를 촉진시키고자 길항근육군을 자극하고자 할 때 흔히 사용한다.

근육과 신경 섬유의 자극
Stimulation of Muscle and Nerve Fibers

건강한 근육조직을 자극하기 위해서 전류를 사용할 때, 직접적으로 자극받는 것은 근섬유가 아니라, 근섬유를 지배하는 신경섬유다. 신경섬유는 근섬유에 비해서 전류 역치가 낮으며 활동전위가 더 쉽게 유발

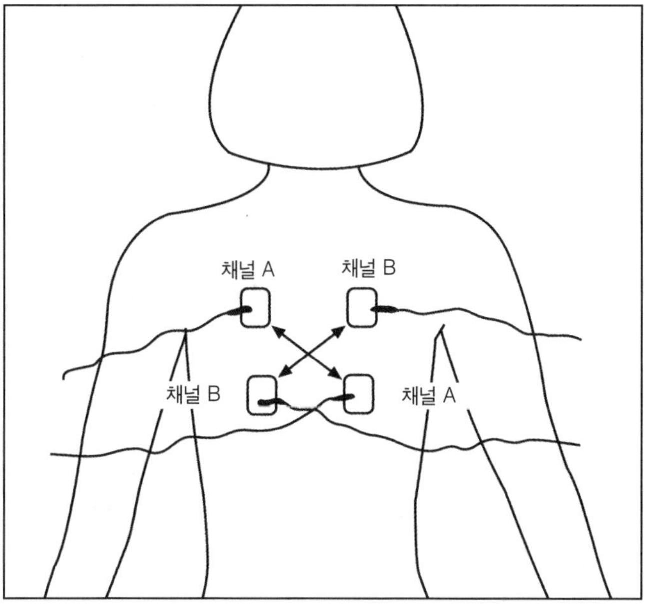

그림 8-11 사극식 전극 배치법(Kim Bartlett 부터 인용).

된다. 그 결과, 신경섬유는 낮은 전류 강도와 짧은 맥동 기간의 전류자극에 대해서도 반응한다. 이와 대조적으로 근섬유는 똑같은 반응을 유발하기 위해 더 긴 맥동기간을 필요로 한다. 이것은 임상에서 전기자극이 적응증이어서 전류 유형을 선택해야 할 때 중요하다.

직경이 작은 신경섬유(예를 들면, 감각 및 통증 신경섬유들)는 생리학적 반응을 얻기 위해서 더 큰 전류강도와 더 긴 맥동기간을 필요로 한다. 반면에 직경이 큰 신경섬유들은 낮은 강도과 짧은 맥동기간에도 반응을 보인다. 그러나, 탈신경근 조직을 자극할 때는 긴 맥동기간이 필요하다. 왜냐하면 신경섬유가 손상되었기 때문에 근섬유를 직접적으로 자극해야 하기 때문이다. 탈신경 근육에는 일반적으로 갈바니 즉, 직류전류가 효과적이다(Baker et al., 1988; Benton et al., 1980).

탈신경근 조직 치료에 대한 연구들은 흔히 서로 상충되고(contradictory) 혼란스럽다. 한 학계는 근섬유의 위축을 감소하고 섬유성 결합조직의 증식을 억제하기 위해서 탈신경근은 손상 후 초기에 자극할 필요가 있다는 견해를 고수한다. 이것을 달성하기 위해서, 치료는 이러한 과정이 시작되기 전에 이루어져야 한다. 그러나, 회복의 예후가 좋다면 자극은 불필요할 것이다. 왜냐하면 근위축과 결합조직 형성은 자연적으로 좋아질 것이다. 변성이 지속되고 위축이 발생한다면, 근조직의 자극이 필요하다. 탈신경 골격근은 수축성 활동이 결여되고 결과적으로 근육의 부피와 힘 생산을 잃는다. 그러나, 전기자극을 한 탈신경근은 큰 부피와 힘을 유지했다(Dow, Carlson, Hassett, Dennis, & Faulkner, 2006; Gallasch et al., 2005; Kern et al., 2004). FES 훈련은 장기간의 변성 위축과 이영양(dystrophy)을 회복시키는데 효과적이다. 근육 크기가 회복되는 것은 손상되지 않은 섬유들의 크기 증가와 새로운 근섬유의 재생산 결과로 보인다(Kern, Salmons, Mayr, Rossini, & Carraro, 2005; Russo et al.s 2007). 다른 연구자들은 전기자극이 탈신경 근육의 조직학, 전기생리학과 효소 조직화학을 변성으로부터 예방할 수 있다는 것을 발견했다(Modlin et al., 2005; Xu, Tu, & Gu, 2003).

수년간 근강도와 근수행력을 증가시키기 위해서 전기자극을 사용하는 것에 관한 수많은 연구가 있다.

NMES는 선택적으로 크고 빠른 연축 근섬유들을 느린 연축 섬유보다 먼저 자극한다는 것이 밝혀졌다. 이와 반대로, 전통적으로 근 강화를 위해서 사용하는 신체적 운동은 II형 섬유 이전에 선택적으로 작은, 느린 연축, I형 섬유를 동원한다. 그래서, 일부 전문가는 NMES가 근섬유를 강화하기 위한 수의적 운동에 대한 적절한 대용물이 되지 못한다고 주장한다. 왜냐하면 이것은 수의적 수축처럼 기능적으로 근섬유들을 동원하지 않기 때문이다.

고정기간이 지난 후나 손상 후에 빠른 연축, 큰 섬유들의 근위축이 제일 먼저 발생한다. 손상 후 빠른 연축 근섬유의 근강도를 향상시키기 위해서 최대 수의적 등척성 근수축의 78~119%에 해당되는 높은 강도의 운동이 필요하다(Delitto, Rose, et al., 1988; Delitto, McKowen, McCarthy, Shively, & Rose, 1988; Delitto & Snyder-Mackler, 1990; Lake, 1992). 그러나 이러한 강도로 운동을 하기 위해서는 심박수가 증가하기 때문에 심박출량의 증가가 필요하다. 노인과 심혈관계 질환을 가진 환자처럼 고강도의 운동이 금기증에 해당되는 경우라면, 치료적 근강화를 위해서 고강도의 운동 대신에 NMES를 선택하는 것이 더 좋을 것이다. 근강화를 위해 고강도의 수의적 운동을 안전하게 수행할 수 있다면 NMES는 제일 좋은 치료방법이라고 할 수 없다. 근강화를 위한 NMES는 재활의 초기단계에 필요한 수준의 강도로 활동과 수의적 운동을 수행할 수 없을 때 가장 적합하다(Bax, Staes, & Verhagen, 2005; Caggiano, Emrey, Shirley, & Craik, 1994; Cameron, Broton, NeedhamShropshire, & Klose, 1998; Chae, 2003; Currier & Mann, 1983; Dlitto et al., 1988; Delitto & Snyder-Mackler, 1990). 사지마비(tetraplegia)가 있는 경수손상 환자의 경우 흉근(pectoralis)과 복근(abdominal muscles)에 NMES를 적용하면 기침하는 능력과 폐기능을 향상시킬 수 있다(Cheng, Chen, Wang, & Chung, 2006)(표 8-3).

전기자극의 생리학적 효과
Physiologic Effects to Electrical Stimulation

세포수준, 조직 수준, 혹은 전기자극을 받는 근섬유 내에서 분절적으로 특정한 생리적 반응이 일어난다. 자극의 강도는 결과가 특정한 반응을 강화하든지 혹은 억압할지의 여부를 결정하는 한 가지 요소다. 세포수준에서, 전기적 자극은 섬유아세포(fibroblasts)와 골아세포(osteoblasts)의 활동을 바꿀 수 있다. 게다가. 전기는 미세순환(microcirculation)과 활동 대사율을 증가시킬 수 있다. 전류는 또한 순환에 영향을 미치며 부차적으로 평활근 수축이나 이완에 영향을 미칠 수 있으며 조직의 재생산(regeneration)과 재형

표 8-3 동원 (Ricritment)

동원 순서	*섬유 유형과 분류*	*직경(μm)*	*강도*	*맥동기간*	*맥동/위상*
1번째	A-Beta	6~12	가장 약함	가장 짧음	최저
2번째	A-Gamma	2~8			
3번째	A-Delta	1~6			
4번째	C IV	<1	가장 강함	가장 김	최고

성(remodeling)에 영향을 미칠 수 있다.

근수축은 또한 림프, 동맥, 그리고 정맥 흐름에도 영향을 미친다. 조직적으로, 신경전달물질에 대한 자극효과 때문에 통증을 경감시키며 내재성 아편물질을 증가시킬 수 있다(Ainsworth et al., 2006; Al Smadi et al., 2003; Aydemir, Tezer, Borman, Bo역, & Unal, 2006, Benedetti, 2007).

신경지배 근육 조직에 전기치료, 즉 NMES 를 할 수 있는 일반적인 적응증으로는;

1. 관절가동범위(ROM)
2. 근경련(muscle spasm)이나 경직(spasticity)의 억제
3. 근육 강화 또는 위축 방지
4. 지구력 향상
5. 근 재교육이나 신경근 촉진
6. 기능회복의 대체용
7. 급성 및 만성질환에서 부종 조절

탈신경근에서는, 전기자극을 사용해서 근육의 완전함(integrity)을 유지하고, 인접 근육군을 강화하거나 불완전 척수손상 사례에서는 보상적 움직임을 가르칠 수 있다. 전기자극은 또한 순환을 증진시키고 부종을 조절하고 상처 치유를 촉진하고 이온도입법을 사용해서 피부를 통해 약물을 전달함으로써 조직 치유를 자극하기에도 효과적이다(Ciombor & Aaron, 2005; Evans, Foltz, & Foltz, 2001; Gardner, Frantz, & Schmidt, 1999).

요 약
Summary

전기치료는 임상 분야와 실험에서 발전하고 있는 영역이다. 최근 기술의 발달과 함께 다양한 임상사례에서 전기치료를 사용하고 있는데 편마비, 사지마비, 삼킴곤란 환자와 뇌성마비 환자에게 전기자극을 하고 있다. 또한 치유를 촉진하고 통증을 경감시키기 위해서 전기치료를 적용하고 있다. 각각의 환자들이 필요로 하는 것에 따라 어떻게 적용해야 할지 숙고하고 세심한 주의를 기울어야 한다. 이 영역에서 일어나고 있는 기술적 혁명에 발맞추기 위해서 치료사들은 계속해서 연구결과들을 살펴봐야 한다.

참고문헌

Ainsworth, L., Budelier, K., Clinesmith, M., Fiedler, A., Landstrom, R., Leeper, B. J., et al. (2006). Transcutaneous electrical nerve stimulation (TENS) reduces chronic hyperalgesia induced by muscle inflammation. *Pain, 120*, 182-187.

Allais, G., De Lorenzo, C., Quirico, P. E., Lupi, G., Airola, G., Mana, O., et al. (2003). Non-pharmacological approaches to chronic headaches: Transcutaneous electrical nerve stimulation, laser therapy and acupuncture in transformed migraine treatment. *Neurological Sciences, 24 Suppl 2*, S138-42.

Alon, G., & De Domenico, F. (1987). *High-voltage stimulation: An integrated approach to clinical electrotherapy.* Chattanooga, TN: Chattanooga Group.

Al-Smadi, J., Warke, K., Wilson, I., Cramp, A. F., Noble, G., & Walsh, D. M., et al. (2003). A pilot investigation of the hypoalgesic effects of transcutaneous electrical nerve stimulation upon low back pain in people with multiple sclerosis. *Clinical Rehabilitation, 17*, 742-749.

American Physical Therapy Association. (1990). Electrotherapy standards committee of the section on clinical electrophysiology of the American Physical Therapy Association: Electrotherapeutic terminology in physical therapy. *Section on Clinical Electrophysiology and the American Physical Therapy Association.* Alexandria, VA: APTA.

Aydemir, G., Tezer, M. S., Borman, P., Bodur, H., & Unal, A. (2006). Treatment of tinnitus with transcutaneous electrical nerve stimulation improves patients' quality of life. *Journal of Laryngology and Otology, 120*, 442-445.

Baker, L. (1979). Effect of carrier frequency on comfort with medium frequency electrical stimulation. *Physical Therapy, 69*, 373.

Baker, L. L., Bowman, B. R., & McNeal, D. R. (1988). Effects of waveform on comfort during neuromuscular electrical stimulation. *Clinical Orthopaedics and Related Research, 233*, 75-85.

Bassett, C. A. (1989). Fundamental and practical aspects of therapeutic uses of pulsed electromagnetic fields (PEMFs). *Critical Reviews in Biomedical Engineering, 17*, 451-529.

Bax, L., Staes, F., & Verhagen, A. (2005). Does neuromuscular electrical stimulation strengthen the quadriceps femoris? A systematic review of randomised controlled trials. *Sports Medicine (Auckland, N.Z.), 35*, 191-212.

Benedetti, F. (2007). Placebo and endogenous mechanisms of analgesia. *Handbook of Experimental Pharmacology, 177*, 393-413.

Bennie, S. D., Petrofsky, J. S., Nisperos, J., Tsurudome, M., & Laymon, M. (2002). Toward the optimal waveform for electrical stimulation of human muscle. *European Journal of Applied Physiology, 88*, 13-19.

Benton, L., Baker, L., & Towman, B. (1980). *Functional electrical stimulation: A practical clinical guide.* Downey, CA: Rancho Los Amigos Rehabilitation Engineering Center.

Binder, S. (1981). Applications of low and high-voltage electrotherapeuticcurrents. In S. Wolf (Ed.), *Electrotherapy.* Edinburg, Scotland: Churchill Livingstone.

Byl, N. N., McKenzie, A. L., West, J. M., Whitney, J. D., Hunt, T. K., Hopf, H. W., et al. (1994). Pulsed microamperage stimulation: A controlled study of healing of surgically induced wounds in Yucatan pigs. *Physical Therapy, 74*, 201-13; discussion 213-8.

Caggiano, E., Emrey, T., Shirley, S., & Craik, R. L. (1994). Effects of electrical stimulation or voluntary contraction for strengthening the quadriceps femoris muscles in an aged male population. *Journal of Orthopaedic and Sports Physical Therapy, 20*, 22-28.

Cameron, T., Broton, J. G., Needham-Shropshire, B., & Klose, K. J. (1998). An upper body exercise system incorporating resistive exercise and neuromuscular electrical stimulation (NMS). *Journal of Spinal Cord Medicine, 21*, 1-6.

Chae, J. (2003). Neuromuscular electrical stimulation for motor relearning in hemiparesis. *Physical Medicine and Rehabilitation Clinics of North America, 14*, S93-109.

Charman, R. (1990). Cellular reception and emission of electromagnetic signals. *Physiotherapy, 76*, 509.

Cheng, P. T., Chen, C. L., Wang, C. M., & Chung, C. Y. (2006). Effect of neuromuscular electrical stimulation on cough capacity and pulmonary function in patients with acute cervical cord injury. *Journal of Rehabilitation Medicine, 38*, 32-36.

Ciombor, D. M., & Aaron, R. K. (2005). The role of electrical stimulation in bone repair. *Foot and Ankle Clinics, 10*, 579-93, vii.

Currier, D. P., & Mann, R. (1983). Muscular strength development by electrical stimulation in healthy individuals. *Physical Therapy, 63*, 915-921.

De Domenico, G. (1988). *Interferential stimulation.* Chattanooga, TN: Chattanooga Group.

Delitto, A., McKowen, J. M., McCarthy, J. A., Shively, R. A., & Rose, S. J. (1988). Electrically elicited co-contraction of thigh musculature after anterior cruciate ligament surgery. A description and single-case experiment. *Physical Therapy, 68*, 45-50.

Delitto, A., Rose, S. J., McKowen, J. M., Lehman, R. C., Thomas, J. A., & Shively, R. A. (1988). Electrical stimulation versus voluntary exercise in strengthening thigh musculature after anterior cruciate ligament surgery. *Physical Therapy, 68*, 660-663.

Delitto, A., & Snyder-Mackler, L. (1990). Two theories of muscle strength augmentation using percutaneous electrical stimulation. *Physical Therapy, 70*, 158-164.

DeVahl, J. (1992). *Neuromuscular electrical stimulation (NMES) in rehabilitation.* Philadelphia: FA Davis.

Dow, D. E., Carlson, B. M., Hassett, C. A., Dennis, R. G., & Faulkner, J. A. (2006). Electrical stimulation of denervated muscles of rats maintains mass and force, but not recovery following grafting. *Restorative Neurology and Neuroscience, 24*, 41-54.

Evans, R. D., Foltz, D., & Foltz, K. (2001). Electrical stimulation with bone and wound healing. *Clinics in*

Podiatric Medicine and Surgery, 18, 79-95, vi.

Forester, A., & Palastanga or Palastange, N. (1981). *Clayton's electrotherapy: Theory and practice.* London: Tindall Books.

Fourie, J. A., & Bowerbank, P. (1997). Stimulation of bone healing in new fractures of the tibial shaft using interferential currents. *Physiotherapy Research International, 2*, 255-268.

Gallasch, E., Rafolt, D., Kinz, G., Fend, M., Kern, H., & Mayr, W. (2005). Evaluation of FES-induced knee joint moments in paraplegics with denervated muscles. *Artificial Organs, 29*, 207-211.

Gardner, S. E., Frantz, R. A., & Schmidt, F. L. (1999). Effect of electrical stimulation on chronic wound healing: A meta-analysis. *Wound Repair and Regeneration, 7*, 495-503.

Geddes, L. A. (1984). A short history of the electrical stimulation of excitable tissue. including electrotherapeutic applications. *The Physiologist, 27*, S1-47.

Gracanin, F., & Trnkoczy, A. (1975). Optimal stimulus parameters for minimum pain in the chronic stimulation of innervated muscle. *Archives of Physical Medicine and Rehabilitation, 56*, 243-249.

Gregory, C. M., Williams, R. H., Vandenborne, K., & Dudley, G. A. (2005). Metabolic and phenotypic characteristics of human skeletal muscle fibers as predictors of glycogen utilization during electrical stimulation. *European Journal of Applied Physiology, 95*, 276-282.

Hou, C. R., Tsai, L. C., Cheng, K. F., Chung, K. C., & Hong, C. Z. (2002). Immediate effects of various physical therapeutic modalities on cervical myofascial pain and trigger-point sensitivity. *Archives of Physical Medicine and Rehabilitation, 83*, 1406-1414.

Hunter, J., Mackin, E., & Callahan, A. (1995). Rehabilitation of the hand: Surgery and therapy (4th ed., pp. 1508-1519). St. Louis, MO: Mosby.

Hurley, D. A., Minder, P. M., McDonough, S. M., Walsh, D. M., Moore, A. P., & Baxter, D. G. (2001). Interferential therapy electrode placement technique in acute low back pain: A preliminary investigation. *Archives of Physical Medicine and Rehabilitation, 82*, 485-493.

Kantor, G., Alon, G., & Ho, H. S. (1994). The effects of selected stimulus waveforms on pulse and phase characteristics at sensory and motor thresholds. *Physical Therapy, 74*, 951-962.

Karnes, J. L., Mendel, F. C., & Fish, D. R. (1992). Effects of low-voltage pulsed current on edema formation in frog hind limbs following impact injury. *Physical Therapy, 72*, 273-278.

Karselis, T. (1973). *Descriptive medical electronics and instrumentation.* Thorofare, NJ: SLACK Incorporated.

Kern, H., Boncompagni, S., Rossini, K., Mayr, W., Fano, G., & Zanin, M. E., et al. (2004). Long-term denervation in humans causes degeneration of both contractile and excitation-contraction coupling apparatus, which is reversible by functional electrical stimulation (FES): A role for myofiber regeneration? *Journal of Neuropathology and Experimental Neurology, 63*, 919-931.

Kern, H., Salmons, S., Mayr, W., Rossini, K., & Carraro, U. (2005). Recovery of long-term denervated human muscles induced by electrical stimulation. *Muscle & Nerve, 31*, 98-101.

Kloth, L., & Cummings, J. (1990). *Electrotherapeutic Terminology in Physical Therapy.* Alexandria, VA: Section on Clinical Electrophysiology and the American Physical Therapy Association.

Lake, D. A. (1992). Neuromuscular electrical stimulation. An overview and its application in the treatment of sports injuries. *Sports Medicine (Auckland, N.Z.), 13*, 320-336.

Leo, K. (1984). Perceived comfort levels of modulated versus conventional TENS current. *Physical Therapy, 64*, 745.

Licht, S. (1983). History of electrotherapy. In G. Stillwell (Ed.), *Therapeutic electricity and ultraviolet radiation* (3rd ed.). Baltimore, MD: Williams & Wilkins.

McCulloch, J., Kloth, L., & Feedar, J. (1995). Wound healing: Alternatives in management (2nd ed., p. 64). Philadelphia, Pa: F.A. Davis.

Mehreteab, T. (1994). Therapeutic electricity. In B. Hecox (Ed.), *Physical agents: A comprehensive text for physical therapists* (pp. 225-283). Norwalk, CT: Appleton & Lange.

Melzack, R., Wall, P. D. (1965). Pain mechanisms: A new theory. *Science, 150*, 971.

Minder, P. M., Noble, J. G., Alves-Guerreiro, J., Hill, I. D., Lowe, A. S., & Walsh, D. M., et al. (2002). Interferential therapy: Lack of effect upon experimentally induced delayed onset muscle soreness. *Clinical Physiology and Functional Imaging, 22*, 339-347.

Modlin, M., Forstner, C., Hofer, C., Mayr, W., Richter, W., & Carraro, U., et al. (2005). Electrical stimulation of denervated muscles: First results of a clinical study. *Artificial Organs, 29*, 203-206.

Myklebust, B., & Robinson, A. (1989). Instrumentation. *Clinical Electrophysiology, Electrotherapy and Electrophysiologic Testing*, 31-32-40-41.

Nelson, R., Hayes K. W., & Currier, D. (1987). *Clinical electrotherapy.* Tamford CT: Appleton & Lange.

Quevedo, A. A., Patla, A. E., & Cliquet, A., Jr. (1997). A methodology for definition of neuromuscular electrical stimulation sequences: An application toward overcoming small obstacles. *IEEE Transactions on Rehabilitation Engineering, 5*, 30-39.

Russo, T. L., Peviani, S. M., Freria, C. M., Gigo-Benato, D., Geuna, S., & Salvini, T. F. (2007). Electrical stimulation based on chronaxie reduces atrogin-1 and myoD gene expressions in denervated rat muscle. *Muscle & Nerve, 35*, 87-97.

Wadsworth, J., & Chanmugam, A. (1983). *Electrophysical agents in physiotherapy: Therapeutic and diagnostic use*. Marrickville, NSW: Science Press.

Ward, A. R., & Shkuratova, N. (2002). Russian electrical stimulation: The early experiments. *Physical Therapy, 82*, 1019-1030.

Xu, J. G., Tu, Y. Q., & Gu, Y. D. (2003). Effect of electric stimulation on denervated skeletal muscle atrophy. *Chinese Journal of Reparative and Reconstructive Surgery, 17*, 396-399.

Xuan, X., Hu, G., & Li, D. (2006). Joule heating effects on separation efficiency in capillary zone electrophoresis with an initial voltage ramp. *Electrophoresis, 27*, 3171-3180.

제 9 장

신경근 전기 자극

적용과 지시

Neuromuscular Electrical Stimulation

Applications and Indications

학습 목표
Learning Objectives

1. 재활에서 전기자극의 임상적 적용을 이해한다.
2. 전기치료의 선택과 적절한 적용 범위를 결정하는데 쓰이는 임상 추론 과정에 대해 개요를 잡고 토론한다.
3. 신경근 전기 자극(NMES)의 효과에 영향을 미치는 논쟁점과 요소들에 대해 논의한다.
4. NMES 사용에 관한 적응증과 금기사항을 토의한다.
5. 치료 프로토콜에 맞는 적절한 전극 배치를 이해한다.

용어(terminology)	
순응(accommodation)	위팔어깨관절 불완전탈구(glenohumeral subluxation)
전류 밀도(current density)	신경근 전기 자극(NMES)
전기치료 기구(electrotherapeutic agents)	감각 전기 자극(sensory electrical stimulation)
기능적 전기 자극(functional electrical stimulation)	SOAP 문서(SOAP documentation)

배 경
Background

전기치료 영역은 지난 5년간의 기술, 장비, 수요의 증진에 따라 급격하게 성장하였다. 치료사들이 같은 언어를 사용하도록 하기 위해서는, 전기치료 기구가 무엇으로 구성되는지에 대한 명확한 정의를 내리는 것이 중요하다. *전기치료 기구*들은 체계적으로 적용되는 절차나 조정으로 업무 성과를 제한할 수 있도록 특정 요소들을 조절하여야 한다. 또한 전기와 전자기스펙트럼을 이용하여 조직 치료를 촉진하고 근력과 지구력을 향상시키며, 부종과 염증 진행을 감소시키고 통증을 완화하며, 또한 치유 과정을 변화시킨다. 이는 작업에 참여하기 위한 보조적 또는 예비적인 수단으로서 사용된다. 최근의 많은 발전을 한 임상 응용은 전기치료 기구들을 활용하여 작업수행에서의 기능적 움직임을 촉진한다. 사실 전기치료 기구를 이런 식으로 활용하는 것은 움직임 패턴과 기능을 강화하고 독립성을 촉진하는 것이다(Chae, 2003; Cheng, Chen, Wang, & Chung, 2006; Crevenna, Marosi, Schmidinger, & Fialka-Moser, 2006; de Carvalho, Martins, Cardoso, & Cliquet, 2006; Han et al., 2003).

임상적으로, NMES는 손상되지 않았거나 부분적으로 손상된 말초신경계를 자극함으로써 선택적으로 근육수축을 일으키는데 사용된다. 비록 다양한 임상적 조건에서 전기치료가 사용되도록 뒷받침하는 연구 조직과 실무적인 임상 적용이 증가하고 있음에도, NMES 활용은 대부분의 치료사들로부터 좀처럼 작업 수행을 촉진하는데 보조적인 수단으로 여겨지지 않았다. 연구와 임상적 적용들이 NMES의 사용을 지지하는 방향으로 발전함에 따라, 임상가들은 전기치료의 사용과 적용을 치료 목록 중 하나의 추가적인 기구로 보아야 하며, 특히 중추신경계 손상 환자들의 경우에 더욱 그러하다. NMES는 비활동이나 부동 상태에서 또는 그러한 상태에 뒤따라 생기는 비사용 위축을 방지하는데 사용될 수 있고, 관절가동 범위를 유지하거나 개선, 수의적 운동 조절을 촉진, 근육 펌핑 작용을 통해 부종을 감소, 경직과 근육 경련을 감소시킬 수 있으며, 기능적 움직임과 활동을 할 수 있도록 해주는 보조 기구들의 대체물로써 작용할 수 있다. 작업치료사들의 목적과 고찰로서 어떻게 전기 자극이 효과적으로 치료 절차에 혼합되고 활용과 관련된 연구를 강화할 수 있는지를 임상적으로 결정짓는다(Alon, 2003; Aoyagi & Tsubahara, 2004; Dromerick, Lum, & Hidler, 2006).

근육량 유지를 위한 자극
Stimulating to Maintain Muscle Mass

수 년간에 걸친 연구는 전기 자극으로 활성화된 조직이 전통적인 운동과 최대 등척성 수축을 거친 근육 조직과 약간의 차이점이 있다는 것을 보여주었다. 그럼에도 예상되는 고통으로 인해 망설이는 경우와 같이 최대 미만의 노력을 보이는 환자들을 대할 때에는 전기 자극이 전통적인 활동과 운동을 통해 달성될 수 있는 최대 노력에 이르기까지 실용적인 조정이 될 수 있을 것이다. 힘의 증대는 과부하 원칙을 통해 발생한다. 과부하는 적은 수의 고강도 수축들로 구성되는 운동 프로그램 중에 발생한다(예를 들면, 최소한 최대 수축의 70%로 10회 반복). 정형외과적인 또는 외상의 상처를 가진 환자들은 순수한 운동보다 NMES를 통해 더 많은 힘을 얻는 것으로 나타난다.

NMES를 작업 활동에 결합시키는 것은 힘의 획득을 더욱 향상시킬 수 있다. 전기 자극은 자발적인 근육 수축을 대체할 수는 없으나 운동과 활동에 부수적으로 사용될 때 가장 효과적이다(Caggiano, Emrey, Shirley, & Craik, 1994; Cameron, Broton, Needham-Shropshire, & Klose, 1998; Delitto & Snyder-Mackler, 1990; Selkowitz, 1985).

운동 범위를 유지하거나 넓히기 위한 자극
Stimulation to Maintain or Gain Range of Motion

전기 자극은 보통에서 높은 수준의 경직을 보이는 환자에게 적용될 수 있다. 이는 신경장애나 정형외과 환자들에게 더 자주 적용될 수 있을 것이다. 신경학적 손상이 있는 환자들은 경직이 진행됨에 따라 움직임이나 관절가동범위에 영향을 받을 수 있고, 이는 피부 보호와 작업 실행에 나쁜 영향을 줄 수 있다. 보통이거나 심한 정도의 경직 환자들 보다 심하지 않은 정도의 경직 환자들은 수동적 관절가동범위(ROM) 활동에 더욱 잘 반응할 것이다. 가정 운동 프로그램의 전통적인 ROM 테크닉은 특히 경직 정도가 보통이거나 심한 경우에 시간투자에 비해 비효과적일 수 있다. NMES는 수동적 관절가동범위에 보조적으로 사용될 수 있으며 또한 시리얼 캐스트나 스프린트와 함께 사용될 수 있다. NMES는 근육 경직이나 대항근에 적용할 수 있다. 적절한 매개변수를 사용하여 관절을 완전한 운동범위로 움직이기에 충분한 근육수축 결과가 나타났다. 심각한 근육 경직을 수반한 환자에게 전기 자극을 적용하는데 있어 장시간의 준비시간(ramp up time)에 주의를 기울여야 한다. 준비시간을 길게 하는 것은 경련성의 반응을 자극할 가능성을 감소시키고 더욱 균형 잡힌 근육 수축을 발생시킬 것이다. 전기자극의 모든 사용을 할 만큼 의료진은 분명한 목표 설정과 함께 필요한 치료의 프로토콜을 완전히 숙달하여야 한다(Kamper, Yasukawa, Barrett & Gaebler-Spira, 2006; Ozer, Chesher, & Scheker, 2006; Gorgey, Mahoney, Kendall, & Dudley, 2006).

수의 운동 조절을 촉진하기 위한 전기 자극
Electrical Stimulation to Facilitate Voluntary Motor Control

건강한 사람과 정형외과적 또는 신경 환자들에 대한 전기자극의 효과를 평가한 다양한 연구들이 있었다. 몇몇 연구들은 전기 자극 이후에 기능적 실행에 개선이 있음을 보여주었다. NMES는 동작과 근육 회복의 효율성을 개선할 수 있다(Kim, Schmit, & Youm, 2006; Schmidt, Sorowka, Hesse, & Bernhardt, 2003; Teasell, Bhogal, Foley, & Speechley, 2003; van der Salm et al., 2005).

근육 활성화 기법과 같은 전기 자극은 잘 갖춰진 프로그램과 적극적인 환자의 참여가 있을 때 큰 효과를 발휘한다. 전기자극의 효과성에 대한 한 가지 이유로 간주되는 것은 아마도 중추신경계(CNS)에 대한 감각 정보의 증가일 것이다. 감각적 피드백의 증가는 개인의 특정 근육군을 활성화시킬 수 있는 능력을 향상시키는 결과를 낳을 것이다(Bowman, Baker, & Waters, 1979; Chen, Chang, Chen, Sheu, & Chen, 2003; Durfee, Mariano, & Zahradnik, 1991; Hara, Ogawa, & Muraoka, 2006; Kim et al., 2006; Mauritz, 2004; Phillips, Koubek, & Hendershot, 1991). NMES에 의해 향상되고 증가된 수의적인 수축은 근육 조직에 약한 반응을 강화하고 촉진하는데 활용될 수 있을 것이다(Baker, Yeh, Wilson, & Waters, 1979; Carpinella, Mazzoleni, Rabuffetti, Thorsen, & Ferrarin, 2006). 작업 과제 중 적절한 시간에 NMES와 자극을 혼합해 사용하는 것은 결과와 성과를 강화한다. 잡기와 놓기, 또는 약한 근육집단을 보상하기 위한 상지 자세 취하기와 같은 기능적 활동 중에 NMES를 활용하는 것은 환자들에게 유익하고 운동패턴 재교육을 강화할 것이다.

경직의 관리를 위한 전기 자극
Electrical Stimulation for the Management of Spasticity

근육 경직을 조절하기 위한 전기자극의 사용에 대한 연구는 근본적인 중추신경계의 비정상으로 신경이 손상된 환자들에 대한 단기적 관리만을 다루었다. 장기적 근육 조절은 대개 NMES의 사용을 통해 이루어지지 않는다. 경직을 다루는 NMES 치료 프로토콜은 비정상적인 주기를 차단하고 고빈도의 자극을 이용한 근육 피로를 통해 운동 신경원을 자극한다. 관절가동범위는 경직의 통증-경련(pain-spasm) 주기가 끊김으로 인하여 향상될 것이다. 협력근과 대항근의 경련성 근육들에 대해 수행된 다양한 연구들은 대항근에 대한 자극이 협력근의 형성을 야기한다는 것을 나타내준다. 그러나 협력근에 대한 자극으로도 최소한의 장기적인 개선이, 치료의 한 부분으로서 NMES를 사용하는 병리적 적용에 따른 기능적 결과에 영향을 미칠 수도 있다. 다른 연구들은 환자의 능력과 결과의 개선을 보여주었다. 만성 뇌졸중 환자에게 짧은 기간의 NMES 치료 이후 심각한 손의 손상이 완화되었다. NMES의 보조를 받은 쥐기(grasping)는 전통적인 손목 굽힘근과 폄근의 NMES 활성화 기법보다 훨씬 큰 기능적 이득을 보이고 있다(Santos, Zahner, NcKiernan, Mahnken, & Quaney, 2006). 근본적인 원인과 근육 상태가 다양할 수 있음에도, NMES는 손 기능 회복을 위해 상지 재활에 사용되어 왔고, 또한 치료 절차의 한 부분으로 고려되어야 한다(de Castro & Cliquet, Jr., 2000).

NMES는 또한 뇌성마비 치료에 있어서 추가적인 치료 기구로 고려되어야한다. 뇌성마비가 있는 아동에 대한 NMES의 보조적인 사용은 손 기능과 독립성을 향상시켜 줄 수 있으나 기능적 자세를 유지하기위해 추가적인 스플린트가 요구될 수 있음이 연구를 통해 밝혀졌다(Carmick, 1995; Carmick, 1997). 그러나 손과 상지의 개선된 기능적 사용을 위한 NMES와 자극은 긍정적인 효과를 유지하기 위해 지속적으로 적용할 것이 요구된다(Ozer, Chesher, & Scheker, 2006). NMES는 또한 경직형 하지마비인 뇌성마비 아동의 힘과 운동 기능 개선을 위한 효과적인 치료 기법으로 밝혀졌다(Daichman, Johnston, Evans, & Tecklin, 2003). 손목과 손의 조절과 움직임을 개선함에 있어 NMES 치료 프로토콜은 손목 폄근의 힘을 개선함으로써 손목 폄에 영향을 주었는데, 아마도 굽힘근의 동시 활성화를 줄였기 때문일 것이다(Scheker, Chescher, & Ramirez, 1999; Scheker & Ozer, 2003).

보조기 대용으로써의 전기 자극 활용
Electrical Stimulation Used as an Orthotic Substitute

전기 자극은 보조기에 의한 기능회복 훈련의 자리에서 그리고 환자의 운동 조절을 향상시키고 작업 수행을 촉진하기 위해 보조기와 함께 성공적으로 활용되어 왔다. 많은 제조업자들은 상지를 기능적 자세로 취하고, 예를 들어, 손을 쥐거나 놓는 패턴을 향상시키기 위한 특정한 근육군을 촉진시키는 전기적으로 자극되는 보조기를 개발하였다(그림 9-1). 전기 자극은 목표하는 근육집단의 기능 조절을 얻기 위한 것이므로, 이는 종종 기능적 전기 자극(FES)으로 언급된다.

전기 자극은 신경은 지배하고 있으나 근육이 마비된 경우를 치료할 때, 보조기를 효과적으로 대체할 수 있다. NMES는 손 운동 기능이나 마비된 근육들을 회복할 목적으로 상지의 재활에 이용되어왔다. FES는 척수손상 환자의 기립과 보행을 촉진하고, 특발성 척추옆굽음증(idiopathic scoliosis)을 위해, 그리고 뇌졸중(CVA) 환자의 발등굽힘(배측굴곡, dorsiflexion)을 보조하는데 활용되어 왔다(Backer, 1982; Phillips, 1989). 종종 사용되는 중재는 뇌졸중 치료에 있어서 보조기를 대체하기 위해 임상적으로 전기 자극을 혼합한다. 편마비 어깨에 전기 자극을 이용하여 약화되거나 마비된 근육 조직을 단련하는 것은 어깨의 불완전 탈구를 감소시킬 수 있을 것이다. 많은 연구들은 어깨의 불완전 탈구를 감소시키거나, 손목과

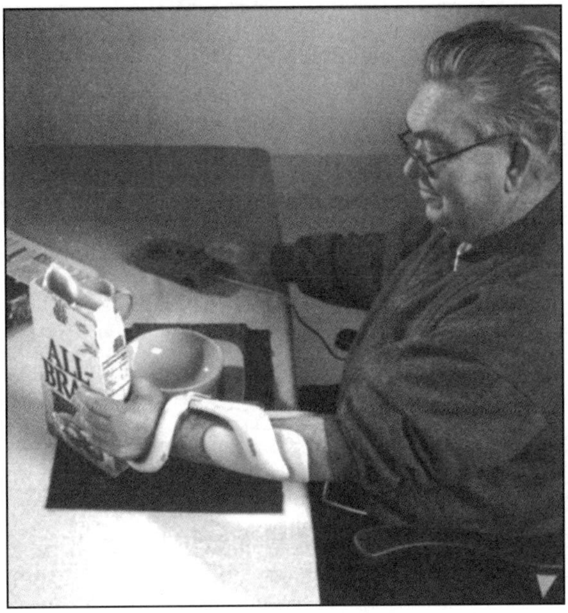

그림 9-1 Bioness Inc, NESS H 200 기능적 전기 자극 시스템. 편편하거나 정적 손목 보조기(static wrist orthosis)는 잡고 놓는 활동을 위한 손가락의 수축 근육을 자극하도록 한다(출처: Bioness, Santa Clarita, California).

손가락 폄근의 기능을 향상시키기 위해 전기 자극을 사용하는 것은 일상의 치료 기간 중이나 치료 후 즉시 하는 것이 효과적이며, 관절주머니(관절낭, joint capsule)의 원상태를 상실하는 것을 예방하기 위해 뇌졸중 후 가능한 빨리 시작하여야 한다(Aoyagi & Tsubahara, 2004; Baker & Parker, 1986; Chae et al., 2005).

신경근 전기 자극에 영향을 미치는 요소들
Factors Affecting Neuromuscular Electrical Stimulation

임상적 사용이 가능한 다양한 전기 장비가 있다. 연구자들은 중추신경계와 근육 기능에서 표면 전극과 경피 전극 모두의 효과를 탐구하고 있다(Chae, Yu, & Walder, 2001; Daly, 2006). 또한 전기 자극은 운동조절과 기능에 유익한 장기적 치료 효과도 있으며, NMES 치료-유도 신경 순응이 치료 중단 이후에 지속되었음이 밝혀졌다(Gondin, Duclay, & Martin, 2006a). 이 연구와 기술이 다양한 임상 조건하에서 향상된 결과로 나타남에도, 치료사들은 NMES를 보조적 수단으로 사용하기를 자주 망설인다. 활용가능한 장비의 다양성과 임상 및 연구 변수의 변동으로 인하여, 임상가들은 연구에서의 방법론적 "결함(flaws)"을 언급하며 NMES를 사용하는데 신중하게 되는데, 그 결함들에는 NMES 시작의 타이밍, NMES의 훈련양, NMES 훈련의 특정 작업이나 기능 훈련과의 분리, 한 두 개의 근육 집단만을 자극하는 제한이 포함된다(Alon, 2003). 이러한 다양성 때문에, 임상가들은 치료 프로그램의 부분으로서 전기 자극을 사용하기 이전에 그들의 부서에서 사용가능한 장비들의 유형과 요인에 익숙해져야 한다. 이에 더하여, 해부학적 지표와 운동학에 대한 충분한 이해와 검토가 적절한 전극 배치와 근육 움직임을 결정하는데 필수적이다(그림 9-2).

각 전기 치료 장비는 독특한 특성과 변수를 가질 수 있는데 이는 적절한 활동과 작업을 시작하는데 우선

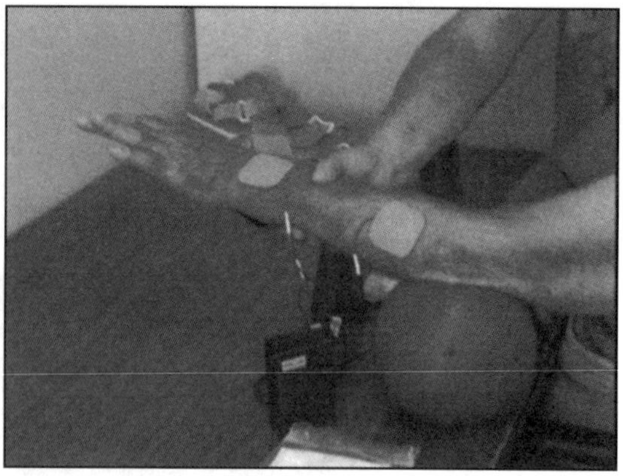

그림 9-2 손목 폄근에 대한 전극 배치. 노쪽 또는 자쪽 편위없는 손목 폄, 손가락의 최대 폄에 주목하라. 전극 배치, 주파수, 진폭, 진동 기간은 근육 수축의 강도에 영향을 미친다. 순응 때문에 5~10분의 자극 이후 강도를 증가 시킬 필요성이 있을 수 있다.

하지 않지만, 작업이나 활동과 함께 사용될 때 가장 효과적임을 기억하는 것이 중요하다(Baker, Parker, & Sanderson, 1983; Carmick, 1993). 임상가들은 환자들에게 적용 가능한 장비에 익숙해져야 하고, 각 장비의 작동 매뉴얼을 철저히 검토하여야 한다. NMES를 기능적 움직임과 활동에 통합하는 것이 그 패턴을 강화하고 작업성과를 증진시키는 자극의 효율성과 결과를 향상시킬 것이다.

치료 프로토콜의 부분으로써 신경근 자극을 사용하기에 앞서 몇몇 기본적인 고찰과 요인들이 고려될 필요성이 있다. 진폭(amplitude), 진동 기간(pulse duration), 전압/전류(resistance/impedance), 전극 크기 및 배치(electrode size and placement), 그리고 주파수(frequency)는 모두 탈분극(depolarization)을 야기하는 운동 신경을 자극하는데 필요한 전류의 양이나 크기에 영향을 미칠 것이다. 주파수와 의무 사이클은 근육 수축의 강도 및 피로도에 영향을 미친다. 진폭은 주관적인 편안함을 제공하고, 감각이나 운동 반응의 크기를 결정한다. 또한 근육 수축의 세기나 힘은 운동 단위 회복에 영향을 줄 강도를 조절함으로써 조작이 가능하다. 높은 강도와 수축 수준은 근육 피로를 증가시킬 것이다. 저주파와 높은 강도를 사용하면 근육의 피로를 감소시킬 것이다(Binder-Macleod & Snyder-Mackler, 1993). 진동 기간은 자극의 주관적인 편안한 수준에 영향을 주고 또한 전류량과 엔돌핀 방출 양쪽 모두에 영향을 미칠 것이다. 전기 자극을 하는 동안 진동 기간의 길이는 보다 큰 침투와 엔돌핀 방출을 이끈다. 점진적으로 개시하도록 되어있는 증가 시간은 환자를 깜짝 놀라게 할 수 있는 자극의 갑작스런 켜짐을 피함으로써 환자를 편안하게 촉진시킨다(Butterfield, Draper, Ricard, Myrer, Schulthies, & Durrant, 1997; Ralston, 1985). 6~8초의 긴 증가 시간은 경직 반응을 돋우는 것을 피하기 위해 더욱 경직성 근육에 사용되어야 한다.

전류 자극과 근육 수축 시간의 총계 또는 "켜짐(on)" 시간은 근육의 세기와 지구력에 영향을 미치는 한 요소가 될 것이다. 그 의무 사이클(켜짐 시간/꺼짐 시간)은 환자의 상태에 따라 조절되어야 한다.

경험상 1:5의 비율이 근육 강화에 추천되나, 쇠약해진 환자에게는 1:3의 비율이 사용될 것이고 평균적인 근육조직을 가진 개인에게는 1:2의 비율이, 운동선수나 양호한 상태의 개인에게는 1:1의 비율이 사용된다. 그리고 1:1의 비율은 또한 휴식 시간이나 오프 기간이 더욱 짧아 근육이 회복될 기회를 주지 않아 피로한 근육에도 사용될 수 있다. 조절과 강화 효과를 만들어 내기 위해서 켜짐 시간을 길게 할수록 발생하는 운동 효과도 보다 커진다. 환자 상태의 개선을 증명하는 하나의 객관적인 방법으로 켜짐 시간/꺼짐 시간의 감소를 증명하는 수가 있다. 전기적으로 자극된 수축의 효과는 환자의 인식과 관련되어 있으며, 만약 환자가 전기적 자극에 대해 주저하고 염려할 경우 그 결과와 목표에 제약이 있을 수 있다. 치료사들은 치료효과와 환자의 순응을 확실히 하기 위해 특정한 진폭, 진동 기간, 그리고 주파수를 적용하는 영향력에 대해 알고 있어야 한다(Gorgey, Mahoney, Kendall, & Dudley, 2006). 목표 조직에 대한 전기자극의 실행과 효과에 영향을 미치는 다른 요소들은 다음을 포함한다.

1. *전류의 밀도(current density)*: 한 전극에서 피부로 통과되는 양은 전극의 크기에 영향을 받는다. 전류와 전극의 크기는 역의 관계에 있는데, 전극이 작을수록 제곱 인치 당 전류 밀도가 높아진다. 같은 크기의 전류가 사용될 때, 전극이 클수록 제곱 인치 당 전류량이 줄어든다. 전극은 자극될 근육 부위에 기초하여 선택되어야 한다. 큰 전극은 더 편안하지만, 한편 의도하지 않은 주변에 근육을 포함할 것이다. 일반적인 엄지 법칙에 따라, 작은 전극은 상지를 위해 사용되고 큰 전극은 하지를 자극하는데 사용되어야 할 것이다. 전극은 아래팔과 손의 작은 근육을 자극하거나 분리하기 위해 작은 크기로 줄일 수 있다.

2. *순응(accommodation)*: 이는 흥분성의 조직에 적용되는, 점진적으로 증가된 자극의 결과로 흥분역치가 자동적으로 증가하는 것을 말한다. 조직이 자극되면 그 자극에 적응이 되므로, 원하는 결과를 얻기 위해서는 자극의 증가가 필수적이게 된다. 그렇지 않으면 같은 크기의 자극으로는 반응이 줄어들게 된다. 자극의 강도는 순응이 발생하는 것을 방지하기 위해 약 5~10분이 지난 후 서서히 증가시켜야 한다. 또한 오래 지속되는 자극 프로그램들은 치료사들에게 같은 수준의 근육 수축을 달성하기 위해 서서히 높은 수준으로 강도를 높일 것을 요구할 것이다.

3. *전극 배치(electrode placement)*: 건강한 신경이 분포된 근육조직을 자극하는데 단극이나 양극 모두 사용할 수 있다. 단극 자극은 근육의 운동 부위에 작은 능동 전극을 사용한다. 분산 패드는 몸의 같은 면에 사용된다. 분산 패드는 전류 밀도를 감소시키기 위해 큰 것을 사용한다. 이는 높은 전류 밀도를 능동 전극 범위 이하로 허용하고, 이에 따라 편안한 가운데 운동 부위를 자극하게 한다. 양극 자극은 거의 같은 크기의 두 전극들을 활용하고, 이는 근육 재교육에 가장 일반적인 자극 형태이다. 이 전극들은 하나의 근육 집단이나 힘살(muscle belly)의 근육 집단에 배치된다. 전류는 근육 몸통을 통과해 지나가고 근육의 수축을 일으킨다. 전극이 피부아래에 외과적으로 이식된 내재 또는 경피 NEMS(P-NEMS)의 효과성에 대한 추가 연구가 진행되고 있다(Renzenbrink & Ijzerman, 2004; Van Til, Renzenbrink, Groothuis, & Ijzerman, 2006).

   부적절한 전극 준비와 배치는 몇몇 부위에 높은 전류 밀도를 발생하게 하여 그 부위에 화상을 입게 할 수도 있다. 전극 적용 이전에 피부는 항상 부드러운 비누와 물로 세척되어야 한다. 알코올로 문지르는 것은 피부를 건조하게 하는 경향이 있고 전류의 전도에 영향을 끼칠 수도 있다. 전극들은 피부에 직접적으로 배치되어야 하고 근육 수축 중에 한쪽 구석에서 정지하거나 조직에서 떠오르지 않아야 한다.

4. *전기 자극에 대한 근육 조직의 내성(tolerance of muscle tissue to electric stimulation)*: 근육 수축을 일으키기 위한 반복된 자극 이후에는 근육의 피로가 발생할 것이다. 이는 보통 수축 중의 떨림과 바람직한 수축과 움직임의 전반적인 세기의 감소를 통해 알 수 있다. 의도된 세기의 자극을 지속하기

위해 원하는 수준의 수축을 끌어내도록 강도를 증가시키는 것이 필요할 것이다. 그럼에도 치료 중 지속적으로 강도를 증가시키는 것은 실익이 거의 없고, 근육에 손상을 줄 가능성이 있으므로 주의를 기울여야 한다.

신경근 전기 자극의 금기사항
Contraindications for Neuromuscular Electrical Stimulation

NMES는 사용에 있어서 최소한의 금기사항 만으로 안전하고 효과적인 치료법이 될 수 있다. NMES를 사용할 때는 그 자극이 금지되거나 자극의 사용에 주의해야 할 몇몇 특정한 조건이 있음을 주목해야 한다. 주의사항과 금기사항들은 목표와 치료 중재들이 고려되는 평가 동안에 항상 주의해야 한다. 전기 자극에 대한 한 가지 흔한 부작용은 피부 염증 반응이다. 이 염증은 전극 아래 부위가 붉어지는 것으로 나타나고, 아마도 전극을 잘못 배치하여 고르지 못하게 접촉되거나, 피부 성질 또는 치료 이전에 피부 청결상태가 나쁘거나, 치료 이후에 부착식 전극을 너무 강하게 떼어내는데서 기인할 것이다. 강도를 너무 세게 하거나 전극이 고르지 못하게 배치되었을 때는 그 환자가 전기적 화상으로 발전할 가능성도 있다. 환자의 주관적인 보고나 언급에 반응하는 것은 중요하다. 치료를 적용하기에 앞서 치료사들은 항상 환자의 피부상태와 전극의 배치를 모니터할 것을 기억해야 한다.

어떤 전기치료 기구이든 이식형 제세동기(implantable cardioverter defibrillaotrs; ICDs)를 한 환자에게는 전기 자극을 적용하는 것은 금기사항이다. 몇몇 연구를 통해 넙다리(대퇴, thigh) 근육의 장시간 *NMES*는 ICDs 환자에게 안전한 것으로 지시해왔다. 이것은 심장스크리닝에서 어떠한 부적합이라도 있다면, 심장의 관점에서 개인이 선별되고 적용해 앞서 배척될 필요가 있을 것이다. 다른 연구는 ICDs 환자에게 특별히 목과 어깨 부위에 전기 자극을 사용하면, 전자파 장애(EMI)가 발생할 수 있음을 발견했다. NMES는 각 특정한 양극성 감각을 가진 ICD 환자가 검사를 받기 전까지 사용되어서는 안되고, 적용 전에 의사 동의를 얻어야만 한다. 근력과 지구력을 강화하기 위해 혼합된 NMES 프로토콜을 사용한 넙다리의 NMES 치료에 대한 한 연구는 NMES는 심장 쇠약 환자와 양극성 감각의 심박조율기(pacemakers) 이식 환자에게 안전하게 나타났다고 결론되었지만, 치료사들은 이런 기구의 안전성이 기록된 더 많은 연구가 필요하다고 주의를 기울인다(Crevenna et al., 2003).

신경근 전기 자극 적용
Neuromuscular Electrical Stimulation Applications

신경근 전기 자극은 그것의 사용에 대한 넓고 다양한 치료적 적용이 있을지라도 치료 선택사항으로써 종종 충분히 이용되지 못한다. 어떤 물리치료 기구를 사용하는데 있어서, 치료사는 목표 측정과 기능을 결정하는데 NMES를 사용하기에 앞서서 환자의 전체적인 평가를 완성해야하고, 이는 적절한 목표와 중재를 식별하는 것을 도울 것이다. 중추신경계 손상으로 오는 환자의 고통은 종종 NMES와 신경회복 과정의 부분인 치료 중재의 혜택을 받지 못한다(Alon, 2003). 설계 흐름과 다양성 때문에, 이러한 환자들의 재활을 위한 치료적 접근법으로써 NMES 사용은 전형적으로 일차적 고려사항이 되지 않는다. 그러나 연구에

전기 자극의 사용에 대한 금기사항과 주의사항

- 심장 활동을 저해 할지도 모르는 흉부 이상 부위
- 페이스메이커에 의존하는 환자
- 가로막(횡격막, diaphragm)의 신경 부위나 방광 자극물
- 심장의 부정맥을 야기할지 모르는 경동맥 공동 이상 부위
- 고혈압이나 저혈압 환자
- 정맥혈전이나 혈전성 정맥염과 같은 말초 혈관 장애
- 암, 감염, 결핵, 또는 자발적 출혈 환자들
- 임산부, 첫 3개월 동안 임신한 자궁 위
- 투열요법(diathermy) 기구 근처
- 과다한 지방 조직을 가진 비만 환자(높은 수준의 전기를 요구하는 것은 피부 손상이나 화상을 야기할 지도 모른다)
- 영유아, 치매나 인지장애, 또는 정신장애가 있는 사람들과 같이 자극의 정도에 관한 정확한 피드백을 제공할 수 없는 환자
- 세포체의 병리적 부위(예를 들면, 소아마비)
- 수초의 병리적 부위(당뇨병, 다발성경화증, 말초신경장애)
- 근육과 신경 사이의 시냅스의 병리적 부위(예, 중증근무력증)
- 근육내부의 병리적 부위(예, 근이영양증)
- 감각이 없거나 감소된 부위에 주의
- 습진, 건선, 여드름, 피부염과 같은 피부 상태의 환자
- 표면의 금속 핀, 판, 또는 하드웨어 근처나 위
- 움직임이 금기되거나 피해야 되는 부위

Adapted from Hunter, Mackin, & Callahan, 1995; Robinson & Snyder-Mackler, 1995.

서 부가적인 방법과 기술로서 NMES의 고려와 적응은 중추신경계 손상 후 즉시 고려되어야 함을 나타냈다. 많은 연구에서, 뇌졸중 후 48시간에 NMES를 사용하는 것은 자연적인 회복을 방해하거나 환자에게 부정적인 영향을 주지는 않는다고 한다(Alon, 2003). NMES는 뇌졸중 후 5년까지의 "만성(chronic)" 뇌졸중 환자들의 상지 운동 촉진에 효과적인 것으로 보여져왔다(Chae, Fang, Walker, & Pourmehdi, 2001; Sullivan & Hedman, 2004).

지난 10년에 걸친 전자기기와 장비의 발전에서, 작업치료사가 뇌졸중 환자의 치료 프로토콜의 한 부분으로써 NMES 사용을 더욱 적극적으로 추구하지 않은 것은 불행한 일이다. 전기 자극은 치료적 결과를 강화하는 기능적 움직임 및 활동과 통합될 때 특히 가치가 있다. 뇌졸중 환자의 상지 움직임을 촉진시키기 위한 NMES 사용은 또한 통증, 어깨 불완전 탈구를 감소시킬 것이고, 환자에게 높은 동기부여를 할 수 있다. 종종, 작업치료사들이 뇌졸중 환자를 평가할 때, 환자는 손상측, 특히 팔을 "죽었다"라고 설명할 것이다. 상지의 움직임 촉진을 위해 NMES가 사용될 때, 환자들은 자극 때문에 그들의 팔이나 손이 움직이는 것을 볼 수 있고, 이것은 종종 동기나 치료에 참여하는 일을 증가시킨다.

NMES는 말초 신경로의 손상이 없거나 부분적일 때 가장 효과적이다. 치료사들은 전기 자극의 금기사항과 주의점에 대해 인식해야만 한다. 테크놀러지의 계속되는 진보 때문에, 장비는 담배 상자만큼 작거나 테이블 탑 모델처럼 클 수 있다. 사용가능한 광범위한 범위의 장비가 있는 것처럼, 치료사는 선택된 장비의 특정한 성질에 친숙해져야 하고 장비의 매뉴얼을 완전히 검토해야 한다. 전기 자극을 적용할 때 환자가 경험할지도 모르는 가능한 주관적 느낌뿐만 아니라, 목표와 목적에 대해 환자와 가족에게 숙지시키는 것은 환자의 공포를 경감시킬 것이다.

심각한 신경학적 손상이 있는 환자에서, 감각 피드백 고리는 왜곡되거나 손상되고 계속해서 움직임과 긴장도가 변한다. 정형외과적 문제가 있는 특히 움직이지 않았던 환자에서, 움직임과 긴장도에 영향을 줄 수 있는 고유수용감각은 변화된다. NMES는 수의적인 근수축, 기능적 움직임이나 활동, 그리고 감각 피드백 제공을 위해 자극을 통합하는데 효과적으로 사용될 수 있다. NMES는 감각 반응뿐만 아니라, 운동 반응을 모두 제공한다. P-NMES는 잠재적으로 만성 편마비 환자의 어깨 통증을 감소시키는 것으로 발견되었다. 전기 자극은 운동 단계 자극을 혼합한 연구에서 평가되었고 또한 중추신경계(CNS) 손상에 전기 자극의 효과로 구성될지도 모르는, 감각 효과(감각 전기 자극)뿐만 아니라, 운동 효과 모두 있다(Renzenbrink & Ijzerman, 2004; Sullivan & Hedman, 2004; Van Til et al., 2006). 전기 자극은 또한 과부하 원리를 통한 근력 강화 증진과 같은 양의 힘이면, 발생하는 근력의 비슷한 결과와 특이성을 위해 사용될 수 있다(Hainaut, 1992; Wolf et al., 1986).

NMES의 수많은 잠재적인 적용이 있다할지라도, 우리는 작업치료사들에 의해 가장 자주 사용되는 것을 논의할 것이다. 특정한 근육군을 위해 가능한 프로토콜과 다양한 적용이 있다는 것을 알아야만 하고, 임상가가 다른 치료 접근과 전극 배치를 탐색하는 것이 격려된다. 전기 자극은 신경근, 근골격, 혈관, 그리고 연부 조직 손상을 포함하는 많은 장애를 다룰 때 부가적인 치료로서 사용될 수 있다. 전기 자극의 임상 적용은 근육 재교육과 촉진, 경직이나 경련의 감소, 부종과 통증 감소, 그리고 조직 회복과 상처 치유의 촉진을 포함할 수 있다. 어느 물리적 기구와 마찬가지로, 전기 자극은 작업 치료 중재를 위해 부가적인 방법으로써 사용되어야만 하고 작업 과제 및 활동에서 능동적 움직임과 참여가 가능할 때 사용되어야 한다.

아래의 프로토콜은 권장되는 파형, 강도, 진동 기간, 주파수, 켜짐-/꺼짐-시간, 치료 시간, 가능한 기능적 활동의 참여에 대한 설정을 제공한다. 이러한 설정은 환자, 의학적 진단, 그리고 장비에 따라 변화되고, 치료사의 임상적 추론을 안내하기 위해 예정된다.

능동관절가동범위와 근력 유지 또는 증가
Maintaining or Increasing Active Range of Motion and Strength

뇌졸중이나 외상성뇌손상(TBI)와 같은 중추신경계(CNS) 손상의 환자, 그리고 정형외과적 상태의 환자에게 전기 자극을 활용하는 것은 관절가동범위(ROM)의 유지나 증가, 근력 증진, 근육 재교육과 운동 촉진, 또는 통증 감소에 효과적일 수 있다. 전기 자극은 근수축을 제공하는데 그것은 환자에게 높은 동기를 부여할 뿐만 아니라, 고유수용성, 운동감각, 그리고 감각을 중추신경계(CNS)에 입력시킨다(Baldwin, Klakowicz, & Collins, 2006; Becker, Hayashi, Lee, & White, 1987; Dromerick et al., 2006; Gondin, Duclay, & Martin et al., 2006b; Liu, You, & Sun, 2005). 강화 프로토콜은 수술, 통증 또는 캐스팅 후 부동이나 비사용으로 이차적으로 나타나는 근육 약화나 위축이 있을 때 역시 사용될 수 있다. NMES는 또한 제한된 외상 또는 정형외과적 손상이 있는 환자에게도 이득이 될지도 모른다. 강화 프로토콜은 환자의 제한점을 등급화하고 전형적인 활동과 운동을 통해 환자가 최대한 자발적 노력을 성공할 때까지 점진적으로 증가될 수 있다. 부동 또는 감소된 움직임이나 캐스팅 기간 동안, 크고 빠른 연축 근 섬유가 영향을 받고, 첫 번째로 약화와 위축을 야기하고 개인의 수행 기술과 작업 과제나 활동을 수행하는 능력에 영향을 준다. 전기 자극은 크고, 빠른 연축 신경 섬유를 먼저 보강하고, 작은 근 섬유는 나중에 보강된다(Trimble & Enoka, 1991). 운동 신경의 전기 자극은 큰 토크로 더 강한 수축을 이끈다(Baldwin et al., 2006). 전기적으로 자극된 수축은 자가-개시 또는 생리적 수축과 다르기 때문에, 근 피로가 더 빨리 오고 미세 운동 조절과 부드럽고, 협응된 움직임이 제한된다. 근육의 피로도가 증가되기 때문에, 자극 제공 사이에 긴 휴식 시간이 필요하고 임상가에 의해 가까이에서 모니터가 되어야 할 것이다(Shields, Dudley-Javoroski, & Littmann, 2006 ; Stackhouse, Binder-Macleod, & Lee, 2005).

AROM과 근력의 유지 및 향상은 비대칭 또는 대칭적 양극성 파형의 사용으로 성취될 수 있다. 상지의 전기 자극은 특히 작은 근육을 자극할 때, 음성(검정) 전극 아래의 운동신경 감극을 야기할 수 있는 비대칭적 파형을 가장 많이 사용한다. 치료사들은 효과적으로 근육을 자극하기 위해 근육의 해부학과 신경분포를 잘 이해해야만 한다. 상지의 작은 근육들은 특정한 움직임을 분리하기 위해 더 작은 전극을 요구하거나 전극의 크기가 감소될 것이다. 그러나 전극 크기가 감소됨에 따라, 전류의 밀도는 증가할 것임을 기억하는 것은 중요하다. 전기 자극 동안 환자의 안락함 지각은 수축하는 동안 나타나는 저린 감각과 감각 반응의 신체적 심리적 결과에 의해, 또는 그것 스스로 수축하는 힘에 의한 영향을 받는 것으로 나타난다. 따라서, 근육 강화에 사용될 때, 치료사들은 환자가 전기 자극의 적용 도중에 대항근을 이완하도록 격려해야 한다. 가능하면 언제나, 치료사는 항상 반응과 훈련 효과를 강화하기 위해 전기적으로 자극된 근육 위에 능동적 움직임을 덧붙여야 한다(Lyons, Leane, Clarke-Moloney, O' Brien, & Grace, 2004 ; Rooney, Currier, & Nitz, 1992).

근육 자극은 자발적으로 근육을 수축할 수 없는 환자들에 있어서 능동적으로 근육 운동하기의 한 방법을 제공한다. 편마비 환자들에 있어서 근육의 자극은 비사용이나 부동으로 야기될 수 있는 위축을 예방하거나 전환할 수 있고, 섬유증(fibrosis)을 예방하는 말초 순환을 촉진한다. 회복이 시작되거나 운동조절이 나타나는 환자들에 있어서, NMES는 또한 약한 반응을 강화할 수 있고, 근육 보충 및 강화를 향상시키고, 작업 수행을 보조할 수 있다(Wolf et al., 1986). 능동적 환자 연루를 포함하는 고위 구조화된 프로그램 안에서 NMES의 성공은 CNS에 감각 정보가 증가되는 부분 때문일 것이다. 전기적 자극은 중추신경계 조절의 효과를 촉진하고, 신경학적 손상으로 야기된 운동장애 환자에 있어서 전통적인 촉진 테크닉을 위한 보조로 사용될 수 있다(Field-Fote, 2004). 전기적 자극은 움직임에 제한이 있는 환자들에게 동기부여를 할 수 있는 고유수용성 및 시각적 피드백이 있는 환자에게 제공한다. 촉진과 재교육의 목적은 예기된 운동 반응을 연결할 감각 및 운동감각 정보를 중추신경계에 전달하는 것이다(Smith, Alon, Roys, & Gullapalli, 2003).

전기적 자극은 근육 수축을 위한 외부적 원천을 제공하고, 그것은 기능적, 작업적 움직임 패턴과 활동으로 움직임을 촉진할 수 있다. 치료기간은 선택된 목표와 바라는 결과에 의존될 것이고, 패턴의 이월과 통합을 시킬 수 있는 기능적 활동의 다양성의 보장에 의존될 것이다. 잡기와 놓기, 물체 조작, 또는 약한 근육 그룹을 보강하기 위한 상지 자세취하기와 같은 기능적 활동을 하는 동안에 NMES를 활용하는 것은 내재적으로 환자를 보상할 수 있고, 운동 패턴의 재교육을 강화 할 수 있다. 적절한 움직임과 전극 배치를 결정하는 것은 또한 그 활동이 내재적으로 의미심장함을 확신하기 위해 치료사의 영역에서 창조를 필요로 한다.

치료 변수들
Treatment Parameters

치료사들은 자극될 근육 또는 근육군을 선택해야 한다. 진동 기간은 보통 200에서 300 마이크로세컨드(μs)로 설정하고, 주파수는 25와 35 pulse per second(pps)로 설정한다. 주파수는 환자가 편안하게 느끼면서, 원하는 결과를 이룰 수 있게 선택되어야 한다. 강축을 이룰 수 있는 강도를 증가 시키는 것은 원하는 근육에서 fair + 등급을 위해 허락된다. 켜짐/꺼짐 비율은 근육이 수축 사이에 회복할 기회를 허락하기 위해 1:3이나 더 높게 해야 한다. 치료 시간은 대개 주당 5회 동안 30분 BID to TID로 한다. 치료는 치료 효과를 결정하기 위해 행하는 재평가와 함께 3~4주 동안 지속되어야 한다. 중재의 효과를 촉진시키기 위해 나머지 신경근 자극은 가정 운동 프로그램의 한 부분으로 종종 사용되어질 것이다. 적절한 환자와 가족 훈련은 환자와 보호자가 전극 배치, 피부 관리, 그리고 장비의 자극 요인에 대해 친숙하고 편안하게 하는 것을 강화하기위해 필수적이다. 근육 군의 특정한 전극 배치는 나중에 언급할 것이다.

NMES는 신경 재분포가 발생할 때와 환자가 전기 자극 없이 수의적인 수축을 이룰 수 없을 때 사용될 수 있다. 파형은 목표된 근육 군에 다시 의존하여 비대칭적 또는 대칭적 양극성을 할 수 있다. 25~35 pps 사이의 주파수와 함께 진동 기간은 300 μm이다. 강도는 1:1이나 1:2의 켜짐-/꺼짐- 시간으로 최대한 견딜 수 있는 수축을 위하여 점진적으로 증가되어야 한다. 권장되는 치료는 주 3~5회, 10~20번 반복 수축이다. 치료는 대개 환자가 전기 자극 없이 목표된 근육의 최대 수축을 이룰 수 있을 때까지 지속된다. 기능적 움직임 및 활동과 반응을 짝짓는 것은 이월 효과를 증가시키고 근육 조직의 강화를 촉진시킬 것이다.

편마비 어깨의 치료와 근육 재교육에서의 신경근 전기 자극
Neuromuscular Electrical Stimulation in the Treatment of the Hemiplegic Shoulder and for Muscle Re-Education

보조 기구를 대신하는 전기 자극의 사용은 "기능적" 전기 자극(FES)으로 알려져 왔다. 많은 치료사들은 이 용어를 기능적인 움직임이나 활동을 가능하게 하는 보조기 대신의 특정한 전기 자극의 사용에 언급해야 함에도 불구하고, 잘못으로 전기 자극의 모든 형식을 "기능적"으로 언급했다. FES는 일반적으로 특정한 근육 기능과 움직임을 위한 자세의 안정성과 운동성을 촉진 시키는 보조기 대체물로서 사용되어져 왔다. FES는 능동적이거나 기능적인 움직임 동안 자발적으로 수축하는 근육을 촉진시킬 수 있는 치료에 효과적인 부속물이다. 예를 들면, 신경이 분포된 부전마비나 마비된 근육의 자극은 마비된 근 조직의 증진된 힘과 지구력을 발달시킴으로써 슬링, 스플린트나 보조기에 의존하는 것을 감소시킬 수 있다. 전기 자극은

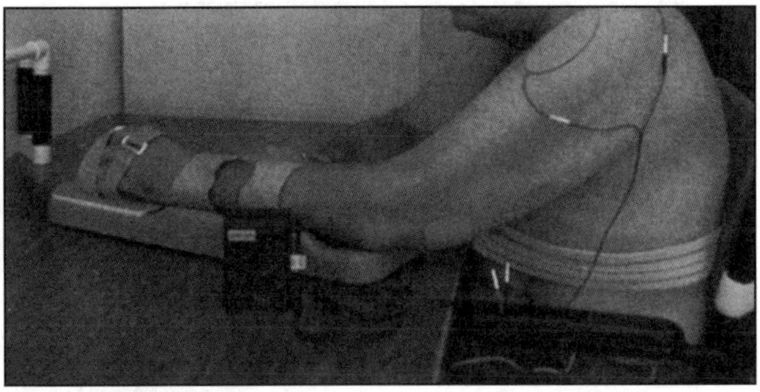

그림 9-3 NMES는 뇌졸중에 따르는 마비된 근육을 자극시키기 위해 사용할 수 있다. NMES는 GH관절의 위팔뼈머리의 접근(approximation)을 유지하는 것을 돕고 결과를 활성화하기 위한 능동 운동과 짝지을 수 있다. 전극 배치에 주목하라.

또한 발목 발등굽힘(배측굴곡, dorsiflexion)과 손목 폄에 대한 운동 학습을 촉진하는데 사용되어져 왔다(Kimberley & Carey, 2002).

FES는 뇌혈관 장애(CVA) 후 편측 부전마비의 이차적 증상인 위팔어깨관절 불완전 탈구(GHS)가 있을 때와 같이 근육의 말초 신경이 온전하지만 적절하게 기능하지는 못할 때 사용될 수 있다. 뇌졸중에 따르는 어깨 불완전 탈구나 이완성 마비를 위한 전기 자극의 사용은 위팔어깨관절에 위팔뼈머리(상완골두, humeral head)의 접근을 유지하는 것을 돕는다. FES는 회복의 이완 단계 기간동안 어깨 불완전 탈구가 나타난 편부전마비 환자에게 효과적일 수 있다(그림 9-3). 어깨에 근긴장도와 수의적 조절이 발달할 때, 어깨 관절낭이 인대와 연부조직의 늘어남을 야기하는 중력에 의해 압력을 받게 된다면 정상적인 위팔어깨 정렬은 나타나지 않을지도 모른다. 위팔어깨 불완전 탈구와 연관될 수 있는 다른 합병증 조건은 상지 교감 신경 반사 장애의 증가된 발생율과 유착된 관절낭염(Dursun, Dursun, Ural, & Cakci, 2000; Gokkaya, Aras, Yesiltepe, & Koseoglu, 2006; Griffin, 1986a; Lo et al., 2003; Pinedo & de la Villa, 2001), 회전근개 손상(Chino, 1981; Paci, Nannetti, & Rinaldi, 2005), 인대와 근육의 과신장〔가시위근(극상근, supraspinatus)과 어깨세모근(삼각근, deltoid)〕, 유착된 관절낭염(adhesive capsulitis)(Culham, Noce, & Bagg, 1995; Daviet et al., 2002; Griffin, 1986b), 힘줄염, 두갈래의 힘줄 유착, 그리고 인대의 파열을 포함한다.

슬링이 위팔어깨의 정렬을 확립하는데 도움을 줄지라도, 뒤어깨세모근(posterior deltoid)과 가시위근(supraspinatus)의 자극이 정상적인 어깨 상태의 향상과 쥐고 놓기 활동을 촉진하는데 더 효과적일 것이다. 가정 프로그램을 포함한 통합된 접근의 한 부분으로써 전기 자극을 혼합하는 것은 상지의 회복 및 기능을 촉진시킬 것이다(Sullivan & Hedman, 2004). 어느 가정 프로그램과 마찬가지로, 가정 프로그램에 대해 환자와 보호자에게 적절히 교육시키는 것은 중요하다. 환자에게 전극 배치를 표시하는 것, 명확하게 가족 훈련 개요, 그리고 임상적 상황에서 적절한 배치를 가족이 연습해 보는 것은 또한 프로그램에 대해 신뢰를 쌓고 계승할 수 있을 것이다(Aoyagi & Tsubahara, 2004; Liu et al., 2005).

전기 자극은 효과적인 중재이고 뇌졸중에 따른 손상된 어깨의 긴장도를 증가시키거나 유지하기 위해 사용된다. 전기 자극기는 어깨 불완전 탈구 및 손상된 사지의 이완성 마비로 인해 많은 환자가 착용하는 전통적인 팔 슬링의 대용으로써 활용한다. 어깨세모근의 자극은 위팔어깨 관절에 위팔뼈머리(humeral head)를 재접근시키고, 어깨의 불완전 탈구를 감소시킨다. 치료 변수들은 근육 강화 및 촉진에 사용되는

그림 9-4 신경근 전기 자극은 손의 쥐기와 놓기 패턴을 촉진시키기 위해 두 개의 채널, 네 개의 전극 배치를 사용한다. 항상 반응을 강화시키기 위해 전기자극과 기능적 활동이나 움직임을 같이하라.

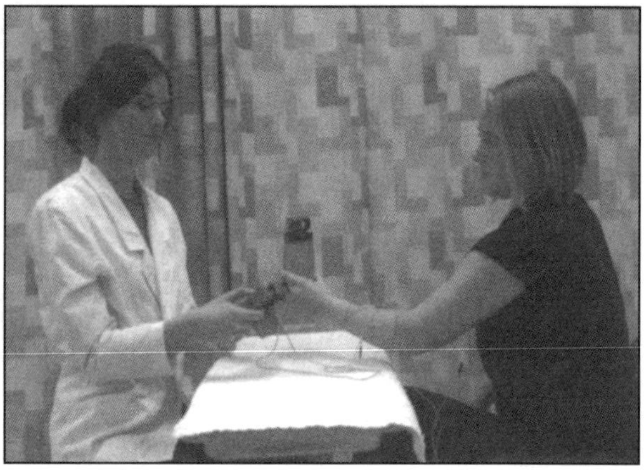

것과 같다. 전극 배치는 자극되는 근육의 운동점 위에 있다. 전극 배치를 결정하는 가장 쉬운 방법은 근육의 "부피가 큰(bulk)" 힘살(muscle belly)에 위치시키는 것이다. 근육의 운동점을 결정하는 부가적인 방법은 탐침(probe) 전극을 사용하거나 자극하는 동안 수축의 강도를 관찰하여 의도된 근육을 따라 전극을 움직이는 것이다(그림 9-4).

어깨 불완전 탈구의 치료를 위한 많은 전극 배치가 있고, 치료사는 목표와 차후의 근수축에 기초하여 가장 적절한 배치를 결정해야 한다(Chae et al., 2005). 양극성 전극 배치는 가시위근(극상근, supraspinatus)과 뒤어깨세모근 위에 할 수 있다. 부가적인 전극 배치는 가시위근/상부 등세모근(승모근, upper trapezius)과 어깨의 벌림을 촉진하는 어깨세모근의 중간섬유(middle fibers); 가시위근/상부 등세모근과 어깨의 굽힘을 촉진하는 어깨세모근의 전섬유(anterior fibers); 가시위근/상부 등세모근과 어깨의 과폄을 촉진하는 어깨세모근의 후섬유(posterior fibers); 그리고 위팔뼈머리를 재접근시키는 앞어깨세모근과 뒤어깨세모근 위의 양극성 배치를 포함한다. 전극 배치 선택은 환자의 목표와 움직임에 의존한다. 또한 4극(qudripolar)패턴은 어깨세모근과 3개의 회전근개(rotator cuff muscle); 가시위근(supraspinatus), 가시아래근(극하근, infraspinatus), 그리고 작은원근(소원근, teres minor)의 운동점 위에 전극 배치하여 사용될 수 있다.

파워 프로그램을 위한 켜짐-/꺼짐-의 비율은 0.1~1초의 파워 프로그램이나 1.5~5초의 강화 프로그램이 있다. NMES는 어깨의 불완전 탈구 감소에 효과적이지만, 편마비와 관련된 어깨의 통증 감소에는 효과가 적고 치료적 요인에 대한 증거를 위해 더 많은 연구가 필요하다(Aoyagi & Tsubahara, 2004; Yu, 2004) (그림 9-5).

또한 이중 채널(4개의 전극) 패턴은 한 덩어리로 폄근 및 굽힘근 패턴을 촉진시키거나 손목의 굽힘과 폄과 같은 분리적인 움직임 사이를 교대로 촉진하는데 사용될 수 있다. 이중 채널 자극 동안, 전류는 동시 발생적(동시에)으로나 교대적(비동시적)으로 켜지도록 조절 할 수 있다. 이중 채널 프로토콜은 종종 다중 근육군이 목표가 되거나 두 관절 움직임이나 집단적 패턴(mass pattern) 움직임이 필요할 때 사용된다. 근수축의 강도는 운동단위와 근 섬유를 효과적으로 더 회복시키거나, 덜 회복시키는 전기 자극의 강도 조절을 통해 변화된다. 하지만, 동시적인 더 강한 근수축을 내는 큰 강도는 환자에게 통증을 줄 수 있고 항상

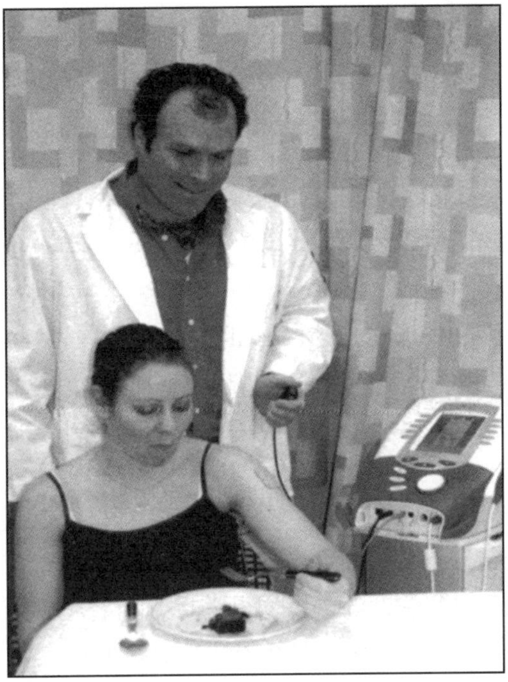

그림 9-5 어깨의 불완전 탈구를 위한 신경근 전기 자극. 자극하는 사람은 어깨의 불완전 탈구 감소, 어깨 근육 강화, 그리고 작업 수행을 향상시키기 위해 손에 든 스위치로 작동시킬 수 있다.

모니터 해야 함을 기억하는 것은 중요하다.

근육 재교육을 위해 전기 자극을 사용하는 것은 신경학적 손상이나 힘줄 이식과 같은 정형외과적 수술 후 효과적일 수 있다. 치료사는 부동(immobilization)이나 비사용 위축(disuse atrophy), 약화(weakness), 또는 통증 때문에 움직임의 제한이 나타나는지 아닌지를 결정해야 한다. 자극은 약한 움직임을 촉진하기 위해서나 목표된 근육군의 안정성을 제공하기 위해 사용될 수 있다. 치료사는 목표 근육이나 근육군을 식별해야 한다. 파형은 위치에 따라 비대칭적이거나 대칭적 양극성 진동을 사용할 수 있다. 진동 기간은 200~300 μs, 주파수 25~50 pps 사이로 설정한다. 켜짐-/꺼짐-비율은 인식된 목표에 의존하여 1:3으로 해야 한다. 강도는 적절한 크기의 경직성 수축을 이루기 위해 증가되어야 한다. 항상, 전극 배치는 가장 중요하다. 자극 제공자는 만약 틀린 수축을 하거나 선택된 근육 군이 반응하지 않는다면, 전원을 끄고 전극을 재배치해야 한다. 자극 동안, 환자는 목표된 근육군이 자극과 협력하여 능동적으로 움직이도록 시도해야 한다. 더 큰 수의적인 조절 발달에서, 강도는 점진적으로 감각 수준을 감소시킬 수 있고, 환자가 "켜짐" 사이클에서 근육을 능동적으로 수축시키도록 가르친다. 치료 세션은 대개 30분, 하루 1~2회이고, 주 3~5일 이상 확장시킬 수 있다.

힘줄 회유의 촉진과 부종 감소
Facilitation of Tendon Excursion and Decreasing Edema

힘줄 회유의 제한이 있는 정형외과적 또는 신경학적 상태는 비대칭 또는 대칭적 양극성 진동 파형을 사용하여 접근할 수 있다. 특별하게 수술적 중재를 받았다면, 상처치유 단계뿐만 아니라 환자의 상태를 충분히 이해하는 것은 전기 자극을 사용하기 전에 중대한 일이다. 환자 병력에 대한 완전한 평가와 검토는 정확하게 알맞은 목표와 중재를 식별하는데 필요하다. 전기 자극은 뼈의 장애가 의심되거나, 수술 때문에 움직임이 금지된 경우에 사용되면 안된다. 힘줄 치유로 전기 자극을 사용하기 전에 환자의 담당 의사와 체크하는 것은 항상 최우선이다. 전기 자극의 사용에 영향을 줄 수 있는 다른 요소는 강축(tetany)을 위한 강도 설정이라면, 근수축의 3+등급의 근력이다; 더 높은 강도 수준은 더 높은 근육 등급에 일어난다. 환자의 회복이나 상태를 위해 세기나 움직임의 이 정도 양이 금기된다면, 힘줄이나 회복된 구조의 손상이 발생할 것이다. 또한 척수손상(SCI)과 같은 마비 이후에 힘줄의 실질적인 특성은 떨어지고, 전기 자극을 사용한 치료 도중에 환자의 반응을 모니터하기 위해 보살핌이 반드시 필요해진다(Maganaris et al., 2006).

상지의 수술 및 외상은 또한 부종을 야기할 수 있고 더 나아가 움직임과 기능의 제한을 야기한다. 감소된 정맥과 림프액 환류는 또한 함요부종(pitting edema)이 나타난, 이런 환자들의 부종에 영향을 미칠 수 있다. 수의적인 근육 수축은 정맥과 림프액 환류를 촉진하는 혈관 펌핑 작용을 야기한다. 몇몇 수술후나 외상 환자들, 또는 부동성, 통증, 또는 근골격 상태로 인해 컨디션이 저하된 환자들에서 목표가 되는 근육의 전기 자극은 유익함을 검증한다. 전기 자극은 또한 muscular-venous pump가 완전히 활성화되지 못하는 사람의 팽윤(swelling) 감소에 대한 매카니즘으로 효과적일 수도 있다. 약화된 근육 자극은 근수축의 펌핑 작용을 통해 순환을 향상시키고, 정맥환류를 증가시키고, 부종을 감소시킬 것이다(그림 9-6). 전기 자극은 정맥환류의 증가, 정맥울혈 감소와 세포간질내 정수압(interstitial hydrostatic pressure)뿐만 아니라 림프 흐름 증가를 통해 원위부 사지의 부피를 감소시키고, 그것으로 모세혈관 여과 감소와 체액 재흡수를 돕는다(Lake, 1992; Man, Morrissey, & Cywinski, 2007; Man, Lepar, Morrissey, & Cywinski, 2003). 전기 자극은 또한 힘줄의 치유 과정을 촉진하고 콜라겐 구조에 영향을 준다(Michlovitz, 2005; Shi, 2005; Snyder, Wilensky, & Fortin, 2002).

신경이 분포하는 근육의 힘줄 회유를 촉진하기 위해, 25~50 pps의 주파수와 함께, 진동 기간은 200~300 μm 사이로 설정한다. 강도는 편안한 힘줄 치유가 기록 되도록 근육의 최대 수축을 이루기 위해 증가시킨다. 강도는 절대 환자가 견딜 수 있는 단계 보다 높게 설정되어서는 안된다. 낮은 강도 단계는 치료의 시작에 사용될 수 있고 내성이 향상되면 증가시킬 수 있다. 켜짐/꺼짐 기간은 1:3의 비율로 해야 한다. 권장되는 치료 시간은 주당 3~5일에 걸쳐, 매일 2~3회 30분 세션이다. 전기 자극은 환자가 목표된 근육의 최대 수축을 수의적으로 이룰 수 있는 한번을 암시하지는 않을 것이고, 치료 목표와 중재의 재평가는 수행해야 한다.

근 경련과 경직의 이완을 위한 신경근 전기 자극
Neuromuscular Electrical Stimulation for Relaxation of Muscle Spasm and Spasticity

앞서 언급한 것처럼, NMES는 근 경련이나 경직으로 나타나는 장력(tension)과 통증을 감소시키는데 사용할 수 있다. 종종 이러한 통증과 경련은 불안에 의해 더욱 심해지고, 통증-경련-통증 순환 패턴을 이끌고 더 나아가 근방호와 근경련을 일으킨다. 신경학적으로 손상된 환자에게 이런 테크닉의 효과는 대개 잠재적인 병리에 기인하여 짧게 나타난다. 그러나, NMES는 손상으로 인한 근 경련을 가진 정형외과적

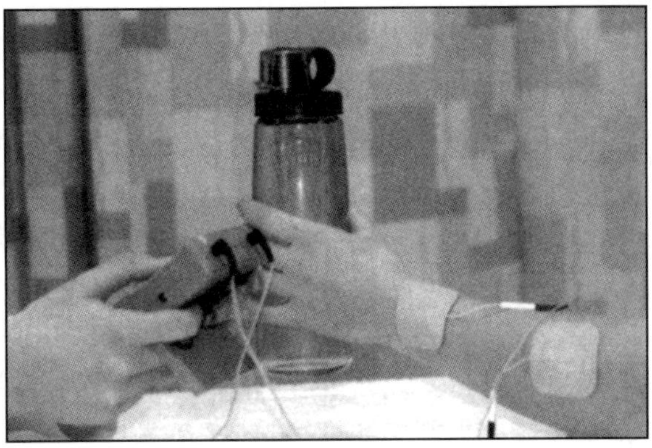

그림 9-6 진폭, 진동 주기, 전압/전류, 전극 크기와 배치, 그리고 주파수는 탈분극과 수축을 야기하는 운동신경 자극을 위해 현재 필요한 양에 영향을 준다.

환자에게 성공적으로 사용될 수 있다. 손상된 근육의 전기 자극은 근육 이완을 촉진하고 그 부분의 순환을 증가시킨다. 이러한 증가된 순환과 손상된 근육의 자극은 통증-경련-통증 사이클을 깨트리는 것을 도울 것이다. NMES는 전통적으로 근육을 피로하게 하여 경련의 이완에 사용된다. 이것의 가장 주목할 만한 용도는 통증과 경련에 기인한 기능적 움직임이 제한된 어깨근육에 사용하는 것이다. 파형(waveform)은 비대칭적이거나 대칭적인 양극성 진동로 할 수 있다. 진동 기간은 300 μm, 주파수는 30에서 60 pps 사이로 한다. 강도는 환자의 지구력과 부드러운 수축을 이루기 위해 증가시킨다. 근육군의 피로 생성을 위해, 켜짐/꺼짐 비율은 1:1로 한다. 전극은 근 피로가 나타날 때까지 지속되는 자극과 함께 운동점 위에 위치시켜야만 한다.

경직의 억제는 잠재적인 병리와 환자의 경직 정도에 의존된다. PNS는 손상받지 않았다면, 전기 자극은 뇌졸중(CVA), 뇌성마비(CP), 또는 외상성 뇌손상(TBI)에 의한 수의적인 움직임에 결함이 있는 사람의 근수축을 제공할 수 있다(Baker, Perker, & Sanderson, 1983; Patel, 2005; Pease, 1998). 근 조직의 이완 반응이 신경학적으로 손상된 개인에 나타날 수 있음을 통해, 경직의 잠재적인 원인은 중재의 전반적인 효과를 제한할 것이다. 환자의 완벽한 평가는 자극에 더 잘 반응하고 효과가 지속되는 부위를 식별하기 위해 수행되어야 한다.

경직은 과긴장, 심부건반사의 과 활동, 그리고 간대성 경련과 관련된다; 이것은 관리가 어렵다. 신경학적으로 손상된 환자의 경직 감소를 위한 NMES는 냉각, 진동, 시리얼 캐스트나 스플린트, 그리고 보툴리늄 독소와 같은 약이나 주사의 대용 방법으로 사용될 수 있다(Detrembleur, Lejeune, Renders, & Van Den Bergh, 2002; Hesse, Bran야-Hesse, Bardeleben, Werner, & Funk, 2001). 자극에 따른 근긴장도의 감소는 다른 약물이나 테크닉과 결합되면, 최소 30분에서 최대 6시간 또는 더 오래 지속될 수 있다. 경직성 근육을 자극하는 것은 근긴장도와 굽힘근 경직의 흔한 자세 감소를 야기할 수 있다. 경직성 환자에게 대항근의 자극은 경직성 협력근에서 억제를 야기할 것이다. 경직과 약화된 대항근 사이에 교대적 또는 상반되는 전기 자극은 또한 경직을 감소시킬 것이다. 연부조직 구축 향상, 근 단축, 그리고 움직임 감소의 환자에게 증가된 위험 때문에, 치료사가 스플린팅, 자세취하기, 그리고 가정 프로그램과 같은 부가적인 치료 중재와 통합하는 것은 중요하다(Baker, Parker, & Sanderson, 1983b; Billian & Gorman, 1992; Daly et al., 1996; Scheker, Chesher, & Ramirez, 1999a; Scheker & Ozer, 2003).

경직 문제 접근의 세가지 주요한 방법

1. 경직성 근육의 대항근 자극. 치료 프로토콜은 관절가동범위(ROM) 증진에서 기술된 바와 같다. 자극은 10분에서 2시간 경직 경감이 기대되는 결과로 30분씩 하루에 3회 수행된다.
2. 전반적으로 근 피로를 유발하기 위해 직접적으로 경직성 근육에 자극. 이러한 프로토콜은 대항근의 자극과 같고, 오직 자극은 경직성 근육에 직접적으로 한다.
3. 교대적으로 대항근과 경직성 근육의 자극. 이 프로토콜은 능동관절가동범위(AROM) 증진에 사용되는 것과 같다. 치료사는 교대로 협력근과 대항근을 자극하도록 설정한다. 효과를 입증하는 부가적인 응용은 효과가 명확히 이해되지 않기 때문에 신경생리학적 토대를 통한 침의 혈 자극이다.

관절 구축은 또한 임상가에게 도전적인 문제로 나타난다. 가능한 전체 능동 또는 수동 움직임뿐만 아니라, 구축의 원인을 결정하기 위한 완전한 평가는 적절한 접근을 결정하는 것을 돕기 위해 필수이다. 뼈의 차단(bony block)이나 단단한 끝-느낌은 긍정적인 결과를 제한하는 것처럼, 관절가동범위의 끝-느낌(end-feel)은 또한 중요하다. 항상 환자의 과거병력, 수술적 중재와 근원적인 병리에 대한 충분한 검토는 치료 목표 설정을 도울 것이다. 정형외과의 환자를 위해, 가능하다면 x-rays와 x-ray 보고서를 검토하는 것은 가치가 있다. 관절 구축 치료에 사용되는 치료 프로토콜은 본질적으로 능동관절가동범위(AROM) 증가에 활용되는 프로토콜과 같다. 자극 매개변수는 또한 전극 부위 위를 열 수 있게 변형할 수 있는 시리얼 캐스트의 추가와 비슷하다. 시리얼 캐스트나 동적 스플린트(dynamic splint)와 결합한 전기적 자극의 사용은 더 큰 움직임 각도를 재적용시킬 수 있다(Scheker & Ozer, 2003).

상처치유를 위한 전기 자극
Electrical Stimulation for Wound Healing

전기 자극은 또한 효과적으로 조직 치유를 촉진하는데 사용될 수 있다. 전기 자극이 뼈의 생역학적 성질로 일어나는 향상과 함께 뼈 성장을 촉진하고 유합조직(callus) 발달과 석화작용(mineralization)을 강화할 것이라는 것이 잘 기록되어 있다(Park & Silva, 2004). 몇몇의 사람에게서, 당뇨, 당뇨가 있거나 없는 환자의 허혈, 그리고 "욕창(bedsore)"과 같은 압력에 의한 다양한 원인으로 치유의 3단계가 지연되었다(Kloth, 2005).

전기 자극은 전류의 극성 때문에 전기적 전류에서 상처까지 에너지 전이를 위해 사용할 수 있으므로 직류와 고전압, 맥동 전류는 치료과정에서 긍정적인 효과를 나타낼 수 있다. 상처 치유를 가속화하는 전기자극 효력의 매커니즘 비하인드에도 불구하고, 연구는 전기적 자극이 목표된 조직에 조직화학적 그리고 순환적 효과를 줄 뿐만 아니라 상처 과정에 효과를 줄 수 있다는 것을 증명해왔다(Petrofsky et al., 2005; Sun, Wise, & Cho, 2004). 전기적 자극은 상처의 염증기(inflammatory), 증식(proliferation), 그리고 화농(maturation) 단계 동안 긍정적인 효과를 갖고, 매일관리 및 상처 제거(debridement)와 같은 전통적인 치료와 혼합하여 욕창(decubitis ulcer)의 치료와 만성적 상처의 치료에 성공적으로 사용할 수 있다(Demir, Balay, & Kirnap, 2004).

직류는 자연스럽게 신체에서 치유 과정 조절을 일으킨다. 신체의 본연적 전기적 부위가 찢어지는 조직 손상이 있을 때, 치유과정과 관련된 조직화학적 기질에 영향을 주는 손상 부위 흐름에 변화가 시작된다. 상처는 비손상 조직과 관련된 양성 전위를 지닐 것이고, 신체의 생체전기적 시스템은 세포를 끌어당길 것이다. 그것은 세포막을 통해 세포 분비를 촉진시키고, 세포 구조를 바르게 하고, 피부 검출을 회복할 것이다. 하지만, 상처가 개방된 동안 전류가 더 이상 흐르지 않으면 치유는 억제되거나 불완전할 것이다. 만성 욕창의 치료는 "습한(moist)" 상처 치유에 기초를 두고, 근원적인 병리와 국소 치료는 반드시 고려되어야 한다. 상처의 국소 치료는 필요하고 클리닝, 창상 세정(debridement), 감염 조절, 그리고 약물이나 드레싱 등 다른 국소의 에이전트 적용을 포함한다(Moreno-Gimenez, Galan-Gutierrez, & Jimenez-Puya, 2005).

고전압, 맥동 전류를 포함하는 전기 자극은 다양한 상태에 효과적일 수 있다. 임상가들은 전기 자극 사용이 병리학에 의존하기 전에 치유 단계와 기대되는 중재의 목표를 인지해야 한다. 고전압, 맥동 전류의 사용이 지시되는 상처의 유형은 욕창(Ⅰ~Ⅳ단계), 당뇨성 궤양〔압력, 민감성, 그리고 비맥관질(dysvascularity) 때문에〕, 정맥성 궤양, 외상성 상처, 수술 상처, 허혈성 궤양, 혈관염성 궤양, 공여부위(donor sites), 상처 플랩(wound flaps), 그리고 화상 상처를 포함한다. 상처 치유의 증식 단계 동안 전기 자극을 적용하는 것은 생체 변화에 영향을 줄 수 있다. 그것은 섬유모세포(fibroblast)와 상피세포(epithelial cells)를 자극하고, DNA와 단백질 합성을 발생시키며, 아데노신삼인산(ATP) 발생을 증가시키고, 세포막 투과성 및 수송력을 향상시키고, 더 좋은 콜라겐 매트릭스 조직을 생성하고, 상처 축소를 촉진시킬 것이다(Evans, Foltz, & Foltz, 2001; Houghton et al., 2003).

상처 치유의 리모델링 단계 동안, 전기적 자극은 표피세포 재생과 이식 자극할 것이고, 그것은 부드럽고 얇은 흉터형성을 만들 수 있다. 그러나, 상처는 반드시 최적의 생체전기 전하를 유지하기위해 정상적인 염도의 수분을 유지해야만 하고, 비결정의 수분겔(amorphous hydrogels)과 같은 드레싱 및 폐쇄 드레싱(occlusive dressings)들은 손상부분에 전류를 진전시키기 위해 사용되어야만 한다. 음의 전류로 전기적 자극하는 것은 응고된 혈액을 용해시킬 수 있고, 음극은 괴사 조직이 있는 상처 치료에 사용할 수 있다. 그러므로, 상처 가장자리나 새살이 나오는 조직에 혈종(hematoma)이나 출혈(hemorrhaging)은 음극이 적용된 흐르는 전류인 고전압일 때 용해되고 재흡수 될 것이다(Thawer & Houghton, 2001). 음극이 회복의 염증 반응 기간 동안 사용될 때, 출혈성 물질의 흡수는 48시간 안에 일어날 것이다.

상처 치유를 위해 사용되는 프로토콜들은 회복 단계가 변할 때와 상처에서 변화된 반응이 있을 때, 수정되어야만 한다. 그러므로, 임상가들은 평가와 진단이 수행될 때 상처 회복 단계를 식별할 필요가 있고, 이것은 어떤 치료 프로토콜이 선택되어야 하는지에 영향을 미칠 것이다. 그것은 기록되어야 하지만, 상처의 병인은 프로토콜이나 매개변수에 영향을 미치지 않을 것이다. 개방 상처에 전기적 자극을 적용하기 전에, 상처 드레싱은 상처 부분이 딱지(slough), 삼출물(exudate), 그리고 바셀린 산물(petrolatum droducts)의 세척을 위해 제거되어야만 하고, 괴사조직의 날카로운 이물질 제거는 완성될 수 있다. 상처는 전류의 전도를 허락하기 위해 염수 적신 거즈(saline-soaked gauze)(비결정성의 수분겔로 된 염수를 사용)로 부드럽게 감싸야 한다. 악어클립(alligator clip) 자극기의 지시를 위해 거즈가 부착되면, 이것은 능동적인 치료 전극으로써 작용할 것이다. 알루미늄 호일은 또한 전도성을 증가시키기 위해 거즈 안이나 위에 둘 수 있다. 전파성의 전극은 상처에 가까이 위치해야 하지만, 뼈 돌기를 피하기 위해 보호가 되어야 한다. 활성 전극과 분산 전극 사이에 거리나 분리가 증가되면, 전류 경로는 더 깊어질 것이다.

일반적으로 상처 치유에 사용되는 파형은 직류와 저-전압이나 고-전압, 다중펄스 전류가 있다. 염증 단계 동안의 결과는 괴사(necrosis), 홍반(erythema), 부종(edema), 삼출물(exudate)과 적색과립(red granulation)이 없음을 포함하고, 증식단계에서 기대되는 결과는 상처의 침식과 함몰, 그리고 감소된 상처 크기, 개방 영역, 깊이를 포함한다. 염증단계와 증식단계 동안에, 진폭은 환자의 내성 수준을 위해 조정되어야 하지만, 운동-단계 역치 아래로 한다. 극성은 30 pps의 진동 비율로 음성으로 해야 한다. 치료 기간은 주 5~7회의 빈도로 하루 60분으로 해야 하지만, 변수 설정은 사용되는 장비의 유형이 무엇인지에 매우 의존된다. 게다가, 직류를 사용하는 동안에 혈액 삼출물의 상당량이 있을 때, 진폭은 감소되어야 한다; 반대로 직류를 사용하는 도중에 어떠한 출혈도 없이 매우 많은, 심각한 배농이 있을 때, 진폭은 증가되어야 한다. 비록 전기적 자극이 만성 상처의 치유에 실직적인 향상을 제공한다 할지라도, 어떤 전기적 자극 기구와 어떤 치료적 변수가 가장 효과적인지 식별하기 위해 더 많은 연구가 요구된다(Baker, Chambers, DeMuth, & Villar, 1997; Bayat et al., 2006; Bogie, Reger, Levine, & Sahgal, 2000; Gardner, Frantz, & Schmidt, 1999; Nalty & Sabbahi, 2001).

전극 배치
Electrode Placement

NMES의 전극 배치는 어떤 근육이 자극될 것인지와 프로그램의 목표에 매우 의존할 것이다. 병리학적 기초뿐만 아니라 신체운동학(kinesiology), 근육 부착점, 그리고 목표하는 근육의 신경자극전달(innervation)에 대한 완벽한 이해는 적절한 조직 반응을 강화하는데 필요하다. 넓고 다양한 잠재적 적용이 있고 NMES의 전극 배치는 인식된 목표와 목적에 달려있다. 임상가들이 장비의 변수에 익숙해질 것이 권장되고 환자에게 전기 자극을 적용하기 전에 사용해보고 그들 스스로 친숙해져야만 한다.

아래의 전극 배치는 NMES 사용시 가능한 전극 배치의 보기를 제공하고 작업치료에서 사용되는 더 보편적인 프로그램들에 일반적인 가이드로 제공될 수 있다.

전극 배치와 일반적 변수들(Electrode Placements and General Parameters)

➤ 1~12까지 뒤쪽 팔에 위치되어 있고 폄근 자극에 사용되어진다(그림 9-7).

1. 가시위근(극상근, supraspinatus muscle) 위
2. 위팔세갈래근 힘살(triceps muscle belly) 위
3. 위팔세갈래근의 긴 머리(long head of the triceps muscles) 위
4. 근힘줄 접합부(musculotendonous junction)의 위팔세갈래근 힘줄(삼두근 건, triceps tendon) 위
5. ECU, ECRB, 그리고 ECRL 근육의 운동점(motor points) 사이
6. 가쪽위관절융기(외측상과, lateral epicondyle) 위

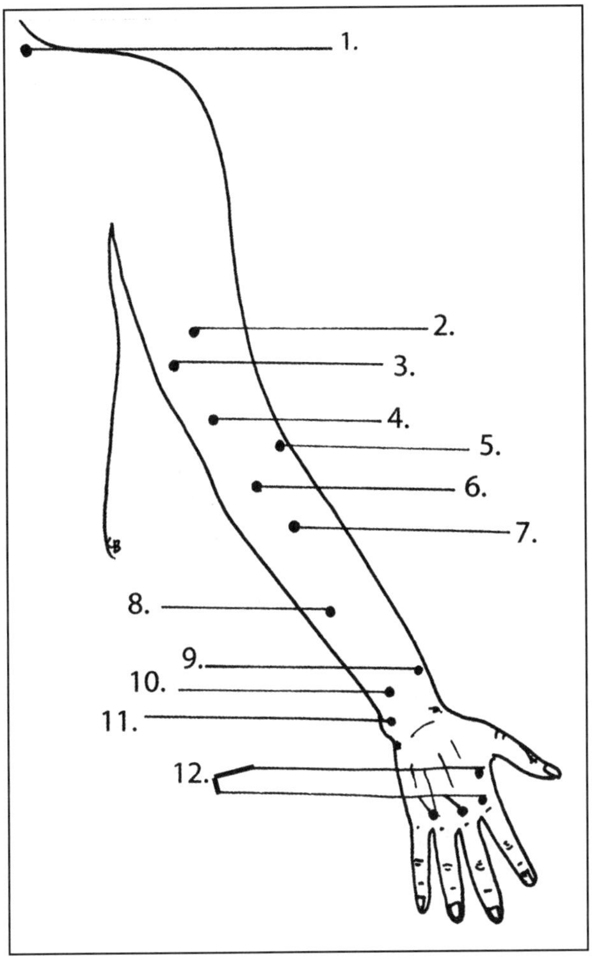

그림 9-7 신경근 전기 자극 전극 배치—상지 폄근의 자극을 위한 뒤쪽 면(Illustration by Kim Bartlett, used with permission).

7. ECRL의 운동점
8. EDC와 EIP 근육의 운동점 사이
9. 노쪽 등쪽 손목(radial dorsal wrist)
10. 등쪽 손목(dorsal wrist)
11. 자쪽 바닥쪽 손목(ulnar dorsal wrist)
12. 뒤뼈사이근(posterior interossei muscles)의 운동점

➤ A~H까지 앞쪽 부위에 위치되어 있고 굽힘 근육군을 자극하는데 사용된다(그림 9-8).

A. FCR과 FCU의 운동점 사이
B. 위팔노근(상완요골근, brachioradialis)의 운동점
C. FDS와 FDP의 운동점 사이
D. FPL의 운동점

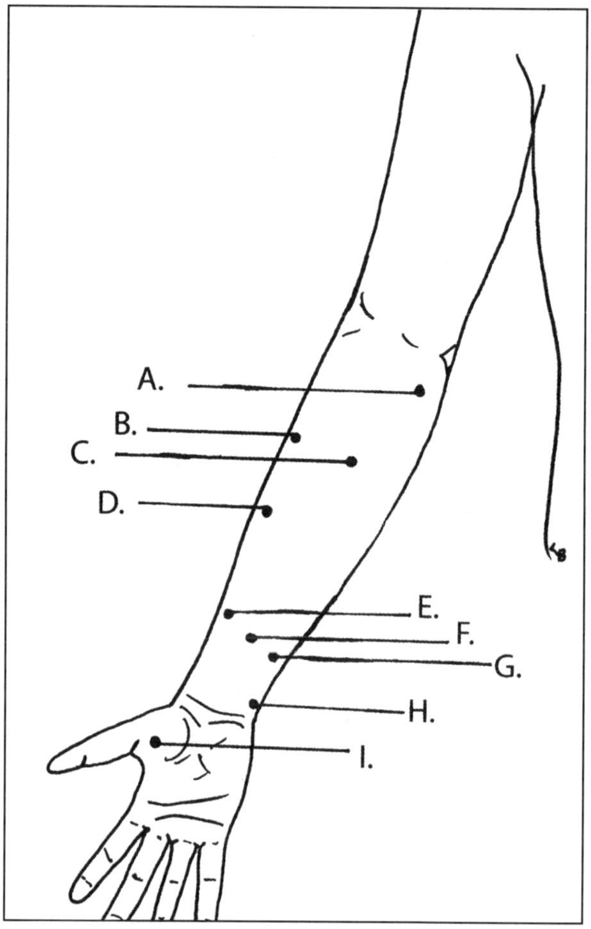

그림 9-8 상지 굽힘 근육군의 자극을 위한 신경근 전기 자극 전극 배치 (Illustration by Kim Bartlett, used with permission).

E. 노쪽 바닥쪽 손목(radial volar wrist)
F. 바닥쪽 손목(volar wrist)
G. 자쪽 바닥쪽 손목(ulnar volar wrist)
H. Guyons Canal의 자신경(척골신경, ulnar nerve)
I. FPB의 운동점

신경근 전기 자극 치료 가이드
Neuromuscular Electrical Stimulation Treatment Guide

아래의 프로토콜은 NMES의 사용을 위한 지침으로 권장된다. 특정한 요구사항을 충족시키기 위해 각 환자에게 유일하게 형성되어질 수 있는 프로토콜과 전극 배치는 다양하다. 적절한 적용과 형식적 평가와 환자의 요구에 기초한 NMES 사용을 결정하는 것은 임상가의 책임이다. 용이하고 명료한 적용을 위해, 전극에 양성과 음성이 표기되어 있다. 그 프로토콜은 양극성 파형을 사용하기 때문에, 진동은 양방향성

(bidirectional)이다. 근육이 너무 작지 않는 한(예, 상지와 더 국소화하기 어려운 곳), 음성이든 양성 전극이든 프로토콜의 운동점에 위치할 수 있다. 이러한 사례에서는, 능동 전극이 운동점 위에 위치되도록 비대칭적인 파형이 사용되어야 할 것이다. 몇몇 전극은 검정색과 빨강색, 또는 갈색과 흰색 사용을 이끈다. 임상가는 장비의 사용과 장비에 기초된 지침의 적용 시, 제조업자의 정보를 검토해야 한다(표 9-1).

전기 자극과 기능적 활동 통합(Incorporating functional activities with electrical stimulation)

NMES는 작업 치료 계획의 보조로써 가장 효과적으로 사용되어진다. NMES는 개인의 작업 수행을 촉진하는 자발적 움직임과 결합될 때 더욱 효과적일 것이고 항상 고려되어야 한다. NMES는 치료과정에서 외부적 가치를 갖지만, 통합 활동, 기능적 활동, 그리고 중재는 환자를 위한 치료 프로토콜의 내부적 가치와 동기를 증가시킨다. 작업치료에서 많은 NMES 사용은 기능적 전기 자극과 특정한 활동이나 움직임 패턴을 약속하기 위한 자극을 사용하는데 토대를 둔다. NMES는 근력강화나 약한 수의 운동을 증대하는데 사용될 뿐만 아니라, 최소한의 활동을 하는 환자의 움직임과 근수축을 촉진하기 위해 사용될 수 있다. 기능적으로 사용되는 NMES는 손가락 굽힘근과 폄근의 쥐기와 놓기 활동과 같은 특정한 운동 반응을 강화하기 위해 통합될 수 있다. NMES는 또한 어깨 굽힘과 벌림을 강화하기 위해 전극 배치를 사용하여 어깨 슬링의 대용으로써 자주 사용된다.

어깨에 대한 치료 프로토콜은 또한 어깨-손 증후군(shoulder/hand syndrome)이 있는 환자에게 통증 완화의 몇몇 척도를 제공할지도 모른다. 편마비로 인한 어깨의 이완성 근육조직이 본질적으로 나타나는 환자들은 뒤 어깨세모근(후 삼각근, posterior deltoid)과 가시위근(극상근, supraspinatus) 자극으로부터 긴장도 증가와 불완전 탈구(subluxation) 감소를 얻을 것이다.

강화 및 촉진을 위한 어떠한 상지 프로토콜에서든, 자극을 발현시키는 손 스위치 통합은 책상 활동과 기능적인 쥐기와 놓기 활동을 만들기 위한 효과적인 방법일 수 있다. 표면전극으로 정적 손목 지지를 사용하고 자동적으로 시작될 수 있는 Bioness Company(Santa Clarita, CA)에서 제공되는 것, 또는 특정한 근육 군이나 아래팔(전완, forearm)의 움직임을 촉진하기 위해 치료사에 의해 제공되는 것과 같은 몇 가지 시스템이 있다(그림 9-1 참조).

The Chattanooga Group(Chattanooga, TN)은 통합된 시스템인, 표면근전도 바이오피드백(sEMG biofeedback)과 sEMG 활성 전기적 자극 모두를 사용한 Vectra Genysis를 제공한다. 이 시스템으로, 환자와 치료사는 운동 활성의 양을 모니터할 수 있고, sEMG 바이오피드백을 사용하여 자발적으로 근육 활성과 움직임을 조절할 수 있다. 이러한 피드백은 전기적 자극과 운동반응으로 짝지어진다. 일단 환자가 기능적으로 움직일 수 없는 점을 넘어서 설정 역치가 도달되면, 기계의 NMES 부분은 움직임 완성과 근력 강화하는 목표된 근육을 자극한다; 그것으로, 패턴과 움직임을 강화한다. NMES와 짝지어진 바이오피드백은 특별히 상지의 폄 패턴 발달을 방해하는 성향을 가지고 있는 굽힘근 시너지로 "고정된(stuck)" 환자들에게 효과적이다. 전통적인 전기적 자극기로 치료사는 효과적으로 4개의 근육군을 목표하고 넓은 관절 가동범위와 활동을 촉진하는 두 갈래진 납을 사용할 수 있다. 움직임 패턴과 요구된 활동의 창조와 분석은 평가와 형식적 사정의 필수 요소이다(그림 9-9).

치료과정에 NMES 사용 조건과 적용의 스팩트럼이 변화될 것처럼, 작업치료사는 적절한 중재를 결정

표 9-1 상지의 NMES에 권장되는 전극 배치

치료 프로토콜	*파형*	*- 패드 위치 (motor point=mp)*	*+ 패드 위치 (전파성의)*
손목굽힘(wrist flexion)	비대칭적 양극성	FCR, FCU의 mp (A) 위 작은 전극	손목의 바닥쪽 면(F)
파워잡기(power grasp)	대칭적 양극성	FCS와 FDP 사이 mp (c) 위 작은 활성 전기	자신경(H)
엄지손가락 굽힘(thumb IP flexion)	비대칭적 양극성	FPL의 mp (D) 위 작은 전극	바닥쪽 손목(F) 위 더 큰 비활성 전극
엄지 굽힘 합성(composite thumb flexion)	대칭적 양극성	FPL의 mp (D) 위 작은 전극	바닥쪽 손목(F)
벌레근(충양근, lumbricals) 3 & 4	비대칭적 양극성	FDS & FDP의 mp (C) 위 작은 전극	바닥쪽 손목(F) 위 비활성 전극
파워잡기와 외재성 손목굽힘 결합/벌레근 3&4 (combination with power grasp and extrinsic flexion w/lumbrical 3&4)	비대칭적 양극성	FDS & FDP의 mp (C)와 자신경 (H) 위 작은 활성 전극	바닥쪽 손목의 자쪽면과 노쪽면 (E)와 (G)의 분산 전극
손목 폄(wrist extension)	비대칭적 양극성	ECRL, ECRB와 ECU 사이 mp (5) 작은 전극	등쪽 손목 (1) 큰 전극
연합된 EDC 촉진과 함께 손목 폄(wrist extension with associated EDC facilitation)	비대칭적 양극성	ECRB, ECRL과 ECU 근육 사이 mp (5) 위 작은 전극	가쪽위관절융기 (6) 위 큰 전극
손가락 폄 (digital extension)	비대칭적 양극성	EDC와 EIP 사이 mp (8) 위 작은 전극	등쪽 손목 (10) 위 큰 전극
팔꿈치 폄 (elbow extension)	대칭적 양극성	위팔세갈래근의 안쪽머리의 mp (3) 위 작은 전극	위팔세갈래근의 긴머리와 가쪽머리 mp 사이 (4) 위 같은 크기 전극
첫째 등쪽 뼈사이근 (1st dorsal interossei)	비대칭적 양극성	첫째 내재근(12)에 작은 전극 배치; 베치는 더 작은 전극을 적절한 근육 위로 옮김으로써 2nd, 3rd, 4th 뼈사이근으로 변경할 수 있다.	등쪽 손목 (10)에 큰 전극
손가락과 손목 폄 합성 (composite digital and wrist extension)	대칭적 양극성	ECRL, ECRB와 ECU 사이 mp (7) 위 작은 전극	EDC와 EIP 사이 mp (8)에 전극 배치
잡기와 함께 손목 폄(두 개 채널과 4개 납) 교대로 채널 사용[wrist extension with grasp (two channels & four leads). Use alternate channel]	비대칭적 양극성	손목 폄근과 외재성 손가락굽힘근에 패드 배치	손목폄근과 외재성 손가락굽힘근에 패드 배치

하기 위해 자극에 의해 촉진되어지는 활동과 움직임 분석에 창의적이고 숙련되어야 한다. 비록 활동과 테크닉은 각각의 환자에 따라 다르겠지만, 기능적, 능동적 움직임과 결합될 때 NMES의 더 큰 효과를 이끄는 것은 거의 모든 중재와 적용에 일치될 것이다. 치료과정에서와 적절하고 성공적인 목표 설정에서 환자의 순종과 약속은 성공을 위해 지극히 중요하다.

문서화(Documentation)

어떤 다른 중재에서도, 명확하고 간결한 문서는 환자 상태와 중재 단계의 완벽한 연대순의 기록을 보장하기 위해 중요하다. 적절한 문서는 다른 팀 멤버들과 의사소통을 촉진하고 중재의 적절성과 효율성을 결정하는 객관적 의미를 제공한다.

문서화

- 치료 목표
- 전극 배치
- 치료 시간
- 켜짐-/꺼짐- 시간
- 램프 시간
- 강도
- 주관적인 환자의 견해
- 움직임과 관련된 객관적인 관찰
- 치료에 대한 환자 반응

문서는 화술 형식이나 더 보편적인 SOAP(S=subjective; O=objective; A=assessment; P=plan)형식을 포함할 수 있다. NMES의 치료 요인을 기록할 때, 주관적 정보는 어떠한 주관적 정보나 환자에 대한 치료사의 견해를 포함해야 한다.

객관적으로, 치료사는 치료된 목표 부위와 전극의 위치; 자극에 대한 전체 치료 시간; 치료 목표나 식별된 전극 배

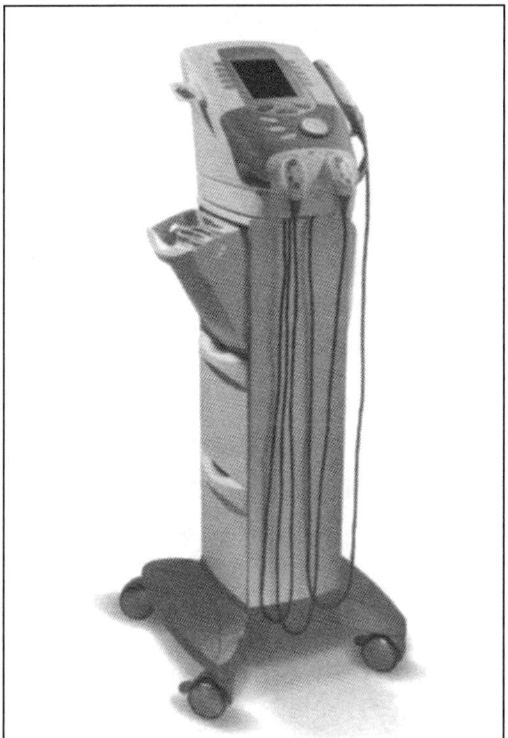

그림 9-9 Chattanooga Group Vectra Genisys 4 Channel 전기치료 시스템과 카트(Photo courtesy of Chattanooga Group).

치 목표; 그리고 사용된 기구의 유형, 켜짐/꺼짐 시간, 램프 시간, 그리고 강도를 포함하는 모든 치료 변수들을 기록해야만 한다. 특정한 치료 결과나 자극의 특성은 또한 인식되어야 하고, 수의적인 수축이나 정적인 저항 활동 동안 기록되어야 한다. 환자의 주관적인 견해를 기록하고 어떤 객관적 변화를 알아차리는 것은 역시 중요하다. 어떤 치료적 중재에서도, 문서는 무엇을 행하였는지와 환자가 중재에 어떻게 반응했는지에 대한 명확하고 간결한 기록이 외부 독자에게 진술되어야 한다.

요 약
Summary

NMES는 다양한 상태의 치료에서 효과적인 보조가 될 수 있다. 불행하게도, 환자의 목표를 달성하고 기능적 결과를 촉진하는 부가적인 방법으로서 치료사들이 때때로 바라본다. 혼합된 sEMG 바이오피드백과 전기 자극은 작업 수행과 독립성을 향상시킬 수 있는 적절한 운동 패턴과 움직임을 강화할 수 있다. NMES는 근수축 촉진, 근력 발달 향상, 근육 재교육, 그리고 새로운 근육 기능의 훈련을 도울 수 있다. 작은 근위축이 있는 환자는 자발적으로 근수축시키는 더 좋은 능력을 나타내고, 더 좋은 임상적 기능과 작업 수행 활성을 이끈다.

NMES의 직접적인 효과는 혈액 흐름 증가, 정맥과 림프의 배수 향상, 그리고 유착 형성을 예방하거나 늦추는 것을 포함한다. NMES는 비사용 위축 감소, 관절가동범위(ROM) 증진, 근육의 기능적 사용 촉진, 경직성 근조직의 긴장도 감소, 그리고 근수축 촉진에 효과적이다. 평가와 사정을 통해, 치료사는 반드시 전체 치료 과정의 일부분으로써 NMES의 필요성과 목표를 식별해야 한다. NMES는 수의적 움직임과 작업의 의의와 중요성을 중시하는 작업치료 중재와 통합되어야 한다. 임상에서 전기 자극 제공자는 매우 많이 있고, 환자에게 사용될 장비를 완전히 평가하고 이해하는 것은 임상가의 책임이다. 또한 임상가는 치료에 전기 자극을 안전하고 효과적으로 통합시키기 위해 NMES 사용에 대한 적응증과 금기사항을 알아야만 한다. NMES는 작업치료, 작업 수행 강화, 독립성 촉진, 그리고 환자의 결과 향상을 위한 유용한 테크놀러지와 보조가 될 수 있다.

사례 연구
Case Study

Mr. P는 72세 남성이고, 5주 전 초기 평가를 한 오른쪽 중대뇌동맥 혈전 환자이다. Mr. P는 뇌졸중 이전에 활발한 사람이었고, 농장, 정원 일을 계속하고, 여행 및 교회 일 관여와 같은 능동적 생활방식을 유지했다. Mr. P는 결혼했고, 그의 아내는 건강하며, 가까이 살고 필요할 때 도와주는 친구와 가족이 있다. Mr. P는 초기 발병 시 좋은 기능적 회복을 나타냈다; 4발 지팡이(quad cane)와 발목-발 보조기(ankle-foot orthosis; AFO)를 사용하여 이동할 수 있다. 사정(assessment)은 원위부 조절이 더 좋은 상지의 능동적 움직임을 드러낸다. 그는 쥐기의 약화와 함께 손가락 굽힘과 폄 약화가 있다. 위팔두갈래근(이두근, biceps)과 위팔세갈래근(삼두근, triceps)에서 움직임은 거의 완전히 나온다. Mr. P의 가장 큰 어려움은 왼쪽 어깨의 근력과 지구력 부족이다. 그는 대략 능동적 어깨 굽힘이 65° 이고, 벌림(외전)이 70° 나타난다.

그는 왼쪽 어깨 불완전 탈구가 한 손가락(one finger)으로 측정되고 통증을 호소해 왔다. 한 친구가 "어깨에 압력을 제거"하기위해 슬링을 착용해야 한다고 그에게 말했지만, 그는 움직이지 않으면 그의 팔이 "뻣뻣"해질 것이라고 걱정했다. 그는 중등도의 성공과 함께 팔과 손 위치 활동을 해왔지만, 어깨의 감소된 지구력은 그의 능력을 제한시켰다. 어깨의 완전함, 근력, 감각, 피부 상태, 그리고 환자와 환자의 가족으로부터 얻은 의학적 병력을 포함한 더 나아간 사정 후에, 어깨의 기능적 전기 자극을 위해 NMES를 사용한 치료가 실시됐다.

치료적 목표는 어깨의 통증 감소, 능동적 어깨 움직임 촉진, 그리고 불완전 탈구의 감소였다. 자세적으로 슬링의 사용은 팔의 안쪽돌림(내회전, medial rotation)과 모음(내전, adduction)을 야기하기 때문에, 슬링 사용은 이런 유형의 환자에게는 피해야만 한다. FES는 팔의 근위부 1/3에 있는 뒤 어깨세모근 위에 능동적 전극 배치로 이루어졌다. 중성의 전극은 어깨뼈(견갑골, scapular)와 가시위근(극상근, supraspinatus) 위에 있는, 가시위오목(극상와, supraspinous fossa) 위에 맞게 자르고 위치되었다. 강도는 강축을 이루기 위해 증가되었고, 강화 프로토콜이 사용되었다. 전기 자극은 아래팔과 손의 자유로운 기능적 사용과 움직임이 허락되는 동안, 관절와(하악와, glenoid fossa)와 함께 위팔뼈(상완골, humerus)의 더욱 정상적인 정렬을 촉진시켰다. 어깨 굽힘과 폄을 위해, 앞쪽 팔 3등분의 근위부, 어깨뼈봉우리(견봉, acromion) 아래 모두에 전극이 배치되었다. 전극들 사이에 최소 1인치의 공간이 유지되었고, 강도는 강화 프로토콜을 사용하여 수축을 이루기 위해 증가되었다. Mr. P가 더욱 독립적이고 기능적이지만, 그는 가정사용을 위해 NMES 한 개를 받았고, 전극 배치와 강화 프로토콜을 교육 받았다. Mr. P는 결국 능동적으로 물체를 조작하여 쥐고 놓기와 유연한 움직임이 가능해졌다. 그는 기능적인 어깨 굽힘과 벌림을 100°까지 획득하였고 필요할 때 자극기를 사용한다. 새로 발견된 기능으로, Mr. P는 다시 양치질, "양쪽" 손을 사용하여 머리 감기가 가능해졌고, 다시 정원에서 일하는 것을 시작했다.

임상적 추론 문제(Clinical reasoning questions)

1. 이러한 환자에게 무슨 다른 치료 테크닉이 효과적일 수 있는가?
2. NMES 사용 전에 어떤 주의사항과 금기사항을 숙지할 필요가 있는가?
3. NMES 사용에 좋은 후보자임을 지시하는 이러한 환자가 나타내는 징후는 무엇인가?
4. 독립성을 촉진시키기 위해 무슨 근육군과 운동 패턴이 목표로 되어야 하고 왜 이것을 선택했는가?
5. 전기 자극을 사용한 가정 운동 프로그램을 위해 환자와 가족들에게 어떤 지시와 훈련을 제공해야 하는가?

전기 자극 기구의 제조자
Manufacturers of Electrical Stimulation Devices

아래의 제조업체들은 재료와 정보의 제공을 통해 전기치료와 신경근 전기 자극 장의 준비에 도움을 주었다. 많은 제조업체들은 임상가들이 사용할 수 있는 장비의 특정한 정보, 매뉴얼, 그리고 치료프로토콜을 가지고 있다. 치료사들은 직접적으로 회사와 연락하거나 지역 판매 대표자와 연락할 것이 권장된다.

- Bioness, Inc.
25134 Rye Canyon Loop, Suite 300
Santa Clarita, California 91355
www.bionessinc.com

- Chatanooga Group, Inc.
4717 Adams Road, P.O. Box 489
Hixson, Tennessee 37343-0489
www.chattgroup.com

- Dynatronics
7030 Park Centre Drive
Salt Lake City, Utah 84121
www.dynatronics.com

- Electro-Med Health Industries
11601 Biscayne Boulevard
Suite 200-A
North Miami, Florida 33181-3151
www.egs-emhi.com

- EMPI, Inc.
1275 Grey Fox Road
St. Paul, Minnesota 55112-6989
www.empi.com

- Mettler Electronics Corp.
1333 South Claudina Street
Anaheim, California 92805
www.mettlerelectonics.com

- Rich-Mar Corp.
P.O. Box 879
Inola, Oklahoma 74036
www.richmarcorp.com

참고문헌

Alon, G. (2003). Use of neuromuscular electrical stimulation in neureorehabilitation: A challenge to all. *Journal of Rehabilitation Research and Development, 40*, ix-xii.

Aoyagi, Y., & Tsubahara, A. (2004). Therapeutic orthosis and electrical stimulation for upper extremity hemiplegia after stroke: A review of effectiveness based on evidence. *Topics in Stroke Rehabilatation, 11*, 9-15.

Baker, L. (1982). Neuromuscular electrical stimulation in the restoration of purposeful limb movements. In S. Wolf (Ed.), *Clinics in physical therapy—electrotherapy* (pp. 25). New York, NY: Churchill Livingstone.

Baker, L. L., Chambers, R., DeMuth, S. K., & Villar, F. (1997). Effects of electrical stimulation on wound healing in patients with diabetic ulcers. *Diabetes Care, 20*, 405-412.

Baker, L. L., & Parker, K. (1986). Neuromuscular electrical stimulation of the muscles surrounding the shoulder. *Physical Therapy, 66*, 1930-1937.

Baker, L. L., Parker, K., & Sanderson, D. (1983). Neuromuscular electrical stimulation for the head-injured patient. *Physical Therapy, 63*, 1967-1974.

Baker, L. L., Yeh, C., Wilson, D., & Waters, R. L. (1979). Electrical stimulation of wrist and fingers for hemiplegic patients. *Physical Therapy, 59*, 1495-1499.

Baldwin, E. R., Klakowicz, P. M., & Collins, D. F. (2006). Wide-pulse-width, high-frequency neuromuscular stimulation: Implications for functional electrical stimulation. *Journal of Applied Physiology, 101*, 228-240.

Bayat, M., Asgari-Moghadam, Z., Maroufi, M., Rezaie, F. S., Bayat, M., & Rakhshan, M. (2006). Experimental wound healing using microamperage electrical stimulation in rabbits. *Journal of Rehabilitation Research and Development, 43*, 219-226.

Becker, W. J., Hayashi, R., Lee, R. G., & White, D. (1987). Modulation of reflex and voluntary EMG activity in wrist flexors by stimulation of digital nerves in hemiplegic humans. *Electroencephalography and Clinical Neurophysiology, 67*, 452-462.

Billian, C., & Gorman, P. H. (1992). Upper extremity applications of functional neuromuscular stimulation. *Assistive Technology, 4*, 31-39.

Binder-Macleod, S. A., & Snyder-Mackler, L. (1993). Muscle fatigue: Clinical implications for fatigue assessment and neuromuscular electrical stimulation. *Physical Therapy, 73*, 902-910.

Bogie, K. M., Reger, S. I., Levine, S. P., & Sahgal, V. (2000). Electrical stimulation for pressure sore prevention and wound healing. *Assistive Technology, 12*, 50-66.

Bowman, B. R., Baker, L. L., & Waters, R. L. (1979). Positional feedback and electrical stimulation: An automated treatment for the hemiplegic wrist. *Archives of Physical Medicine and Rehabilitation, 60*, 497-502.

de Carvalho, D. C., Martins, C. L., Cardoso, S. D., & Cliquet, A. (2006). Improvement of metabolic and cardiorespiratory responses through treadmill gait training with neuromuscular electrical stimulation in quadriplegic subjects. *Artificial Organs, 30*, 56-63.

de Castro, M. C., & Cliquet, Jr., A. (2000). An artificial grasping evaluation system for the paralysed hand. *Medical & Biological Engineering & Computing, 38*, 275-280.

Delitto, A., & Snyder-Mackler, L. (1990). Two theories of muscle strength augmentation using percutaneous electrical stimulation. *Physical Therapy, 70*, 158-164.

Demir, H., Balay, H., & Kirnap, M. (2004). A comparative study of the effects of electrical stimulation and laser treatment on experimental wound healing in rats. *Journal of Rehabilitation Research and Development, 41*, 147-154.

Detrembleur, C., Lejeune, T. M., Renders, A., & Van Den Bergh, P. Y. (2002). Botulinum toxin and short-term electrical stimulation in the treatment of equinus in cerebral palsy. Movement Disorders, 17, 162-169.

Dromerick, A. W., Lum, P. S., & Hidler, J. (2006). Activity-based therapies. *NeuroRx : Journal of the American Society for Experimental NeuroTherapeutics, 3*, 428-438.

Durfee, W. K., Mariano, T. R., & Zahradnik, J. L. (1991). Simulator for evaluating shoulder motion as a command source for FES grasp restoration systems. *Archives of Physical Medicine and Rehabilitation, 72*, 1088-1094.

Dursun, E., Dursun, N., Ural, C. E., & Cakci, A. (2000). Glenohumeral joint subluxation and reflex sympathetic dystrophy in hemiplegic patients. *Archives of Physical Medicine and Rehabilitation, 81*, 944-946.

Evans, R. D., Foltz, D., & Foltz, K. (2001). Electrical stimulation with bone and wound healing. *Clinics in Podiatric Medicine and Surgery, 18*, 79-95, vi.

Field-Fote, E. C. (2004). Electrical stimulation modifies spinal and cortical neural circuitry. *Exercise and Sport Sciences Reviews, 32*, 155-160.

Gardner, S. E., Frantz, R. A., & Schmidt, F. L. (1999). Effect of electrical stimulation on chronic wound healing: A meta-analysis. *Wound Repair and Regeneration, 7*, 495-503.

Gokkaya, N. K., Aras, M., Yesiltepe, E., & Koseoglu, F. (2006). Reflex sympathetic dystrophy in hemiplegia. *International Journal of Rehabilitation Research, 29*, 275-279.

Gondin, J., Duclay, J., & Martin, A. (2006a). Neural drive preservation after detraining following neuromuscular electrical stimulation training. *Neuroscience Letters, 409*, 210-214.

Gondin, J., Duclay, J., & Martin, A. (2006b). Soleus- and gastrocnemii-evoked V-wave responses increase after neuromuscular electrical stimulation training. *Journal of Neurophysiology, 95*, 3328-3335.

Gorgey, A. S., Mahoney, E., Kendall, T., & Dudley, G. A. (2006). Effects of neuromuscular electrical stimulation parameters on specific tension. *European Journal of Applied Physiology, 97*, 737-744.

Griffin, J. W. (1986). Hemiplegic shoulder pain. *Physical Therapy, 66*, 1884-1893.

Hainaut. (1992).

Han, B. S., Jang, S. H., Chang, Y., Byun, W. M., Lim, S. K., & Kang, D. S. (2003). Functional magnetic resonance image finding of cortical activation by neuromuscular electrical stimulation on wrist extensor muscles. *American Journal of Physical Medicine & Rehabilitation, 82*, 17-20.

Hara, Y., Ogawa, S., & Muraoka, Y. (2006). Hybrid power-assisted functional electrical stimulation to improve hemiparetic upper-extremity function. *American Journal of Physical Medicine & Rehabilitation, 85*, 977-985.

Hesse, S., Brandi-Hesse, B., Bardeleben, A., Werner, C., & Funk, M. (2001). Botulinum toxin A treatment of adult upper and lower limb spasticity. *Drugs & Aging, 18*, 255-262.

Houghton, P. E., Kincaid, C. B., Lovell, M., Campbell, K. E., Keast, D. H., Woodbury, M. G., et al. (2003). Effect of electrical stimulation on chronic leg ulcer size and appearance. *Physical Therapy, 83*, 17-28.

Hunter, J., Mackin, E., & Callahan, A. (1995). *Rehabilitation of the hand: Surgery and therapy* (4th ed., pp. 1508-1519). St. Louis, MO: Mosby.

Kamper, D. G., Yasukawa, A. M., Barrett, K. M., & Gaebler-Spira, D. J. (2006). Effects of neuromuscular electrical stimulation treatment of cerebral palsy on potential impairment mechanisms: A pilot study. *Pediatric Physical Therapy, 18*, 31-38.

Kim, Y., Schmit, B. D., & Youm, Y. (2006). Stimulation parameter optimization for functional electrical stimulation assisted gait in human spinal cord injury using response surface methodology. *Clinical Biomechanics (Bristol, Avon), 21*, 485-494.

Kimberley, T. J., & Carey, J. R. (2002). Neuromuscular electrical stimulation in stroke rehabilitation. *Minnesota Medicine, 85,* 34-37.

Kloth, L. C. (2005). Electrical stimulation for wound healing: A review of evidence from in vitro studies, animal experiments, and clinical trials. *International Journal of Lower Extremity Wounds, 4*, 23-44.

Lake, D. A. (1992). Neuromuscular electrical stimulation. an overview and its application in the treatment of sports injuries. *Sports Medicine (Auckland, N.Z.), 13,* 320-336.

Liu, J., You, W. X., & Sun, D. (2005). Effects of functional electric stimulation on shoulder subluxation and upper limb motor function recovery of patients with hemiplegia resulting from stroke. *Di Yi Jun Yi Da Xue Xue Bao, 25,* 1054-1055.

Lo, S. F., Chen, S. Y., Lin, H. C., Jim, Y. F., Meng, N. H., & Kao, M. J. (2003). Arthrographic and clinical findings in patients with hemiplegic shoulder pain. *Archives of Physical Medicine and Rehabilitation, 84,* 1786-1791.

Lyons, G. M., Leane, G. E., Clarke-Moloney, M., O'Brien, J. V., & Grace, P. A. (2004). An investigation of the effect of electrode size and electrode location on comfort during stimulation of the gastrocnemius muscle. *Medical Engineering & Physics, 26,* 873-878.

Maganaris, C. N., Reeves, N. D., Rittweger, J., Sargeant, A. J., Jones, D. A., & Gerrits, K., et al. (2006). Adaptive response of human tendon to paralysis. *Muscle & Nerve, 33*, 85-92.

Man, I. O., Lepar, G. S., Morrissey, M. C., & Cywinski, J. K. (2003). Effect of neuromuscular electrical stimulation on foot/ankle volume during standing. *Medicine and Science in Sports and Exercise, 35,* 630-634.

Man, I. O., Morrissey, M. C., & Cywinski, J. K. (2007). Effect of neuromuscular electrical stimulation on ankle swelling in the early period after ankle sprain. *Physical Therapy, 87,* 53-65.

Mauritz, K. H. (2004). Gait training in hemiparetic stroke patients. Europa Medicophysica, 40, 165-178.

Michlovitz, S. L. (2005). Is there a role for ultrasound and electrical stimulation following injury to tendon and nerve? *Journal of Hand Therapy, 18*, 292-296.

Moreno-Gimenez, J. C., Galan-Gutierrez, M., & Jimenez-Puya, R. (2005). Treatment of chronic ulcers. *Actas Dermo-Sifilograficas, 96*, 133-146.

Nalty, T., & Sabbahi, M. (2001). Electrical stimulation to promote wound healing. In T. Nalty, & M. Sabbahi (Eds.), *Electrotherapy: Clinical procedures manual* (pp. 105-129). New York: McGraw-Hill.

Ozer, K., Chesher, S. P., & Scheker, L. R. (2006). Neuromuscular electrical stimulation and dynamic bracing for the management of upper-extremity spasticity in children with cerebral palsy. *Developmental Medicine and Child Neurology, 48*, 559-563.

Paci, M., Nannetti, L., & Rinaldi, L. A. (2005). Glenohumeral subluxation in hemiplegia: An overview. *Journal of Rehabilitation Research and Development, 42,* 557-568.

Park, S. H., & Silva, M. (2004). Neuromuscular electrical stimulation enhances fracture healing: Results of an animal model. *Journal of Orthopaedic Research, 22*, 382-387.

Patel, D. R. (2005). Therapeutic interventions in cerebral palsy. *Indian Journal of Pediatrics, 72,* 979-983.

Pease, W. S. (1998). Therapeutic electrical stimulation for spasticity: Quantitative gait analysis. *American Journal of Physical Medicine & Rehabilitation, 77,* 351-355.

Petrofsky, J., Schwab, E., Lo, T., Cuneo, M., George, J., Kim, J., et al. (2005). Effects of electrical stimulation on skin blood flow in controls and in and around stage III and IV wounds in hairy and non hairy skin. *Medical Science Monitor, 11*, CR309-16.

Phillips, C. A. (1989). Functional electrical stimulation and lower extremity bracing for ambulation exercise of the spinal cord injured individual: A medically prescribed system. *Physical Therapy, 69*, 842-849.

Phillips, C. A., Koubek, R. J., & Hendershot, D. M. (1991). Walking while using a sensory tactile feedback system: Potential use with a functional electrical stimulation orthosis. *Journal of Biomedical Engineering, 13,* 91-96.

Pinedo, S., & de la Villa, F. M. (2001). Complications in the hemiplegic patient in the first year after the stroke. *Revista De Neurologia, 32*, 206-209.

Ralston, D. (1985). High voltage galvanic stimulation: Can there be a "state of the art"? *Athletic Training, 20*, 291.

Renzenbrink, G. J., & Ijzerman, M. J. (2004). Percutaneous neuromuscular electrical stimulation (P-NMES) for treating shoulder pain in chronic hemiplegia. effects on shoulder pain and quality of life. *Clinical*

Rehabilitation, 18, 359-365.

Robinson, A., & Snyder-Mackler, L. (1995). *Clinical electrophysiology: Electrtherapy and electrophysiologic testing*. Baltimore, MD: Williams & Wilkins.

Rooney, J. G., Currier, D. P., & Nitz, A. J. (1992). Effect of variation in the burst and carrier frequency modes of neuromuscular electrical stimulation on pain perception of healthy subjects. *Physical Therapy, 72*, 800-6; discussion 807-9.

Santos, M., Zahner, L. H., McKiernan, B. J., Mahnken, J. D., & Quaney, B. (2006). Neuromuscular electrical stimulation improves severe hand dysfunction for individuals with chronic stroke: A pilot study. *Journal of Neurologic Physical Therapy, 30*, 175-183.

Scheker, L. R., Chesher, S. P., & Ramirez, S. (1999). Neuromuscular electrical stimulation and dynamic bracing as a treatment for upper-extremity spasticity in children with cerebral palsy. *Journal of Hand Surgery (Edinburgh, Lothian), 24*, 226-232.

Scheker, L. R., & Ozer, K. (2003). Electrical stimulation in the management of spastic deformity. *Hand Clinics, 19*, 601-6, vi.

Schmidt, H., Sorowka, D., Hesse, S., & Bernhardt, R. (2003). Development of a robotic walking simulator for gait rehabilitation. *Biomedizinische Technik.Biomedical Engineering, 48*, 281-286.

Selkowitz, D. M. (1985). Improvement in isometric strength of the quadriceps femoris muscle after training with electrical stimulation. *Physical Therapy, 65*, 186-196.

Shi, J. (2005). The research progress of accelerating tendon healing and preventing tendon adhesion. *Chinese Journal of Reparative and Reconstructive Surgery, 19*, 400-403.

Shields, R. K., Dudley-Javoroski, S., & Littmann, A. E. (2006). Postfatigue potentiation of the paralyzed soleus muscle: Evidence for adaptation with long-term electrical stimulation training. *Journal of Applied Physiology, 101*, 556-565.

Smith, G. V., Alon, G., Roys, S. R., & Gullapalli, R. P. (2003). Functional MRI determination of a dose-response relationship to lower extremity neuromuscular electrical stimulation in healthy subjects. *Experimental Brain Research, 150*, 33-39.

Snyder, M. J., Wilensky, J. A., & Fortin, J. D. (2002). Current applications of electrotherapeutics in collagen healing. *Pain Physician, 5*, 172-181.

Stackhouse, S. K., Binder-Macleod, S. A., & Lee, S. C. (2005). Voluntary muscle activation, contractile properties, and fatigability in children with and without cerebral palsy. *Muscle & Nerve, 31*, 594-601.

Sullivan, J. E., & Hedman, L. D. (2004). A home program of sensory and neuromuscular electrical stimulation with upper-limb task practice in a patient 5 years after a stroke. *Physical Therapy, 84*, 1045-1054.

Sun, S., Wise, J., & Cho, M. (2004). Human fibroblast migration in three-dimensional collagen gel in response to noninvasive electrical stimulus. I. characterization of induced three-dimensional cell movement. *Tissue Engineering, 10*, 1548-1557.

Teasell, R. W., Bhogal, S. K., Foley, N. C., & Speechley, M. R. (2003). Gait retraining post stroke. *Topics in Stroke Rehabilitation, 10*, 34-65.

Thawer, H. A., & Houghton, P. E. (2001). Effects of electrical stimulation on the histological properties of wounds in diabetic mice. *Wound Repair and Regeneration, 9*, 107-115.

Trimble, M. H., & Enoka, R. M. (1991). Mechanisms underlying the training effects associated with neuromuscular electrical stimulation. *Physical Therapy, 71*, 273-80; discussion 280-2.

van der Salm, A., Nene, A. V., Maxwell, D. J., Veltink, P. H., Hermens, H. J., & Ijzerman, M. J. (2005). Gait impairments in a group of patients with incomplete spinal cord injury and their relevance regarding therapeutic approaches using functional electrical stimulation. *Artificial Organs, 29*, 8-14.

Van Til, J. A., Renzenbrink, G. J., Groothuis, K., & Ijzerman, M. J. (2006). A preliminary economic evaluation of percutaneous neuromuscular electrical stimulation in the treatment of hemiplegic shoulder pain. *Disability and Rehabilitation, 28*, 645-651.

Wolf, S. L., Ariel, G. B., Saar, D., Penny, M. A., & Railey, P. (1986). The effect of muscle stimulation during resistive training on performance parameters. *American Journal of Sports Medicine, 14*, 18-23.

Yu, D. (2004). Shoulder pain in hemiplegia. *Physical Medicine and Rehabilitation Clinics of North America, 15*, vi-vii, 683-97.

제 10 장

경피신경전기자극치료
Transcutaneous Electrical Nerve Simulation, TENS

학습 목표
Learning Objectives

1. TENS의 정의를 알아보자.
2. 관문조절설을 설명한다.
3. 엔돌핀 이론을 토론해 보자.
4. TENS에서 사용가능한 자극프로그램의 유형을 확인한다.
5. TENS의 생물물리학적 작용을 입증한다.
6. TENS를 사용함에 있어서 적응증과 관계된 적절한 임상적 추론을 토론해보자.

용어 (terminology)	
침점 (acupunture point)	관문조절설 (gate control theory)
전형적인 TENS (고주파 TENS)(conventional TENS)	운동점 (motor point)
두개전기치료자극 (cranial electrotherapy stimulation, CES)	아감각성 TENS (subsensory TENS)
전기침 (electroacupuncture)	경피신경전기자극치료 (TENS)
전극 아편류 (electrode endogenous opiates)	통증유발점 (trigger point)

경피신경전기자극치료 이론
Transcutaneous Electrical Nerve Simulation Theory

경피신경전기자극치료(TENS)는 통증을 조절하기 위해 전기적 자극을 적용하는 것이다. TENS는 표면 전기침을 사용하여 신경계에 적용하는 낮은 전압의 전기치료 분류를 설명하는 일반적인 용어이다. 전기자극이 통증을 조절할 수 있다고 설명하는 많은 양의 연구들이 있다. TENS는 통증을 조절하기 위한 구심성 자극의 비침해적 기법으로 발달해왔다. 통증이 어떻게 전달되는지 설명하기 위한 많은 이론들이 가정되어 왔다. 1960년대 중반에 TENS의 발달과 관문조절설로 통증이론을 촉진했던 Melzack과 Wall(1968)의 업적을 많은 이들이 신뢰하였다. TENS와 관련된 통증조절을 가정하는 두 가지 주요한 이론은 관문조절설과 엔돌핀 이론이다(별칭은 *아편-중재 이론*). 통증은 다면적인 문제이고, 통증관리는 통증의 지각과 감각을 조절하는 것을 포함한다. 통증관리를 위한 일환으로 TENS를 사용하는 것은 치료사에게 작업수행과 기능을 촉진하는 진통제 효과를 제공하는 기법을 제시해준다.

관문조절설(Gate theory)

1960년대 중반, Melzack과 Wall(1968)은 전기치료와 TENS 기구에 대한 흥미, 발달, 제조를 더욱 자극하는 통증 관문조절설을 설명하였고, 통증과 통증지각에 관련된 더욱 많은 연구들을 촉진시켰다. Melzack과 Wall은 비통증수용기나 그 축삭을 자극하는 것은 통증을 지각하는 고위피질영역의 통증수용기로부터의 감각전달을 방해한다고 가정하였다. 마이엘린이 적거나 없는(A-델타, C섬유) 작은 지름, 늦은 전도의 통증수용성 신경섬유는 통증성 자극을 척수로 전달하여 뇌로 전달한다. 이러한 작은 지름의 섬유들은 큰 지름, 빠른 전도, 마이엘린이 많고, 고유수용성 감각 신경섬유(A-베타 섬유)들을 자극함으로써 억제될 수 있다. 전기자극은 A-베타섬유의 활성도를 증가시킴으로써 통증의 감각을 감소시킬 수 있다. 뇌로 가는 신경로의 "범람"과 관문을 닫음으로써 척수로 가는 통증의 전달을 감소시킨다(Melzack, 1965; Melzack과 Wall, 1968). 신체가 적응될수록, A섬유의 더욱 강한 자극이 통증자극에 대한 관문을 닫을 수 있게 하기 위해 요구된다. 관문조절 시스템은 특수화된 T-세포내에 있는 아교실질로 알려진 척수분절에 위치한 것으로 사료된다(Jessel과 Kelly, 1991; Melzack, 1965).

엔돌핀 이론(Endorphin theory)

TENS의 효과에 기여한 두 번째 이론은 엔돌핀 이론 또는 아편-중재 이론이라고 알려져 있다. 지난 25년간 통증의 이해에 대해 아주 많이 기여하는 신경약물학 분야에서 방대한 양의 연구들이 진행되어 왔다. 통증이나 침 부위 또는 통증 유발 부위 근위부에 대한 전기자극은 통증 지각을 감소시키거나 조절한다(Melzack, Stillwell과 Fox, 1977). 엔돌핀이론은 신체의 통증을 진정시키는 자연의 아편을 발견한 것에서 기초한다(Bonica, 1990; Kandel, Schwartz와 Jessel, 1991). 이러한 내인성 아편은 신체의 자연적인 통증 감소제이고, 뇌하수체선과 척수에서 생산된다. 뇌하수체선은 베타-엔돌핀과 척수 엔케팔린을 생산한다. 신경전달 이론은 TENS가 수용기들과 상호작용하고, 통증 지각을 차단하는 신체의 내인성 아편을 생산한다고 제시한다. 이러한 내인성 아편은 통증 지각을 감소시키는데 효과적이고, 마취성 약물의 작용과 유사하다. 적절한 빈도에서 덜 유해한 강도의 자극으로 사용된다면, TENS도 수술 후의 통증을 조절하거나 감소시킬 수 있다(Allais 등, 2003; Benedetti, 2007; Bjordal, Johnson과 Ljunggreen, 2003; Goffaux, Redmond, Rainville과 Marchand, 2007; Grond, Meuser, Pietruck과 Sablotzki, 2002; McGaraughty 등, 2005; Washington, Gibson과 Helme, 2000; Zhang 등, 2004).

침 이론(Acupuncture theory)

통증 관리에서 TENS의 효용성을 설명하기 위한 부가적인 이론은 에너지 선 또는 경혈과 관련있고, 침점과 관련있다. 몇몇 이론가들은 TENS가 전통적인 침 요법에서 사용되는 것과 같은 경혈을 따라 침점이나 "통로"를 자극함으로써 통증 지각을 감소시키는데 사용될 수 있다고 믿는다. 기본적인 침점들은 신체의 표면에 있는 신경지배영역과 혈관영역에 대부분 분포한다. 다양한 통증 증상에 대한 기본적인 침점이 있다. 그것은 통증부위 또는 통증부위와 근접해 있거나 통증부위와 멀리 있을 수도 있다. 이러한 침점에 TENS가 적용될 때, 에너지 또는 신체를 통한 "카이"의 흐름 — 또는 경혈 — 을 조절하여 통증 지각을 조절하고 통증을 유발하는 조건들을 변경시킨다. 침점이나 통증유발점은 전기적으로 활성화되어 있고 전류의 흐름에 대한 저항의 감소를 나타낸다. 이 장의 마지막에 침의 근원에 대한 리뷰가 있으니 관심있는 독자는 더 많은 주제들을 연구하기 바란다(Barlas, Ting, Chesterton, Jones와 Sim, 2006; Hong, 2006; Kawakita 등, 2006; Liu, Ouyang과 Yin, 2006; Wu와 Yang, 2006). 통증유발점은 TENS로 통증을 조절하기 위해 자극될 수 있는 또 다른 영역이다. 통증유발점은 특히 근막통증이 있는 환자에게 적용할 경우 조직 괴사를 유발할 수 있다. TENS 자극은 혈관확장을 유발시켜 괴사부위를 조절하여 통증을 감소시킨다(Fernandez-de-Las-Penas, Alonso-Blanco, Cuadrado와 Pareja, 2006; Gam 등, 1998; Ge, Fernandez-de-Las-Penas와 Arendt-Nielsen, 2006; Melzack 등, 1977; Travell, 1976).

TENS의 치료 요소
Treatment Parameters of TENS

TENS는 허리 통증, 관절염, 연부조직의 염증성 질환, 수술 후 통증, 그 외 다른 질환들을 포함하는 다양한 근골격계 질환들에서 통증을 조절하기 위해 사용되어 왔다. TENS의 용어 및 치료요소들에 대한 불일치와 효과에 대한 몇몇 논쟁과 결론이 나오지 않는 부분들이 있다. 제조사들에 의한 다양한 주장들과 프로토콜들이 존재한다. 그러나, 통증을 치료하기 위해 사용된 치료요소와 기구뿐만 아니라, TENS를 사용해 치료된 임상적 상황에 대한 넓은 가변성이 존재한다. 임상가는 환자 개개인의 특성을 존중하여 치료 프로토콜과 요소들을 적절하게 조절해야 한다. TENS를 사용함에 있어서 "옳고 그름"은 없지만, 더 많은 "시행착오" 접근이 사용되어야 한다. 치료의 적용은 통증조절을 위한 전기자극을 적용하거나 다양한 결합의 자극패턴들의 흐름을 변경시킴으로써 구체화된다. TENS 기구는 임상가에게 치료요소들을 선택하는데 있어서 폭넓은 선택을 제공한다. TENS 기술과 기구는 일반적으로 맥동 양, 맥동 기간 또는 맥동 간격, 맥동 빈도로 특징지어진다.

환자에 의해 보고된 신경학적 반응이나 관찰된 자극에 대한 반응에 기초하여 네 가지 주요한 유형의 자극 프로그램이 있다. 일반적으로 사용되는 4가지 유형의 자극은 아감각수준, 감각수준, 운동수준, 해로운 수준으로 구분된다. 이러한 다양한 자극 방법들은 TENS의 전자흐름을 조작함으로써 발생한다: 맥동 비율/빈도, 맥동 간격/기간, 강도 또는 양. 연구들마다 다양성이 있지만 이러한 변수들을 조절하고 요인들을 조정함으로써 환자들의 통증지각에 영향을 줄 수 있다(Chesterton 등, 2002; Chesterton, Foster, Wright, Baxter와 Barlas, 2003; Foster, Boxter, Walsh, Baxter와 Allen, 1996).

TENS 적용 기법

- 아감각수준 자극/CES: 통증, 우울증, 불안감
- 감각수준 자극: 작업과제와 활동을 하는 동안 급성/만성 통증
- 운동수준 자극: TENS치료 후 더 오랫동안 통증 완화 유지, 관절가동
- 해로운 수준 자극: 조직제거, 고통스러운 과정, 수동 신장, 관절가동

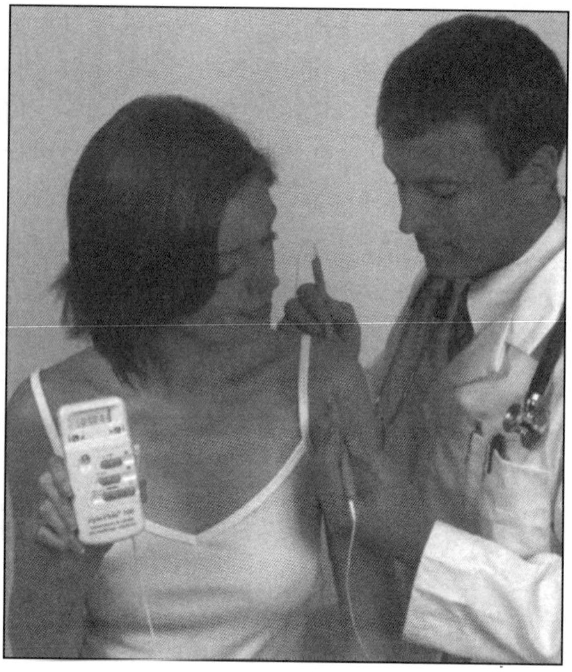

그림 10-1 미세전류 자극. 미세전류는 전기흐름의 아감각 역치를 사용한다.

아감각수준 자극(Subsensory level stimulation)

아감각 수준의 전기치료는 미세전류 전기 신경근 자극(MENS)이라고 이미 잘 알려져 있다. 아감각 수준의 TENS는 또한 미세전류 전기치료(MET)(그림 10-1)라고도 알려져 있다. MET는 μA 범위에 있는 전류를 사용하는데, 이것은 전형적인 고주파 TENS에서 사용되는 것보다 약 1,000배 정도 적고, 감각 역치보다 낮다. 미세전류를 사용해 전달되는 전류는 맥동 간격이나 시간길이 또한 길다. 미세전류 맥동은 전형적인 고주파 TENS보다 맥동간격이 대략 2,500배 정도 긴 약 0.5초이다. 아감각 수준 TENS는 μA 전류가 세포의 생리학적 과정을 향상시키는데 더욱 효과적이라고 가정하고 있다. 미세전류의 주요한 전제는 신체를 통한 전류의 직접적인 흐름으로 인한 "정상" 또는 건강한 조직에서 발생하는 효과라는 것이다. 손상을 받으면, 환측 부위의 전류 흐름이 방해됨으로써 부정적인 반응들이 나타나게 된다. 아감각 수준의 자극은 생물학적 조직 내의 이온 움직임으로 구성된 전류를 생산한다(Hefferman, 1997). 그 조직 내에서 발생한 전류는 신경과 근육이 인지할만한 반응을 일으킬 만큼 충분한 강도나 양이 아니며, 환자는 어떠한 표피감각이나 "느낌"도 보고하지 않는다. 미세전류는 신체의 전류흐름을 재정렬하는 것을 돕고 ATP생산을 자극함으로써 단백질 합성과 조직 치유를 촉진한다(Cheng, Van Hoff와 Bockx, 1982).

아감각 자극에 기초하는 하나의 가정은 신체의 이러한 낮은 수준의 전기 에너지를 자신의 전기생리학적 치유 시스템에 더욱 잘 받아들이고 더욱 편안하게 받아들인다는 것이다. 제안자들 또한 아감각 자극이 신체 내에서 자연적으로 발생되는 생체전기 흐름과 아주 근접하다고 주장한다. 낮은 전압의 μA 자극은 편안함과 안정성을 향상시키는 신체의 생리학적 전류 범위 내에 있다(Carley와 Wainapel, 1985). 낮은 수준의 전류는 골절에도 적용되어 천천히 치유하였고 골 성장 또한 촉진한다(Spadaro, 1977). TENS 뿐만 아니라, 미세전류의 통증치료에 대한 효과성에 대한 연구는 다소 불확실하다(Deyo, Walsh, Martin,

Schoenfeld 와 Ramamurthy, 1990; Deyo, Walsh, Schoenfeld 와 Ramamurthy, 1990; Tan과 Thornby, 2000; Tsui와 Cheing, 2004; Weber, Sevedio와 Woodal, 1994). 이러한 치료에 대한 효용성을 결정하기 위해서는 이중맹검법과 플라시보-통제 연구를 사용하여 아감각 자극에 대한 추가적인 연구들이 수행되어야 한다(Byl 등, 1994).

두개전기치료자극(CES)은 낮은 수준의 전류를 사용하여 상황적, 만성 불안감, 우울증, 불면증, 스트레스 장애, 약물 중독을 치료하기 위해 머리에 적용된다(Kirsch와 Smith, 2000). 이것이 통증환자, 편두통, 발달장애 환자들의 공격적인 행동, 척수손상 환자들의 만성적 통증을 치료하는데 유용하다는 연구들도 있다(Bronfort 등, 2004; Cameron, Lonergan과 Lee, 2003; Fagade와 Obilade, 2003; Gilula와 Barach, 2004; Iliukhina 등, 2004; Klawansky, Yeung, Berkey와 Shah, 1994; Lichtbroun, Raicer와 Smith, 2001). CES는 외이 옆에 부착하는 클립 전극을 사용한다. 1 mA 또는 그 이하의 전류가 사용되고, 이것은 시상영역에 도달하기에 충분한 정도로 강하고 신경전달물질을 생산하고 방출하는데 충분한 영향을 미친다. CES 장비는 표준의 mA-전류 TENS 장비와 다른 전류를 사용한다는 것을 주의하여야 한다. **표준 TENS 장비는 두개부분에 절대 적용해서는 안된다**(Ferdjallah, Bostick과 Barr, 1996). CES의 효과는 주로 뇌의 변연계, 시상하부, 그물활성계 중재를 통해 발생한다고 가정되고 있다. 그물활성계는 전자피질의 활동을 통제하고 이것은 원시적인 뇌간구조이다. CES의 사용은 불안감과 불안과 관련된 질환들에 효과적이고 안전하다고 알려져 왔다. 이것은 우울증, 불면증, 근긴장에 사용되었고, 두통 치료뿐만 아니라, 근막통증, 반사성 교감신경 위축증(RSD) 또는 복합성 통증 증상(CRPS)을 감소시킨다(Alpher와 Kirsch, 1998; Smith, 1999; Lichtbroun, Raicer와 Smith, 2001). 치료요소들을 결정하고 개개인의 작업수행에서 CES의 효과를 입증하기 위해서는 더 많은 연구들이 필요하다. 치료사들이 CES를 치료에 적용하는데 흥미로워하며, CES의 임상적 사용을 위해서는 더 많은 훈련과 교육을 수행해야 한다(Bronfort, Nilsson, Haas, Evans, Goldsmith와 Assendelft, 2004).

아감각수준 요소

맥동기간	*빈도(pps, bps, Hz)*	*양*
1초	<1 mA	5~20분 적용, 하루에 1~3번 : 아감각, 운동이나 감각반응 없음

감각수준 자극(Sensory level stimulation)

감각수준 자극은 "전형적인 고주파 TENS"로 알려져 있으며, 이것은 통증조절을 위한 짧은 맥동 기간과 높은 빈도의 맥동(50~100 pps)으로 전달되는 자극들로 구성된다. 전형적인 고주파 TENS는 일반적으로 사용되는 TENS 유형으로 표피 촉각 감각 섬유들을 활성화하고 운동 역치보다는 낮은 역치의 자극 기간과 양을 사용한다. 자극은 자극빈도가 10~15 pps일 때 발생하는 운동수축 없이 표피의 이상감각(바늘로 찌르는 듯한) 또는 따끔거리는 감각을 일으킨다. 전형적인 고주파 TENS는 손상의 급성기에 적용되지만, 만성통증을 조절하는 데에도 효과적이다. 전형적인 고주파 TENS는 관문조절설이나 역 자극설에 기초하며 큰 구심성(A) 섬유들에 영향을 미쳐 통증 전달에 작용한다. 자극의 빈도가 초당 7~10 미만이라면, 환자들은 "가볍게 두드리는" 감각을 경험할 것이다. 자극 양이나 맥동 기간이 증가할수록 환자들의 감각반응은 증가할 것이다. 감각수준 자극에서 가장 일반적으로 적용되는 요소들은 높은 빈도(50~200pps)와 20~100 마이크로세컨드의 맥동기간 내에 존재한다. 맥동 또는 교류된 치료적 흐름은 운동반응을 일으키기 전에 표피 감각을 먼저 자극한다. 전극 위치는 보고된 통증 부위 또는 그 부근에 적용되어야 한다. 전류는 환자가 지각하는 감각수준에 따라 증가하고 그것은 대부분 편안한 "따끔거림" 이나 "윙윙거리는" 느낌이다.

통증완화는 대부분 짧은 기간이고 일시적이지만, 그 기계가 적용되고 있고 적응이 발생하지 않는 동안에는 가능한 오랫동안 효과적이다. 통증 완화는 보통 치료가 시작되고 난 후 약 5분 후부터 나타나고, 치료가 종료된 후부터 1시간 동안 지속된다. 환자는 자극이 가해지면 통증반응의 감소나 조절을 나타내야 하지만, 빈번하게 발생하는 적응으로 최소한 남아있는 통각상실증을 경험할 것이다(Mannheimer와 Lampe, 1984). 이로 인해, 이 장비의 고안자들은 자극이 가해지는 동안 적응을 최소화하기 위한 전류 조절장치를 개발하였다. 이 장비는 장기간 사용되기 때문에, 작업과제를 수행하는 동안 통증을 감소시키고 수행을 촉진할 수 있도록 사용될 수도 있다. 환자들은 자극이 가해지는 동안 통증 역치가 변하지 않도록 하고 "과한 사용"을 하지 않도록 교육받아야 하며, 그들은 과용이나 손상에 대한 위험경고를 알아차리지 못할 수도 있다(그림 10-2).

감각수준 요소

맥동기간	*빈도(pps, bps, Hz)*	*치료시간*	*양*
50~100 μsec	80~100	15~30분	따끔거리는, 가볍게 두드리는, 바늘로 찌르는 듯한

상태: 급성 통증, 자세 또는 역동적 신장에 관련된 통증, 관절가동기법

운동수준 자극(Motor level stimulation)

운동수준 자극은 근골격근을 지배하는 축삭들을 활성화시킬 정도로 충분한 강도의 전류가 발생할 때, 일어난다. 운동수준 자극은 만성통증을 치료하기 위해 종종 사용되고 눈에 보일만한 근수축을 생산해야만 한다. 운동수준 자극은 자극의 빈도와 동시전류 운동수준 자극 때문에 강하고 낮은 비율(SLR) 또는 TENS 같은 침 용법으로 정의되기도 한다. 자극의 빈도에 따라, 자극의 빈도가 낮을 때(<5 pps), 나타나는 조직 반응인 경련 또는 실룩거리는 움직임 같은 수축이 일어나거나, 부드럽고, 등장성 또는 등척성의 강직경련성 수축반응이 나타날 수도 있다. 자극의 양을 증가함으로써 더 많은 운동 축삭과 근섬유들의 동반을 통해 근수축을 더욱 강하게 유발할 수 있다.

운동수준 자극은 높은 양과 빈도 10~20 pps 이하, 전형적인 범위인 1~14 pps인 낮은 빈도로 특징지어진다. 맥동기간은 감각수준자극보다 더 길며 대부분 100~300 마이크로세컨드 범위 내에 있다. 그 양은

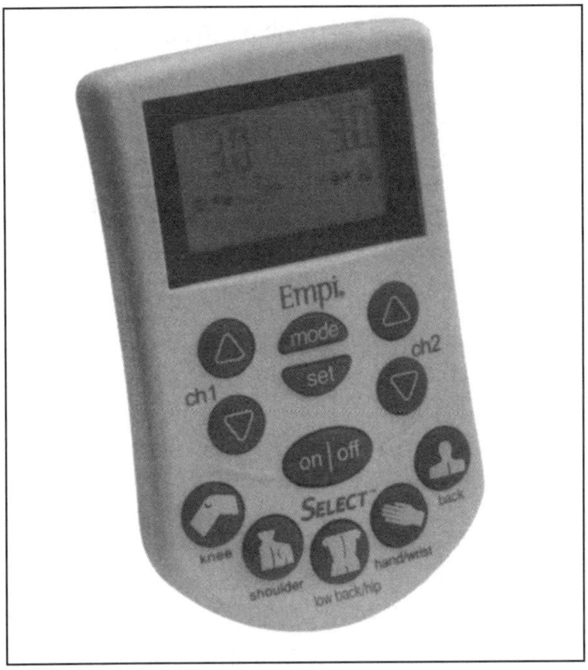

그림 10-2 TENS 장비를 통해 엔돌핀 방출과 관문 조절을 사용함으로써 통증 완화를 할 수 있다.

눈에 보일만한 근수축을 발생시킬 만큼 충분히 강한 정도까지 증가해야 한다. 근섬유 연축이나 근경련을 일으키는 지점까지 그 양을 증가시키는 것은 환자에게는 불편할 수도 있으나, 그 불편함을 참을 수 있는 범위 내까지만 증가시켜야 한다. 통증 완화는 통각상실의 기간동안 다른 형태의 이론들보다 관문조절설이나 엔돌핀 방출로 인해 더욱 오래 지속된다(Low와 Reed, 2000). 통증완화는 치료가 시작된 이후 약 15~60분 이내에 발생할 것이고, 치료가 종결된 이후에도 1시간 동안 통증완화가 지속될 것이다. 더욱 오랜 기간 동안의 통증완화는 방출된 엔돌핀이 신체로부터 재흡수 되는 시간의 양과 관계가 있다. 전극은 통증부위와 연관된 운동점이나 통증과 연관된 신경근 분절에 위치하고 근섬유 연축이 발생할 때까지 증가시킨다(Brosseau 등, 2003; Langley, Sheppeard, Johnson과 Wigley, 1984; Mannheimer와 Lampe, 1984).

운동수준 요소

맥동기간	*빈도(pps, bps, Hz)*	*치료시간*	*양*
150~200 μsec	2~10	30~45분	근경련, 떨림 증상 같음 부드럽고, 등장성 또는 등척성의 감각경련성 수축

상태: 급성 통증, 만성통증 상태에 사용됨

해로운 수준(짧고 강한) 자극 [Noxious Level (brief intense) stimulation]

해로운 수준의 자극은 전기 침, 과도한 자극 또는 해로운 수준의 TENS를 포함하는 수많은 명칭들로 알려져 있고, 초기에 환자들에게는 "불편함"으로 지각될 것이다. 이러한 형태의 TENS는 만성통증 환자들에게 자주 사용되고 다른 형태의 TENS들이 환자의 통증수준을 조절하는데 효과적이지 않을 경우, 그 이후에 사용된다. 해로운 수준 자극은 작은 지름의 끝을 가진 전기 탐침 전극 — 연필과 유사한 크기 — 이나, 전형적인 전극을 사용하여 자극이 가해진다. 자극은 침, 운동 또는 통증유발점에 짧게 적용된다. 모든 경우에, 환자가 고통스러울 정도로 지각하는 수준으로 자극의 수준이 증가한다면, 해로운 수준의 자극에 도달한 것이다. 환자들은 불편하거나 고통스러운 자극을 보고할 것이고, 그것은 타오르거나 바늘이 찌르는 듯한 감각으로 설명될 것이다. 해로운 자극은 대부분 자극이 가해지는 부위의 통증 섬유들의 전기적 활성과 통증지각을 조절하는 내인성 마취제의 방출과 연관이 있다. 해로운 수준의 자극에 사용되는 치료요소들은 운동반응을 일으킬 수 있고, 표피의 운동신경이나 운동점들을 포함하는 부위들은 피해야 한다. 통증부위와 연관된 침 경혈부위들은 자극점으로 사용될 수도 있다. 짧고 강한(또는 해로운) 자극은 100~200 pps의 높은 빈도, 250~1000 μsec의 맥동기간을 사용한다(그림 10-3).

해로운 수준의 자극은 내인성 마취에의 방출을 통해 통증을 조절한다고 믿어지고 있다. 해로운 수준의 자극은 짧은 기간 동안의 표피 통각상실증을 유발하므로 수동신장, 조직제거술 또는 국소수술 이전에 사용될 수 있다. 해로운 수준의 자극은 불편한 반응을 유발하기 때문에, 이것은 다른 형태의 TENS 사용이 실패했을 때 사용해야 한다. 효능을 증진시키기 위해 환자들은 진정될 수 있도록 지시하고 전기침 자극 치료 전에 휴식하도록 한다(Barlas, Ting, Chesterton, Jones과 Sim, 2006; Fang, Yu와 Li, 1992; He, Lu, Zhuang, Zhang과 Pan, 1985; Liu, 1996).

해로운 수준 요소

맥동기간	*빈도(pps, bps, Hz)*	*치료시간*	*양*
1 ms~1 sec	1~5 또는 >100	1회당 30초	피부의 지각이상, 해로운 자극은 고통스러움

상태: 수동적 또는 자세 신장, 화상 조직제거술, 국소 수술 이전의 급성 또는 만성 통증 증상에 사용됨.

적용과 효능(Application and Efficacy)

통증환자들에게 TENS 치료가 효과적이라는 것이 문헌에서 아직 논쟁의 여지가 있고 불확실하다. Melzack과 Wall의 관문조절설의 결과로써 전기치료와 TENS의 사용, 그에 따르는 연구들에서 급속한 발전을 나타내었다. 이전의 연구들에서 TENS는 허리 통증 감소에서는 유망한 치료요법이었고, 통증조절의 모든 것이었으나, 용어와 치료요소 선택 부분에서 일치하는 연구들이 부족했고 방법과 문헌들에서 많은 오차와 불일치성을 나타내었다(Farr, Mont, Garland, Caldwell과 Zizic, 2006; Robinson, 1996; Zizic 등, 1995). Ordog(1987)는 염좌, 열상, 골절, 좌상을 포함하는 급성 외상성 환자들에게 감각 수준의 TENS의 진통 효과를 실험하였다. 그는 급성손상에서 효력 있는 TENS의 적용은 외상성 통증 이후에 적용하는 코데인이 포함된 타이레놀만큼의 효과가 있다고 하였다. 그는 통증 조절을 위해 마취성 진통제의 진정효과를 피하기 위해서는 효력 있는 TENS의 적용이 더욱 좋다고 제안하였다.

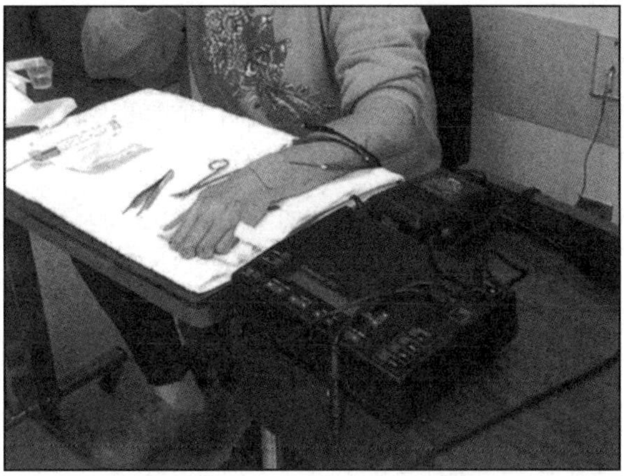

그림 10-3 해로운 수준의 TENS는 손가락의 조직 제거술 이전에 적용된다. 개 목걸이를 "잡아챔으로써" 야기된 상처로 인해 손가락이 절단된 당뇨병 환자이다.

다른 연구들은 TENS가 급성과 만성 단계 동안 이미 진행된 염증반응 후에, 염증과 관련된 과도한 통각을 억제한다고 하였다(Vance, Radhakrishnan, Skyba와 Sluka, 2007). Denegar(1993)는 고빈도 TENS가 저빈도 TENS보다 근육 유발 염증의 치료 이후에 통증감소에서 더욱 효율적이라고 하였다. Denegar와 Perrin(1992)도 근육 염증이 발생하여 시간이 지난 상태에서 TENS와 차가운 것을 함께 적용하는 것이 통증완화에 더욱 효과적이라는 것을 발견하였다. 감각과 운동 수준 형태의 TENS는 급성 염증 반응과 연관된 근육 염증 통증을 감소시킨다고 하였다. Ainsworth는 후방 내복측 연수(RVM)와 같은 척수 상부에서부터의 하부척수로를 조절함으로써 TENS가 작용한다고 가정하였다(Ainsworth 등, 2006). 다른 연구들은 표면의 상부척수로들이 아닌 큰 지름의 심부 체성 조직으로부터의 주요한 상부척수로들의 활성화로 인해 TENS의 통각상실증을 유발하는 요인이 된다고 하였다(Radhakrishnan과 Sluka, 2005). 전기침 TENS는 상과염 환자들이 통증 없이 손의 장악력을 향상시키고 통증을 감소시킨다고 하였다(Tsui와 Leung, 2002). 몇몇 연구들은 불확실하다; 아감각 자극인 MENS는 바깥쪽위관절융기염(외측상과염, lateral epicondyle)이나 팔꿉관절(주관절, elbow joint) 힘줄염(REFS)과 같은 급성 염증 환자들의 통증의 양을 조절하지 못하는 것으로 나타났다. 그러나, 미세전류치료는 두경부암 환자들의 방사선 치료 이후에 이차적으로 나타나는 관절가동범위 제한을 향상시키는데 효과적이었다(Lennox, Shafer, Hatcher, Beil과 Funder, 2002). 급성 염증 환자에서 통증을 조절하기 위한 MENS의 진통효과를 설명하기 위한 통제된 연구들이 아직 없으며, 미세전류 치료 프로토콜을 최적화하기 위해 더 많은 연구들이 필요하다(Mannheimer와 Carlsson, 1979; Robinson, 1996). TENS는 관절염, 힘줄염, 유착성 관절낭염, 과한 능동관절가동운동 프로그램에서 통증조절, 다발성 경화증, 허리 통증 환자들을 치료하는데 효과적이라고 밝혀졌다(Al-Smadi 등, 2003; Brosseau 등, 2003; Cannon, 1989; Farr 등, 2006; Mannheimer와 Carlsson, 1979; Rizk, Christopher, Pinals, Higgins와 Frix, 1983).

간섭 전기 자극
Interferential Electrical Stimulation, IFS

IFS는 피부와 표면조직의 저항으로 인한 전류의 상호작용 효과로 인해 전류가 더욱 깊이 관통할 수 있으므로 몇몇 임상가들에 의해 더욱 효과적으로 제안되어 왔다. IFS는 2개의 중간 빈도의 전류를 사용하며 이것은 동시에 조직을 통과하여 지나가 서로 교차하고 가로지르며 "충돌"을 일으킨다. 2개의 전류 중 하나는 보통 4000 Hz에서 유지되며 다른 하나는 일정하거나 4001~4100 Hz 범위 내에서 변하며 유지된다. 고빈도 전류는 불안정하지만, 2개의 전류가 단계를 구속하지 않으므로 피부를 더욱 쉽게 관통하고 전류가 가로지르는 더욱 깊은 조직에서 서로 충돌한다(Hansjuergens, 1986; Johnson과 Tabasam, 2003a). 이러한 조절된 양의 충돌 파동은 1~250 Hz 사이의 비트 빈도를 가지고, 진통반응을 유발할 것이다(그림 10-4)(Jarit, Mohr, Waller와 Glousman, 2003; Johnson과 Tabasam, 2003b).

보고된 바에 의하면, 간섭 전류는 감각, 운동, 통증 섬유들을 자극할 수 있다. 빈도 때문에, 간섭 파동은 아래 조직에 들어가기 위해 피부를 가로지를 때 낮은 임피던스에 이르게 된다; 이로 인해, 관통이 더욱 깊어지게 된다. 이러한 깊은 조직 관통은 증가된 혈류를 위해 부교감 신경섬유를 조절하기 위해서 조정될 수 있다. 간섭전류 적용을 위한 주요한 4가지 임상적 적용들이 있다: *통증 완화, 근육 자극, 증가된 혈류, 부종 조절.*

제안자에 의하면, 간섭 자극은 TENS와 다르다고 한다. 왜냐하면 간섭자극은 편안하게 더욱 깊이 조직으로 관통할 수 있게 하며 이것은 환자들에게 더욱 적용하기 쉬우며, 순환을 증가시키기 때문이다. 이러한 비선형적인 효과는 더욱 빠른 치유를 유도할 수 있다. 그러나, 연구들은 다소 전통적인 맥동 전류나 TENS의 이점에 대해 불일치하는 의견을 보이고 있다(Cheing과 Hui-Chan, 2003; Johnson과 Tabasam, 2003b). Parada는 IFS와 간섭 치료(IFT)가 비록 짧은 기간의 효과를 보일지라도, 염증성 통증을 감소시키는데 효과적이라는 것을 발견하였다(Jorge, Parada, Ferreira와 Tambeli, 2006). IFC, TENS, 미세전류 장비의 효용성을 결정하고, 임상적 프로토콜을 강화하기 위해 잘 고안된, 이중 맹검법의 연구들이 더욱 많이 시행되어야 한다.

TENS 전극 위치(TENS electrode placement)

환자들의 통증 조절을 위해 사용될 가장 효율적인 모드와 치료요인들의 다양성으로 인해, 치료사들에게 TENS 기법과 전극 위치를 선택하는데 있어서 융통성이 요구된다. 전극 위치를 위한 자극 부위는 문제가 있는 부위와 환자의 목표에 기초하여 선택되어야 한다. 최적의 전극 위치는 최초 평가에서 확인한 통증의 구조와 요인들에 관련이 있어야 한다. 치료사가 전극 부위를 결정하는데 있어서 피부의 저항 정도를 고려

그림 10-4 간섭전류 파동 형태.

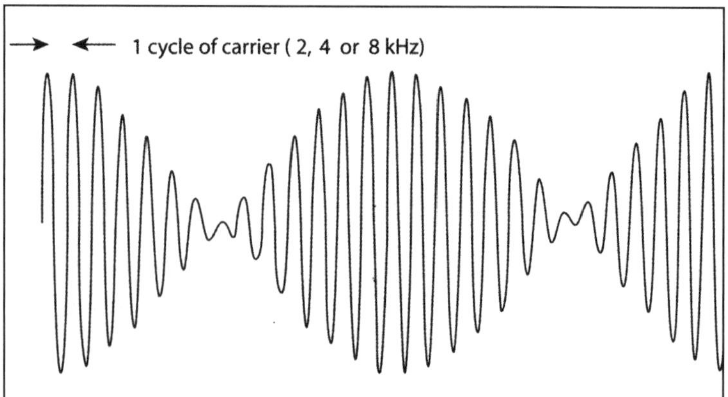

하는 것은 아주 중요하다. 전류에 대해 큰 저항을 가진 부위는 더욱 높은 전류를 요구할 것이고, 그것은 환자에게는 불편할 것이다. 전기적으로 활성화되고 목표 조직으로의 전류흐름을 촉진하기 위해 사용될 수 있는 3가지 필수적인 영역들이 있다: *운동점, 통증유발점, 침점*.

운동점(Motor points)

통증부위를 지배하는 말초신경들과 표면적으로 위치한 부분들은 직접적인 자극의 목표지점이 될 수 있다. 운동점들은 말초신경들이 근육에 들어가는 곳에 발생하며, 자극점으로도 사용될 수 있다. 이러한 부위들에서는 적은 전류로 운동반응을 유발할 수 있다. 운동점들은 운동신경이 근육에 들어가는 근육의 중간지점에 위치하고, 적은 양의 자극으로 눈에 보이는 수축을 일으킨다. 근수축이나 운동반응을 유도하고 싶다면, 전극을 선택된 조식의 운동점 위에 위치하여라. 원하는 임상적 반응, 근육 경련 또는 감각경련성 수축을 유도하기 위해서는 빈도, 맥동기간, 강도를 조절해야 한다.

통증유발점(Trigger points)

압력과 전기자극에 예민한 부위들은 통증유발점으로 알려져 있고, 피부, 근막, 힘줄(건, tendon), 인대 또는 골막에 위치할 수 있다. 통증유발점은 전기 활동에 대해 낮은 저항성을 가지며 압력에 통증반응을 보일 것이다. 통증유발점의 촉진은 그 부위에서 방사된 영역에 관련통을 유발하고 항상 체절양상을 따르지는 않는다. 환자가 통증유발점을 촉진했을 때 통증을 나타낸다면, 치료사는 전극 위치를 결정할 수 있다. 전극은 통증유발점이나 관련통 부위에 위치할 수 있다.

침점(Acupuncture points)

침점과 고대 중국 경혈과 관련된 것들도 통증 관리에서 사용될 수 있다. 침점은 통증 부위를 따라 지나가는 미리 정해진 부분들이나 경혈을 따라 적용될 수 있다. 침점은 신체 전체를 따라 위치하고 전극위치를 나타나기 위해 도식화된 많은 표들이 존재한다(Barlas, Ting, Chesterton, Jones과 Sim, 2006; Kawakita 등, 2006; Liu 등, 2006).

침점과 그 원리들은 수천년 동안의 중국 전통에 기초하고 경혈로 알려져 있다. 침점들은 신경지배 영역과 혈관영역을 지배하고, 표면부위의 신경들을 지나갈 것이다. 전극들은 하나의 부위 또는 동시에 많은 부위들 위에 위치될 수 있다. 미리 정해진 순서에 따른 침점부위의 자극은 통증 부위를 지나가는 경혈을 따라 통증역치 감소를 나타낸다(그림 10-5)(Alimi 등, 2003; Wu와 Yang, 2006; Yang, Liu, Kuai와 Gao, 2006).

전 극
Electrodes

TENS나 전기자극의 일반적인 부작용은 피부 자극이다. 피부와 전극 경계면에서 발생하는 염증은 일반적으로 사용하는 어떠한 전극에서도 발생할 수 있다. 부착성 제품에 대해 예민한 환자들은 대부분 민감할 것이다. 환자가 부착성 전극에 대해 알러지 반응을 보이거나 민감한 반응을 보이면 전극 제조사에 보고해야 한다.

다양한 형태와 크기의 전극들이 있고, 모든 환자에게 적합한 한 가지 형태의 전극만 있는 것은 아니다. 주요한 형태의 전극들에는 탄소판 고무, 겔 타입, 또는 자가 부착형이 있다. 탄소판고무와 겔 타입의 전극

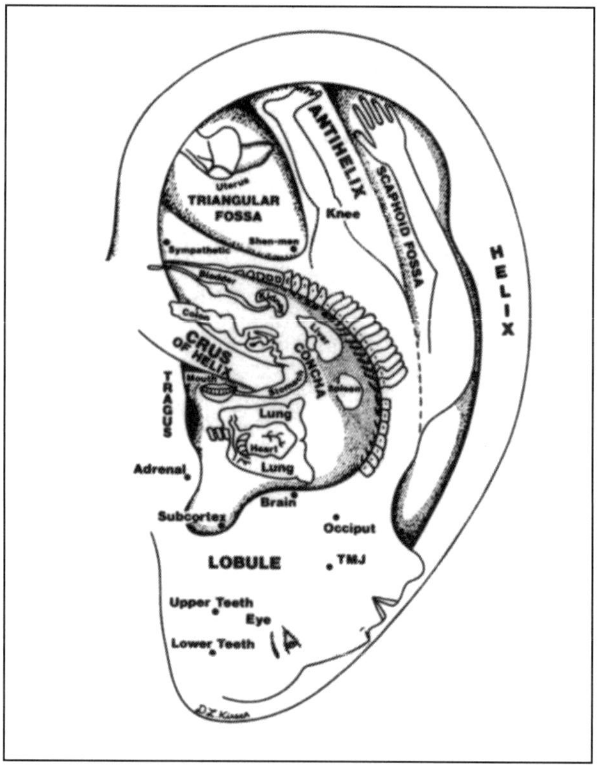

그림 10-5 귀의 침점. 이러한 부분들은 미세전류를 사용해 적용될 수 있다.

을 임상가가 사용하기 위해서는 전극을 목표 지점에 부착하기 위해 겔과 테이프가 필요하게 된다. 자가 부착형 전극은 일회용이나 재사용이 가능할 것이다. 환자들은 이러한 형태의 전극이 사용될 때 더욱 잘 순응할 것이다. 일반적으로 사용되는 것과 같이, 큰 전극들이 일반화된 통증에 사용되거나 여러 개의 전극 장치에 사용될 것이다.

작은 전극들은 심부의 국소통증에 최적이고, 작은 자가 부착형 전극은 신체의 특정 영역에 더욱 잘 부착될 것이다. 전류의 밀도는 전극의 크기에 따라 결정되고, 작은 전극일수록 더욱 큰 밀도와 감각을 생산한다.

전극을 적용하기 전에 우선 피부를 깨끗하게 하는 것이 중요하다. 피부는 물과 비누로 씻은 후, 헹궈 깨끗하게 닦아 말려야 한다. 큰 전극들은 등이나 다리와 같이 넓은 부분에 사용되어야 하고, 작은 전극들은 얼굴과 손처럼 좁은 부분에 사용되어야 한다. 치료사는 근수축이 쉽게 유발되거나 민감하게 일어날 수 있도록 다른 크기의 전극들을 사용해야 한다.

피부 염증은 한 부위에 과도한 자극이 주어졌을 때 발생한다. 화상은 작은 부위의 전극들에서 더욱 잘 발생하고 어떠한 크기의 전극들이라도 서로 너무 근접하게 위치하지 않도록 주의해야 한다. 피부와 전기 사이의 전기 접촉이 좋지 않다면, 미세반점 화상이 발생할 수도 있다. 피부 염증과 화상은 곡선 부위의 잘 붙여지지 않은 전극이나 전극의 겔이 부족하거나 너무 건조한 경우와 같이 부적절하게 적용되었을 때 발생될 것이다. 전극을 제거할 때 테이프와 피부 사이에 발생하는 전단력으로 인해 기계적 스트레스가 발생하고, 이것 또한 피부에 부작용을 야기할 것이다. 테이프를 적용할 때 주의를 기울여야 하고, 피부에서 제거할 때도 털이 나 있는 방향으로 조심해서 제거해야 한다. 효율적인 전류 흐름을 위해서는 피부 보전상태가 중요하고, 깨끗하게 유지되어야 한다. 치료사들은 항상 피부의 베인 부분이나 손상부분이 없는지 주시해야 하고 그 부분이 정상 감각인지 확인해야 한다.

전극 위치(Electrode placement)

운동점, 통증유발점, 침점 사이에는 관련이 있다. 이 모든 것들은 촉진에 대해 저항을 나타내고 관련통에 통증이 있거나 예민할 수 있다. 이 모든 점들은 전기적으로 활성화되어 있고, 전기적 에너지 흐름에 감소된 저항을 나타낸다. 치료사는 통각상실을 위해 원하는 결과가 운동반응, 감각 통각상실 또는 유해한 자극인지 확인할 수 있어야 한다(Kawakita 등, 2006; Shen, 2001). 전극을 처음 부착할 때는 통증 부위 또는 근접부위에 위치시킬 수 있다. 자극 부위들은 통증 부위를 지나는 조직, 말초신경을 따라 지나가는 표면 점들, 특정한 피부분절이나 척수 근육분절, 통증유발점, 운동점, 또는 침점들도 포함한다(Hong, 2006; Johansson, Adolfsson과 Foldevi, 2005; Fernandez-de-Las-Penas, Alonso-Blanco, Cuadrado와 Pareja, 2006). 치료사는 환자의 반응을 잘 모니터해야 하고, 만약 원하는 결과가 일어나지 않는다면, 전극을 다른 위치로 옮겨야 한다(부록 A와 B 보기).

TENS로 사용할 수 있는 전극의 위치와 패턴들은 다양하다. 전극의 정렬에 대해서는 확고한 규칙이 없고, 치료사들은 치료결과가 기대한 것보다 좋지 않거나 환자가 통증이나 불편함을 경험한다면, 기꺼이 처음의 전극 위치를 바꾸어야 한다. 전극들은 통증 부위와 평행하게 위치하거나 상처나 수술 절개 부위의 어느 한 부분; 국소통증 부위와 교차하여; 통증 부위의 바깥가장자리에 일괄하여 전극을 위치; 또는 말초신경이나 피부분절을 따른 관련통 부위를 따라 선형으로 전극을 위치시킬 수 있다. 전극 패턴들은 편측성, 양측성, 또는 반대측성으로 나타날 수 있다. 모든 전극들이 같은쪽의 관절, 척추, 얼굴 또는 사지에 위치하는 전극 패턴들을 편측성이라고 한다. 양측성 전극위치는 전극들이 같은 쪽의 말초 관절, 척추, 얼굴 또는 반대측 사이에 사용될 때 발생한다. 편측성 전극위치는 통증부위가 불안정하거나 예민한 부위에 가장 잘 사용된다(부록 C 보기).

금기증
Contraindications

TENS와 전기자극 장치들이 안전하고 효율적인 기법이지만, 몇몇 환자들의 통증 관리에서 전기자극을 사용할 때와 몇몇 진단과 부위들에서는 금기시되기 때문에 주의를 기울여야 한다(표 10-1). TENS 장비는 그 기능과 수행을 방해하기 때문에 인공 심장 박동기를 사용하는 사람에게는 적용하면 안된다. TENS와 전기적 진통기가 진통과 출산을 하는 동안 사용될지라도, FDA는 임신한 여성의 체간이나 복부에 가해져서는 안된다고 권고한다. 전기적 진통기는 눈 위에 직접적으로 적용되어서도 안되며, 간질이나 악성 질환자; 말초혈관질환 또는 감염, 또는 감각 손실 또는 감소환자에게도 적용해서는 안된다.

전기적 진통기는 말기 암환자의 통증 조절에 사용되어지만, 치료가 실행되기 이전에 환자의 동의를 먼저 받아야 한다. TENS는 진단되지 않은 통증환자에게도 금기시되며, 전극은 경동맥동 부위나 대뇌를 가로질러서도 위치하면 안된다.

급성 통증이나 수술직후의 환자에게 전기적 진통기를 사용할 때는 통증이 조직이나 신체를 더욱 손상시키는 것을 방지하기 위한 보호기능을 하거나 경로를 나타내는 것이기 때문에 주의를 기울여야 한다. TENS의 사용은 보호기전으로 작용하는 통증 감각을 억누를 것이다. 다른 의학적 장비나 약물과 같이, TENS 장비도 아이들의 손이 닿지 않는 곳에 두어야 한다.

표 10-1 금기증 (Contraindications)

- 인공심장박동기
- 경동맥동에 위치
- 초기 3개월 동안의 임신 환자
- 목의 앞부분
- 심장질환(가슴을 가로지르는 자극)
- 간질(머리와 목 부분 피함)
- 눈 위에 위치
- 점액성 표면
- 중추신경계 질환자
- 뇌혈관사고 환자
- 혼란스럽거나 비순응적 환자
- 아동

임상적 고려점

금기증
- 경동맥동에 위치
- 동맥 또는 정맥 혈전증
- 말초혈관질환
- 감염
- 감소된 감각
- 임신-체간이나 배 위
- 절대 대뇌를 가로질러 전극을 위치시키지 말 것
- 진단되지 않은 통증
- 인공심장박동기
- 눈 위
- 간질
- 주의

주의
- 급성 통증
- 수술 후
- 아동의 손에 닿지 않게 함
- 작업과제를 수행하는 동안이나 환자가 "과하게" 수행할 때

임상적 추론과 적용
Clinical Reasoning and Application

다른 기법들처럼, TENS도 치료과정 전반에 사용된다. TENS는 통증을 조절하고 작업수행을 촉진하기 위해 사용되는 전통적인 약학 또는 수술적 중재의 보조 또는 대체적인 방법으로 안전하고 효과적으로 사용될 수 있다. 그러나 TENS는 통증 조절 연속체계의 오직 한가지 구성요소이다. 다양한 종류의 기구, 전극 위치, 치료요소들이 있고, 치료사는 그 기법을 선택하고 적용할 때 융통성 있고 창의적이어야 한다. 어떠한 치료에서와 마찬가지로, 치료결과가 효과적이기 위해서는 환자가 치료를 받아들이고 이해하며, TENS의 역할에 대해 이해하는 것이 중요하다.

치료가 적절하고, 나타나는 상태에서 필요한지 확정하기 위해서는, TENS를 적용하기 전에 철저한 평가가 이루어져야 한다. 환자의 의학적 과거력, 통증 약물, 환자의 현재 상태에 대한 철저한 평가(회복단계와 통증 부위 포함)의 검토는 치료의 보완방법과 치료요소들을 결정하는데 도움을 준다. 통증 유형, 치유기간, 통증에 대한 심리적 반응과 행동은 추론과정을 고려하는데 중요한 특징들이다. 환자가 만성, 국소적이 아닌 일반화된 통증을 호소하고 손상 이후 몇 달이나 몇 년이 지난 경우에는 TENS를 사용한 통증조절의 긍정적인 결과에 대한 가능성이 없을 것이다. 개개인의 작업수행과 구성요소들에 대한 철저한 이해는 통증조절과 작업 활동의 회복을 위한 준비를 하는데 중요한 도움이 될 것이다. McGill 통증 질문지와 같은 다양한 통증 척도들이 있고, 통증척도와 일치하는 실시방법들은 통증변화를 결정하는데 도움을 줄 것이다. 치료프로토콜의 부분으로 TENS를 적용하기 전에 환자에게 TENS 만으로 현재 문제점들을 치료할 수는 없으며, 통증을 치료하기 위한 "마술" 또한 아니라고 설명하는 것이 중요하다. 기법에 대해 긍정적인 태도로 받아들이고 치료에 대한 책임감을 지니는 환자들은 더욱 긍정적인 치료결과를 촉진할 것이다.

TENS자극은 맥동율, 맥동 간격, 강도를 포함하는 다른 변수들로 구성된다. 정해진 진단이나 병리에 따라 일반적으로 정해진 최적의 TENS 모드나 전극 위치는 없다. 그러나 환자들은 낮은 양의 전형적인 고주파 TENS와 짧은 강도, 맥동-활동, 또는 조절된 것과 같은 낮은 양의 형태들인 다른 모드들을 더욱 선호하는 것처럼 보인다. 특정한 TENS 형태를 선택하는데 정해진 규칙이 없기 때문에, 전형적인 모드의 TENS나 낮은 기간과 높은 빈도로 미리 세팅해 놓은 것이 시작점으로 적절하다. 전극은 국소통증 부위의 전반적인 부위 또는 근위부에 적용되어야 한다. 장치가 켜지면, 그 양은 환자가 따끔거리는 감각을 보고할 때까지 증가할 것이다. 환자가 그 기법을 받아들이고 그 양을 조절할 수 있을 정도로 잘 다룬다면, 원하는 감각으로 그 양을 자가 조절할 것이다. 환자는 이상감각과 따끔거리는 감각을 보고할 것이다. 근육 반응이 나타나서는 안된다. TENS가 켜지기 전에, 치료사는 맥동기간과 빈도를 미리 세팅해야 한다. 빈도는 50~80 pps, 맥동기간은 50~100 ms 내에 세팅되어야 한다. 치료기간은 최소 20분이고 최대 60분이다. 환자는 치료과정의 전반에서 감시되어야 하고 자극 요소들의 조절은 최소한으로 이루어져야 한다. 치료실행 이전에 환자의 피부상태가 점검된 후에, 치료가 시행되어야 한다. 피부 염증이나 불편함이 있다면 자극을 중단하고 다른 위치에 전극을 위치해야 한다.

다른 기법들과 마찬가지로, 환자가 어떠한 스트레스를 받거나, 환자가 입력되는 자극을 견딜 수 없다면 즉시 치료가 중단되어야 한다. 환자가 감각을 견딜 수 있고, 기능적 움직임의 향상과 함께 통증감소를 나타낸다면, 자극을 지속해도 좋다. 환자가 자극을 견딜 수 없거나 어떠한 통증감소도 나타나지 않는다면,

전극의 위치를 바꾸거나 자극 치료요소들을 재조정함으로써 치료결과를 향상시킬 수 있을 것이다. 환자가 지속적으로 불편함을 호소한다면, 다른 형태의 TENS가 고려되어야 한다. 다른 모드의 TENS 자극에는 침과 같은(강하고 낮은 비율)TENS, 짧은 강도의 TENS, 파동 모드의 TENS, 또는 과자극(지점 자극)TENS가 포함된다. 침 같은 강하고 낮은 비율의 TENS는 통증의 만성기 동안에 통증조절을 제공하기 위해 사용될 수 있다. 양은 강하게 세팅되지만, 편안하고 리듬감있는 근경련을 수반한다. 빈도는 1~5 pps이고 맥동기간은 150~300 ms 이다. 치료기간은 30~40분이다. 짧고 강한 TENS는 짧은 기간 통증완화에 사용될 것이고, 관절가동, 수동신장, 마찰 마사지 또는 상처 조직 제거술과 같은 고통스러운 과정 이전에 가장 효과적일 것이다. 양은 환자가 참을 수 있는 범위 내에 세팅되고, 빈도는 80~150 pps, 맥동기간은 50~250 ms이다. 치료기간은 보통 짧고 15분까지 적용된다.

파동모드 또는 파동연속 TENS는 높고 낮은 율의 TENS 특징을 모두 가지며 몇몇 환자들에게는 더욱 견디기 쉬울 것이다. 그 양은 따끔거리거나 감각이상을 제공하기 위해 50~100 pps의 빈도, 1~4 pps의 파동주기로 세팅된다. 맥동기간은 50~200 ms이고, 치료기간은 20~30분이다. 이러한 자극형태는 보통 통증완화가 오랫동안 지속된다. 지점 자극 또는 과자극 TENS는 유해한 수준에서 침 또는 통증유발점을 자극하기 위해 사용된다. 통증유발점이나 침점이 목표지점이 되면, 사용되는 기법에 따라 많은 부분들이 자극되어질 수도 있다. 그 양은 강하고 환자가 견딜 수 있는 범위에서 세팅된다. 빈도는 1~5 pps, 맥동기간은 150~300 ms이다. 자극은 각 지점 당 15~30초 동안 지속된다.

치료를 하면서, 통증수준과 작업수행에서 주시할만한 변화가 있는지 결정하기 위해 재평가되어야 한다. 환자의 변화를 살피고 통증조절이 얼마나 오랫동안 지속되는지에 알기 위해 통증척도나 통증 로그가 사용될 수 있다. 일반적으로 급성통증을 치료하는 것이 만성통증을 치료하는 것보다 더욱 효율적이고 빠른 결과를 볼 수 있다. 대부분, 환자들은 TENS 장비를 집에서 필요로 하게 될 수 있고 장비사용에 대해 받아들여야 하고 그에 대한 책임감이 있다. 환자에게 구두적, 문서적 홈 프로그램 지시내용들을 제공해야 한다. 임상에서 장비의 올바른 사용에 대해 환자에게 설명하는 것이 필요하다. 모든 치료요소들과 제어요인들이 환자에게 설명되어져야 하고, 환자가 더욱 잘 받아들이게 하기 위해서는 가족구성원이나 주요한 다른 사람들에게도 설명해야 한다.

환자를 위해 전극 준비와 위치가 재검토되어야 하고 해부학적 위치를 표시해 주어야 한다. 주의사항과 금기증들은 환자에게 문서화해 주어야 할 뿐만 아니라, 재확인하고 요약해 주어야 한다. 장비를 환자 집으로 보내기 전에, 장비 사용 시 환자에게 문제가 직면하면 그 부서의 치료사를 만날 수 있게 해야 하고, 특정 재평가 날짜를 정해주어야 한다.

문서화
Documentation

TENS사용을 위한 문서화는 사용하는데 필요한 치료요소, 전극 위치, 통증 척도와 도식들의 문서를 포함해야 한다. 자극이 가해지는 동안이나 그 이후에 전기자극의 형태, 전달모드, 맥동기간, 빈도, 강도, 치료기간 뿐만 아니라, 환자의 상태변화와 주관적인 감각반응들도 기록되어야 한다. 묘사적 통증 척도나 수치화 가능한 척도의 사용은 재평가하고 치료요소들을 재조정하는데 도움이 된다. 가동범위, 증가된 인내 또는 활동에의 참여와 같은 작업수행과 작업 구성요소에서의 어떠한 변화들을 확인하는 것은 치료의 효율성과 환자의 적응을 결정하는데 도움이 된다.

요 약
Summary

TENS는 통증을 경험하는 환자의 치료적 중재에서 중요하다. 통증은 치료사가 그것을 감소시키고 작업기능을 촉진하기 위해서 창의성과 기술이 요구되는 다면적인 증상이다. 치료사와 환자에게 사용가능한 장비, 전극위치, 접근법들이 다양하기 때문에 최적의 치료효과를 획득하기 위해서는 다른 종류의 TENS모드들을 지속적으로 사용하는 것이 필요할 것이다. 통증을 조절하고 작업수행을 향상시키기 위해서는 환자상태에 대한 주의 깊은 평가와 모니터가 요구된다.

사례 연구
Case Study

Mrs. M은 67세의 여성이고, 우세손인 오른쪽 콜레스 골절로 작업치료를 의뢰받았다. 그녀는 계단에서 바닥으로 굴러 떨어질 때, 손목이 굴곡된 상태에서 땅을 짚으면서 손상이 발생하였다. Mrs. M은 6주 동안 오른쪽 상지에 석고붕대를 하고 고정하고 있어야 했다. 석고붕대는 5일 전에 제거되었다. 환자의 중요한 호소는 석고붕대 제거 이후에 발생한 "경직"과 1~10의 통증 척도 중 "수준 6의 통증"이었다. 그녀는 "오른손으로 포크를 잡고 유지하는 것조차도 어려운, 스스로 아무것도 할 수 있는 것이 없음"에 어려워하였고, 손상 이후 발생한 통증과 경직은 양측 움직임이나 고정 또는 들어올리거나 섬세한 동작이 요구되는 우측 손의 활동이 필요한 기본적인 일상생활을 수행하는 능력에 제한이 있었다. 그녀는 팔꿈치와 손가락에서도 "통증"과 "뻣뻣하고 아픈" 느낌을 호소하였다. 사지가 굴곡되고 움직이지 못하는 자세로 유지되었지만, 감각은 정상이었다. 능동 움직임 평가, AROM과 PROM측정, 둘레측정, 영양상 변화 또는 피부온도 변화, x-ray 검사 이후에 치료프로그램에 들어갔다.

평가결과 손목의 골절과 고정으로 인해 기능손상과 작업수행제한을 가져왔고, 그 결과 통증, 부종, 경직, 움직임 제한을 초래하였다. 치료계획에는 치료 시작지점에 월풀을 하고, 초음파 치료, 부드러운 관절가동, 양측 손 사용과 오른손의 섬세한 패턴의 움직임이 필요한 작업과제에 참여, 느리고, 부드러운 수동신장이 포함되었다. 치료적 중재와 기능적 활동 이후에 따르는 가동범위 끝부분의 조직에 받는 스트레스로 인한 환자의 통증때문에, 치료 이후 통증감소를 위해 TENS가 사용되었다. 이러한 기법은 통증감소를 위한 홈 프로그램으로 통합할 수도 있으며, 그로 인해 작업수행을 촉진할 것이다.

임상적 추론 질문(Clinical reasoning questions)

1. 환자의 통증을 야기하는 문제점들을 확인하기 위해 어떠한 다른 임상적 조건들이 통제되어야 하는가?
2. 당신이라면 이 환자에게 어떠한 TENS 치료적 요소들을 적용시킬 것인가?

3. 치료과정의 효율적인 부분으로 어떠한 다른 물리적 요법들을 적용시킬 수 있는가?
4. TENS를 사용할 때 어떠한 주의점들을 알고 있어야 하는가?
5. 이 환자와 같은 상태에서 당신은 어떠한 전극 위치들을 사용할 것인가?

참고문헌

Ainsworth, L., Budelier, K., Clinesmith, M., Fiedler, A., Landstrom, R., & Leeper, B. J., et al. (2006). Transcutaneous electrical nerve stimulation (TENS) reduces chronic hyperalgesia induced by muscle inflammation. *Pain, 120,* 182-187.

Alimi, D., Rubino, C., Pichard-Leandri, E., Fermand-Brule, S., Dubreuil-Lemaire, M. L., & Hill, C. (2003). Analgesic effect of auricular acupuncture for cancer pain: A randomized, blinded, controlled trial. *Journal of Clinical Oncology, 21,* 4120-4126.

Allais, G., De Lorenzo, C., Quirico, P. E., Lupi, G., Airola, G., & Mana, O., et al. (2003). Non-pharmacological approaches to chronic headaches: Transcutaneous electrical nerve stimulation, lasertherapy and acupuncture in transformed migraine treatment. *Neurological Sciences, 24*(Suppl 2), S138-42.

Alpher, E., & Kirsch, D. (1998). Traumatic brain injury and full body reflex sympathetic dystrophy patient treated with cranial electrotherapy stimulation. *American Journal of Pain Management, 8,* 124-128.

Al-Smadi, J., Warke, K., Wilson, I., Cramp, A. F., Noble, G., Walsh, D. M., et al. (2003). A pilot investigation of the hypoalgesic effects of transcutaneous electrical nerve stimulation upon low back pain in people with multiple sclerosis. *Clinical Rehabilitation, 17,* 742-749.

Barlas, P., Ting, S. L., Chesterton, L. S., Jones, P. W., & Sim, J. (2006). Effects of intensity of electroacupuncture upon experimental pain in healthy human volunteers: A randomized, double-blind, placebo-controlled study. *Pain, 122,* 81-89.

Benedetti, F. (2007). Placebo and endogenous mechanisms of analgesia. *Handbook of Experimental Pharmacology, 177,* 393-413.

Bjordal, J. M., Johnson, M. I., & Ljunggreen, A. E. (2003). Transcutaneous electrical nerve stimulation (TENS) can reduce postoperative analgesic consumption. A meta-analysis with assessment of optimal treatment parameters for postoperative pain. *European Journal of Pain (London, England), 7,* 181-188.

Bonica, J. (1990). *The managemetn of pain.* Vols I and II. Malvern, PA: Lea & Febiger.

Bronfort, G., Nilsson, N., Haas, M., Evans, R., Goldsmith, C. H., & Assendelft, W. J. et al. (2004). Non-invasive physical treatments for chronic/recurrent headache. *Cochrane Database of Systematic Reviews (Online), 3,* CD001878.

Brosseau, L., Judd, M. G., Marchand, S., Robinson, V. A., Tugwell, P., & Wells, G., et al. (2003). Transcutaneous electrical nerve stimulation (TENS) for the treatment of rheumatoid arthritis in the hand. *Cochrane Database of Systematic Reviews (Online: Update Software), 3,* CD004377.

Byl, N. N., McKenzie, A. L., West, J. M., Whitney, J. D., Hunt, T. K., Hopf, H. W., et al. (1994). Pulsed microamperage stimulation: A controlled study of healing of surgically induced wounds in Yucatan pigs. *Physical Therapy, 74,* 201-13; discussion 213-8.

Cameron, M., Lonergan, E., & Lee, H. (2003). Transcutaneous electrical nerve stimulation (TENS) for dementia. *Cochrane Database of Systematic Reviews (Online), 3,* CD004032.

Cannon, N. (1989). Enhancing flexor tendon glide through tenolysis and hand therapy. *Journal of Hand Therapy, 3,* 122-137.

Carley, P. J., & Wainapel, S. F. (1985). Electrotherapy for acceleration of wound healing: Low intensity direct current. *Archives of Physical Medicine and Rehabilitation, 66,* 443-446.

Cheing, G. L., & Hui-Chan, C. W. (2003). Analgesic effects of transcutaneous electrical nerve stimulation and interferential currents on heat pain in healthy subjects. *Journal of Rehabilitation Medicine, 35,* 15-19.

Cheng, N., Van Hoff, H., & Bockx, E. (1982). The effect of electric currents on ATP generation, protein synthesis, and membrane transport in rat skin. *Clinical Orthopedics, 171,* 264-272.

Chesterton, L. S., Barlas, P., Foster, N. E., Lundeberg, T., Wright, C. C., & Baxter, G. D. (2002). Sensory stimulation (TENS): Effects of parameter manipulation on mechanical pain thresholds in healthy human subjects. *Pain, 99,* 253-262.

Chesterton, L. S., Foster, N. E., Wright, C. C., Baxter, G. D., & Barlas, P. (2003). Effects of TENS frequency, intensity and stimulation site parameter manipulation on pressure pain thresholds in healthy human subjects. *Pain, 106,* 73-80.

Childs, A. (2005). Cranial electrotherapy stimulation reduces agression in a violent retarded population: A preliminary report. *Journal of Neuropsychiatry and Clinical Neurosciences, 17,* 548-551.

Denegar, C. (1993). The effects of low-volt microamperage stimulation on delayed onset muscle soreness. *Journal of Sports Rehabilitation, 1,* 95-102.

Deyo, R. A., Walsh, N. E., Martin, D. C., Schoenfeld, L. S., & Ramamurthy, S. (1990). A controlled trial of transcutaneous electrical nerve stimulation (TENS) and exercise for chronic low back pain. *New England Journal of Medicine, 322,* 1627-1634.

Deyo, R. A., Walsh, N. E., Schoenfeld, L. S., & Ramamurthy, S. (1990). Can trials of physical treatments be blinded? the example of transcutaneous electrical nerve stimulation for chronic pain. *American Journal of Physical Medicine & Rehabilitation, 69,* 6-10.

Fagade, O. O., & Obilade, T. O. (2003). Therapeutic effect of TENS on post-IMF trismus and pain. *African Journal of Medicine and Medical Sciences, 32,* 391-394.

Fang, Z., Yu, Q., & Li, Y. (1992). The role of peripheral C afferent fiber in electroacupuncture analgesia. *Acupuncture Research, 17,* 48-53.

Farr, J., Mont, M. A., Garland, D., Caldwell, J. R., & Zizic, T. M. (2006). Pulsed electrical stimulation in patients with osteoarthritis of the knee: Follow up in 288 patients who had failed non-operative therapy. *Surgical Technology International, 15,* 227-233.

Ferdjallah, M., Bostick, F. X.,Jr., & Barr, R. E. (1996). Potential and current density distributions of cranial electrotherapy stimulation (CES) in a four-concentric-spheres model. IEEE *Transactions on Bio-Medical Engineering, 43,* 939-943.

Fernandez-de-Las-Penas, C., Alonso-Blanco, C., Cuadrado, M. L., & Pareja, J. A. (2006). Myofascial trigger points in the suboccipital muscles in episodic tension-type headache. *Manual Therapy, 11,* 225-230.

Fernandez-de-Las-Penas, C., Cuadrado, M. L., & Pareja, J. A. (2006). Myofascial trigger points, neck mobility and forward head posture in unilateral migraine. *Cephalalgia: An International Journal of Headache, 26,* 1061-1070.

Foster, N. E., Baxter, F., Walsh, D. M., Baxter, G. D., & Allen, J. M. (1996). Manipulation of transcutaneous electrical nerve stimulation variables has no effect on two models of experimental pain in humans. *Clinical Journal of Pain, 12,* 301-310.

Fregni, F., Boggio, P. S., Nitsche, M. A., Marcolin, M. A., Rigonatti, S. P., & Pascual-Leone, A. (2006). Treatment of major depression with transcranial direct current stimulation. *Bipolar Disorders, 8,* 203-204.

Gam, A. N., Warming, S., Larsen, L. H., Jensen, B., Hoydalsmo, O., & Allon, I., et al. (1998). Treatment of myofascial trigger-points with ultrasound combined with massage and exercise--a randomised controlled trial. *Pain, 77,* 73-79.

Ge, H. Y., Fernandez-de-las-Penas, C., & Arendt-Nielsen, L. (2006). Sympathetic facilitation of hyperalgesia evoked from myofascial tender and trigger points in patients with unilateral shoulder pain. *Clinical Neurophysiology, 117,* 1545-1550.

Gilula, M. F., & Barach, P. R. (2004). Cranial electrotherapy stimulation: A safe neuromedical treatment for anxiety, depression, or insomnia. *Southern Medical Journal, 97,* 1269-1270.

Goffaux, P., Redmond, W. J., Rainville, P., & Marchand, S. (2007). Descending analgesia - when the spine echoes what the brain expects. *Pain, 130*(1-2), 137-43.

Grond, S., Meuser, T., Pietruck, C., & Sablotzki, A. (2002). Nociceptin and the ORL1 receptor: Pharmacology of a new opioid receptor. *Der Anaesthesist, 51,* 996-1005.

Hansjuergens, A. (1986). Interferential current clarification. *Physical Therapy, 66,* 1002.

He, L. F., Lu, R. L., Zhuang, S. Y., Zhang, X. G., & Pan, X. P. (1985). Possible involvement of opioid peptides of caudate nucleus in acupuncture analgesia. *Pain, 23,* 83-93.

Hong, C. Z. (2006). Treatment of myofascial pain syndrome. *Current Pain and Headache Reports, 10,* 345-349.

Iliukhina, V. A., Kozhushko, N. I., Matveev, I., Ponomareva, E. A., Chernysheva, E. M., & Shaptilei, M. A. (2004). Transcranial micropolarizations in combined treatment of speech and general psychomotor development retardation in children of the senior preschool age. *Zhurnal Nevrologii i Psikhiatrii Imeni S.S., 104,* 34-41.

Jarit, G. J., Mohr, K. J., Waller, R., & Glousman, R. E. (2003). The effects of home interferential therapy on post-operative pain, edema, and range of motion of the knee. *Clinical Journal of Sport, 13,* 16-20.

Jessel, T., & Kelly, D. (1991). Pain and analgesia. In E. Kandel, J. Schwartz & T. Jessel (Eds.), *Principles of neural science.* (3rd ed., pp. 385-399). New York: Elsevier.

Johansson, K. M., Adolfsson, L. E., & Foldevi, M. O. (2005). Effects of acupuncture versus ultrasound in patients with impingement syndrome: Randomized clinical trial. *Physical Therapy, 85,* 490-501.

Johnson, M. I., & Tabasam, G. (2003a). An investigation into the analgesic effects of interferential currents and transcutaneous electrical nerve stimulation on experimentally induced ischemic pain in otherwise pain-free volunteers. *Physical Therapy, 83*, 208-223.

Johnson, M. I., & Tabasam, G. (2003b). A single-blind investigation into the hypoalgesic effects of different swing patterns of interferential currents on cold-induced pain in healthy volunteers. *Archives of Physical Medicine and Rehabilitation, 84*, 350-357.

Jorge, S., Parada, C. A., Ferreira, S. H., & Tambeli, C. H. (2006). Interferential therapy produces antinociception during application in various models of inflammatory pain. *Physical Therapy, 86*, 800-808.

Kandel, E., Schwartz, J., & Jessel, T. (1991). *Principles of neural science.* New York: Elsevier.

Kawakita, K., Shinbara, H., Imai, K., Fukuda, F., Yano, T., & Kuriyama, K. (2006). How do acupuncture and moxibustion act? Focusing on the progress in Japanese acupuncture research. *Journal of Pharmacological Sciences, 100*, 443-459.

Kirsch, D., & Smith, R. (2000). The use of cranial electrotherapy stimulation in the management of chronic pain. A review. *NeuroRehabilitation, 14*, 85-94.

Klawansky, S., Yeung, A., Berkey, C., & Shah, N. (1994). Meta-analysis of randomized controlled trials of cranial electrotherapy stimulation: Efficacy in treating selected psychological and physiological conditions. *Journal of Nervous and Mental Diseases, 183*, 478-485.

Langley, G. B., Sheppeard, H., Johnson, M., & Wigley, R. D. (1984). The analgesic effects of transcutaneous electrical nerve stimulation and placebo in chronic pain patients. A double-blind non-crossover comparison. *Rheumatology International, 4*, 119-123.

Lennox, A. J., Shafer, J. P., Hatcher, M., Beil, J., & Funder, S. J. (2002). Pilot study of impedance-controlled microcurrent therapy for managing radiation-induced fibrosis in head-and-neck cancer patients. *International Journal of Radiation Oncology, Biology, Physics, 54*, 23-34.

Lichtbroun, A. S., Raicer, M. M., & Smith, R. B. (2001). The treatment of fibromyalgia with cranial electrotherapy stimulation. *Journal of Clinical Rheumatology, 7*, 72-78.

Liu, X. (1996). The modulation of cerebral cortex and subcortical nuclei on NRM and their role in acupuncture analgesia. *Acupuncture Research, 21*, 4-11.

Liu, Y. S., Ouyang, Y. Y., & Yin, Y. (2006). Clinical application of electroacupuncture plus chinese medicine in treatment of peripheral facial paralysis. *Chinese Acupuncture & Moxibustion, 26*, 259-260.

Low, R., & Reed, A. (2000). *Electrotherapy explained: Principles and practice.* Oxford, UK: Butterworth-Heinemann.

Mannheimer, J., & Lampe, G. (1984). *Clinical transcutaneous electrical nerve stimulation.* Philadelphia, PA: F.A. Davis.

Mannheimer, C., & Carlsson, C. A. (1979). The analgesic effect of transcutaneous electrical nerve stimulation (TNS) in patients with rheumatoid arthritis. A comparative study of different pulse patterns. *Pain, 6*, 329-334.

McGaraughty, S., Honore, P., Wismer, C. T., Mikusa, J., Zhu, C. Z., & McDonald, H. A., et al. (2005). Endogenous opioid mechanisms partially mediate P2X3/P2X2/3-related antinociception in rat models of inflammatory and chemogenic pain but not neuropathic pain. *British Journal of Pharmacology, 146*, 180-188.

Melzack, R. (1965). Pain mechanisms: A new theory. *Science, 150*, 971-977.

Melzack, R., Stillwell, D. M., & Fox, E. J. (1977). Trigger points and acupuncture points for pain: Correlations and implications. *Pain, 3*, 3-23.

Melzack, R., & Wall, P. (1968). The gate control theory of pain. In A. Soulairac, J. Cahn, & J. Carpentier (Eds.), *Pain: Proceedings of the international symposium on pain.* London: Academic Press.

Ordog, G. (1987). Transcutaneous electrical nerve stimulation versus oral analgesic: A randomized double blind controlled study in acute traumatic pain. *American Journal of Emergency Medicine, 5*, 6-10.

Radhakrishnan, R., & Sluka, K. A. (2005). Deep tissue afferents, but not cutaneous afferents, mediate transcutaneous electrical nerve stimulation-induced antihyperalgesia. *Journal of Pain, 6*, 673-680.

Rizk, T. E., Christopher, R. P., Pinals, R. S., Higgins, A. C., & Frix, R. (1983). Adhesive capsulitis (frozen shoulder): A new approach to its management. *Archives of Physical Medicine and Rehabilitation, 64*, 29-33.

Robinson, A. J. (1996). Transcutaneous electrical nerve stimulation for the control of pain in musculoskeletal disorders. *Journal of Orthopaedic and Sports Physical Therapy, 24*, 208-226.

Rogers, D. R., Eli, S., Rogers, K. R., & Cross, C. L. (2007). Evaluation of a multi-component approach to cognitive-behavioral therapy (CBT) using guided visualizations, cranial electrotherapy stimulation, and vibroacoustic sound. *Complementary Therapies in Clinical Practice, 13*, 95-101.

Shen, J. (2001). Research on the neurophysiological mechanisms of acupuncture: Review of selected studies and methodological issues. *Journal of Alternative and Complementary Medicine, 7*(Suppl 1), S121-7.

Spadaro, J. A. (1977). Electrically stimulated bone growth in animals and man. Review of the literature. *Clinical Orthopaedics and Related Research, 122*, 325-332.

Tan, G., & Thornby, J. (2000). Efficacy of microcurrent electrical stimulation on pain severity, psychological distress and disability. *American Journal Pain Management, 10*, 35-44.

Travell, J. (1976). Myofascial trigger points: Clinical view. In J. J. Bonica, & D. G. Able-Fessard (Eds.), *Advances in pain research and therapy* (2nd ed., pp. 919). New York: Raven Press.

Tsui, M. L., & Cheing, G. L. (2004). The effectiveness of electroacupuncture versus electrical heat acupuncture in the management of chronic low-back pain. *Journal of Alternative and Complementary Medicine, 10*, 803-809.

Tsui, P., & Leung, M. C. (2002). Comparison of the effectiveness between manual acupuncture and Electroacupuncture on patients with tennis elbow. *Acupuncture & Electro-Therapeutics Research, 27*, 107-117.

Vance, C. G., Radhakrishnan, R., Skyba, D. A., & Sluka, K. A. (2007). Transcutaneous electrical nerve stimulation at both high and low frequencies reduces primary hyperalgesia in rats with joint inflammation in a time-dependent manner. *Physical Therapy, 87*, 44-51.

Washington, L. L., Gibson, S. J., & Helme, R. D. (2000). Age-related differences in the endogenous analgesic response to repeated cold water immersion in human volunteers. *Pain, 89*, 89-96.

Weber, M. D., Servedio, F. J., & Woodall, W. R. (1994). The effects of three modalities on delayed onset muscle soreness. *Journal of Orthopaedic and Sports Physical Therapy, 20*, 236-242.

Wu, Z. G., & Yang, Z. G. (2006). On key role of acupoints in elongated needle therapy. *Chinese Acupuncture & Moxibustion, 26*, 685-686.

Yang, H. Y., Liu, T. Y., Kuai, L., & Gao, M. (2006). Electrical acupoint stimulation increases athletes' rapid strength. *Chinese Acupuncture & Moxibustion, 26*, 313-315.

Zhang, R. X., Lao, L., Wang, L., Liu, B., Wang, X., & Ren, K., et al. (2004). Involvement of opioid receptors in electroacupuncture-produced anti-hyperalgesia in rats with peripheral inflammation. *Brain Research, 1020*, 12-17.

Zizic, T. M., Hoffman, K. C., Holt, P. A., Hungerford, D. S., O'Dell, J. R., & Jacobs, M. A. et al. (1995). The treatment of osteoarthritis of the knee with pulsed electrical stimulation. *Journal of Rheumatology, 22*, 1757-1761.

제 11 장

이온도입법

Iontophoresis

학습 목표
Learning Objectives

1. 이온도입법의 임상적 적용을 설명한다.
2. 물리적 개념과 약물의 경피 전달 구조를 설명한다.
3. 물리적 개념과 이온 움직임의 용어정의를 설명한다.
4. 일반적인 약물에서 사용되는 이온도입법 치료를 확인한다.
5. 임상적 결정에 관여하고 치료 과정의 부분으로 이온도입법의 사용 예방책을 설정한다.

용어(terminology)	
양극(물리학)(anode)	이온 이동(ion transfer)
음극(전기학)(cathode)	이온도입법(iontophoresis)
진피(생물학)(dermis)	양극성(polarity)
조사정량(dosage)	각질층(stratum corneum)
표피(epidermis)	경피성(transdermal)

이온도입법은 원칙적으로 약물의 전달 또는 이온화 약물이 조직의 안으로 들어가서 전기적 전류를 통해 결과로 치료적 효과가 나타나는 것이다. 이온도입법은 안전하고 효과적으로 약물을 투여하는 방법이며 특히, 고통이 없고, 외상없이 소독되고, 비침습으로 이루어지는 특징이 있다. 이온도입법은 다양한 건강관리 전문가인 치과학, 피부과학, 이비인후과학, 그리고 안과학의 치료에서 다양한 상태로 인기를 얻고 있으며, 임상의 작업치료사들이 사용한다(Banga & Chien, 1998; Glass, Stephen, & Jacobson, 1980).

작업치료사들은 이온도입법을 염증 상태 또는 상처 조직 치료 그리고 치유과정의 조절을 위해 자주 사용한다. 작업치료가 이온도입법의 기초 과정을 이해하는 것은 안전과 효과적인 사용을 통한 치료의 적용을 위해서 매우 중요하다. 게다가, 작업치료사는 기초적으로 상처 치유 과정과 병태생리학(pathophysiology)의 특정 질환에 이온도입법의 치료를 알고 있어야 한다. 왜냐하면 종종 약물을 사용하고 조절하며 치료 과정에서 작업치료사가 이를 다루기 때문에 전반적인 지식을 습득하고 적절한 사용, 복용량, 그리고 잠재된 약의 효과에 대해서도 알아야한다. 작업치료사는 반드시 폭 넓고 다양한 약물 그리고 그 치료의 물리적 효과를 알고, 반드시 긍정적 임상효과를 위한 방법을 고려해야 한다.

역 사
History

이온도입법은 일반적으로 약물을 표피 또는 점액질 층의 특정 세포에 전달하는 것이다(Singh & Maibach, 1993). 이온도입법 자료와 관련된 문헌은 과거 1700년 그리고 1800년 말에서 찾아 볼 수 있다. 이온도입법의 개념 그리고 이온 전달의 실제를 Leduc이 1908년에 발견하였는데 이온이 피부를 통과하여 전기적 자극을 통해 이루어진다는 것이다(LeDuc & MacKenna, 1908). 이온도입법의 출현으로 소형화되고, 컴퓨터로 기계화되었으며 전극 발달의 결과로 화학을 포함한 이온 전달의 촉진이 이루어졌다. 과거에는 전극의 어려움, 전기 보존의 부족, 그리고 표준화 설비의 부족으로 화상의 위험이 많았고 이온도입법의 임상적 사용이 광범위 하지 못한 제한점이 있었다. 많은 연구 그리고 이온도입법의 과정에 대한 이해를 통해서 환자의 위험요소 감소 그리고 더 많은 치료기술로의 적용이 가능해졌다.

이온도입법의 국소적 마취, 국부 항생제의 사용은 일반적으로는 작업치료사가 실시하며 약물과 스테로이드를 투여한다. 이온도입법의 장점은 치료 부위의 약물의 유해성에 관한 문제와 위장 관에 완전히 흡수되지 않아서 생기는 구강 약물과 관련된 문제를 피할 수 있다는 것이다. 게다가, 주사로 인한 감염의 위험요소를 없애고, 잠재된 내성을 최소화 할 수 있다는 것이다. 이온도입법은 짧은 시기에 임상적으로 효과를 가져 올 수 있고 주사바늘을 간헐적으로 사용하는 효과적인 방법이다. 적절한 적용을 통해서, 약물의 문제점 없이 치료가 정확히 이루어지고, 비경구적 전달의 단점을 없애줄 수 있다. 이온도입법은 약물보다 더 쉽게 조절이 가능하고 치료의 일관성을 유지시키기 때문에 효율적인 치료 기술이다(Kanikkannan, 2002; Merino, Kalia, & Guy, 1997). 이온 치료 시스템에는 4가지 기본적인 요소가 있는데, 이는 직접적인 전달을 효과적으로 조절하기 위해서 약물 유지, 전극의 분산, 약물, 그리고 피부를 들 수 있다. 그러나 피부는 알려지지 않은 다양한 부분이 있다는 점을 고려해야 한다.

생체생리학
Biophysiology

이온도입법은 경피를 통한 방법으로 약물 또는 이온화 약물을 특정 세포의 부분으로 전달시키는 것이다. 전극은 경피를 통해 약물을 흡수하고, 과거에 비해서 최근에는 광범위한 범위에 약물을 피부의 특정 세포로 보내게 되었다. 피부의 특성과 삼투압을 간과하고 약물만을 고려한다면 효과적인 방법이 아닐 수 있다. 피부의 벽, 아주 약간의 약물이나 화학물을 피부를 통해서 보내는 활동을 한다. 벽을 넘고 조직 안으로 약물을 움직이는 것은 이온도입법의 사용으로 가능하다. 피부는 거의 3~5 mm 정도의 두꺼운 두께이고 3개의 층으로 되어있다; *표피, 피부, 진피*. 효과적으로 약물이 피부를 통과하는데 있어서 최초의 장애물이 되는 것은 각질층이다. 이 각질층은 표피에 지방질이 과도하게 층을 이룬 것이다(Christopher,

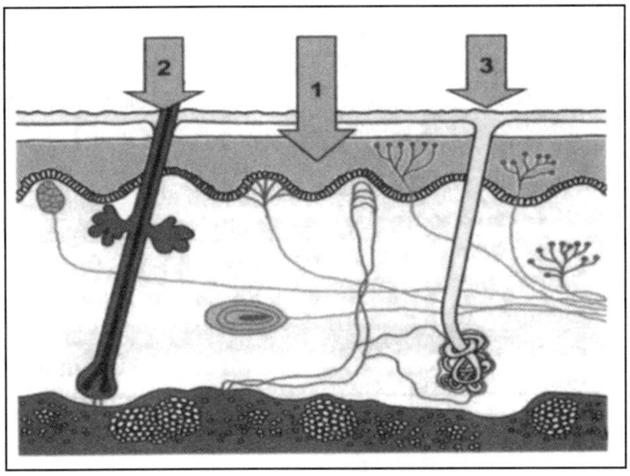

그림 11-1 모낭의 털, 그리고 피지선을 통해서 약물이 인체에 이차적으로 들어간다. 이러한 정상적 열림은 피부를 확장시켜 들어가서 표피 안으로, 피부 그리고 더욱 침투하여 근위부의 혈관근처까지 들어간다(Used with permission from Skin Care Forum, Issue 37, Cognis Deutschland. GmbH & Co. KG, www.scf-online.com).

Schebert, & Goos, 1989; Kalia, Naik, Garrison, & Guy, 2004). 약물이 이 층을 통과했다면, 피하의 조직으로 폭넓게 분산되어 들어가게 된다: 움직임은 세포 사이에서, 그리고 피부의 정상적 열림을 통해서 들어가게 된다.

피부는 지방 친화성 또는 지방 용해성의 투과성과 수분 용해성 층의 활동 또는 친수성 물질과 관련이 있다. 지방질 층은 이 벽 사이를 "통과"하는 것이 가능하다. 작은 지방 친화성 분자는 행렬 사이를 통과한다. 피부의 정상적인 열림은 모낭의 털, 땀샘, 그리고 피지선을 통해서 이차적으로 인체로 화학물이 들어가게 된다. 모낭의 털, 땀샘, 그리고 피지선의 확장은 표피로 더 깊이 들어가게 되고, 더욱 피부로 침투해서 혈관 근처로 가게 한다(그림 11-1). 전류에 직접적인 도움을 주며 피하지방 조직으로 화학물이 들어갈 수 있게 도움을 준다(Kalia, Merino, & Guy, 1998; Trommer & Neubert, 2006).

기초 이론
Basic Principles

바깥층의 표피에는 각질층이 있으며 각질 세포라고 불리는 세포로 구성되는데 이것은 자유 지방과 환경의 지질층과는 다른 것이다. 왜냐하면 각질층은 벽을 이루어 물 그리고 다른 이온 물질을 효과적으로 인체의 수분을 보호하고 다른 물질의 침입을 막는 역할을 한다. 이온도입법은 이온 약물이 층을 통과하여 물질이 들어가도록 돕고, 전극의 순환을 도와준다(Riviere & Heit, 1997;Roberts, 1999). 특별히, 전극의 전달은 이온의 특정한 움직임을 돕는다. 초기 물리적 이론으로 이온도입법은 전극의 흥분. 그리고 전극의 끌어당김과 연관이 있다. 전하 약물은 같은 전극은 밀어내게 한다. 이것은 두 개의 자석이 있다면 같은 극의 끝을 함께 놓음으로써 시각적인 확인이 가능하다(예를 들면, 양전하:양전하 또는 음전하:음전하). 자석을 같은 극의 끝과 끝을 위치하면, 자석의 끝에서 같은 극의 끝을 자석처럼 밀어내게 된다.

양극 전류의 이온은 표피의 안으로 양극 전극을 보내고, 음극 전극은 음극으로 흐르게 한다. 음극 전극은 알려진 바와 같이 음극이라 하고, 음극 이온을 가지고 있다. 양극 전극은 알려진 바와 같이 양극이라 하고, 양극 이온을 가지고 있다. 전기적 전류의 전극은 전극과 약물을 제공받고, 음극 또는 양극 이온이 일반적인 극의 방향으로 가게 하여 양극은 조직 내로 들어가도록 촉진되어진다(Riviere & Heit, 1997). 약물

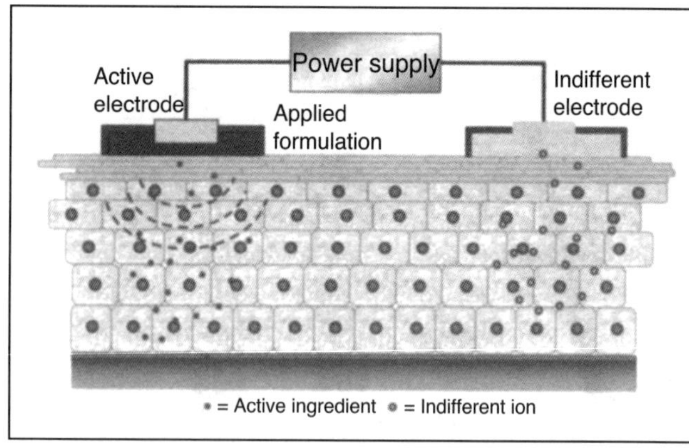

그림 11-2 전기적 전극의 밀어냄은 약물이 조직으로 들어가게 하고, 각질층의 안으로 들어가게 함 (출처: Skin Care Forum, Issue 37, Cognis Deutschland. GmbH & Co. KG, www. scf-online.com).

의 분자가 피부의 바깥층인 각질층을 통과하여 특정 세포로 침투하여 의학적으로 최고 농도가 되면, 세포를 치료(전극) 할 시점이 된다(Anderson, Morris, Boeh, Panus, & Sembrowich, 2003). 의학적인 농도는 전극으로부터 더 멀리에 있게 될수록 감소되게 된다(그림 11-2).

이온도입법의 효과는 이온의 양의 전달에 의존하며, 깊이 침투하고, 피부에 다른 화학적 물질 이온과 결합하는 것, 인체 내의 개별적인 이온의 능력과 연관이 있다(Roberts, 1997; Sanderson, de Riel, & Dixon, 1989). 피부 그리고 지방은 낮은 전류 전극의 전도성을 가지고 전류의 전극을 대항하기도 한다. 치료부위에 큰 양의 지방질 세포 또는 높은 양의 전류 전극을 가진 두꺼운 피부는 반드시 피부의 상태를 확인하고 음극이 화학적 변화를 관찰해야 한다. 이온의 침투는 확장되어 나타나며 1 mm 피부 밑에서 일어난다. 화학적 영향은 약물이 확장되어 더 깊은 층인 모세혈관으로 들어가고 생물물리학적으로 전류의 전도가 되게 한다(Kahn, 1995; Trommer & Neubert, 2006; Wang, Thakur, Fan, & Michniak, 2005).

적 용
Application

이온도입법은 보통 구성단위가 "일" 또는 의학적 전극, 그리고 좋지 않은 전극으로 되어 있다. 일반적인 구성에 대해서 Empi' s Supel(St. Paul, MN) 그리고 Iomed' s Phoresor (Salt Lake City, UT)는 작은 에너지 구성단위로 치료 시에 전류를 조정하여 사용하는 것이라 하였다. 일 또는 활동 전극 구성은 약물의 공간에서 전달된다(그림 11-3). 약물 또는 이온은 물의 수용성 또는 지질층 중간에서부터의 전류의 사용이 있다. 좋지 않은 전극은 순환을 일으킨다. 양극성은 활동 또는 중등 전극이 같은 양극성의 약물이 조직으로 가게 된다. 양극 전파는 양극의 전하 이온이 통과하여 적절한 극으로 효과적으로 가지 못하게 된다.

이온의 크기는 이온이 효과적으로 전달되도록 한다. 작은 이온은 작은 분자 무게여서 빠르고 자유롭게 움직이는 경향이 있다. 큰 이온은 느리게 움직이고 이온도입법의 사용으로 효과적으로 움직이게 한다(Glass Et al., 1980; Hansson, Wible, Reich, Barnes, & Williams, 1992). (+)극은 산성 반응을, (-)극은 알칼리성 반응이 일어난다. 극은 양극, 경화성; 경화 조직 그리고 진통 활동에 사용한다. 음극 전류 음극은 경화성; 부드러운 물질, 그리고 임상적으로 상처 그리고 화상의 관리에 사용한다. 최고 상업적인

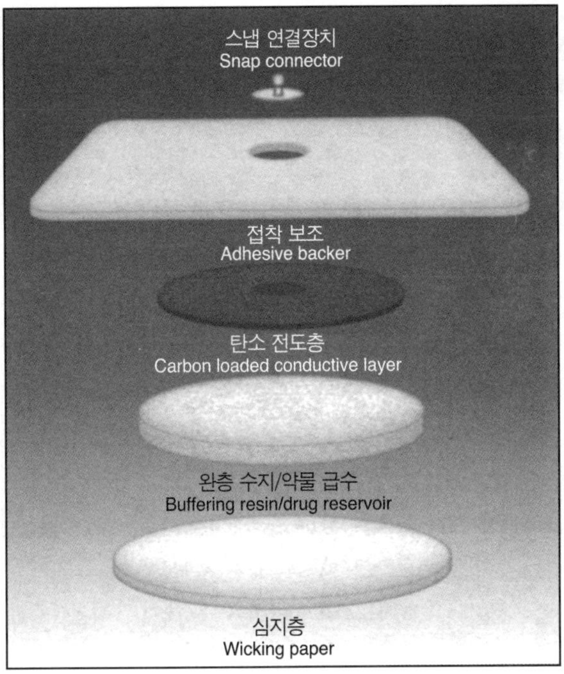

그림 11-3 Dupel의 이온도입법 전극이 약물을 저장한다. 전극은 다양한 크기 그리고 조직을 우선 선택하여 치료한다.

전기 패드는 Empi 기업이 있고, 완충 패드는 산성/알칼리성 극을 감소시키고 음극 그리고 화학적 화상에 사용하기도 한다.

의학적인 사용은 물 용해 그리고 분류, "...주사를 통한, 제공" 약물의 양은 약물을 방지하고 약물이 저장되어 있다가 전극으로 함께 나오게 된다. 전극의 수용성은 건조함이 일어나거나 부족함이 일어나지 않도록 한다(그림 11-4). 약물 후에는 물 또는 물-용해성 젤에 의해서 용해가 일어나고, 그 위치 혹은 낮은 위치에서 전달되어 표적 지역으로 가게 된다. 분산 패드는 위치의 위에서 큰 근육 약 4~6 인치의 약물 전극에 영향을 미친다.

이온은 침투를 통해 지방 조직으로, 표피 근육, 침투성의 순환이 이루어지고 양극에서 약물의 전극은 같은 이온을 취한다. 후에 약물 분자는 이온도입법으로 가로질러 들어가고, 약물은 지방 조직에서 분해되며, 높은 농도로 조직에 남아 치료(전극)의 부위가 되도록 한다.

정 량
Dosage

이온도입법은, 분당 밀리암페어가 정량이고, 계산은 밀리암페어 곱하기 분당 전류 또는 치료의 기간으로 계산한다: 정량 = mA×분. 이온이 조직으로 들어가기 위해서는 두 가지 방법이 있는데, 전류 진폭(정량 = mA×분), 그리고 전류 흐름의 기간(정량 = mA×분)이다. 이것은 흐름의 양이 중요한 것이 아니라 약물이 조직으로 들어갈 때의 이온 형태가 중요하다는 것을 의미한다. 약물의 크기에서 전극의 저장은 이온을 통해서 전극이 이동하게 되고, 전극의 크기와도 상관이 있다. 크기의 증가는 약물의 전극을 총 치

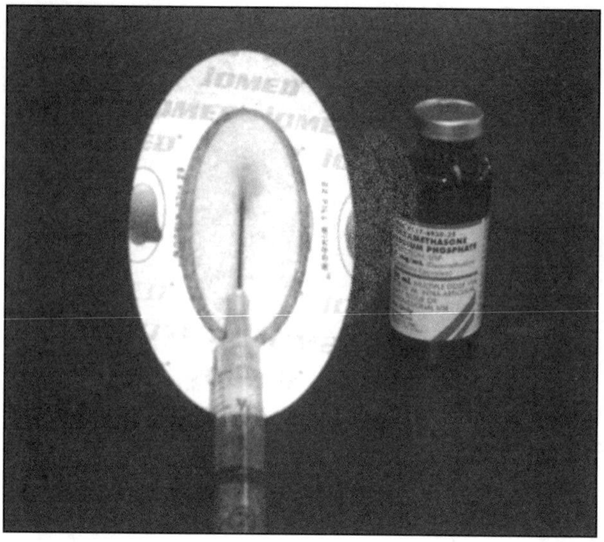

그림 11-4 이온도입법 약물 패치의 투여. 각 약물의 저장은 정해진 규칙대로 만든다. 약물의 저장을 과도하게 하는 것은 피한다.

료 부위를 효과적으로 증가시킨다; 그러나, 전달되는 총 양은 같다. 약물이 세포로 전달되는 것은 전류 그리고 치료 기간과 연관이 있다(전류×시간).

약물의 크기는 같은 농도일 때 이온 전도의 총량과는 상관이 없다. 정량은 전류 그리고 기간에 따라 다양한 영향을 받는다. 이것은 총 전류가 아니라 농도인데, 작고, 안전하고, 안정화된 전류일 경우에 적용된다. 가장 일반적인 구성은 최대 전류를 4 mA라고 보았다(Anderson et al., 2003). 치료사들은 최대 전류로 조절할 때에는 주의를 기울여서 해야 하고, 전류에 대한 환자의 알레르기 반응을 살피고, 무분별한 전류의 발생에 대해서 알고 있어야 한다. 무분별한 전류의 발생은 환자가 전류에 대한 과민반응을 가지고 있을 때 발생한다.

전류 농도는 표면 부위의 전극에 의존적이고 전극의 총량은 전류의 진폭에 의해 결정된다. 피부의 자극 또는 화상을 예방하기 위해서, 낮은 농도인 0.5 mA/cm^2로 사용하고 약물을 사용해야 한다. 전류의 농도에 대한 규약은 다양하게 2 mA부터 4 mA까지 있고, 임상에서의 조정은 고객의 내성 그리고 안전성이 치료의 속도보다 중요하다. 그들은 약물이 피부를 통과하고 치료적으로 조직으로 들어가기 위해서 15분이 소요된다는 것을 알게 되었다(Ting, Vest, & Sontheimer, 2004; Trommer & Neubert, 2006). 그 후의 연구에서 치료적 시간이 필요하다는 것을 밝혔다. 첫 번째로 좋은 규칙은 전류의 농도를 환자의 내성에 맞추고, 치료를 20분에서 30분 사이로 하는 것이 좋다는 것이다.

그들은 전극과 그리고 이온도입법 기계인 Iomed's phoresor, Empi's Dupel, Life- Tech's Iontophor(Lifetexh, Inc., Stafford, TX), 그리고 Henley International's Dynaphor(Henley Intl., Sugarland, TX)를 만들었다. 대부분은 전극의 조정을 자동적으로 올리거나 내리는데, 전기 전류의 조정은, 치료 시에 자동적으로 차단되거나 끝나게 되어 있는데 피부의 저항, 치료 단계의 진행을 고려해야 한다. 치료시 잘 들리고, 시각적으로 이상이 없어야 안전하게 조절하여 사전에 조율된 규정된 전극 그리고 제한을 맞추어야 한다. 그러나 전극의 영향력은 약물 그리고 전극에 따라서 기계를 지침서를 따라서 조절하여야 결과적으로 안전하고, 효과적이고, 재현하여 사용할 수 있다. 이온도입법은 치료적 사용 시에 "패치"를 사용하는데 약물을 포함한 구조로 전극을 저장하여 피부 속의 세포로 약물 분자를 이동하는 역할을 한다(그림 11-4). 약물의 전달 시스템은 자동적으로 이루어지고 미리 정해진 정량에 따른다. 이러한 패치 전달 시스템은 단일 사용하고 일회용 외부 건전지 또는 전선으로 하고 있다. 그것은 전극 때문에 포함된 전달 약물을 약 6~8시간 동안 사용하게 되고, 그들이 이온도입법을 받는 동안 환자는 자신의 일상 활동에 참여할 수 있다.

적응증
Indications

이온도입법의 효과적인 중재 방법은 다양한 상태에 대해서 일반적으로 작업치료사가 치료한다. 종종, 이온도입법을 염증상태 치료에 사용한다. 기계의 적용과 다양한 진단에 대한 연구가 이온도입법의 효과에 대한 중재가 이루어졌고, 국소적 마취로 통증과 염증 그리고 근골격계 염증을 감소시킨다고 알려져 있다. 작업치료사가 가장 일반적으로 사용하는 약물의 제공과 중재에는, 손목굴증후군(수근관증후군, carpal tunnel syndrome), 위관절융기염(상과염, epicondylitis), 노신경(요골신경, ulnar nerve) 염증, 팔꿈치 결림/삠, 노쪽위팔뼈(요골상박골, radiohumeral) 주머니염(윤활낭염, bursitis), 세갈래근(삼두근, triceps) 힘줄염(건염, tendinitis), 위팔뼈관절오목 주머니염(상완관절 윤활낭염, glenohumeral bursitis), 손과 손목의 힘줄염/힘줄윤활막염(건초염, tenosynovitis), 그리고 건막염 질환이 포함된다(Backstrom, 2002; Banta, 1994; Baskurt, Ozcan, & Algun, 2003; Boskovic, 1999; Cabello Banavente et al., 2005; Rie이, Plas, Engelhardt, Daha, & Pfluger, 2000; Schiffman, Braum, & Lindgren, 1996; Yorrobino, Kalbfleisch, Ferslew, & Panus, 2006). 진단에 따른 치료는 발달로 약물 규약은 환자의 치료에 활용한다; 그러나, 치료의 한도는 늘 환자의 특성에 맞추어 고려하고, 치료사가 질환과 약물을 사용할 때 병태생리학을 이해하고 있는 것이 중요하다. 이것은 또한 다양한 규약이 있다는 점에 주목해야 하며, 보고서와 연구는 조절이 결여되어 있을 수 있으므로 주의해서 사용해야 한다.

약 물
Medicications

이온도입법에는 다양한 종류의 약물과 약품이 사용된다. 치료사는 약리학, 약물의 상호작용, 그리고 금기증이 있는 약품을 잘 알고 있어야 한다. 철저한 평가 그리고 환자의 과거력을 통해서 현재 약물의 복용과 알려진 알레르기 또는 약물 알레르기 반응에 대해 주의해야 한다. 이온도입법에 사용되는 약물은 수용성과 이온화되어야 한다. 유명 제약회사에서 제조한 것은 상업적으로 이용이 가능한 약물로 권장된다. 이온도입법에 사용되는 모든 약물은 미국 (USP)에서 제조되는데 이는 올바른 안정제를 넣고, 효력과 안정성을 유지하여 만료일까지 쓸 수 있도록 하기 위해 방부제를 포함하여 명시된 기준대로 제조되기 때문이다. 모든 약물은 약물의 라벨에 적힌 유효기간에 따라 처리해야 한다. 날카로운 바늘을 사용하는 경우, 전극에 의해 약물을 전송하기 때문에, 적절하게 다음과 같은 사용을 해야 한다. 절대로 다시 씌우거나 바늘을 재사용해서는 안된다. 사용되는 약물, 그로 인한 징후와 관련된 모든 질문, 금기증을 의사 또는 약사와 함께 사용 전에 논의해야 한다. 약물은 전극을 통해서 전달되므로 이온도입법을 사용하기 전에 사용을 위

그림 11-5 양손의 손가락에 이온도입법을 사용하는 그림

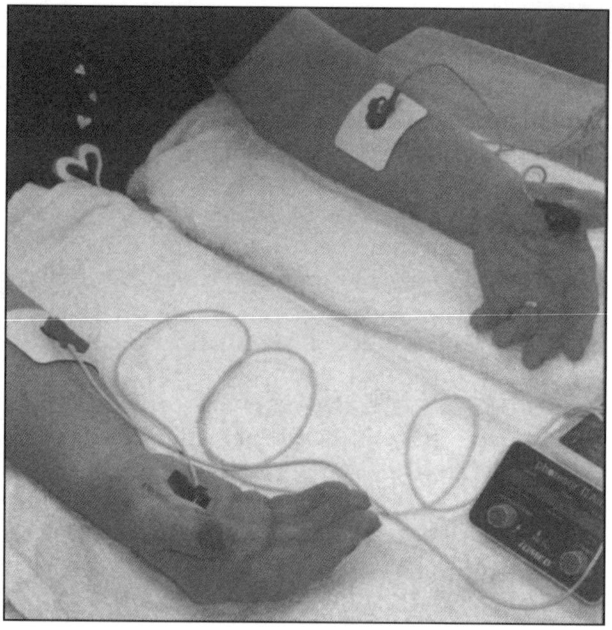

한 전극 제조의 권장사항을 검토하는 것을 완료해야 한다. 의약품은 전도성 요소에 대한 선택과 소재를 고려하여 사용해야 한다. 패드에 약물 중 일부가 조합되어 원하지 않는 결론 및 결과를 만들어 낼 수 있다. 덱사메타손은 이온도입법에 안티-염증성 치료제로 가장 일반적으로 치료사가 사용하는 약물이다. 이온도입법은 힘줄염, 골관절염(osteoarthritis), 윤활막염(활막염, synovitis), 무릎넙다리관절(슬개대퇴관절, patellofemoral joint) 근골격계의 문제, 반흔 조직 감소에 사용된다(Aygul, Ulvi, Karatay, Deniz, & Varoglu, 2005; Chandler, 1998; Dakowicz & Latosiewicz, 2005; Dupont, 2004; Gokoglu etal., 2005; Schuhfried & Fialka-Moser, 1995; Ting & Sontheimer, 2001; Williams & Brage, 2004). 통증완화를 위해서 리도케인으로 국소 마취를 사용하는 것은 치료사가 사용하는 일반적인 기법이며, 이에 대한 근거자료와 연구는 이비인후과 (귀, 코, 그리고 기관)에서 이루어지고 있다. 리도케인의 마취기능과 덱사메타손의 항 염증성 장점을 결합하여 자주 사용하고 있다. 그러나 이 조합은 덱타메타손의 음극과 리도케인의 양극으로 인해 효과에 대해 일부 논란이 있다(Haga, Shibaji, & Umini, 2005; Pasero, 2006; Russo, Lipman, Comstock, Page, & Stephen, 1980; Sintov & Brandys-Sitton, 2006; Yarrobino, Kalbfleisch, Ferslew, & Panus, 2006). 이 두 약물을 결합하며, 그들은 서로 "되돌아가려 하여" 하나 또는 두 가지 모두의 약물의 효과를 제한할 수 있다. 이온도입법을 이용한 약물은 극성을 전환하여 두 약물을 그냥 사용하는 것보다 효과적인 침투를 용이하게 한다(Bogner & Banga, 1994; Kassan, Lynch, & Stiller, 1996). 2% 나트륨 염화물은 석회화의 감소에 사용된다(Kahn, 1995; Kahn, 1977).

적응증
Indications

치료적 중재는 치료사가 환자의 생리적 · 병리적 상태를 아는 것이 중요하다. 물리적인 반응은 어떠한

이온도입법에 일반적으로 사용되는 약물

의학 상태 – 감염

글루코코티코이드 : Prostoglandin와 leukotriene 같은 전염증성 물질의 합성작용을 억제한다.

- *Dexamethasone* : 음극
- *Decadron* : 양극

진통소염제

- *Ketaprofen* : 음극
- *Mecholyl* : 양극
- *Acetic Acid* : 음극
- *Voltaren (Diclofenac sodium)* : 음극 (0.5%부터 1%)
- *Naprosyn (Naproxen sodium)* : 음극 (4%부터 8%)

의학 상태–통증

리도카인 말초 신경 축삭을 따라 전송되는 전송을 막아 마취제 영향을 만들어 낸다. 나트륨 채널은 차단을 만들어 낸다.

실리실산은 통증과 염증을 조절하는 프로스타글라딘을 생산하는 효소의 강력한 억제제이다.

Opiods는 중추신경 신경세포에 전송과 자극의 인식에 악영향을 줄 수 있다.

- *리도카인(Lidocaine) : 양극*
- *살리실산(Salicylate) : 음극*
- *몰핀(Morphine) : 양극*
- *케토프로펜(Ketoprofen) : 음극*
- *마그네슘(Magnesium) : 양극*

의학 상태 – 반흔 조직과 유착

요오드가 세포의 기초단계에서 미치는 영향이 명확히 증명된 것은 아니지만, 굳게 하는 효과가 있다; 반흔 조직의 확장을 증가시킬 수 있다.

- *요오드(Iodine) : 음극*
- *식염수(Saline) : 음극* (염화 나트륨)

의학 상태 – 연부 조직 광화작용

아세테이트 이온은 음 전류 이며, 불용성 칼슘 화합물을 용해하는 것은 칼슘 아세테이트이다. 이 화합물은 혈액의 흐름에서 더욱 쉽게 영향을 받는 조직이다.

- *아세트 산(Acetic Acid) : 음극* (아세테이트)

의학 상태 – 상처, 감염

이온도입법은 항균 약물의 다량 전달을 할 수 있으며, 이것은 딱지 안의 무혈관 조직으로 들어 갈 수 있다. 아연은 살균 작용의 효과와 조직의 성장 및 복구를 촉진하는 능력이 있다. 그것은 미생물 세포의 대사 활동이 손상 받은 곳에서 이루어지고, 단백질을 침전하는 아연의 능력을 통해 조직 회복을 촉진한다.

- *아연(Zinc) : 양극*
- *젠타마이신(Gentamycin) : 양극*
- *페니실린(Penicillin) : 음극*

약물의 사용이 필요하고, 도움을 주는 것이 무엇인가 알 필요가 있다. 치료사는 의약품, 주의사항 및 선택한 약품의 금기증에 대해서 알아야 하고, 이온도입법을 적용하기 전에 제품의 정보와 새로운 연구를 검토해야 한다. 각 환자의 질병은 독특한 특징이 나타나므로 조심스럽게 최적의 치료 목표와 치료 매개 변수를 결정하고 평가해야 한다.

올바른 이온과 해당 극성의 선택은 효과적인 결과를 얻기 위해서 매우 중요하다. 이온도입법은 연구자 또는 임상의 사용에 따라서 일부 질환의 다양한 효과를 나타냈다. 치과에서 턱관절 장애의 치료를 위해서 이온도입법을 사용한다; 이비인후과에서는 2% 구리로 알레르기 비염 치료를 위해서 사용하고, 20% 산화아연은 이염, 피부염, 궤양, 병변의 개방 시에 치료를 촉진하기 위해서 사용한다. 물리 의학 및 재활에서 이온도입법은 가장 일반적으로 염증과 국소 마취를 위해서 사용한다.

염증 상태
Inflammatory Conditions

이온도입법은 염증의 치료에 널리 사용된다. 물-결합성 코르티코스테로이드는 관절과 연부 조직의 염증 상태에 영향을 미치기 때문에 이를 사용할 수 있다. 코르티코스테로이드는 염증의 부위의 호중구와 단백구 모두에 초기 움직임을 느리게 하고 그들의 속도를 억제하는 강력하고 경제적인 항염증 약물이다. 코르티코스테로이드는 종종 염증, 급성 및 근골격계 상태뿐만 아니라, 국소 부위인 구체적인 부상을 치료하는데 사용된다. 여러 코르티코스테로이드는 물 분자로 발생하여 사용할 수 있다. 코르티코스테로이드는 염증의 이동을 감소시켜, 염증진행과정을 억제할 수 있어 백혈구 활동도 줄어들게 된다. 코르티코스테로이드는 "분출"을 감소시키고 조직과 손상과 관련된 감각 신경에 체중의 증가, 근육 약화, 그리고 행동 이상 등의 전신 부작용을 최소화 할 수 있다. 일반적으로 이온도입법과 사용되는 코르티코스테로이드에는 4 mg/mL 덱사메타손인산 나트륨과 메틸 프리느디손과 나트륨이 포함되어 있다. 이온도입법은 사지, 척추 또는 턱관절의 염증에 사용할 수 있다. 이온도입법을 사용하여 염증 상태를 치료할 때 가장 일반적으로 사용되는 약물은 0.4% 덱사메타손 나트름 인산으로 음극의 전극이다. 패드에서 흩어지는 극성은 환자의 피부에서 2 mA×12 mins = TransQ (IOMED, Salt Lake City, UT) 또는 Dupel Blue (EMPI. St. Paul, MN)를 사용하여 1.5 cc의 코르티코스테로이드를 전달한다. 국소적인 마취의 효과가 있는 4% 리도케인 염산염은 치료사가 많이 사용한다. 리도케인은 즉각적인 통증 완화를 위해 마취효과를 나타낸다(Haga et al., 2005; Pasero, 2006; Yarrobino, Kalbfleisch, Ferslew, & Panus, 2006). 약품의 전극의 배치와 수립은 약물 전극의 크기에 따라서 달라진다. 작은 전극의 약물과 약품은 1.5 cc 정도로 나타나고 패드의 전극은 양극이 되고, 음극은 흩어지게 된다. 권장 정량은 40 mA/mins 이다. 치료사는 약물과 마취효과를 통한 항염증의 이점을 이해해야 한다. 활용약품은 4.0%의 국소마취와 결합하여 코르티코스테로이드를 사용한다(주사, USP에 대한 0.4%). 두 약품과 치료는, 약물은 극성이 음극인데, 치료사는 약물의 전극을 교차시켜 두 약물의 최대 흡수를 돕는다. 이온도입법에서 사용하는 두 약물을 결합하여 하나의 약물이 가장 많이 사용되며 다른 것보다 효과적으로 전달되기 때문에 약품의 농도를 조절하는 것이 중요하다. 크거나 작은 약물이 같은 성취를 보이기 위해서, 약품의 크기는 동등한 적정량의 섭취 기준을 준수하는 것이 중요하다(Banga & Chien, 1998).

약물 그리고 화학 성분은 약사와 함께 의논하는 것이 안전하고, 효과 및 효능을 아는 것은 치료에 도움이 된다. 대부분 약사는 IV를 통해서 이온도입법을 사용하며, 이름이 알려진 회사의 제품을 그들은 순수성, 집중력, 안정성 및 내성을 보장하는 것을 사용해야 한다(Batheja, Thakur, & Michnick, 2006; Dixit, Bali, Baboota, Ahuja, & Ali, 2007; Gangarosa, Park, Fong, Scott, & Hill, 1978).

환자는 항상 음식이나 약품에서, 어떤 알려진 알레르기 반응 또는 민감도가 있는지 알아야 한다. 환자는 생활 치료가 되는 아낙필락시스를 비롯한 약물 치료에 반응이 다양한 것으로 알려져 있다. 이 조건은 의학적 응급상황으로 간주되므로 즉각 조치를 취해야 한다. 대부분은 안전하고 효과적이긴 하지만, 치료사는, 환자에게 강력한 약품을 적용할 때에는 최대한 심사숙고하고 주의를 기울여야 한다는 것을 인식해야 한다. **이온도입법은 환자의 주치의로부터 설명을 들어야하는 것을 사용 전에 꼭 해야 하고**, 의문사항이나 우려가 있다면 의사에게 의뢰해야 한다.

예방조치 그리고 금기증
Precautions and Contraindications

민감도 또는 알레르기가 있다고 알려진 환자에게는 약물을 사용하는 이온도입법을 절대 사용하지 말아야 한다. 과민증이 있는 사람은 잠재성을 고려해야 한다. 특정 약물에 대한 금기증이 있는 사람은 치료사가 심사숙고하여 사용해야 한다. 치료사는 의약품에 대해서 이 의사 그리고 약사와도 확인해야 한다. 치료과정의 확인은 의사와 함께 진행해야 한다. 치료사는 의사의 권고 사항을 참고해야 하고 각 약물 치료와 함께 제공되는 자료를 잘 읽어야 한다.

임신상태 혹은 임신을 할 환자에 대해서는 약물 사용에 주의를 기울이고 적응을 신경 써야 한다. 그것은 실수를 범할 가능성을 낮추어준다. 당뇨 환자가 코르티코스테로이드를 사용하게 된다면 치료 후에 혈당수치에 변동이 있어 인슐린에도 영향을 미친다. 조절이 잘 되지 않는 당뇨 환자에게 적용할 때에는 주의를

임상적 고려사항

예방조치

- 이온의 민감성
- 피부의 비정상적 위치의 반응
- 약물 민감성
- 알려진 알레르기들

금기증

- 알려진 민감성 또는 약물의 알레르기 또는 이온의 적응증
- 피부에 염증, 멍, 열상이 있을 때
- 감각을 잘 못 느끼거나 느끼지 못할 때
- 전기 자극에 대한 모든 금기증을 확인해야 함

유념 : 과민증은 응급 상황이 될 수 있음!

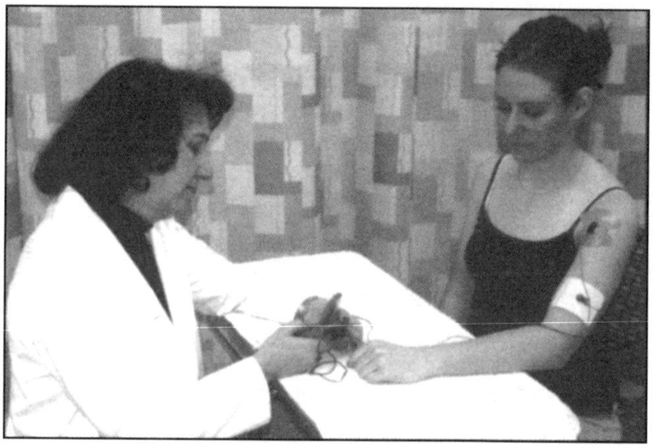

그림 11-6 이온도입법의 적용. 약물 전극은 목적하는 조직의 위에 배치한다. 강도는 편안하게 느끼는 정도로 조정하여 환자의 한계를 설정해야 한다.

기울여야 한다. 음식알레르기 또는 민감성이 알려진 경우라면, 특히 아황산에 민감하다면, 방부제가 포함된 경우 환자의 상태를 잘 살펴야 한다. 갑각류 알레르기가 있는 환자에게(GlaxoSmithKline, Philadelphia, PA), 흉터 관리에 사용하기도 한다. 이온도입법은 염증이 있는 피부에 적용하면 안된다.

적용을 위한 안내
Guide to Application

치료적 중재는 환자에게 알려주는 것이 기본이다. 환자의 자세를 똑바로 하는 것이 중요하고, 전극에 대해서 절대로 거짓말을 해서는 안되며 화상에 주의해야 한다. 치료사는 반드시 전극의 적절한 접착력을 보장하기 위해서 털을 제거하고 피부의 표면을 준비해야 한다. 어떤 장신구는 전극과 접촉하여 그것을 이동시키기도 한다. 전극이 닿는 피부에는 자극을 주는 면도를 하지 않는 것이 좋다. 크림, 젤의 사용을 이온도입법 전에 사용하면 피부자극 및 약물의 침투가 일어날 수 있다(그림 11-6).

1. 약물은 전극을 포함한 수하물이다. 4 mg/mL 또는 4%의 코르티코스테로이드는, "주사를 통한, USP"를 사용하는 것이 중요하다. 약물 전극은 충분하게 접촉되지 않으면, Dupel과 같이 갑자기 꺼지거나 피부에 자극을 전극 때문에 일으킬 수 있다.
2. 알코올을 사용하여 깨끗하게 하고 피부가 완전히 건조되게 준비해야 한다. 피부에 염증이 있는 경우에는 전극을 적용하지 말아야 한다. 치료사는 피부의 저항 및 약물 전달의 효율성에 영향을 미칠 수 있는 모든 것들 중 피부를 건조하게 하고, 지나치게 기름진 피부와 습도를 주의해야 한다.
3. 전극을 사용한다. 약물 전극은 치료의 첫 단계이다. 전극은 4~6인치 떨어져서 큰 근육 위에 전극을 적용해야 한다. 바인딩 또는 테이프를 사용하여 치료하는 동안 전극은 압축을 피해야 한다.
4. 전극에 연결 클립을 연결한다. 클립이 적절한 방향에 있는지를 확인하고 클립을 깨끗하고 건조된 상태로 유지한다. 그리고 치료하는 동안 전극으로부터 전극을 잡아당기는 것은 피해야 한다.
5. 치료를 시작한다. 매개 변수를 조정하고 장비의 사용을 결정한다. 시간을 설정하고, 천천히 환자에게 전류를 옮기면서, 전류를 설정한다. 낮은 정량을 사용하여 피부에 자극의 가능성을 줄여준다. 환

표 11-1 일반적으로 이온도입법에 사용되는 이온들(Commonly used Ions for intophoresis)

약물	*치료 적응증*	극
리도케인 염산염	진통제; 주머니염, 신경염	+
1% & 2% 나트륨 실리실산	진통제; 발바닥 사마귀	–
히알루오디나제(wydase)	부종; 염좌(sprains), 균주(strains)	+
맹물	땀과다증(다한증) 손/발	+/–
2% 쿠퍼 황상	항균, 살균; 무좀	+
2% 아세트 산	칼슘 축적, 석회화 힘줄염, 석회 근육염, 화근염; 근골격계 상태	–
1ml 0.4% 덱사메타손 나트륨 인산	항-염증, 골관절염, 주머니염, 힘줄염	–

자를 치료 과정 동안 잘 관찰해야 한다. 최근의 장비는 대부분 치료를 효과적으로 하기 위해서 이온도입법에서도 대상을 두 가지로 할 수 있고, 듀얼 채널을 사용한다.

6. 치료는 자극이 없으려면, 중성을 가진 알로에-베라 젤 같이 부드러운 로션을 바른 부분에 사용해야 한다. 환자는 적절한 피부 관리를 잘 유지해야 하고, 치료사는 피부의 홍반 또는 변화를 잘 관찰해야 한다. 피부에 접촉할 수 없거나 발달이 안되는 부분이 있다면, 이온도입법을 중단하거나 사용의 빈도를 감소해야 한다(Iomed, 1994).

대부분의 규정은 피부의 자극을 최소화하기 위해서 이온도입법을 시행 할 때 관리하는 것이 좋다. 현재와 이전에 전달되는 효과 또는 덱사메타손의 반감기를 직접 활용하기도 한다. 환자는 약 4~6주 치료 후 통증이나 증상의 감소를 보이는데 급성인 경우에는 이 기간 동안 염증이 일어나기도 한다. 환자에게 지속적인 개선이 필요한 경우, 치료를 추가적으로 9~12주로 계속 하기도 한다. 약물의 양을 배로 사용하여도 50% 정도의 감소가 일어나지 않으면 치료를 중지해야 한다.

요 약
Summary

이온도입법은 전류 흐름을 약물을 통해 이온화하여 전달하는 것이다. 이온도입법은 국소 부위에 의학적으로 전달하기 위해서 사용하고, 치료적 효과는 복잡하다. 이온도입법은 안전하고 효과적이기 때문에 근육 내 주사 바늘과 관련된 고통이 있는 환자에게도 사용할 수 있다. 약품을 통한 이온도입법의 사용은 약품 주입을 통해 보다 큰 지역으로 전달시킬 수 있다. 전통적인 조절 방법은 중재와 함께 이온도입법을 사용하여 기능을 촉진시켜서, 환자 증상의 빠른 감소를 제공할 수 있다. 또한, 치료를 통해서 치료 기간을 연장하고 치료 노출을 오래 반복할 수 있는 장점이 있다(Backstrom, 2002; Banta, 1994; Gudeman, Eisele, heidt, Colosimo, & Stroupe, 1997)(그림 11-1).

사례 연구
Case study

T.S.는 41살로 치과 조수로 오른쪽 가쪽위관절융기염(외측상과염, lateral epicondyle)을 진단받았다. 환자는 작업치료 이전에 비스테로이드 항염증성 약물(NSAIDs)을 복용하였다. 약물 치료를 받으면서 환자를 보고 있지만 직장, 가사작업에서 고통의 증상은 계속되고 있다. 그녀는 지금 휴식기에 통증이나 불편한 문제가 있는데 그녀는 잘 때 팔을 말고 잔다. 그녀의 증상은 날이 갈수록 더욱 증가되고, 그녀는 "더 아프다고" 호소한다. 그녀는 활동 중 10분의 7 정도에서 통증을 호소하고 "치통"이 항상 팔에 있는 것 같다고 한다. 그녀는 과도한 손의 사용으로 마비와 따끔거림이 있다. 그녀는 사무실에서 장비를 조작하는 것에 어려움이 증가한다. 직장에서 그녀의 작업은 치과 의사를 돕기 위해서 양 손을 사용해서, 또는 그녀의 팔을 정확하고 완전하게 펴서 필요한 기구 및 자료를 전달하고 작은 물체를 조작하는 작업이 필요하다. 그녀는 도움을 주는 동안에 그녀가 뭔가를 떨어뜨릴지도 모른다는 걱정 때문에 비우세손인 왼손을 사용하기 시작했다.

평가를 통해서 손상된 피부의 아래팔(전완, forearm)을 만질 때는 "촉촉하게" 느끼는 것으로 나타났다. 둘레를 측정하였을 때 비우세 말단은 7 cm가 증가되었다. 이러한 불일치는 팔의 근육의 증가가 원인일 수 있고, 손목과 손허리손목관절의 측정에서는 차이가 작았다. 관절가동범위 측정에서 손목의 굽힘은 5~55° 움직였고, 손목의 폄은 0~50° 움직였다. 엎침(회내, pronation)와 뒤침(회외, supination)는 정상 범위 안의(WNL) 0~70°로 나타났다. 손가락, 팔꿈치, 그리고 어깨 관절가동범위는 모두 정상 범위 안에 있다. 근육의 강도는 손목을 폄 시킬 때 5분의 4 정도에서 통증을 호소했다. 악력 강도는 왼손이 80, 오른손이 45였다. 우세와 비우세 손 사이에 손가락 쥐기 근력에서 눈에 띄는 차이가 있었다. 그녀는 통증의 증가가 억제되었는데, 바깥쪽위관절융기(외측상과, lateral epicondyle)와 노위팔관절(요골상완관절, radiohumeral joint)을 촉진할 때였다. 관절은 전방-후방으로 움직임을 제한시킨다.

환자의 바깥쪽위관절융기에서 징후와 증상으로는 폄할 때 고통의 동반, 손목 폄에서의 통증, 그리고 제한된 움직임이 있다. 환자의 직장에서의 중재는 관절 보호의 기술을 포함하여 그녀가 환자를 돌볼 때 팔꿈치를 기술적으로 사용하는 것을 포함한다. 그녀의 오른쪽 손목에 보조기를 제공하고 정확한 위치에 정해진 시간 동안 착용할 것을 지시한다. 치료 계획에는 얼음으로 마사지하는 것이 포함되며 이온도입법으로 약물 전달과 0.4%의 덱사메타손 나트륨 인산의 사용이 포함된다. TS는 이온도입법을 사용한 세 번째 치료에서 다음과 같은 개선을 표시했는데, "나는 통증 때문에 잠에서 깨지 않게 되었다"고 하였다. 그녀는 향상을 위해 이온도입법의 아홉 가지 응용 프로그램의 전체 과정을 진행하였다. 이온도입법은 염증을 감소시키기 위해 사용하였고, 스트레칭 운동과 관절의 신전 움직임 연습은 치료 프로토콜의 한 요소로 사용하였다. 염증이 감소되었을 때, 증상이 호전되었을 때, 근육의 약화로 근력이 감소된 것으로 인해 직업활동에 참여의 제한을 해결하기 위해 인체 공학적인 적응과 움직임을 연습하였다.

임상적 추론 질문(Clinical reasoning questions)

1. 손상의 근본 원인은 무엇인가?
2. 치유의 순서 및 손상 조직 회복의 방식이 어떻게 결정되었는가?

3. 다른 물리적 요인을 환자에게 적절하게 적용하여 사용할 수 있을까?
4. 환자의 징후와 증상 진단을 확인하는 과정을 했는가?
5. 이 환자에게 제공될 적응의 추가가 성공적으로 된다면 재손상을 방지하고, 그녀의 상태가 해결될 수 있는가?

참고문헌

Anderson, C. R., Morris, R. L., Boeh, S. D., Panus, P. C., & Sembrowich, W. L. (2003). Effects of iontophoresis current magnitude and duration on dexamethasone deposition and localized drug retention. *Physical Therapy, 83*, 161-170.

Aygul, R., Ulvi, H., Karatay, S., Deniz, O., & Varoglu, A. O. (2005). Determination of sensitive electrophysiologic parameters at follow-up of different steroid treatments of carpal tunnel syndrome. *Journal of Clinical Neurophysiology: Official Publication of the American Electroencephalographic Society, 22*, 222-230.

Backstrom, K. M. (2002). Mobilization with movement as an adjunct intervention in a patient with complicated de quervain's tenosynovitis: A case report. *Journal of Orthopaedic and Sports Physical Therapy, 32*, 86-94; discussion 94-7.

Banga, A., & Chien, Y. (1998). Iontophoretic delivery of drugs: Fundamentals, developments and biomedical applications. *Journal of Controlled Release, 1.*

Banta, C. A. (1994). A prospective, nonrandomized study of iontophoresis, wrist splinting, and antiinflammatory medication in the treatment of early-mild carpal tunnel syndrome. *Journal of Occupational Medicine, 36*, 166-168.

Baskurt, F., Ozcan, A., & Algun, C. (2003). Comparison of effects of phonophoresis and iontophoresis of naproxen in the treatment of lateral epicondylitis. *Clinical Rehabilitation, 17*, 96-100.

Batheja, P., Thakur, R., & Michniak, B. (2006). Transdermal iontophoresis. *Expert Opinion on Drug Delivery, 3*, 127-138.

Bogner, R., & Banga, A. (1994). Iontophoresis and phonophoresis. *U. S. Pharmacist, 8*, 14.

Boskovic, K. (1999). Physical therapy of subjective symptoms of the cervical syndrome. *Medicinski Pregled, 52*, 495-500.

Cabello Benavente, R., Moncada Iribarren, I., de Palacio Espana, A., Hernandez Villaverde, A., Monzo, J. I., & Hernandez Fernandez, C. (2005). Transdermal iontophoresis with dexamethasone and verapamil for peyronie's disease. *Actas Urologicas Espanolas, 29*, 955-960.

Chandler, T. J. (1998). Iontophoresis of 0.4% dexamethasone for plantar fasciitis. *Clinical Journal of Sport Medicine, 8*, 68.

Christopher, E., Schebert, C., & Goos, M. (1989). The epidermis. In M. Greaves, & S. Schester (Eds.), *Pharmacology of the skin* (1st ed.). Berlin: Springer-Verlag.

Dakowicz, A., & Latosiewicz, R. (2005). The value of iontophoresis combined with ultrasound in patients with the carpal tunnel syndrome. *Roczniki Akademii Medycznej w Bialymstoku (1995), 50 Suppl 1*, 196-198.

Dixit, N., Bali, V., Baboota, S., Ahuja, A., & Ali, J. (2007). Iontophoresis - an approach for controlled drug delivery: A review. *Current Drug Delivery, 4*, 1-10.

DuPont, J. S., Jr. (2004). Clinical use of iontophoresis to treat facial pain. *Cranio: The Journal of Craniomandibular Practice, 22*, 297-303.

Gangarosa, L. P., Park, N. H., Fong, B. C., Scott, D. F., & Hill, J. M. (1978). Conductivity of drugs used for iontophoresis. *Journal of Pharmaceutical Sciences, 67*, 1439-1443.

Glass, J. M., Stephen, R. L., & Jacobson, S. C. (1980). The quantity and distribution of radiolabeled dexamethasone delivered to tissue by iontophoresis. *International Journal of Dermatology, 19*, 519-525.

Gokoglu, F., Fndkoglu, G., Yorgancoglu, Z. R., Okumus, M., Ceceli, E., & Kocaoglu, S. (2005). Evaluation of iontophoresis and local corticosteroid injection in the treatment of carpal tunnel syndrome. *American Journal of Physical Medicine & Rehabilitation, 84*, 92-96.

Gudeman, S. D., Eisele, S. A., Heidt, R. S. Jr, Colosimo, A. J., & Stroupe, A. L. (1997). Treatment of plantar fasciitis by iontophoresis of 0.4% dexamethasone. A randomized, double-blind, placebo-controlled study. *American Journal of Sports Medicine, 25*, 312-316.

Haga, H., Shibaji, T., & Umino, M. (2005). Lidocaine transport through living rat skin using alternating current. *Medical & Biological Engineering & Computing, 43*, 622-629.

Hasson, S. M., Wible, C. L., Reich, M., Barnes, W. S., & Williams, J. H. (1992). Dexamethasone iontophoresis: Effect on delayed muscle soreness and muscle function. *Canadian Journal of Sport Sciences, 17*, 8-13.

Huida, P. P. (1998). Current approaches to the treatment of patients with systemic scleroderma. *Likars'Ka Sprava/Ministerstvo Okhorony Zdorov'la Ukrainy, (1)*, 122-126.

Iomed, Inc. (1994). *Phoresor application guide.* Salt Lake City, UT: Iomed.

Kahn, J. (1995). *Principles and practice of electrotherapy.* London: Churchill Livingstone.

Kahn, J. (1977). Acetic acid iontophoresis for calcium deposits. *Physical Therapy, 57*, 658-659.

Kalia, Y. N., Merino, V., & Guy, R. H. (1998). Transdermal drug delivery. clinical aspects. *Dermatologic Clinics, 16*, 289-299.

Kalia, Y. N., Naik, A., Garrison, J., & Guy, R. H. (2004). Iontophoretic drug delivery. *Advanced Drug Delivery Reviews, 56*, 619-658.

Kanikkannan, N. (2002). Iontophoresis-based transdermal delivery systems. *BioDrugs, 16*, 339-347.

Kassan, D. G., Lynch, A. M., & Stiller, M. J. (1996). Physical enhancement of dermatologic drug delivery: Iontophoresis and phonophoresis. *Journal of the American Academy of Dermatology, 34*, 657-666.

LeDuc, S., & MacKenna R. (1908). *Electric ions and their use in medicine.* London: Rebman Ltd.

Merino, V., Kalia, Y. N., & Guy, R. H. (1997). Transdermal therapy and diagnosis by iontophoresis. *Trends in Biotechnology, 15*, 288-290.

Pasero, C. (2006). Lidocaine iontophoresis for dermal procedure analgesia. *Journal of Perianesthesia Nursing, 21*, 48-52.

Riedl, C. R., Plas, E., Engelhardt, P., Daha, K., & Pfluger, H. (2000). Iontophoresis for treatment of Peyronie's disease. *Journal of Urology, 163*, 95-99.

Riviere, J. E., & Heit, M. C. (1997). Electrically-assisted transdermal drug delivery. *Pharmaceutical Research, 14*, 687-697.

Roberts, D. (1999). Transdermal drug delivery using iontophoresis and phonophoresis. *Orthopaedic Nursing, 18*, 50-54.

Roberts, M. S. (1997). Targeted drug delivery to the skin and deeper tissues: Role of physiology, solute structure and disease. *Clinical and Experimental Pharmacology & Physiology, 24*, 874-879.

Russo, J., Jr., Lipman, A. G., Comstock, T. J., Page, B. C., & Stephen, R. L. (1980). Lidocaine anesthesia: Comparison of iontophoresis, injection, and swabbing. *American Journal of Hospital Pharmacy, 37*, 843-847.

Sanderson, J. E., de Riel, S., & Dixon, R. (1989). Iontophoretic delivery of nonpeptide drugs: Formulation optimization for maximum skin permeability. *Journal of Pharmaceutical Sciences, 78*, 361-364.

Schiffman, E. L., Braun, B. L., & Lindgren, B. R. (1996). Temporomandibular joint iontophoresis: A double-blind randomized clinical trial. *Journal of Orofacial Pain, 10*, 157-165.

Schuhfried, O., & Fialka-Moser, V. (1995). Iontophoresis in the treatment of pain. *Wiener Medizinische Wochenschrift (1946), 145*, 4-8.

Singh, J., & Maibach, H. I. (1993). Topical iontophoretic drug delivery in vivo: Historical development, devices and future perspectives. *Dermatology (Basel, Switzerland), 187*, 235-238.

Sintov, A. C., & Brandys-Sitton, R. (2006). Facilitated skin penetration of lidocaine: Combination of a short-term iontophoresis and microemulsion formulation. *International Journal of Pharmaceutics, 316*, 58-67.

Ting, W. W., & Sontheimer, R. D. (2001). Local therapy for cutaneous and systemic lupus erythematosus: Practical and theoretical considerations. *Lupus, 10*, 171-184.

Ting, W. W., Vest, C. D., & Sontheimer, R. D. (2004). Review of traditional and novel modalities that enhance the permeability of local therapeutics across the stratum corneum. *International Journal of Dermatology, 43*, 538-547.

Trommer, H., & Neubert, R. H. (2006). Overcoming the stratum corneum: The modulation of skin penetration. A review. *Skin Pharmacology and Physiology, 19*, 106-121.

Wang, Y., Thakur, R., Fan, Q., & Michniak, B. (2005). Transdermal iontophoresis: Combination strategies to improve transdermal iontophoretic drug delivery. *European Journal of Pharmaceutics and Biopharmaceutics, 60*, 179-191.

Williams, S. K., & Brage, M. (2004). Heel pain-plantar fasciitis and achilles enthesopathy. *Clinics in Sports Medicine, 23*, 123-144.

Yarrobino, T. E., Kalbfleisch, J. H., Ferslew, K. E., & Panus, P. C. (2006). Lidocaine iontophoresis mediates analgesia in lateral epicondylalgia treatment. *Physiotherapy Research International, 11*, 152-160.

제 **12** 장

저출력 레이저와 광선 치료
Low Level Laser and Light Therapy

학습 목표
Learning Objectives

1. 저출력 레이저치료(LLLT)를 정의한다 .
2. LED, SLD, LLT간의 차이점을 설명한다.
3. 전자기파 스펙트럼의 신체적 특징을 설명한다.
4. 임상적으로 사용되는 다른 타입의 전자기 방사선을 설명한다.
5. 전자기 방사선의 생리학적 효과를 설명한다.
6. 전자기 방사선의 예방조치와 사용금지사유를 확인한다.
7. 투열요법 사용이 적용되는 임상적 증상을 설명한다.

용어(terminology)	
평행시준(collimation)	단색광(monochromatic)
전자방사선(electromagnetic radiation)	나노미터(nonometers)
발광다이오드(light emitting diode, LED)	광생체조절(photobiomodulation)
저출력 레이저 치료(low-level laser therapy, LLLT)	파장(wavelength)

레이저 이론
Laser Theory

흥미롭게도 많은 연구가 있었으며, 재활차원의 레이저와 광선치료를 많은 제조업자들이 다양한 임상 분야에서 새로운 장비를 개발하여 사용하고 있다. 레이저는 유럽에서 수년간 사용되었고 미국 내 미식품 의약국(FDA)의 출현과 함께 입증된 장치로써 좀 더 광범위하게 승인을 얻게 되었다. 공상 과학 영화 때문에, 재활분야에 있어 일반대중과 많은 치료사들은 레이저에 대한 작업방법과 그들이 수행할 수 있는 것에 대하여 오해를 가질 수 있다. 흔한 오해는 레이저가 “뜨겁다”는 것이다. 레이저에 대한 흔한 이미지는 공상과학영화에서 누군가 레이저빔에 의해 “증발된다”는 것이다. 그래서 작업치료 tool-box에 저출력 레이저 치료를 추가하는 것을 자연스럽게 주저하게 된다. 의학과 수술 분야에서 사용되는 일부 레이저는 열 효과를 이용하여 조직을 지지거나 제거 또는 다른 목적으로 사용된다.

재활단계에서 저레벨 레이저치료(LLLT) 혹은 "차가운" 레이저라고 종종 불리는 치료는 레이저와 에너지의 모양으로 여러 가지 치료 이유들과 임상 조건들을 위해 사용된다. 다른 흔한 용어로 빛 조절, 부드러운 레이저, 낮은 에너지 또는 낮은 강도의 레이저 또는 단지 레이저치료를 포함하여 광선치료 라든지 레이저치료 등으로 불려진다. 장비 제조자들의 용어들과 그들의 요구들에 의해 사용 중 약간의 혼란이 발생한다. 가시 스펙트럼을 통하여 생산된 에너지는 발광 다이오드(LED), 고위발광 다이오드(SLD) 또는 저 출력 레이저 다이오드로부터 만들어내게 될 수 있다. 대부분의 이 광선치료 장비는 600과 1000 나노미터 사이의 가시적인 빨간색과 적외선 스펙트럼 내에 있는 빛을 사용한다. 가시적인 빨간 빛은 여러 가지 조건에서 여러 세기에 걸쳐서 사용되었으며, 일광에 의한 건강에 유용한 것은 그리스인과 로마인들에 의해 기록되었다. 우리는 우리가 올바른 햇빛차단을 실패했을 때(화상), 특정컬러 스펙트럼의 효과의 분위기와 개성, 겨울우울증(계절적 원인에 따른 장애)에 효과적인 태양빛에 대해 알고 있다. 파장의 노출에 의해 발생하는 물리 화학적 효과 반응에 의해 치료되는 생화학적 조직에 변화를 용이하게 하기 위해 발광 다이오드, 고위발광 다이오드와 저출력 레이저 치료는 빛 에너지 스펙트럼을 사용한다.

역 사
History

레이저는 전자기 방사선의 범주에 들어가고 가시적이고 비가시적인 빛의 형태로 에너지를 생산한다. 전자기 방사선은 전기와 자기 영역으로 구성되고 매개체에 없이 에너지를 전달할 수 있다. 전자기 방사선은 또한 진공 공간을 통해 전달될 수 있다. 전자기 방사선은 파장, 주파수와 양자 에너지에 따르는 "스펙트럼"에 의해 분류된다. 전자기 방사선의 스펙트럼은 전기 에너지, 라디오, 마이크로파, 적외선, 우리가 빛의 모양으로 시각적으로 볼 수 있는 가시적인 스펙트럼, 자외선, X선(x-rays)과 감마선(gamma-rays)을 포함한다. 우리는 그 범위가 ~700 nm의 빨간색에서 ~400 nm의 짧은 파장을 가지는 보라색까지 색으로 빛 방사선의 형식을 인지한다. 전자기 스펙트럼의 높은 끝에서, 입자는 매우 높은 속도에서 움직이고 있고 엑스선(x-rays)과 감마선(gamma-rays)과 같은 고 에너지 방사선을 만든다.

레이저는 방사선의 유도 방출에 의한 가벼운 증폭을 위한 익숙하지 않은 말로 구성된 약어이다. 방사선의 양자 이론에서 레이저 근본원리는 1917년 알버트 아인슈타인 (Albert Einstein)의 작업에 의해 처음으로 설명되었다. 레이저에 관한 연구와 적용들은 1960년 군비경쟁과 군대의 레이저 무기에 적용됨에 따라 촉진되어 의미 있게 성장하였다. 빠른 연구와 이론을 바탕으로, 시어도어 메이먼(Theodore Maiman)은 첫 번째 레이저 장치를 개발하였으며, 특정 파장에 단색의 빛(빨간)을 확대할 능력이 있는 기계장치를 생산하였다. 이 연구는 수술과 의료분야에서 "열" 또는 강력한 레이저로의 개발을 진행하도록 하였다. 이 최초의 작업을 기본으로, 엔드레 메스터(Endre Mester)는 레이저로 종양 세포를 파괴하는 시도를 실험하기 시작하였다. 그는 높은 강도의 레이저를(>500 mW) 사용해야 종양세포를 파괴할거라 믿긴 하였지만, 실제로 그는 "낮은" 강도의 "빨간색" 레이저를 사용하였다. 이는 외과적 이식분야에서의 발달을 이루어냈다. 레이저를 사용하고 있는 그 이후의 실험들은 상처, 궤양, 욕창에 개입하여 더 빨리 치료하는 것이었다

(Mester, Ludany; & Seller, 1968; Mester, Spry; Sender, & Tita, 1971; Mester, Mester, & Mesten. 198"). 메스터(Mester)는 저레벨의 빛이 조직에 미치기보다, 회복되는 것을 용이하게 한다는 결론을 내렸다.

개념적으로, 적은 양의 햇빛은 유익할 수 있으나, 많은 양은 손상을 입힐 수 있으며, 일광화상을 입힐 수 있다. 태양의 자외선은 적고 통제된 양으로 신체에 강력한 영향을 줄 수 있다. 대부분의 사람들에게 햇빛의 노출은 비타민 D 합성 시 요구되는 요소를 제공하기 때문에 비타민 D 합성 시 가장 중요한 요소가 된다(Holick, 1994). 태양에서 발생한 자외선은 비타민 D 합성의 계기로 피부에서 자외선 B 파장을 통하여 에스고스테롤을 비타민 D로 전환시킨다. 에르고스테롤은 스테로이드 과에 속한다(Holick,1994; Holick, 2002). 하루 10분간의 햇빛 노출은 우리에게 신체에 필요한 모든 비타민 D를 공급한다. 또한 햇빛에 대한 노출은 송과체, 트립타민(한 가지 형태는 멜라토닌)의 형성을 자극하는데 이는 우리 생체 내부 시계가 밤낮과 계절의 변화를 알게 해준다. 반대로, 태양에 30분 이상 무방비의 노출은 화상을 초래할 수 있고, 피부손상을 일으킬 수 있으며, 이는 자외선 방사선에 기인하여 피부암을 유발할 수 있다. 피부암은 미국에서 새롭게 발생하는 암의 절반을 차지하고 있으며 그 관심이 커져가고 있다. 부가적으로, 다른 신체부위에서 발달하고 있는 흑색종은 태양 노출의 패턴과 양과는 별개로 본다(Whiteman, Stickley, HughesDavis & Green, 2006). 이 생체적 효과 모두는 빛의 특정 파장에 대한 노출에 기인한다. 높은 강도의 레이저는 신체와 조직에 태양 광선의 효과와 비슷하게 적용되어 생리학적 조직에 보온이나 열 효과를 나타낼 수 있다; 반면 차거나 저출력 레이저 치료 형태로 재활을 위해 사용되는 형식은 또한 다뤄지는 조직의 회복과정과 생리학의 반응에 영향을 줄 수 있다.

레이저는 높은 수준의 에너지 또는 강도(뜨거운)이거나, 낮은 수준의 에너지 또는 강도(차가운)일 수 있다. 의학계에서 레이저의 사용은 인기가 증가하며 사용이 점차 늘고 있다. 비록 저 레벨 레이저는 손쉽게 사용되지 않았거나 미국에서는 유럽, 아시아와 세계의 다른 부분에서처럼 재활의학에서 받아들여지지 않았었다. 이러한 점이 새로운 장비로써 FDA 승인을 받는 시간이 길어지는 것에 원인이 될 수 있었다. FAD의 초기 저출력 레이저 치료에 대한 적용에서 약간의 주저하는 부분이 있었으나, 2002년 이후 LED장비들은 손목굴증후군(수근관증후군), 목통증, 허리통증, 관절통증, 일반화된 근육 통증을 포함하여 여러가지 치료 과정에서 다양한 상황의 치료 장비로 사용되었다. FDA 승인을 받지 않는 레이저 장비는 실험적인 것으로 간주되며, 치료사들은 잠재적인 제한점 또는 장비를 임상적으로 사용할 때의 사항에 대해 알고 있어야 한다. FDA에 의해 승인되었던 장비는 제조업자에 의해 이같이 흔히 규정된다. 저출력 레이저 치료를 사용하기에 앞서, 임상가 들은 신체의 대리인에 대하여 작업치료사들이 레이저치료를 함에 있어 금지사항이나 제한되는 점으로 효과에 대한 제한이 없는 것인지에 대하여 관련되어 있는 주립의 규정상 법률을 검토해야 한다. 현재, 네브래스카의 허가 법률만이 작업치료사가 저 출력 레이저 치료를 사용하는 것을 금한다.

작용 메커니즘
Mechanism of Action

빛은 우리가 볼 수 있는 에너지의 형태이고 광자로 알려져 있는 입자의 줄기로 구성된다. 빛 에너지는 광자의 "파장들"과 "흐름"에서 전달되고 이는 유일한 특성과 움직임을 가지고 전기와 자성, 전자기 스펙트럼을 나타낸다. 광자는 다른 속도로 진동하고 또한 그들 에너지의 발생에 관해서 다양화된다. 전자기 스펙트럼은 라디오 전파, 적외선 복사, 자외선, X선, 우주의 방사능과 우리가 보는 가시광선을 포함한다. 이 여러 가지 파장은 각각의 다른 파장을 소유할 뿐만 아니라, 진동 속도와 에너지가 변하는 광자들로 구성된다. 다른 수준의 에너지는 감마선이나 X선 물질을 이온화하고 조직을 파괴하는 경향이 있고, 그에 반해서 낮은 에너지와 긴 파장을 가진 라디오파가 조직에 다른 영향이 끼치는 한 그 기능이 최소화되는 것과 같이 각 조직의 변화와 효과를 나타내는데 대하여 설명이 가능해진다.

많은 다른 파장 길이를 포함하는 전구로 만들어지는 환경광이 방 전체에 분산되는 것과 달리, 레이저 빛은 단색광으로 간주되고, 일관성 있게 조준되어진다. 레이저 빛은 단색광이다. 그것은 빛이 하나로 구성된 것이며, 분명한 파장과 가시 스펙트럼에서 하나의 색으로 보이게 된다(빨강). 레이저 광선은 또한 평행하게 나아가며, 그것은 광자가 중앙 중심 또는 칼럼으로부터 발산되는 것이 거의 없는 것을 의미한다; 광자들이 서로 같은 방향으로 평행하게 움직인다. 레이저 광선은 더 많이 집중되고, 흩어지거나 같은 방향으로 평행하게 가지 않거나 집중되지 않는 빛보다 기본적인 조직에 깊이 침투한다. 레이저 광선은 또한 같은 파장 길이에서라면 방출된 광자와 서로 같은 파장의 길이와 파장으로 일관성이 있다. 광자들이 증폭되고 활발하게 되면 다른 활동하는 전자와 충돌하게 되어 광자들이 레이저 빛을 발생한다. 그렇기 때문에 좀 더 많은 광자들은 발산하게 된다.

광선 치료의 다른 형태가 치료에 효과적인 것을 알았다(Ross, 2006). 다른 기술과 이용 가능한 장비가 종종 거래시장에 나오게 되거나, 제대로 이해받지 못하는 레이저가 있으나 그것은 명백한 레이저가 아니다. 그들은 에너지 밀도와 강도가 변할 수 있고 서로 생체학적으로 독립해 있다(Sommer, Pinheiro, Mester, Franke & Whelan, 2001). 발광 다이오드와 고위 발광 다이오드는 좁은 스펙트럼이 있는 단색의 광을 사용하고 실제 레이저와 치료상의 같은 효과와 이득을 갖게 한다. 고위 발광 다이오드는 "대단한 발광"이다. 그것이 발광 다이오드 보다 강도에서 좀 더 밝고 치료적 차원에서 추가적으로 선택이 가능한 것을 의미한다. 광선치료(저출력 레이저 치료에 발광 다이오드와 고위 발광 다이오드)의 이러한 형식의 주요한 차이는 파장, 변조와 침투의 깊이에서 나타난다. 경쟁하고 있는 빛 형식 사이의 중대한 요인이 사용량과 파장에 있다; 이는 치료 사용량으로써 600~1,000 nm 사이에서 조직을 용이하게 하거나, 통증을 조정할 수 있다. 발광다이오드와 고위 발광다이오드는 같은 물리 화학적 영향을 미칠 수 있으나, 다뤄지는 조직 치료를 위해 좀 더 오랫동안 취할 수 있다(그림 12-1).

생리학적 효과
Biophysiological Effects

다른 물리적 인자처럼, 레이저를 생산하기 위한 기본적인 구성요소가 필수적이다. 레이저 시스템의 주요한 구성요소는 전력 공급, 레이저 광선을 쬐는 레이저 빛을 생성하고 가스, 액체이거나 고체로 가능하게 구성된 매개물; 전자를 "흥분"하는 에너지 수준까지 올리기 위해 사용되는 펌프질하는 장치; 그리고 반사되는 표면을 고정하고 광선 전달을 조정하는 구멍 또는 견제 장치가 있어야 한다. 여러 가지 레이저 장치가 의학과 치의학에 사용되고 있다(그림 12-2). 그들의 능동 매질의 타입에 따르면, 레이저는 고체, 가스,

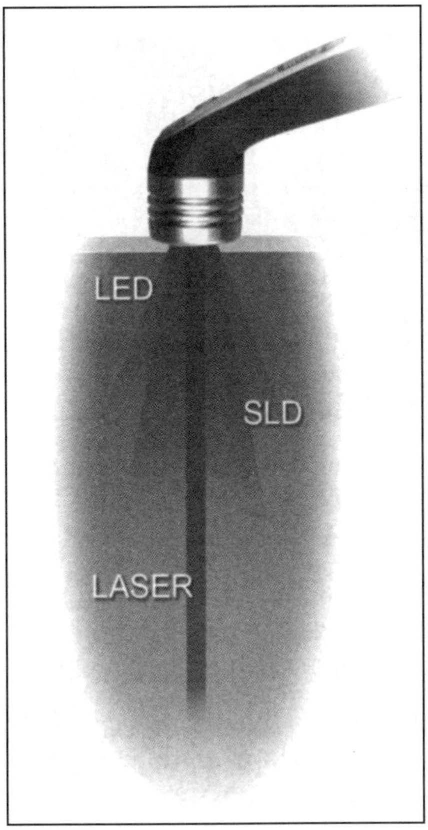

그림 12-1 레이저 빛의 침투 깊이—LED, SLD와 레이저

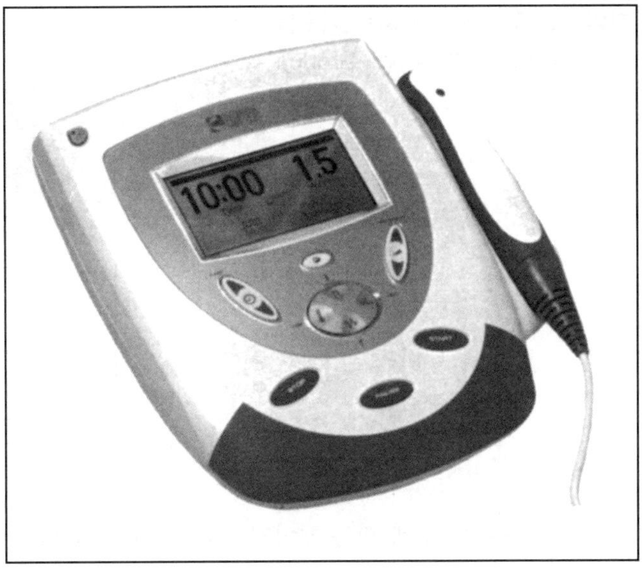

그림 12-2 Vectra Genisys 레이저 시스템 (photo courtesy of Chattanooga Group).

반도체와 액체로 분류될 수 있다. 미국에서 사용되는 레이저의 두 가지 주요한 형태는 헬륨네온(HeNe) 또는 갈륨비소(GaA) 레이저이다. 갈륨비소 레이저가 904 nm의 파장을 생산하는 반면, 헬륨네온 레이저는 633 nm의 파장을 가진 빨간 빛 스펙트럼에서 레이저를 만든다. 헬륨네온 레이저는 깊이 통과하지 않고, 짧은 파장과 높은 주파수를 가진 빛의 레이저를 생성한다. 갈륨비소 레이저는 깊게 통과하고 낮은 주파수와 긴 파장을 생산한다. 레이저 에너지와 광선이 기본 조직에 스며들 때, 초음파 에너지와 비슷하게 에너지는 또한 흡수되고, 반영되고, 굴절되고 전달된다. 300~1,000 nm 사이에 대부분의 레이저 빛은 3~4 mm의 조직에서 첫 번째 표면층에 흡수될 것이다(Goldman & Rockwell, 1971).

저출력 레이저 치료 기능의 정확한 메커니즘은 아직도 완전히 이해되지 않았다. 저출력 레이저 치료의 중요한 기본적인 특징은 세포 작용에서 온도 증가를 초래하지 않고 조정하는 것이다. 레이저 광선에 의한 조직에 대한 방사선 발광 동안, 광화학 반응으로 세포와 광자 사이의 상호작용이 발생한다. 이 에너지가 다른 생체분자로 이동하면, 그것은 다른 분자로도 이동될 수 있다. 분자로 이동되는 에너지는 효소로부터 그 운동 에너지를 증대시킬 수 있고 활성화할 수 있고, 방사능을 잃을 수 있으며, 또는 주요한 고분자의 물리적 화학적 성질을 바꾼다(Matic, Lazetic, Poljacki, Duran, & Ivkov-Silnic, 2003).

광선전달 시스템의 특징은 광선줄기의 성질과 전송장치, 열의 성질을 살펴봄으로써 확실해질 수 있다.

그림 12-3 레이저 치료 기구들 (Photo courtesy of Chattanooga Group)

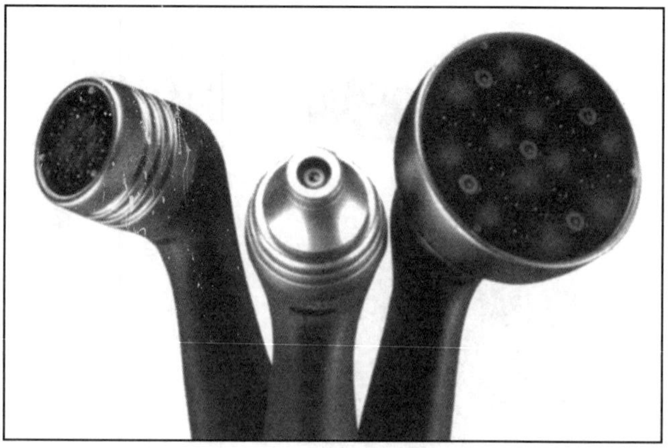

지속파 또는 맥이 뛰게 되는 레이저 에너지 컨택트(energy-contact)의 이동이나 넌컨택트(noncontact)는 조직에 광학적인 열과 기계적인 효과를 결정할 것이다(Verdaasdonk & van Swol, 1997). 또한 초음파와 유사한 출력을 가진 레이저는 지속력이나 파동성에서 평균 출력의 힘이 감소한다. 대부분의 적용들을 위해, 레이저에서 생산된 에너지는 일부의 경우 초음파 머리 또는 변환기와 유사하게 보이는 손바닥 크기의 어플리케이터를 사용한다. 레이저 광선이 어플리케이터에서 나갈 때, 레이저 광선은 결국 나눠질 것이고, 퍼지는 부분이 강도나 적용부위에서 처음보다 감소될 것이다. 침투의 전반적인 깊이는 다루고 있는 조직과 레이저의 주파수에 의존한다. 600~1,300 nm의 파장이 있는 레이저 빛은 낮은 파장이 침투의 깊이를 제한하여 1~4 mm의 깊이까지 들어갈 것이다. 632 nm의 파장을 이용하고 있는 레이저는 1~2 mm의 깊이까지 들어갈 수 있는 반면, 830 nm의 파장에서는 4 mm나 그 이상의 깊이까지 들어갈 수 있다(그림 12-3). 1 와트(W)와 같은 줄(J)의 양으로 조직에 주어지는 생산량 또는 에너지양은 측정된다.

레이저의 생산량은 지속적이거나 파동일 수 있으며, 그것은 효과적으로 평균 파워를 줄이고 처리 시간에 영향을 준다. 특정의 에너지양이 특정의 조건을 위해 필요하다면 그것을 증대시킨다. 레이저의 용량은 정방형의 센티미터당 줄(J/cm^2)로 나타나게 된다. 레이저 에너지는 조직에 투여되는 것과 3가지 관련 요인이 있다: 레이저의 출력(밀리와트), 빛이 조직에 투여되는 시간의 길이(측정되는 시간들), 그리고 전반적으로 노출된 표면 면적(제곱센티미터)이다. 초음파와 달리, 조직에 전달하고 있는 에너지양에 기인하여 저출력 레이저 치료를 사용할 때 처리 시간은 극적으로 줄어든다. 일반 경험에 의한 법칙으로, 어떠한 연구에서 만성 조건이 최고 4.0 J/cm^2의 높은 적용에 잘 반응하는 것을 나타낸 반면, 급성기 상태들에서서는 0.05와 1 J/cm^2 사이의 범위에서 낮은 에너지 적용에 반응하는 것을 알 수 있다.

침투의 깊이가 제한된 것처럼 보일 수 있지만, 모든 주파수는 좀더 깊은 세포의 수준에서의 신진대사 과정에 대한 효과를 자극함으로써 깊은 수준의 생리학적 과정에 영향을 줄 것이다. 저출력 레이저 치료는 소염작용효과를 가진다. 소염작용효과를 생산하는 밀도 또는 매개변수가 가지는 에너지는 1~2.5 J/cm^2 사이에 다양하게 나타나며 부종 또한 감소시켰다. 연구는 저 강도 레이저의 방사선 조사가 소염작용효과를 일으켜 신장 부근의 코티코스테로이드 호르몬을 자극하여 영향을 미칠 수 있다고 발표 하였다(Albertini et al., 2004). 저출력 레이저 치료는 힘줄치료(tendinopathy)와 관절염(arthritis)의 관리에 사용되어 왔다. 생체 안 밖에 적용되는 연구결과는 염증조절이 저출력 레이저 치료의 작용 중 몇 개의 가능한 생물학적 메커니즘 중의 하나일 것이라 제안했다. 포인트당 5.4 J의 용량에서의 저출력 레이저 치료는 활성화된 아킬레스(achilles) 건염의 염증과 통증을 줄일 수 있고, 그렇게 염증성의 요소를 가진 질병의 관리에 대하여 잠재성을 가질 수 있다(Bjordal, Lopes-Martins, & Iversen, 2006). 1.2~2.4 J/cm^2의 에너지 밀도는 쥐 실험에서 3단계 화상을 치료하는 것을 용이하게 하고 또한 포도상 구균의 파괴를 유발하면서 항 감염의 역할을 했다. 그리고 녹농균 조직을 치유하는 역할을 했다(Bayat, Vasheghani, & Razavi, 2006). 또 다른 연구에서 광선치료가 세포 성장을 증대시키고 섬유아세포의 단백질 분비를 손상시키게 했다. Fujihara는 골아 세포의 증식기를 자극하는 광선치료 행위를 발견하고 뼈에 임상적으로 적용하여 보조요법으로 뼈 재생을 가속하기 위해 사용할 수 있었다(Fujihara, Hiraki, & Marques, 2006).

임상적으로 그리고 일반적으로, 흔히 알려진 치료적용한도는 3~5 J/cm^2 사이에 주당 2에서 3회이다. 환자는 전체 8~10번 방문하는 동안 3~5번 치료 내에 그들의 상태는 증진될 수 있을 것이다. 그러나 연구는 치료한도와 설정 그리고 제조자들 또한 다양한 잠재적인 처리 매개변수나 권고를 지지하여 모호한 면이 있다. 어떤 연구에서는 손목뼈터널에 8 J로 하고 효과를 본 반면, 0.4~19 J을 5~21 mW/cm^2 파워 밀도로 관절낭에 적용하여 효과를 보았다. 짧은 기간이지만 고강도의 적용은 낮고 긴 기간에 비해 더 효과적이었다. 10~16 J/cm^2의 범위의 높은 적용량이 정반대의 영향을 미치는 동안, 5 J/cm^2의 낮은 적용량은 섬유아세포의 세포 확산과 생존력에서 미토콘드리아 활동을 자극했다(Bjordal, Couppe, Chow, Tuner, & Liunggren, 2003; Hawkins & Abrahamse, 2006; Kymplova, Navratil, & Knizek, 2003; Padua, Padua, Aprile, & Tonali, 1998; Wointraub, 1997). 회복하는 상처 그리고 근골격계의 상태를 위해 저출력 레이저 치료의 효율과 처리 매개변수를 좀 더 확실히 결정하기 위해 임상가는 지속적인 평가와 조사 그리고 임상연구를 해야 한다(Brosseau et al., 2000; Brosseau et a1., 2005).

효소 활동의 피부와 근본적인 조직에 흥분을 통하여 회복하고 있는 과정을 용이하게 하기 위해 저출력 레이저 치료와 광선 치료는 세포 수준의 단계적인 반응들에서 효소의 피부 아래로 조직을 촉진과 자극함으로써 활성화한다. 특정파장의 저출력 레이저 치료가 미토콘드리아 활동을 자극하고 아데노신 삼인산염(ATP)을 합성하기 위해 사용된 연구가 있다. ATP는 DNA, RNA, 단백질과 필요한 효소의 통합을 포함하는 여러 가지 신진대사의 과정을 자극하고 움직이기 위해 사용된다. 즉, 세포 재생과 조직 회복에 필요며 그 역할을 맡고 있다. 신경을 바꾸는 것에 의해 전도 속도와 체성감각은 조직의 기초가 되는 프로스타글란딘과 충혈을 조정하는 것뿐만 아니라, 잠재성을 불러일으키는 것으로서 광선치료와 LLLT 역시 조직 회복과 통증조절에 영향을 주는 것이 알려져 있다. 이러한 결과와 생화학적 변화는 통증을 조절하고 조직의 회복을 자극하게 된다. 레이저에 대한 연구는 긍정적이긴 하지만, 역시 모호한 면이 있다. 연구의 연구와 비결정적임에 있어서의 중요한 제한점은 디자인과 방법론의 부분적인 가변성과 이에 더하여 적용의 한정된 사용이다. 임상 적용들을 위해 치료 적용 한도를 잘 확립하기 위해 그 이상의 연구가 근거가 된다.

적용들과 지시들
Applications and indications

저출력 레이저 치료의 중요한 용도는 치의학 분야에서 사용하는 것이며, 근골격계 상태와 통증 조절 치료로 상처 또는 골절을 다루고 있다. 레이저는 상처의 식균작용, 섬유조직형성을 자극하고 순환을 증가시키기 위해 사용되는 것으로 알려져 있다. 동물성 연구에서 만성 상처들과 골절을 포함한 내용이 조사되었다. 24가지 동물성 실험과 인간의 임상 연구의 메타 분석은 콜라겐 통합을 강화하면서 염증 과정을 가속하는 것을 다루고 더불어 상처의 전반적인 항장력을 개선하고 상처 치료시간과 전반적인 상처의 크기를 감소시키는 것으로 저출력 레이저 치료가 중요한 긍정적인 영향을 미친다는 결론을 내렸다(Enwemeka et a1., 2004; Woodruff et al., 2004). 근골격계 상태와 통증점 목, 팔꿈치를 포함한 통증은 LLT로부터 효과를 얻을 수 있다. 류머티즘 관절염 환자도 레이저 치료로 통증, 부종, 뻣뻣함과 약 사용의 감소를 얻어냈다. 저출력 레이저 치료를 조사하고 있는 메타분석은 조직 회복과 통증조절에서 또한 전반적인 상처 종료시간, 돛대 세포와 플랩 생존 탈과립의 수와 비율 콜라겐 형성지역들의 조직, 다루는 비율, 긴장력에서 재생에 레이져 광선치료가 긍정적인 효과가 있음을 알아내었다. 조직회복을 위한 레이저 빛의 가장 효과적인 파장은 780 nm이고, 최소의 효과는 632.8 nm이었다. 이는 또한 통증조절에 있어 긍정적인 치료효과를 가져왔다(Enwemeka, 1989; Enwerneka et al., 2004). 목의 근막통증 또한 저출력 레이저 치료를 사용하면서 효과적으로 개선되는 것을 알았다. 단지 통증을 조절할 뿐만 아니라 기능적인 능력과 삶의 질을 개선시켰다. 저출력 레이저 치료는 또한 근막통증과 섬유조직염의 치료에 효과적인 것을 알았다(Gur et al., 2002; Gur, Sarac, Cevik, Altindag, & Sarac, 2004; Hakguder Birtane, Gurcan, Kokino, & Turan, 2003).

미국이 상대적으로 초창기에, 다양한 임상 상황에서 작업치료사가 부속과 예비의 도구로 사용하기 위해 저출력 레이저 치료와 광선치료를 파악하고 다룰 것을 약속했다. 레이저 치료가 적극적으로 수용되고 사용될 때, 추후연구는 매개변수와 중재에 가장 잘 처리할 수 있는 상태들을 명확히 하는 것을 도울 것이다. 적용들과 치료 한도를 일반화 하고 유지되기 위해 임상가들은 레이저와 광선치료와 관계가 있는 연구를 지속적으로 감시하기를 권장한다.

임상 적용들

- **통증 관리 :** 목 통증, 허리 통증
- **근 골격계 통증:** 손목굴증후군, 류머티스성 관절염, 뼈관절염, 결합 조직염, 턱관절 증후군
- **염증조건:** 윤활주머니염(활액낭염), 힘줄염(건염), 연부조직조건들
- **상처치유:** 당뇨병성 궤양, 정맥 궤양, 욕창, 구강 궤양, 골절, 힘줄파열, 인대 찢어짐, 항장력 증가
- **림프부종**

예방조치와 금기점들
Precautions and Contraindications

물리치료를 할 때, 관리는 하면서 치료동안 적용과 환자의 컨디션 그리고 치료에 대한 반응을 주의 깊게 관찰하여야 한다. 정확한 양으로 적용되면 레이저 치료는 안전하고 효과적인 중재일 수 있다. 레이저가 평행하게 쏘여지는 빛을 사용하기 때문에 광선이 눈에 향하게 되거나 빔을 본다거나 아니면, 그것의 미끄러

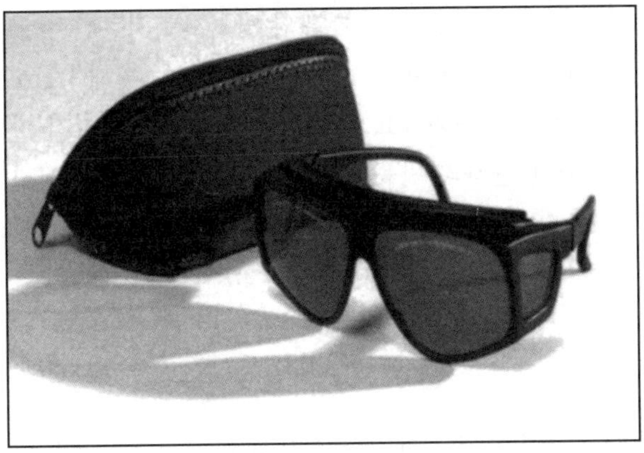

그림 12-4 환자와 치료사는 레이저 적용시 항상 보호 고글을 착용해야 한다.

운 표면에서 벗어나 비추는 반사를 보는 것은 눈의 손상을 일으킬 수 있다. 레이저 광선을 결코 눈에 향하게 해서는 안된다. 그리고 환자는 레이저 광선을 직접 보도록 지시해서는 안된다. 분명히, 처리 전후의 다른 어느 환자도, 가족 또는 직원은 또한 같은 예방조치를 따라야 하고 그들의 시력을 보호해야 한다.

환자와 임상의는 사용함에 있어 파장이나 레이저에 적절한 광학 밀도를 제공하는 고글 또는 눈 보호품을 착용해야 한다(그림 12-4). 눈을 보호하지 않으면, 레이저 에너지가 충분한 강도에서 시력과 눈멈에 있어서의 부분적이거나 전체적인 손실을 초래할 수 있다. 눈에의 직접적인 적용은 금한다. 레이저를 미주신경 또는 경동맥동에 적용하거나 또는 감소된 감각, 감염된 조직 또는 활동적인 출혈이 있는 환자에게 사용해서는 안된다. 생식선과 생식기 그리고 유아기 골달골절판의 적용은 피해야 한다. 레이저는 종양 또는 암적인 장애 위에 또는 내분비선에 적용되어서는 안된다.

임상적 고려사항

주의사항

- 열
- 생식샘 위
- 유아의 골단판들
- 감각이나 정신상태/지남력의 감소
- 감염들
- 경동맥강
- 간질

금기증

- 임신 중 태아나 자궁에 방사능 처리
- 내분비선의 방사능 처리
- 빛에 민감하거나 특발성 광선공포를 가진 환자
- 출혈
- 눈에 방사능 처리
- 암이나 종양들

문서화
Documentation

모든 물리치료에서처럼, 환자가 레이저 치료를 안전하게 실시하는 것을 요구할 때 환자로부터의 주관적인 코멘트와 지속적인 관찰을 한다. 레이저 계획서를 기록할 때 다루고 있는 부위와 영역 즉, 치료받는 곳과 피부 자극, 열상 그밖에 어떠한 구별되는 열상을 주의해야 한다. 레이저 용량은 각 적용을 위해 J/cm^{2}에 써져야 한다. 부가적으로, 각 부분을 위한 처리 시간, 주파수와 사용되고 있는 레이저 타입의 레이저 파워는 적용 모드만큼 매일 잘 나타내어져야 한다. 적용에 대한 환자의 반응뿐만 아니라, 어떤 주관적이고 목적적인 설명이나 관찰이 있어야 한다.

투열요법
Diathermy

투열요법은 심부열에 의한 힘을 내부조직에 높은 무선주파수를 흐르게 적용함으로써 가장 일반적으로 적용된다. 그것이 조직을 통과할 때 깊은 가열은 열로 에너지의 전환에 기인한다. 깊은 구조의 가열은 고주파 전기 흐름의 적용을 통하거나 또는 전자파의 적용을 통하여 얻어질 수 있다. 짧은 파장의 투열요법과 마이크로 투열요법 장치들은 지속적이든지 아니면, 진동된 상태로 만들어지는 상황에서 열을 내부조직에 충분한 수준의 강도가 증가될 때 조정될 수 있다(Goats, 1989a).

작용의 메커니즘(Mechanism of action)

단파장 투열요법 장치(SWD)는 27.12 MHz의 무선주파수 전자기장을 일반적으로 사용한다. 다른 주파수 범위는 다른 깊이에서 특정 조직의 형태에 따라 영향을 미치는 장비에 달려있다. 연속 혹은 진동 모드에서라도 단파장 투열요법의 전달 가능한 출력은 조정될 수 있다. 고 주파수 전자기 에너지의 적용은 에너지의 통로 상에서 조직의 비저항에 의해 기본 조직에 열을 일으킨다. 지속적인 단파장 투열요법의 생리학의 효과는 조직에 2~5 cm 정도 깊은 깊이로의 열 발생이다. 모든 열 유발인자들과 같이, 온도 상승은 다루고 있는 조직의 고유의 성질, 조직의 열 전도성과 적용의 기간에 의해 좌우된다. 단파장 투열요법을 사용하는 것의 이점은 핫팩 또는 초음파에 의해 표면에 발생하는 것보다 가열될 수 있는 결과적인 영역이 더 클 것이라는 것이다. 투열요법의 생리학적 효과는 열의 적용과 일치하며, 조직 온도의 증가, 증가된 혈류량, 증가된 막 투과성, 증가된 효소작용들, 증가된 대사율, 조직연장성, 감소된 관절 뻣뻣함, 증가된 동통역치, 그리고 촉진된 조직 치유를 포함한다(Balogun & Okonofua, 1988; Berna, Sanchez, Madriga1, Rodenas, & Berna, 2002; Conradi & Pages, 1989; Draper, Castro, Feland, Schulthies, & Eggett, 2004; Dziedzic, Hill, Lewis, Sim, Daniels, & Hay, 2005; Garrett, Draper, & Knight, 2000; Guler-Uyscd & Kozanoglu, 2004; Hill, Lewis, Mills, & Kielty; 2002; Jan, Chai, Wang, Lin, & Tsai, 2006; Robertson, Ward, & Jung, 2005; Xu, Feng, Zeng, & Xu, 1999). 단파 투열요법은 전기용량 또는 유도 기술을 통하여 운영될 수 있다. 콘덴서 전극은 작은 전기장의 움직임이나 국소전류를 통하여 조직에 영향을 주는 강한 전기장을 만든다. 구성장치는 두 개의 콘덴서 전극을 사용하는데, 이것은 회로의 한 부분이 되는 기본 조직에 간격을 두고 떨어져서 배치된다. 유도방법은 사지나 치료부위를 감싸는 케이블이나, 교류 전류가 흐르는 전선이나 드럼을 사용하는 것이다. 드럼은 치료부위에 위치시키고 자기장과 국소선류를 통해 발생한 전류를 조직에 흐르게 한다. 용량성의 전극은 일반적으로 감응성의 방법과 비교하여 좀 더 표피상의 열을 효과적으로 생산한다. 마이크로파 투열요법 구성장치는 고주파 교류전류를 생산하는 마그네트론 에너지로부터 공급되는 힘으로 구성된다. 교류전류는 다뤄지는 조직 위에 전자기장을 생산, 좁은 영역에 에너지의 초점을 맞춘다. 마이크로파 방사는 조직의 표면적인 효과를 제공하고 정상파와 반사의 개발에 기인하여 피부 또는 지방 조직의 연소에의 잠재적 가능성이 있다(Conradi & Pages, 1989; Fadilah, Pinkas, Woinberger, & Lev; 1987).

조직온도가 증가할 것인지에 대한 중요한 요소는 조직에 흡수된 에너지의 전체적인 양이다. 이것은 전자기장의 강도와 다루고 있는 조직의 형태에 의해 결정된다. 현재의 흐름에 큰 저항을 제공하는 조직은 높은 수준의 열을 만들어낸다. 고도의 두꺼운 피하지방과 조직은 분리되고 전자의 흐름에 저항하고 과열되는 경향이 있다. 파동신호는 파동의 주기를 벗어나는 동안 열을 소산시킴으로써 조직의 온도를 떨어뜨린다(Conradi & Pages, 1989; Draper, Knight, Fujiwara, & Castel, 1999; Pasila, Visuri, & Sundholrn, 1978). 파동된 투열요법은 다른 간격으로 생산량을 중단하고 있는 기구의 전자 공학에 의해 달성된다. 이 투열요법치료 초음파 또는 핫팩보다 큰 구역을 가열할 수 있고 골막성 화상을 초래하지 않는다는 것이다. 그러나 파동의 반사는 다른 구역에 열집중을 일으킬 수 있다는 것을 고려해야 한다. 에너지 흐름에 따른 환자의 전기 임피던스 또는 조직의 저항은 처리 동안의 환자 자신의 우회로의 부분이 된다. 단파 투열요법 유닛은 처리 내에 조직이라는 전기와 자기 영역을 생성하고 있는 고 주파수 전기 흐름을 생성할 것이다. 새롭게, 맥이 뛰게 되는 단파 투열요법 구성장치는 기본조직 내에서 국소전류를 만들어 전자장을 발생시키는 드럼 전극을 사용한다. 환자는 치료 동안에 열의 편안한 수준의 온열감을 느끼게 된다. 치료 시간은 생리학적 효과를 달성하기 위해서 15~20분 사이로 변화를 주거나, 최대 30분까지이다.

지시들(Indications)

일반적으로, 지속적인 단파 투열요법의 임상 적용은 처리 조직의 열 반응 효과를 바라게 되는 것에 대한 고려일 것이다. 파동의 단파 투열요법과 마이크로파 투열요법도 여러 가지 근골격계 상태에 따른 기대되는 비열적인 영향을 미친다. 임상적으로 뻣뻣함의 감소, 조직의 신장성 증가와 혈액순환 증진 그리고 통증 감소는 선택적인 관절 구조의 가열에 따른 효과로 보증된 것이다(Balogun & okonofua, 1988; Bansil & Joshi, 1975; Berna et al., 2002; Draper, et al., Goats, 1989; McCann & Sherar, 2006). 맥동단파 투열요법은 회복하고 있는 조직을 촉진하게 하고, 부종과 염증을 감소시키며, 혈종을 재흡수하고 통증을 감소시키는 것으로 나타났다(Balogun & okonofua, 1988b; Brucker, Knight, Rubley, & Draper, 2005; Callaghan, Whittaker, Grimes, & Smlith, 2005; Draper Castro, Feland, Schulthies, & Eggett, 2004; Dziedzic, et a1., 2005; Jan, et al., 2006; Jiang, Zhu, Luo, Wang, & Jiang, 2004; Laufer, Zilberman, Porat, & Nahir, 2005; Pasila et al., 1978; Seiger & Draper, 2006).

예방조치(Precautions)

장비로 투열요법 사용 시, 사용 동안 널리 퍼지는 방사가 발생할 때를 주의해야 한다. 어떤 열 양식과 일치하고, 모든 금기에 대한 고려와 이전 장에서 확인되는 예방조치는 중요성을 가지고 있어야 한다. 구성장치가 방사선을 생산하기 때문에, 치료사는 기계에 가까이 서있으면 안된다. 어떤 연구는 마이크로파 투열요법에 자주 노출되었던 임신중의 치료사가 유산의 위험이 증가되는 것을 발견하였다. 그러나 임신 동안의 단파 투열요법에의 노출은 연구에서 유산의 위험을 증가시키지 않았다(Hocking & Joyner, 1995; Ouellet-Hellstrom & Stewart, 1993). 그러나 어떤 연구는 자발적인 유산과 비정상적인 태아의 발달의 증가에 주목했는데, 특히, 또 다른 연구가 통계적 유의성이 발견하지는 않았지만, 노출되는 치료사 또는 단파장 투열요법의 사용자들은 낮은 출생률을 보였다(Larsen, OIsen, & Svane, 1991; Lerlnan, Jacubovich, & Green, 2001; Thskinen, Kyyronen, & Helnlninki, 1990). 투열요법과 임신과의 관계에 대한 현재의 연구 조사 결과 때문에 ; 그것은 주의차원에서 하지 않는 것이 좋으며 치료사가 임신 동안에는 단파장 투열요법과 마이크로파 투열요법의 사용을 피하는 것이 추천된다.

금기증(Contraindications)

투열요법은 조직의 온도 증가를 나타낼 것이고 그러므로 증가되는 온도가 부정적인 효과를 생산할 수 있는 어떤 임상 상태에서는 금기를 요한다. 외상, 급성기 염증상황들, 허혈 또는 감소된 감각부위에의 적용은 피해야 한다. 금속 주입, 심장박동조절장치, 주입되거나 신경 자극기를 가진 환자는 금기한다. 환자가 적용하는 동안에 금속 기구를 배치해서는 안되기 때문에 전에 손목시계, 보석류는 제거되어야만 한다. 투열요법 구성장치는 또한 다른 타입의 의학 장치 또는 텐스 구성장치와 같은 장비로부터 멀리해야 한다. 투열요법은 눈에 적용한다든지, 고환, 또는 아이들의 골단판 위나 악성 부위에는 결코 적용되어서는 안된다(Frey, 2004; Jiang et al., 2004; Jones, 1976; Macca et a1., 2007; Ruggera, Witters, von Maltzahn, & Bassen, 2003; Shields, O' Hare, Boyle, & Gormley, 2003; Shields, O' Hare, & Gormley; 2004).

사례연구
Case Study

지역의 가게에서 조각 작품을 만들고 있는 37살의 여성은 양쪽의 손목굴증후군(수근관증후군, carpal tunnel syndrome) 진단을 받고 치료를 하게 된다. 환자는 활동적이고 그녀의 작업과 일을 "즐긴다". 그녀는 그녀의 증상이 점차 더 악화되고 있다는 것을 알았다. 그녀는 작업 후에, 알아차렸다. 그녀의 손바닥이 타는 듯하고, 저리며, "무감각" 하고 그런 것들이 손가락 위쪽으로 "이동한다"고 처음에 진술했다. 그녀의 증상은 엄지, 검지, 중지에서 가장 두드러진다. 그녀는 야간에 부드러운 손목 부목을 싸고 있었고, 저녁에 양말을 그녀의 손에 씌우는 것으로 "자가-치료"를 시도하였다. 그녀의 고용주는 그녀에게 "안전우려" 때문에 작업 중 부목을 사용하는 것을 허락하지 않을 것이다. 평가에, 당신은 환자가 그녀의 증상을 경감하기 위해 그녀의 손과 손목을 자주 흔드는 것을 안다. 오른손에 나쁜 감각이상이 나타나며, 감각은 양손, 엄지손가락, 집게손가락과 중지의 손바닥 외측에서 특히 더 나빠진다. 잡는 것과 손가락 근력이 약간 감소되었다. 그러나 환자는 "저림과 마비"에 대해 좀더 걱정하며 물건을 조작하는 데에 어려움이 있다는 것에 부정한다. 환자는 팔렌스 검사(Phalen' s test)에서 정상이었다.

- *결과(impression):* 징후와 양쪽의 손목굴증후군과 일치하는 증상
- *중재(intervention):* 염증과 손목 구부러짐에 대한 그 치료 효과에 기인하여, 당신은 환자치료의

보조물을 저출력 레이저 치료를 사용하여 중재를 수행하기로 결정하였다. 처리 범위는 1~3 J/cm^2 사이로 하고 정중신경과 손바닥 통증유발점(trigger point) 위에 적용된다.

임상적 추론 질문(Clinical reasoning questions)

1. 이 환자를 치료하기 위해 필요한 다른 치료 중재는?
2. 환자는 그녀의 집이나 작업 일과에 어떤 적응성 장비나 수정을 필요로 할 것인가?
3. 저출력 레이저 치료보다 더 사용 적절한 다른 물리적 요소 형태는 무엇인가?
4. 손목굴증후군을 가진 환자는 어떤 신호와 증상을 보이는가?
5. 저출력 레이저 치료를 사용하는 것에 대해 당신이 알아야 하는 어떤 예방조치나 금기점이 있는가?

참고문헌

Albertini, R., Aimbire, F. S., Correa, F. I., Ribeiro, W., Cogo, J. C., & Antunes, E., et al. (2004). Effects of different protocol doses of low power gallium-aluminum-arsenate (ga-al-as) laser radiation (650 nm) on carrageenan induced rat paw ooedema. *Journal of Photochemistry and Photobiology, 74*, 101-107.

Balogun, J. A., & Okonofua, F. E. (1988). Management of chronic pelvic inflammatory disease with shortwave diathermy. A case report. *Physical Therapy, 68*, 1541-1545.

Bansal, P. S., Sobti, V. K., & Roy, K. S. (1990). Histomorphochemical effects of shortwave diathermy on healing of experimental muscular injury in dogs. *Indian Journal of Experimental Biology, 28*, 766-770.

Bansil, C. K., & Joshi, J. B. (1975). Effectiveness of shortwave diathermy and ultrasound in the treatment of osteo-arthritis of the knee joint. *Medical Journal of Zambia, 9*, 138-139.

Bayat, M., Vasheghani, M. M., & Razavi, N. (2006). Effect of low-level helium-neon laser therapy on the healing of third-degree burns in rats. *Journal of Photochemistry and Photobiology, 83*, 87-93.

Berna, J. D., Sanchez, J., Madrigal, M., Rodenas, J., & Berna, J. D.,Jr. (2002). An alternative approach to the treatment of mammary duct fistulas: A combination of microwave and ultrasound. *American Surgeon, 68*, 897-899.

Bjordal, J. M., Couppe, C., Chow, R. T., Tuner, J., & Ljunggren, E. A. (2003). A systematic review of low-level laser therapy with location-specific doses for pain from chronic joint disorders. *Australian Journal of Physiotherapy, 49*, 107-116.

Bjordal, J. M., Lopes-Martins, R. A., & Iversen, V. V. (2006). A randomised, placebo controlled trial of low-level laser therapy for activated achilles tendinitis with microdialysis measurement of peritendinous prostaglandin E2 concentrations. *British Journal of Sports Medicine, 40*, 76-80; discussion 76-80.

Brosseau, L., Robinson, V., Wells, G., Debie, R., Gam, A., & Harman, K., et al. (2005). Low level laser therapy (classes I, II and III) for treating rheumatoid arthritis. *Cochrane Database of Systematic Reviews (Online), 4*, CD002049.

Brosseau, L., Welch, V., Wells, G., deBie, R., Gam, A., & Harman, K., et al. (2000). Low level laser therapy (classes I, II and III) in the treatment of rheumatoid arthritis. *Cochrane Database of Systematic Reviews (Online), 2*, CD002049.

Brucker, J. B., Knight, K. L., Rubley, M. D., & Draper, D. O. (2005). An 18-day stretching regimen, with or without pulsed, shortwave diathermy, and ankle dorsiflexion after 3 weeks. *Journal of Athletic Training, 40*, 276-280.

Callaghan, M. J., Whittaker, P. E., Grimes, S., & Smith, L. (2005). An evaluation of pulsed shortwave on knee osteoarthritis using radioleucoscintigraphy: A randomised, double blind, controlled trial. *Joint, Bone, Spine : Revue Du Rhumatisme, 72*, 150-155.

Conradi, E., & Pages, I. H. (1989). Effects of continuous and pulsed microwave irradiation on distribution of heat in the gluteal region of minipigs. A comparative study. *Scandinavian Journal of Rehabilitation Medicine, 21*, 59-62.

Draper, D. O., Castro, J. L., Feland, B., Schulthies, S., & Eggett, D. (2004). Shortwave diathermy and prolonged stretching increase hamstring flexibility more than prolonged stretching alone. *Journal of Orthopaedic and Sports Physical Therapy, 34*, 13-20.

Draper, D. O., Knight, K., Fujiwara, T., & Castel, J. C. (1999). Temperature change in human muscle during and after pulsed short-wave diathermy. *Journal of Orthopaedic and Sports Physical Therapy, 29*, 13-8; discussion 19-22.

Dziedzic, K., Hill, J., Lewis, M., Sim, J., Daniels, J., & Hay, E. M. (2005). Effectiveness of manual therapy or pulsed shortwave diathermy in addition to advice and exercise for neck disorders: A pragmatic randomized controlled trial in physical therapy clinics. *Arthritis and Rheumatism, 53*, 214-222.

Einstein, A. (1917). On the quantum theory of radiation. *Phys Zeitschrift, 18*, 121.

Enwemeka, C. S. (1989). The effects of therapeutic ultrasound on tendon healing. A biomechanical study. *American Journal of Physical Medicine & Rehabilitation, 68*, 283-287.

Enwemeka, C. S., Parker, J. C., Dowdy, D. S., Harkness, E. E., Sanford, L. E., & Woodruff, L. D. (2004). The efficacy of low-power lasers in tissue repair and pain control: A meta-analysis study. *Photomedicine and Laser Surgery, 22*, 323-329.

Fadilah, R., Pinkas, J., Weinberger, A., & Lev, A. (1987). Heating rabbit joint by microwave applicator. *Archives of Physical Medicine and Rehabilitation, 68*, 710-712.

Frey, F. J. (2004). Microwave-induced heating injury. *Therapeutische Umschau. Revue Therapeutique, 61*, 703-706.

Fujihara, N. A., Hiraki, K. R., & Marques, M. M. (2006). Irradiation at 780 nm increases proliferation rate of osteoblasts independently of dexamethasone presence. *Lasers in Surgery and Medicine, 38*, 332-336.

Garrett, C. L., Draper, D. O., & Knight, K. L. (2000). Heat distribution in the lower leg from pulsed short-wave diathermy and ultrasound treatments. *Journal of Athletic Training, 35*, 50-55.

Goats, G. C. (1989). Continuous short-wave (radio-frequency) diathermy. *British Journal of Sports Medicine, 23*, 123-127.

Goldman, L., & Rockwell, J. (1971). *Lasers in medicine*. New York: Gordon & Breach.

Guler-Uysal, F., & Kozanoglu, E. (2004). Comparison of the early response to two methods of rehabilitation in adhesive capsulitis. *Swiss Medical Weekly, 134*, 353-358.

Gur, A., Karakoc, M., Nas, K., Cevik, R., Sarac, J., & Demir, E. (2002). Efficacy of low power laser therapy in fibromyalgia: A single-blind, placebo-controlled trial. *Lasers in Medical Science, 17*, 57-61.

Gur, A., Sarac, A. J., Cevik, R., Altindag, O., & Sarac, S. (2004). Efficacy of 904 nm gallium arsenide low-level laser therapy in the management of chronic myofascial pain in the neck: A double-blind and randomize-controlled trial. *Lasers in Surgery and Medicine, 35*, 229-235.

Hakguder, A., Birtane, M., Gurcan, S., Kokino, S., & Turan, F. N. (2003). Efficacy of low-level laser therapy in myofascial pain syndrome: An algometric and thermographic evaluation. *Lasers in Surgery and Medicine, 33*, 339-343.

Hawkins, D. H., & Abrahamse, H. (2006). The role of laser fluence in cell viability, proliferation, and membrane integrity of wounded human skin fibroblasts following helium-neon laser irradiation. *Lasers in Surgery and Medicine, 38*, 74-83.

Herascu, N., Velciu, B., Calin, M., Savastru, D., & Talianu, C. (2005). Low-level laser therapy (LLLT) efficacy in post-operative wounds. *Photomedicine and Laser Surgery, 23*, 70-73.

Hill, J., Lewis, M., Mills, P., & Kielty, C. (2002). Pulsed short-wave diathermy effects on human fibroblast proliferation. *Archives of Physical Medicine and Rehabilitation, 83*, 832-836.

Holick, M. (2002). Vitamin D: The underappreciated D-lightful hormone that is important for skeletal and cellular health. *Current Opinion in Endocrinology and Diabetes, 9*, 87-98.

Holick, M. (1994). McCollum award lecture, 1994: Vitamin D: New horizons for the 21st century. *American Journal of Clinical Nutrition, 60*, 619-630.

Hocking, B., & Joyner, K. (1995). Re: "miscarriages among female physical therapists who report using radio- and microwave-frequency electromagnetic radiation." *American Journal of Epidemiology, 141*, 273-274.

Jan, M. H., Chai, H. M., Wang, C. L., Lin, Y. F., & Tsai, L. Y. (2006). Effects of repetitive shortwave diathermy for reducing synovitis in patients with knee osteoarthritis: An ultrasonographic study. *Physical Therapy, 86*, 236-244.

Jiang, J., Zhu, F. Q., Luo, J., Wang, L. F., & Jiang, Q. (2004). Severe burn of penis caused by excessive shortwave diathermy. *Asian Journal of Andrology, 6*, 377-378.

Jones, S. L. (1976). Electromagnetic field interference and cardiac pacemakers. *Physical Therapy, 56*, 1013-1018.

Khadra, M. (2005). The effect of low-level laser irradiation on implant-tissue interaction. in vivo and in vitro studies. *Swedish Dental Journal Supplement, 172*, 1-63.

Khadra, M., Ronold, H. J., Lyngstadaas, S. P., Ellingsen, J. E., & Haanaes, H. R. (2004). Low-level laser therapy stimulates bone-implant interaction: An experimental study in rabbits. *Clinical Oral Implants Research, 15*, 325-332.

Kymplova, J., Navratil, L., & Knizek, J. (2003). Contribution of phototherapy to the treatment of episiotomies. *Journal of Clinical Laser Medicine & Surgery, 21*, 35-39.

Larsen, A. I., Olsen, J., & Svane, O. (1991). Gender-specific reproductive outcome and exposure to high-frequency electromagnetic radiation among physiotherapists. *Scandinavian Journal of Work, Environment & Health, 17*, 324-329.

Laufer, Y., Zilberman, R., Porat, R., & Nahir, A. M. (2005). Effect of pulsed short-wave diathermy on pain and function of subjects with osteoarthritis of the knee: A placebo-controlled double-blind clinical trial. *Clinical Rehabilitation, 19*, 255-263.

Lehmann, J. F., McDougall, J. A., Guy, A. W., Warren, C. G., & Esselman, P. C. (1983). Heating patterns produced by shortwave diathermy applicators in tissue substitute models. *Archives of Physical Medicine and Rehabilitation, 64*, 575-577.

Lerman, Y., Jacubovich, R., & Green, M. S. (2001). Pregnancy outcome following exposure to shortwaves among female physiotherapists in israel. *American Journal of Industrial Medicine, 39*, 499-504.

Macca, I., Scapellato, M. L., Carrieri, M., di Bisceglie, A. P., Saia, B., & Bartolucci, G. B. (2007). Occupational exposure to electromagnetic fields in physiotherapy departments. *Radiation Protection Dosimetry*, (in press).

Matic, M., Lazetic, B., Poljacki, M., Duran, V., & Ivkov-Simic, M. (2003). Low level laser irradiation and its effect on repair processes in the skin. *Medicinski Pregled, 56*, 137-141.

McCann, C., & Sherar, M. D. (2006). The use of a dispersive ground electrode with a loosely wound helical coil for interstitial radiofrequency thermal therapy. *Physics in Medicine and Biology, 51*, 3851-3863.

Mester, E., Ludany, M., & Seller, M. (1968). The simulating effect of low power laser ray on biological systems. *Laser Review, 1*, 3.

Mester, E., Mester, A. F., & Mester, A. (1985). The biomedical effects of laser application. *Lasers in Surgery and Medicine, 5*, 31-39.

Mester, E., Spry, T., Sender, N., & Tita, J. (1971). Effect of laser ray on wound healing. amer J surg. *American Journal of Surgery, 122*, 523-535.

Oosterveld, F. G., Rasker, J. J., Jacobs, J. W., & Overmars, H. J. (1992). The effect of local heat and cold therapy on the intraarticular and skin surface temperature of the knee. *Arthritis and Rheumatism, 35*, 146-151.

Ouellet-Hellstrom, R., & Stewart, W. F. (1993). Miscarriages among female physical therapists who report using radio- and microwave-frequency electromagnetic radiation. *American Journal of Epidemiology, 138*, 775-786.

Oshiro, T., & Calderhead, R. (1988). *Low level laser therapy: A practical introduction*. Chichester, United Kingdom: Wiley.

Padua, L., Padua, R., Aprile, I., & Tonali, P. (1998). Noninvasive laser neurolysis in carpal tunnel syndrome. *Muscle & Nerve, 21*, 1232-1233.

Pasila, M., Visuri, T., & Sundholm, A. (1978). Pulsating shortwave diathermy: Value in treatment of recent ankle and foot sprains. *Archives of Physical Medicine and Rehabilitation, 59*, 383-386.

Pourzarandian, A., Watanabe, H., Ruwanpura, S. M., Aoki, A., & Ishikawa, I. (2005). Effect of low-level er:YAG laser irradiation on cultured human gingival fibroblasts. *Journal of Periodontology, 76*, 187-193.

Reddy, G. K. (2004). Photobiological basis and clinical role of low-intensity lasers in biology and medicine. *Journal of Clinical Laser Medicine & Surgery, 22*, 141-150.

Reddy, M., Gill, S. S., & Rochon, P. A. (2006). Preventing pressure ulcers: A systematic review. *Journal of the American Medical Association, 296*, 974-984.

Robertson, V. J., Ward, A. R., & Jung, P. (2005). The effect of heat on tissue extensibility: A comparison of deep and superficial heating. *Archives of Physical Medicine and Rehabilitation, 86*, 819-825.

Ross, E. V. (2006). Laser versus intense pulsed light: Competing technologies in dermatology. *Lasers in Surgery and Medicine, 38*, 261-272.

Ruggera, P. S., Witters, D. M., von Maltzahn, G., & Bassen, H. I. (2003). In vitro assessment of tissue heating near metallic medical implants by exposure to pulsed radio frequency diathermy. *Physics in Medicine and Biology, 48*, 2919-2928.

Seiger, C., & Draper, D. O. (2006). Use of pulsed shortwave diathermy and joint mobilization to increase ankle range of motion in the presence of surgical implanted metal: A case series. *Journal of Orthopaedic and Sports Physical Therapy, 36*, 669-677.

Shields, N., O'Hare, N., Boyle, G., & Gormley, J. (2003). Development and application of a quality control stray radiofrequency radiation from short-wave diathermy units. *Physics in Medicine and Biology, 49,* 2999-3015.

Sommer, A. P., Pinheiro, A. L., Mester, A. R., Franke, R. P., & Whelan, H. T. (2001). Biostimulatory windows in low-intensity laser activation: Lasers, scanners, and NASA's light-emitting diode array system. *Journal of Clinical Laser Medicine & Surgery, 19,* 29-33.

Sun, G., & Tuner, J. (2004). Low-level laser therapy in dentistry. *Dental Clinics of North America, 48,* 1061-76, viii.

Taskinen, H., Kyyronen, P., & Hemminki, K. (1990). Effects of ultrasound, shortwaves, and physical exertion on pregnancy outcome in physiotherapists. *Journal of Epidemiology and Community Health, 44,* 196-201.

Verdaasdonk, R. M., & van Swol, C. F. (1997). Laser light delivery systems for medical applications. *Physics in Medicine and Biology, 42,* 869-894.

Weintraub, M. I. (1997). Noninvasive laser neurolysis in carpal tunnel syndrome. *Muscle & Nerve, 20,* 1029-1031.

Whiteman, D., Stickley, M., Hughes, M., Davis, M., & Green, A. (2006). The biomedical effects of laser application. *Journal of Clinical Oncology, 24,* 3172-3177.

Woodruff, L. D., Bounkeo, J. M., Brannon, W. M., Dawes, K. S., Barham, C. D., & Waddell, D. L., et al. (2004). The efficacy of laser therapy in wound repair: A meta-analysis of the literature. *Photomedicine and Laser Surgery, 22,* 241-247.

Xu, H., Feng, L., Zeng, Z., & Xu, S. (1999). Experimental study on ultrashort wave therapy on the healing of fracture. *Bulletin of Hunan Medical University, 24,* 125-127.

부록 A

신경근 전기 자극치료를 통한 수부 재활 가이드

NMES Hand Rehabilitation Guide

신경근 전기 자극치료(NMES)는 손이나 손가락에 장애가 있는 환자 치료를 위해 폭넓게 받아들여지고 있는 재활기구이다. 올바르게 사용할 때, 정형외과적 또는 신경학적 손상이 있는 환자의 기능적 회복에 도움을 줄 수 있다. NMES 프로그램의 적절한 적용은 우선 완전한 의학적 평가와 치료계획과 목표의 설립에 기초해야 한다. 다음의 단계들은 NMES의 성공적인 적용을 위해 포함된다;

1. 장비의 선택(device selection)
2. 한도(파라미터) 선택(parameter selection)
3 전극 위치(electrode placement)
4. 환자 교육(patient education)

손가락 굽힘
Finger Flexion

- **전극**(electrodes): (-)더 작은 전극은 손목굽힘근의 활성을 발생시키지 않고 손가락 굽힘을 일으킬 수 있다(손가락 자극을 위한 영역은 앞쪽팔의 노측경계). (+) 손가락굽힘근 힘살의 먼 쪽.
- **파형**(waveform): 비대칭적
- **속도**(rate): 35 pps. 환자의 움직임이 필요하다면 더 높은 속도를 사용할 수 있음
- **방식**(mode): 해당 없음(1채널 사용)
- **켜고-/끄는- 비율**(on-/off-ratio): 대부분 1:3, 1:3~1:1 지구력, 1:5 근력

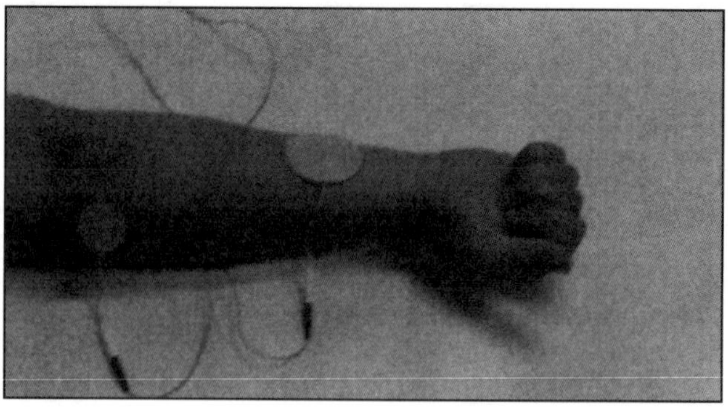

손가락 폄
Finger Extension

- **전극**(electrodes): (-)더 작은 전극은 손목폄근의 활성을 발생시키지 않고 손가락 폄을 일으킬 수 있다. (손가락 폄을 위한 최적의 영역은 손목의 폄에서 먼 쪽이다). (+) 폄근 힘살의 먼 쪽.
- **파형**(waveform): 비대칭적
- **속도**(rate): 35 pps. 환자의 움직임이 필요하다면 더 높은 속도를 사용할 수 있음.
- **방식**(mode): 해당 없음(1채널 사용)
- **켜고-/끄는- 비율**(on-/off-ratio): 손가락 굽힘을 관찰

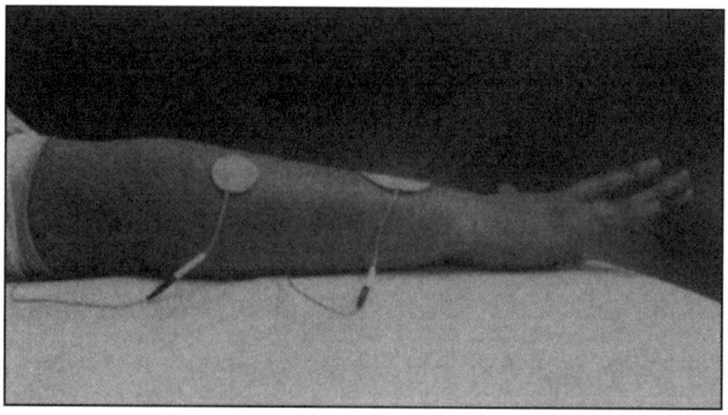

엄지 대립
Thumb Opposition

- **전극**(electrodes): (-)엄지두덩의 바깥쪽 면. (+) 앞쪽 팔의 손바닥 쪽 또는 손등 쪽
- **파형**(waveform): 비대칭적
- **속도**(rate): 35 pps. 환자의 움직임이 필요하다면, 더 높은 속도를 사용할 수 있음.
- **방식**(mode): 해당 없음(1채널 사용)
- **켜고-/끄는- 비율**(on-/off-ratio): 대부분 1:3, 1:3~1:1 지구력, 1:5 근력

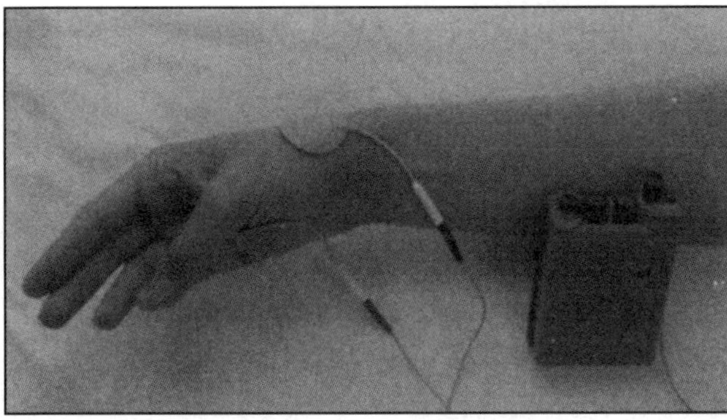

내재근 잡기
Lumbrical Grip

- **전극**(electrodes): (-) 콩알뼈(두상골, pisiform bone)의 가까운 쪽. (+) 앞쪽 팔의 손바닥 쪽 〔이 곳에 부착된 자극은 3번, 4번 벌레근(충양근, lumbrical)과 모든 손등 쪽, 손바닥 쪽 뼈사이근(골간근, interossei)을 자극함〕.
- **파형**(waveform): 비대칭적
- **속도**(rate): 35 pps. 환자의 움직임이 필요하다면, 더 높은 속도를 사용할 수 있음.
- **방식**(mode): 해당 없음(1채널 사용)
- **켜고-/끄는- 비율**(on-/off-ratio): 대부분 1:3, 1:3~1:1 지구력, 1:5 근력.

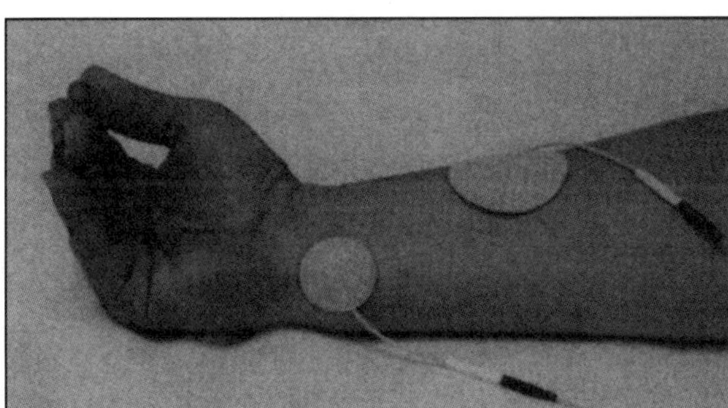

강한 잡기 — 이중 채널
Power Grasp-Dual Channel

- **전극**(electrodes): *1번 채널:* (-)최적의 손가락 굽힘위치; (+) 굽힘 힘줄 위에. *2번 채널:* (-)최적의 내재근 활성화 위치; (+) 굽힘 힘줄 위에(손가락 굽힘을 위한 외재근과 내재근 모두를 자극하는 것은 강한 쥐기를 생산할 수 있다).
- **파형**(waveform): 비대칭적

- **속도**(rate): 35 pps. 환자의 움직임이 필요하다면 더 높은 속도를 사용할 수 있음.
- **방식**(mode): 동시발생(S)
- **켜고-/끄는- 비율**(on-/off-ratio): 대부분 1:3, 1:3~1:1 지구력, 1:5 근력

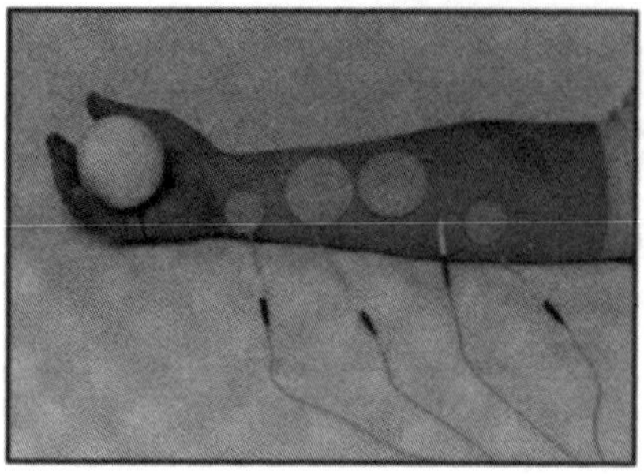

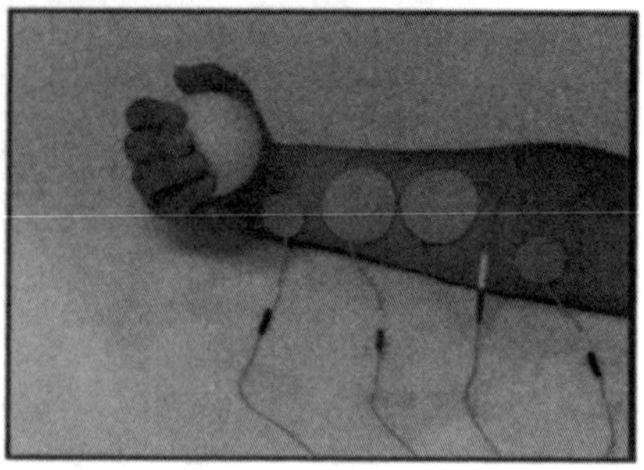

임상적 팁
Clinical Tips

1. 더 넓은 전극 사용에 대한 긍정적 안내는 환자 행동이 향상될 수 있다.
2. 운동점에 제공한 더 작은 전극은 특정 근육의 동원을 돕지만, 전류밀도가 증가하고 환자 움직임이 줄어든다.
3. 전극이 붙어져 있다면, 전극 연결 전선을 떼어내지 마시오.
4. 신경제거 상태에서는 말초신경이 온전하지 않기 때문에 직접적 소통이 필요로 된다.
5. 치료기간은 피로의 비율에 기초해야 한다. 피로는 작은 크기의 근육에 적용했을 때 더 빠르게 발생한다. 주의: 속도(pps)가 더 높으면, 더 빠르게 피로가 발생할 것이다.

참고문헌

American Physical Therapy Association. (2001). Guide to physical therapist practice. Second edition. *Physical Therapy, 81*(1).

Baker, L. L, Wederich, C. L., McNeal, D. R., Newsam, C., & Waters, R. L. (2002). *Neuromuscular electrical stimulation: A practical guide* (4th ed.). Downey, CA: Los Amigos Research and Education Institute, Inc.

Baker, L. L., Yeh, C., Wilson, D., & Waters, R. L. (1979). Electrical stimulation of wrist and fingers for hemiplegic patients. *Physical Therapy, 59*(12), 1495-1499.

Bertoti, D. (2000). Electrical stimulation: A reflection on current clinical practice. *Assitive Technology, 12,* 21-32.

Chae, J., Bethoux, F., Bohinc, T., Dobos, L., Davis, T., & Friedl, A. (1998). Neuromuscular stimulation for upper extremity motor and functional recovery in acute hemiplegia. *Stroke, 29,* 975-979.

Chae, J., & Yu, D. (2000). A critical review of neuromuscular electrical stimulation for treatment of motor dysfunction in hemiplegia. *Assistive Technology, 12,* 33-49.

Kraft, G. H., Fitts, S. S., & Hammond, M. C. (1992). Techniques to improve function of the arm and hand in chronic hemiplegia. *Archives of Physical Medicine and Rehabilitation, 72*, 220-227.

Powers, W. S. (2001). Use of electrical stimulation in the recover of upper extremity function after proximal radial nerve injury from anterior shoulder dislocation. *Physical Therapy Case Reports, 4*(3), 122-129.

부록 **B**

NMES 변수에 대한 개괄적 고찰
NMES Parameter Overview

신경근 전기 자극 치료(NMES)는 특정 근육 및 근육군에 관여하는 신경을 전기적으로 자극하여 수축을 유도한다. 이러한 치료를 위해서는 이상이 없는 근 조직 및 말초신경이 필요하다.

NMES의 임상적 적응증
Clinical Indications for NMES

➤ 무용성 근위축의 예방 및 지연

➤ 근육 재교육

➤ 관절가동범위의 유지 및 향상

➤ 국소적 혈액 순환의 향상

➤ 근 경련의 완화

➤ 수술 직후 발생 가능한 장딴지 근육 내 정맥 혈전증의 예방

치료 결정은 반드시 환자 개개인의 평가 및 특성을 바탕으로 결정하여야 한다. 기기의 사용법과 지시사항, 금기증, 주의 사항 및 경고 사항 등이 기록된 설명서를 참고하라.

다음의 변수에 대한 설정은 NMES의 적절한 사용을 위해 반드시 고려하여야 한다.

펄스 지속 기간
Pulse Duration

➤ 펄스 지속 기간은 일반적으로 200～400 ms로 설정

진폭(세기)
Amplitude(Intensity)

➤ 근육 반응의 규모에 따라 영향을 받는다. 높은 진폭은 활성화된 운동단위의 수를 증가시킬 수 있다.

구동 및 정지 시간(사용률)
On-/Off-Time (Duty-Cycle)

- 피로 수준에 따라 영향을 받는다. 최초 NMES 치료시에는 피로 발생을 지연시키기 위해 정지 시간을 길게 할 수 있다.
- 일반적 사용률(typical on/off ratios): ??
- 근육 재교육(muscle re-education): 최소 1:3
- 근 경련(muscle spasm): 1:1

채널 선택
Channel Selection

- 1채널형과 2채널형의 사용
- *동기형(synchronous):* 1채널과 2채널이 동시에 자극을 제공
- *비동기형(상호교대형)(asynchronous):* 1채널과 2채널이 번갈아가면서 자극을 제공
- 2채널 지연: 짧은 지연이 끝난 후 2채널에서 발생하는 자극은 1채널의 활동을 일으킨다. 지연의 길이는 선택가능하다(특정 자극 패턴을 이용한 근육군 치료시 유용).

파형 선택
Waveform Selection

- 대칭형(symmetrical): 큰 근육
- 비대칭형(asymmetrical): 작은 근육

전극 크기
Electrode Size

- 의도한 반응을 일으킬 수 있지만, 타 근육에 영향을 끼치지 않을 한도 내에서 가장 큰 전극을 사용한다.

전극 위치
Electrode Placement

- 대칭형 파형: 양 전극이 모두 활성화; 근육 지점에 음극을 위치하도록 사용
- 비대칭형 파형: 음 전극이 보다 더 활성화; 근육 지점에 위치하도록 사용
- *Note*: 전극 사이의 거리는 전류의 심도에 따라 결정: greater distance = deeper current flow.

비율 결정
Rate Selection

- 근수축의 질 및 피로여부에 따라 달라진다.
- 강축 범위에 따른 비율 : 25~50 pps ; 높은 비율은 근 피로를 촉발(80 pps)한다.
- 질이 높은 강축형 수축을 발생시킬 수 있는 최소 비율의 사용은 근피로의 발현을 조절하는데 도움이 된다.

출력 상승/하강 시간
Ramp Up/Down Time

- 치료의 안정성을 돕고, 모방 점증현상에 사용될 수 있다.
- 0~3초가 일반적임: 상승/하강 시간이 길면 경직이 있을 때에 뻗침 반사를 최소화하는데 도움이 된다.

참고문헌

Baker, L. L., Parker, K., & Sanderson, D. (1983). Neuromuscular electrical stimulation for the head injured patient. *Physical Therapy, 63,* 1967-1974.

Currier, D. P., & Mann, R. (1983). Muscular strength development by electrical stimulation in healthy individuals. *Physical Therapy, 63,* 915-921.

Delitto, A., Rose, S. J., McKowen, J. M., et al. (1988). Electrical stimulation versus voluntary exercise in strengthening thigh musculature after anterior cruciate ligament surgery. *Physical Therapy, 68,* 660-663.

Gould, N., Donnermeyer, D., et al. (1983). Transcutaneous muscle stimulation as a method of retard disuse. *Clinical Orthopaedics & Related Research, 178,* 190-197.

Halback, J. W., & Straus, D. (1980). Comparison of electro-myo stimulation to isokinetic training in increasing power of the knee extensor mechanism. *Journal of Orthopaedic & Sports Physical Therapy, 2,* 20-24.

Liberson, W. T., Holmquist, H. J., Scot, D., & Dow, M. (1961). Functional electrotherapy: Stimulation of the peroneal nerve synchronized with the swing phase of the gait of hemiplegic patients. *Archives of Physical Medicine & Rehabilitation, 42,* 101-105.

Munsat, T. L., McNeal, D. R., & Waters, R. L. (1976). Preliminary observations on prolonged stimulation of peripheral nerve in men. *Archives of Neurology, 33,* 608-617.

Peckham, P. H., Mortimer, J. T., & VanDer Meulen, J. P. (1973). Physiologic and metabolic changes in white muscle of cat following induced exercise. *Brain Research, 50,* 424-429.

Romeo, J. A., Sanderd, T. L., Schreoeder, R. V., & Fahey, T. D. (1982). The effects of electrical stimulation of normal quadriceps on strength and girth. *Medicine & Science in Sports & Exercise, 14,* 194-197.

Selkowitz, D. M. (1985). Improvement in isometric strength of the quadriceps femoris muscle after training with electrical stimulation. *Physical Therapy, 65,* 186-196.

Soo, C. L., Currier, D. P., & Threlkeld, A. J. (1988). Augmenting voluntary torque of healthy muscle by optimization of electrical stimulation. *Physical Therapy, 68,* 333-337.

부록 C

MET 및 CES 치료 프로토콜
MET and CES Treatment Protocols

MET를 위한 수정된 귀침술법
Modified Auriculotherapy for MET

신경근골격계 질환의 치료를 위해 Alpha-Stim(EPI, Mineral Wells, TX)을 사용하며, 귀를 덮는 이어 클립(ear clip) 형태의 전극을 사용하여 30초~1분간 자극을 제공한다. 완전한 두개전기자극 치료가 수정된 귀 침술 치료법에 따라 즉각적으로 적용되지 않는 한 양측의 이어 클립은 같은 귀에 위치하게 된다.

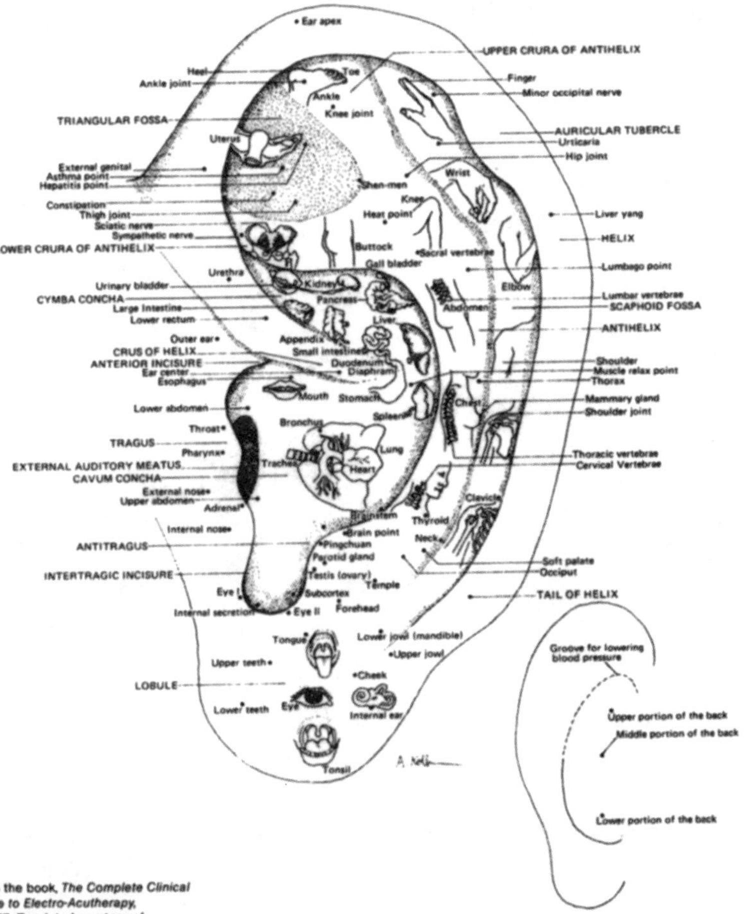

From the book, *The Complete Clinical Guide to Electro-Acutherapy,* © 1977. Reprinted courtesy of Daniel L. Kirsch, Ph.D.

Alpha-Stim 탐침 및 전극 치료 프로토콜 지침

Alpha Stim Probe and Electrode Treatment Protocol Guidelines

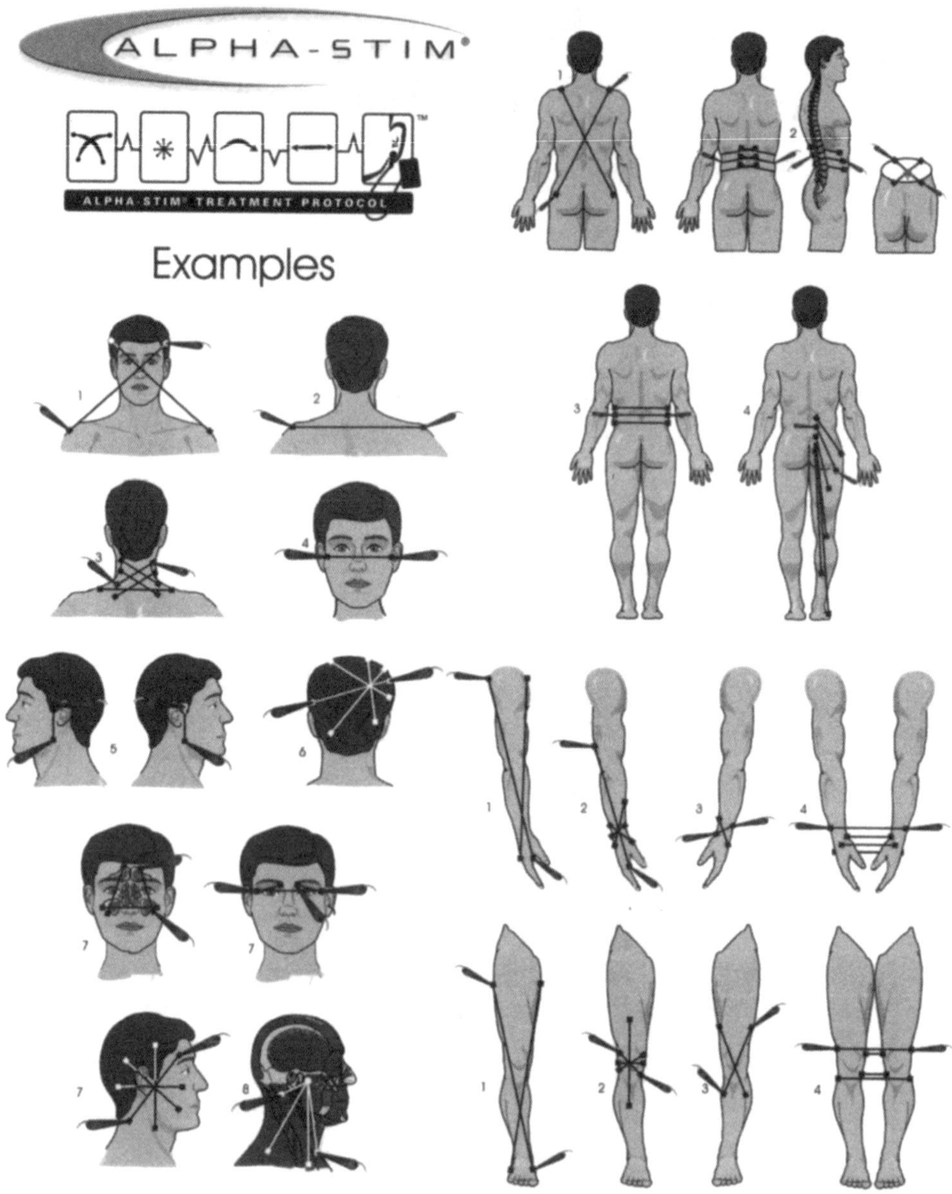

Adapted from *A Practical Protocol for Electromedical Management of Pain* by Daniel L. Kirsch, Ph.D., D.A.A.P.M. Chapter 61 in Pain Management: A Practical Guide for Clinicians (the textbook of the American Academy of Pain Management) Dr. Richard Weiner, Ed. CRC Press, Boca Raton, Florida, 2002. Available at **www.alpha-stim.com**.

Alpha-Stim 탐침은 각 지점마다 10~30초간 사용된다. 탐침간 거리는 성인 남성의 평균을 기준으로 한다. 2 cm는 엄지손톱 하부 높이의 엄지손가락 폭 정도이며, 6 cm는 엄지를 제외한 나머지 4손가락의 너비 정도이다. 1개 탐침이나 2개 탐침을 사용하며, 하나의 자가조절 전극을 신체 중심점에서 멀리 위치하여 사용한다.

찾아보기
Index

▍아

▌자

▌차

▌타

▌파